本教材第 4 版为"十四五"职业教育国家规划教材
国家卫生健康委员会"十四五"规划教材
全国高等职业教育专科教材

U0304155

供护理、助产专业用

内科护理学

第 5 版

主　编　史铁英　余红梅
副主编　陈　刚　梁小利　张俊玲
编　者（以姓氏笔画为序）

王正君（哈尔滨医科大学大庆校区）
车　莹（山西医科大学汾阳学院）
史铁英（大连医科大学护理学院）
刘　涛（锦州医科大学护理学院）
刘秀梅（大连医科大学附属第一医院）
　　　　（兼秘书）
刘佳美（四川卫生康复职业学院）
刘舒静（广西开放大学）
杨　林（大庆医学高等专科学校）
吴林秀（广西卫生职业技术学院）
余红梅（襄阳职业技术学院）

邹春杰（黑龙江护理高等专科学校）
张俊玲（广州卫生职业技术学院）
张桃艳（济南护理职业学院）
陈　刚（赣南卫生健康职业学院）
武星君（曲靖医学高等专科学校）
南桂英（沧州医学高等专科学校）
梁小利（四川护理职业学院）
雷　宁（重庆医药高等专科学校）
满丽冰（贵州护理职业技术学院）
魏麟懿（鞍山职业技术学院）

新形态教材

人民卫生出版社
·北　京·

图书在版编目（CIP）数据

内科护理学 / 史铁英，余红梅主编. -- 5 版.
北京：人民卫生出版社，2024.10. --（高等职业教育
专科护理类专业教材）. -- ISBN 978-7-117-37063-9

Ⅰ. R473.5

中国国家版本馆 CIP 数据核字第 202432QW54 号

| 人卫智网 | www.ipmph.com | 医学教育、学术、考试、健康，购书智慧智能综合服务平台 |
| 人卫官网 | www.pmph.com | 人卫官方资讯发布平台 |

内科护理学
Neike Hulixue
第 5 版

主　　编：史铁英　余红梅
出版发行：人民卫生出版社（中继线 010-59780011）
地　　址：北京市朝阳区潘家园南里 19 号
邮　　编：100021
E - mail：pmph @ pmph.com
购书热线：010-59787592　010-59787584　010-65264830
印　　刷：人卫印务（北京）有限公司
经　　销：新华书店
开　　本：850×1168　1/16　印张：24
字　　数：677 千字
版　　次：2001 年 5 月第 1 版　2024 年 10 月第 5 版
印　　次：2024 年 11 月第 1 次印刷
标准书号：ISBN 978-7-117-37063-9
定　　价：79.00 元

打击盗版举报电话：010-59787491　E-mail：WQ @ pmph.com
质量问题联系电话：010-59787234　E-mail：zhiliang @ pmph.com
数字融合服务电话：4001118166　E-mail：zengzhi @ pmph.com

  高等职业教育专科护理类专业教材是由原卫生部教材办公室依据原国家教育委员会"面向 21 世纪高等教育教学内容和课程体系改革"课题研究成果规划并组织全国高等医药院校专家编写的"面向 21 世纪课程教材"。本套教材是我国高等职业教育专科护理类专业的第一套规划教材,于 1999 年出版后,分别于 2005 年、2012 年和 2017 年进行了修订。

  随着《国家职业教育改革实施方案》《关于深化现代职业教育体系建设改革的意见》《关于加快医学教育创新发展的指导意见》等文件的实施,我国卫生健康职业教育迈入高质量发展的新阶段。为更好地发挥教材作为新时代护理类专业技术技能人才培养的重要支撑作用,在全国卫生健康职业教育教学指导委员会指导下,经广泛调研启动了第五轮修订工作。

  第五轮修订以习近平新时代中国特色社会主义思想为指导,全面落实党的二十大精神,紧紧围绕立德树人根本任务,以打造"培根铸魂、启智增慧"的精品教材为目标,满足服务健康中国和积极应对人口老龄化国家战略对高素质护理类专业技术技能人才的培养需求。本轮修订重点:

  1. 强化全流程管理。 履行"尺寸教材、国之大者"职责,成立由行业、院校等参与的第五届教材建设评审委员会,在加强顶层设计的同时,积极协同和发挥多方面力量。严格执行人民卫生出版社关于医学教材修订编写的系列管理规定,加强编写人员资质审核,强化编写人员培训和编写全流程管理。

  2. 秉承三基五性。 本轮修订秉承医学教材编写的优良传统,以专业教学标准等为依据,基于护理类专业学生需要掌握的基本理论、基本知识和基本技能精选素材,体现思想性、科学性、先进性、启发性和适用性,注重理论与实践相结合,适应"三教"改革的需要。各教材传承白求恩精神、红医精神、伟大抗疫精神等,弘扬"敬佑生命、救死扶伤、甘于奉献、大爱无疆"的崇高精神,契合以人的健康为中心的优质护理服务理念,强调团队合作和个性化服务,注重人文关怀。

  3. 顺应数字化转型。 进入数字时代,国家大力推进教育数字化转型,探索智慧教育。近年来,医学技术飞速发展,包括电子病历、远程监护、智能医疗设备等的普及,护理在技术、理念、模式等方面发生了显著的变化。本轮修订整合优质数字资源,形成更多可听、可视、可练、可互动的数字资源,通过教学课件、思维导图、线上练习等引导学生主动学习和思考,提升护理类专业师生的数字化技能和数字素养。

  第五轮教材全部为新形态教材,探索开发了活页式教材《助产综合实训》,供高等职业教育专科护理类专业选用。

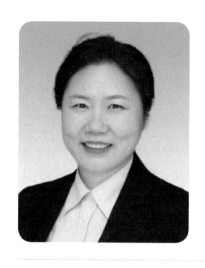

史铁英

教授、主任护师、博士研究生导师

现任大连医科大学护理学院副院长、大连医科大学附属第一医院护理部主任。国家卫生健康标准委员会护理标准专业委员会委员、中华护理学会理事、中华护理学会护理伦理专业委员会副主任委员、美国科学院院士、辽宁省护理学会副理事长、辽宁省护理质控中心副主任。《中华护理杂志》《中国护理管理》《军事护理》《护理学杂志》《中华现代护理杂志》及 *International Journal of Nursing Sciences* 等杂志编委。主持省部级课题30余项，发表学术论文150余篇，主编（副主编）规划教材8部、学术著作8部。国家级一流本科课程负责人，获中华护理学会杰出护理工作者、辽宁省教学名师、辽宁省思政教学名师、辽宁省职工创新工作室领军人、大连市最美科技工作者等称号。

通过内科护理学的学习，你将深切体会内科疾病引发的病痛疾苦。愿同学们刻苦学习，尽快掌握内科疾病精准护理的专业知识和技能，秉承仁爱之心，传递康复力量，守护生命健康。

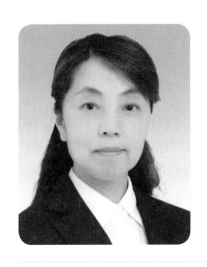

余红梅

副教授

　　襄阳职业技术学院教师。从事护理教育、护理管理 30 余年。主持省级课题 3 项、参与省级及以上课题 6 项，校级精品课程《内科护理》负责人，省级精品课程《急危重症护理》主讲教师。发表学术论文 20 余篇，主编国家级规划教材 3 部、参编 7 部。

　　用专业诠释关爱，以护理成就健康。愿同学们始终保持对护理的热爱，认真学习护理专业知识，练就精湛技能，弘扬崇高职业精神，护佑人民健康。

《内科护理学(第5版)》在第4版教材的基础上修订。本教材修订以"精理论,强实践;精基础,强临床"为核心,以"实用为主,够用为度"为原则,突出思想性、科学性、先进性、启发性、适用性。全书着重介绍与内科护理岗位密切联系的基本理论、基本知识和基本技能,遵循职业教育教与学的规律,突出"精学科构架、强岗位需要"的特点,力争做到贴近现代学习方式和执业资格考试要求。

本教材共九章,包括绪论和各系统疾病病人常见症状体征的护理。每节由情景导入、学习目标及学习内容组成。每节学习前导入临床真实病案,使学习者置身于现实的临床场景;学习内容围绕临床护理路径、内科护理典型工作任务,通过护理程序的模式对各系统疾病病人的护理进行阐述。将"教中学,学中做"贯穿于整个教学过程,有助于"导、学、练"教学方法的实施。

本教材修订充分拓展数字资源,注重与数字化教学有机融合。每章的"重点、难点、考点""教学课件""思考题解析""测试题"等以扫描二维码的形式呈现,满足学习者自主学习的需求。此外,本次修订还引入了循证医学及循证护理资源,反映国内外临床医疗和护理新进展。

本次修订坚持以习近平新时代中国特色社会主义思想为指导,全面落实党的二十大精神进教材要求,结合课程思政实施成果,精选教材内容,全面提升学生的专业素养与思想道德水平。

本教材为高等职业教育专科护理类专业教学用书,也供临床护理工作者参考。

教学大纲
(参考)

本教材凝聚了前4版教材所有编者的心血,也是本轮修订全体编者多年教学实践经验和临床护理工作经验的总结,在此衷心感谢所有编者为本教材编写的付出。感谢全国卫生健康职业教育教学指导委员会的专家在本轮修订编写过程中给予的悉心指导。

由于水平和时间所限,教材中不妥及遗漏之处在所难免,恳请使用本教材的师生批评指正。

史铁英　余红梅
2024 年 11 月

第一章 | 绪 论

教学课件

思维导图

内科护理学是建立在基础医学、临床医学和人文社会科学基础上的临床课程,是培养学生护理能力的专业核心课程。内科护理学范畴广泛,包括内科疾病的病因、发病机制、临床表现及治疗、护理、预防知识和技能等,内科疾病护理的组织、技术管理及抢救是内科护理工作的重点。内科护理学是以减轻病人痛苦、促进康复、增进健康为目标的重要临床护理学科。

一、内科护理的专业特点

(一)内科疾病的特点

内科疾病多呈慢性发展,病情复杂多变,易反复或恶化,具有服务对象年龄跨度大、病程长、反复发作、病情迁延、并发症多等特点。由于中老年、高龄病人的感觉差、反应差、脏器功能衰退,潜在危险因素较多且子女照顾时间有限,所以对病人的安全管理至关重要。疾病病情反复发展过程中,病人及家属常表现出对疾病转归的担忧,易产生急躁、焦虑、悲观、恐惧、抑郁、孤独等各种消极心理反应。因此,心理护理在护理工作中尤为重要。

(二)内科护士的角色

随着责任制整体护理模式的普遍实施,护士的角色和作用在不断地扩展和延伸。护理实践和护理研究的范围从个体向群体,从医院向社区,从服务于病人向服务于健康人群扩展,包括健康人群的医疗保健、疾病预防,从而形成了一个将护理技能、生活护理、心理护理、健康指导等融为一体的现代化护理模式。内科护士承担着以下九大专业角色:

1. 照顾者 该角色是护士的首要职责。护士应掌握过硬的基础护理和专科护理技能,能胜任对病人病情的观察和判断,为病人提供生活护理、心理护理和健康指导。

2. 管理者 每个护士都有管理的职责。护士在管理方面的职责主要涉及时间、资源、环境、人员的管理。护理管理者应该学习和应用管理学的理论和技巧,营造良好的护理实践工作环境,促进护理团队的成长,维护护士的身心健康,提高护士成就感和满意度,进而提高护理服务的质量、保证病人的安全。

3. 教育者 护士在许多场合扮演着教育者的角色。在医院,向病人和家属进行健康宣教,讲解疾病相关治疗、护理和预防知识。在社区,向居民宣传预防疾病、保持健康的知识和方法。此外,护士对实习护生,高年资护士对低年资护士及辅助护理人员等均承担教育者的责任。

4. 权益保护者 护士有保护病人的权益不受侵犯和损害的职责。帮助病人理解来自各种途径的健康信息,补充必要信息,帮助病人对治疗与护理方案做出正确的选择。

5. 协调者和合作者 在临床工作中,需要医生、护士、营养师、康复治疗师、心理治疗师、社会工作者等多学科团队的专业人员通力配合，才能为病人提供全面、协调、高质量的服务。

6. **示范者**　护士应在预防保健、促进健康生活方式等方面起示范作用，如不吸烟、讲卫生、加强体育锻炼等。

7. **咨询者**　护士有责任为护理对象提供健康信息，给予预防保健等专业指导。

8. **研究者**　开展护理研究，解决复杂的临床问题以及在护理教育、护理管理等领域中遇到的有关问题，增强科研意识，探究实践问题，用新的知识丰富护理学知识体系。

9. **改革者和创业者**　为适应社会发展的需要，护士需不断创新护理服务模式，拓宽护理工作范围和职责，以促进护理事业的高质量发展。

ER 1-3

内科护士的
素质要求

（三）内科护士的素质要求

为出色完成上述的角色任务，内科护士须具备以下素质：

1. **良好的职业道德**　良好的道德修养会使病人产生亲切感、信任感、安全感。因此，具备良好的职业道德是每个内科护士最基本的素质。在护理工作中，确立"以人的健康为中心"的整体护理理念和全心全意为护理对象服务的思想，培养良好的敬业精神和职业道德。一丝不苟、耐心细致，同时配以精湛的护理技术，从而发挥最大的工作效益。

2. **扎实的理论基础**　内科护理学在临床护理中占有非常重要的地位。随着医学模式的转变和相关学科的交叉、融合，内科护理学的内涵和外延在不断地扩充与发展，知识更新的周期越来越短。内科护士除具备一般常用的护理知识外，还应掌握内科疾病的病因、病理生理、临床表现、治疗原则以及病情观察、危重病人抢救的基本知识；熟悉内科常用药物的剂量、作用、用法、不良反应及配伍禁忌；正确采集各种检验标本，具有初步判断检验结果的能力。只有掌握扎实的理论知识、熟悉各种疾病的发生和发展规律，才能及时准确地观察病情变化并报告给医生，自如地面对各种复杂的疾病情况，为病人提供高质量的护理。

3. **熟练的实践能力**　随着现代医学模式的转变，信息、技术的日益发展和普及，新技术、新工艺、新材料、新设备应用日益增多，使护理工作逐步发生变化。因此，熟练规范的操作、细致入微的观察、有条不紊的抢救、坚持不懈的学习等，对内科护士至关重要。

4. **强烈的求知欲**　现代内科护理的特点以科技为先导，需要护士运用现代护理技术，维护病人的身心健康，配合医生，解除病人痛苦，促进其全面康复，从而提高病人的生命质量。作为内科护士要适应新形势的需要，仅仅对护理专业有较深的造诣是远远不够的，还应该加强对自然科学，特别是生物医学方面知识的学习，以及人文和社会科学知识的学习，做到真正理解病人和有效帮助病人。

5. **有效的医护配合**　临床医学与护理虽然是两个独立的学科，但工作内容却息息相关、不可分割。在新的医学模式下，只有医护人员密切配合、相互尊重与支持才能提高医疗质量，满足病人对诊疗护理的需求，促进医患关系和谐，提升病人满意度。

6. **良好的护患关系**　多数内科病人伴随着焦虑、疑问、恐惧、依赖、绝望的心理状态。护士端庄的仪表、亲切的微笑、善解人意的沟通、耐心的倾听与解说、体贴细致的关怀和生活帮助，是建立良好护患关系、赢得病人与家属信任的基础。

7. **规范的护理行为**　遵守各项规章制度，如安全管理制度、药品管理制度、各班职责制度、交接班制度、请假制度、劳动纪律等是提高医疗护理质量的保障。

8. **健康的身体与心理**　护士承担临床护理、教学和科研工作，面对病情复杂的病人和来自工作环境的压力，健康的体魄、稳定的心理状态、勇于开拓进取的精神和较强的适应能力、应变能力、自控能力是护士完成工作的重要保证。

二、内科护理学的教学特点

内科护理学临床实践性强，在教与学中要充分体现"学习者的主体作用和教师的主导作用"，注重激发学习者的学习主动性。

1. 教 采取灵活多样的教学方法，如情景教学法、角色扮演法、案例教学法、PBL 教学法、自学讨论法等。增强学习者的学习兴趣、岗位认同感。实施"项目导向、任务驱动"、"课堂与实训相融"的"教、学、做"一体化教学模式，将所学的理论、知识和技能综合运用于实践中，以护理程序为临床思维和工作方法，逐步培养学习者发现问题和解决问题的能力。

2. 学 学习者要主动学习，多观察、勤思考、多请教，积极参加讨论，做好笔记；注重理论与实践的结合，在"项目为导向、任务为驱动"的教学模式下强化职业能力和职业素质，培养创造性思维和观察、分析、解决实际问题的能力，提高人际沟通、团队协作能力。同时，学习者要充分利用互联网线上教学资源扩大学习空间，获取更多的专业知识。

三、我国内科护理的发展

1. 护理理念全面更新 整体护理是一种核心服务观念，其宗旨是以服务对象为中心，在其健康状态及患病期间提供有关疾病的预防、护理和愈后康复等整体化服务。以人的健康为中心，是护理专业发展的一个重要阶段，护理工作领域、范围不断扩大，内科护理学逐步发展成为一门综合性应用学科，从而为人类健康提供更全面、更科学的服务。

2. 护理内容日益丰富 《全国护理事业发展规划（2021—2025 年）》提出："以人民为中心，为人民提供全方位全周期健康服务"和"落实护理核心制度，做实责任制整体护理，夯实基础护理质量，强化护理人文关怀，优化护理服务流程，实现优质护理服务扩面提质，有效提升病人获得感"。护理内容已由疾病护理向预防、康复扩展，由躯体护理向心理、精神护理扩展，由医院护理向家庭、社区扩展，由病人护理向健康者保健扩展。《进一步改善护理服务行动计划（2023—2025 年）》提出持续深化"以病人为中心"的理念，使临床基础护理不断加强，护理质量明显提高，护理服务持续改善，覆盖全人群和全生命周期，护理工作更加贴近病人、贴近临床和贴近社会。

3. 心理疏导受到重视 《"健康中国 2030"规划纲要》明确提出：加强心理健康服务体系建设和规范化管理，加大全民心理健康科普宣传力度，提升心理健康素养。到 2030 年，对常见精神障碍的防治和心理行为问题的识别与干预水平将显著提高。心理疏导是医护人员与病人沟通过程中对病人的不良心理状态进行疏通引导，以促进病人心理健康的过程。心理疏导的基本工具是言语，也称为言语治疗。随着人们对健康需求日益增强，护理工作被赋予新的内涵。焦虑、抑郁作为病人进入医院后的主要心态和情绪障碍，通过心理疏导缓解其不良心理情绪在医院的日常护理工作中显得尤为重要。

ER 1-4

练习题

（史铁英）

教学课件

思维导图

呼吸系统疾病是危害我国人民健康的常见病、多发病。呼吸系统疾病在我国城市及农村人口的主要疾病死亡率及死因构成中居第四位，仅次于恶性肿瘤、心血管疾病和脑血管疾病。近年来，呼吸系统疾病（如肺癌、支气管哮喘）的发病率明显增加，慢性阻塞性肺疾病的发病率居高不下（40岁以上居民患病率上升至 13.7%）。世界卫生组织发布的《2023 年全球结核病报告》的核心数据显示，我国肺结核的估计发病率有所控制（2022 年估算 52/10 万，2015 年 65/10 万），但耐多药或利福平耐药结核病病人的治疗覆盖率仅为 35%，仍然需要不断强化结核病防治服务体系，健全病人管理。由于病原体的变化和免疫功能受损宿主的增加，呼吸系统感染的发病率和死亡率仍有增无减。甲型 H1N1 流感、人感染 H7N9 禽流感、新型冠状病毒感染等突发急性传染病疫情，使呼吸系统疾病的防治和研究工作更加重要和迫切。

呼吸系统主要包括呼吸道和肺。呼吸道以环状软骨为界分为上呼吸道和下呼吸道。上呼吸道由鼻、咽、喉构成。鼻对吸入气体有加温、湿化和净化作用，将空气加温至 37℃ 左右，相对湿度达到 95% 左右。咽是呼吸道与消化道的共同通道，吞咽时会厌软骨将喉关闭，对防止食物及口腔分泌物误入呼吸道起重要作用。喉由甲状软骨和环状软骨（内含声带）等构成，环甲膜连接甲状软骨和环状软骨。气管在隆凸处分为左右两主支气管。右主支气管较左主支气管粗、短而陡直，异物及吸入性病变多发生在右侧。主支气管向下逐渐分支为肺叶支气管、肺段支气管直至终末细支气管和呼吸性细支气管。呼吸道由黏膜、黏膜下层和外膜层构成。小气道（吸气状态下直径小于 2mm 的细支气管）管腔纤细，管壁薄，无软骨支撑而易扭曲陷闭，在发生炎症时，容易因痉挛和黏液阻塞导致通气障碍。

肺泡是气体交换的场所。肺泡Ⅱ型上皮细胞可分泌表面活性物质，防止肺泡萎陷。肺泡巨噬细胞除吞噬进入肺泡的微生物和尘粒外，还可生成和释放多种细胞因子。肺间质在肺内起着十分重要的支撑作用，一些疾病能累及肺间质，导致永久性的肺纤维化。肺有肺循环和支气管循环双重血液供应。胸膜腔是由胸膜围成的密闭的潜在性腔隙，正常人胸膜腔为负压。

支气管树整体观

呼吸系统通过肺通气和肺换气与外界环境之间进行气体交换，摄取新陈代谢所需要的氧气（O_2），排出代谢所产生的二氧化碳（CO_2）。肺通气过程受呼吸肌的收缩活动、肺和胸廓的弹性特征以及气道阻力等多种因素的影响。浅而快的呼吸对肺泡通气不利，深而慢的呼吸方式可增加通气量。通常应用用力肺活量（forced vital capacity，FVC）、第 1 秒用力呼气容积（forced expiratory volume in one second，FEV_1）、最大呼气中段流量（maximum mid-expiratory flow，MMEF）、呼气流量峰值（peak expiratory flow，PEF）和肺泡通气量（alveolar ventilation，VA）等指标衡量肺的通气功能。肺换气受呼吸膜两侧气体分压差、呼吸膜的厚度和面积、通气／血流比值等因素的影响。通气／血流比值异常是造成肺换气功能异常最常见的原因。

机体通过呼吸中枢、神经反射和化学反射对呼吸进行调节。延髓产生基本呼吸节律，脑桥上部对呼吸进行调整。呼吸中枢病变时会导致呼吸节律的改变，如出现潮式呼吸、间断呼吸等。呼吸的神经反射调节主要包括肺牵张反射、呼吸肌本体反射及 J 感受器引起的呼吸反射。呼吸的化学性调节主要指动脉血或脑脊髓液中 O_2、CO_2 和 H^+ 对呼吸的调节作用。动脉血 PaO_2 降低、$PaCO_2$ 或 H^+ 浓度升高时，可引起呼吸加深、加快，肺通气量增加。其中，CO_2 是调节呼吸运动最重要的化学因素。动脉血 $PaCO_2$ 在一定范围内升高，可加强对呼吸的刺激作用，但超过一定限度则对呼吸有抑制和麻醉效应。动脉血 PaO_2 的改变对正常呼吸运动的调节作用不大，但在特殊情况下低氧刺激对正常呼吸运动有重要意义，如体内长时间 CO_2 潴留时，可使中枢化学感受器对 CO_2 的刺激发生适应，在这种情况下，低氧对外周化学感受器的刺激就成为驱动呼吸运动的主要刺激因素。

第一节　呼吸系统疾病常见症状或体征的护理

学习目标

1. 掌握呼吸系统疾病病人常见症状或体征的护理评估要点、常见护理诊断/合作性问题及护理措施。
2. 熟悉呼吸系统疾病常见症状或体征。
3. 了解呼吸系统常见症状的原因及发病机制。
4. 学会应用护理程序为咳嗽、咳痰、肺源性呼吸困难、咯血和胸痛病人实施整体护理。
5. 具备呼吸困难、咯血等急危重症的判断及配合医生抢救的能力。

一、咳嗽与咳痰

咳嗽（cough）是机体的防御反射，有利于清除呼吸道分泌物或异物。咳嗽反射减弱或消失可引起肺不张和肺部感染，甚至窒息死亡，但频繁、剧烈的咳嗽对病人的生活、工作和社会活动造成严重的影响。咳痰（expectoration）是指借助咳嗽动作将气管、支气管内的分泌物或肺泡内的渗出液排出的过程。如果痰液黏稠、量多，而病人无力排痰或意识障碍时，易导致窒息。咳嗽伴有痰液称为湿性咳嗽；咳嗽无痰或痰量很少，称为干性咳嗽。

【护理评估】

（一）健康史

了解有无呼吸道疾病、胸膜疾病、心血管疾病、理化因素和中枢神经因素等引起咳嗽与咳痰的基本病因，了解有无受凉、劳累、吸入过敏原等诱因。

（二）身体状况

1. 咳嗽与咳痰的特点

（1）咳嗽发生的急缓、性质及持续时间：咳嗽于清晨起床体位改变时加剧，伴脓痰，常见于支气管扩张、肺脓肿；夜间平卧时出现剧烈咳嗽及明显咳痰，常见于肺结核、左心衰竭；骤然出现的咳嗽，常见于突然吸入刺激性气体、急性咽喉炎或呼吸道异物；长期慢性咳嗽，提示有慢性呼吸系统疾病；咳嗽声音嘶哑，常见于声带或喉部病变；金属音调咳嗽，多见于纵隔肿瘤、主动脉瘤、支气管癌、淋巴瘤等压迫气管的疾病；咳嗽声调低微或无声，常由极度虚弱或声带麻痹等所致。

（2）痰液的颜色、性质、量、气味、黏稠度等：急性呼吸道炎症者，常咳浆液或黏液性白痰；肺淤血、肺水肿时，常咳粉红色泡沫样痰；痰量少者仅有数毫升，多见于呼吸道炎症；痰量多时可达数百毫升，静置后分为三层：上层为泡沫，中层为浆液或浆液脓性，底层为脓块及坏死组织，见于支气管扩张或肺脓肿；脓痰伴有恶臭气味者，提示有厌氧菌感染。

（3）严重咳嗽与咳痰对身体的影响：严重咳嗽导致头晕、疲乏、晕厥、眼睑水肿、眼结膜出血、胸痛、气胸、肋骨骨折、腹痛、脱肛、疝、尿失禁、胸腹部手术创口开裂、睡眠障碍等。痰液不能有效咳出时可引起窒息。

2.评估要点 评估呼吸音的改变,有无干湿啰音,支气管狭窄引起呼吸音减弱或消失以及干啰音,支气管炎、肺炎、肺结核、肺淤血时产生湿啰音;评估生命体征及意识状态,呼吸道感染时引起发热,肺性脑病时产生意识障碍;了解病人的营养状态及体位,慢性阻塞性肺疾病可引起消瘦;评估皮肤、黏膜颜色和干湿度,缺氧和二氧化碳潴留时,引起发绀、皮肤温暖多汗等。

(三)心理-社会状况

频繁、剧烈的咳嗽可导致病人烦躁不安、注意涣散、焦虑、抑郁等,影响正常的生活和工作。某些传染性疾病(如肺结核)可通过咳嗽、咳痰传播给周围健康人群,引起病人的自卑心理。

(四)实验室检查及其他检查

了解血液、痰液、胸部影像、纤维支气管镜、肺功能、血气分析等各项检查结果有无异常。

【常见护理诊断/合作性问题】

1.清理呼吸道无效 与痰液黏稠、疲乏、胸痛、意识障碍等导致的无效咳嗽有关。

2.睡眠型态紊乱 与夜间咳嗽、咳痰有关。

3.潜在并发症:窒息、自发性气胸。

【护理目标】

1.能够有效咳嗽排痰,呼吸道通畅。

2.睡眠状况改善。

3.未发生并发症,或并发症能被及时发现并处理。

【护理措施】

(一)一般护理

1.环境 提供整洁、舒适、安静的环境,保持室内空气新鲜,维持适宜的温湿度,注意保暖。指导病人避免到空气污染的环境,减少尘埃与烟雾等刺激。戒烟可减轻咳嗽,对吸烟者制订有效的戒烟计划。

2.休息与体位 避免剧烈运动,保持舒适体位,半坐位或坐位,有利于改善呼吸和咳出痰液。老年体弱者取侧卧位,防止痰液引起窒息。

3.饮食护理 给予高蛋白、高维生素、足够热量、清淡饮食,以增强抗病能力,延缓疾病进程。避免进食油腻、辛辣刺激性的食物;给予充足水分能保证呼吸道黏膜的湿润和病变黏膜的修复,有利于痰液稀释和排出,如病人情况允许,每天饮水 1 500ml 以上。

(二)病情观察

1.密切观察咳嗽、咳痰情况 详细记录痰液的颜色、量、性质;咳嗽是否伴有发热、胸痛、喘息及咯血等。

2.警惕窒息的发生 对意识障碍、痰量较多但无力排痰者,警惕发生窒息,并备好吸痰物品。如病人突然出现烦躁不安、神志不清、面色苍白或发绀、出冷汗、呼吸急促、咽喉部有明显痰鸣音,应考虑发生窒息,及时采用机械吸痰,并告知医生,做好抢救准备。

3.警惕自发性气胸的发生 如病人突然出现一侧剧烈胸痛、呼吸困难、发绀、呼吸音减弱或消失、叩诊呈鼓音,应考虑发生自发性气胸。立即取半坐位卧床休息,避免用力、屏气、咳嗽等增加胸腔内压的活动,吸氧并做好胸腔抽气或胸腔闭式引流的准备。

(三)用药护理

指导病人遵医嘱正确使用镇咳、祛痰等药物,并观察药物疗效和不良反应。轻度咳嗽无需镇咳治疗;严重咳嗽,如剧烈干咳或频繁咳嗽影响休息和睡眠时,应遵医嘱使用镇咳治疗。但痰多者禁用强力镇咳治疗;老年体弱者慎用强镇咳药。

1.镇咳药物 临床上常用非依赖性中枢性镇咳药右美沙芬和喷托维林。①右美沙芬:是临床上最常用的镇咳药，作用与可待因相似，无镇痛和催眠作用，治疗剂量对呼吸中枢无抑制作用，亦无成瘾性。多种非处方性复方镇咳药物均含有本品。本品安全范围大，偶有头晕、轻度嗜睡、便秘、恶心和食欲缺乏等不良反应。妊娠3个月内的妇女禁用。②喷托维林：是一种使用较久的镇咳药，作用强度为可待因的1/3，同时具有抗惊厥和解痉作用。青光眼、前列腺增生及心功能不全者慎用。此外，外周性镇咳药有那可丁、苯丙哌林、莫吉司坦等。

2. 祛痰药物 能增加分泌物的排出量，降低分泌物黏稠度，增加纤毛的清除功能，提高咳嗽对气道分泌物的清除率。常用祛痰药物有氨溴索、溴己新、稀化黏素、乙酰半胱氨酸、羧甲司坦等。

（四）促进有效排痰

1. 深呼吸和有效咳嗽 适用于神志清醒尚能咳嗽的病人。①指导病人取坐位或立位，上身略前倾。②缓慢深吸气，深吸气末屏气几秒钟，继而咳嗽2~3次，咳嗽时收缩腹肌，腹壁回缩，或用自己的手按压上腹部，帮助咳嗽。③停止咳嗽，缩唇将余气尽量呼出。④再缓慢深吸气，重复以上动作。连做2~3次，休息几分钟后再重新开始。

注意事项：①进行有效咳嗽时，气道内没有痰液或仅有少量稀薄分泌物时，不必用力咳嗽。②胸腹部外伤或手术后病人，为避免因咳嗽而加重伤口疼痛，咳嗽时用双手或枕头轻压伤口两侧，起固定或扶持作用，以抑制咳嗽所致的伤口局部牵拉。③胸痛明显者，遵医嘱服用镇痛药，30min后再进行深呼吸和有效咳嗽，以减轻疼痛。

2. 湿化气道 适用于痰液黏稠难以咳出者。包括氧气雾化吸入法和空气压缩雾化吸入法。常用的湿化液有蒸馏水、生理盐水、低渗盐水（0.45%）。临床上常在湿化的同时加入某些药物，如痰溶解剂、抗生素、平喘药等，起到祛痰、消炎、止咳、平喘的作用。

注意事项：①防止窒息：干结的分泌物湿化后膨胀易阻塞支气管，应帮助病人翻身、叩背，及时排痰，尤其是体弱、无力咳嗽者。②湿化温度：一般应控制湿化温度在35~37℃。③湿化时间：不宜过长，一般以10~20min为宜。过度湿化可引起黏膜水肿、气道狭窄、气道阻力增加，甚至诱发支气管痉挛；也会导致体内水潴留，加重心脏负荷。④防止感染：定期进行湿化装置及病房环境的消毒，严格无菌操作，并加强口腔护理。⑤用药注意：严重肝脏疾病和凝血功能异常者，禁用糜蛋白酶；严重呼吸功能不全的老年病人和哮喘病人，慎用乙酰半胱氨酸。某些药物（如异丙肾上腺素）由病人自行吸入时，极易过量而出现危险，应防止药物过量与中毒。

3. 胸部叩击与胸壁震荡 适用于久病体弱、长期卧床、排痰无力者。咯血、低血压、肺水肿、未经引流的气胸、肋骨骨折及有病理性骨折史者，禁做胸部叩击和胸壁震荡。

ER 2-4

胸部叩击

（1）**胸部叩击**：①操作前用单层薄布保护胸廓部位，避免覆盖物过厚。②叩击时避开乳房、心脏和骨突出部位。③操作方法（图2-1）：病人取侧卧位，叩击者手指并拢弯曲，拇指紧靠示指，手呈杯状；肩部放松，以手腕力量，从肺底自下而上、由外向内、迅速而有节律地叩击胸壁，叩击力量要适中，以不使病人感到疼痛为宜。叩击时发出一种空而深的拍击音则表明手法正确，若出现拍打实体的声音则说明手法错误。④每一肺叶叩击1~3min，120~180次/min。⑤叩击部位勿超过胸腔范围。⑥宜在餐后2h进行，叩击30min后方可进食。

（2）**胸壁震荡**：操作者双手掌重叠，将手掌置于欲引流的胸廓部位，吸气时手掌随胸廓扩张慢慢抬起，不施加任何压力，从吸气最高点开始，在整个呼气期手掌紧贴胸壁，施加一定压力并作轻柔的上下抖动，震荡胸壁5~7次，每个部位重复6~7个呼吸周期。目前临床中还采用振动排痰仪促进痰液排出，其原理是采用机械

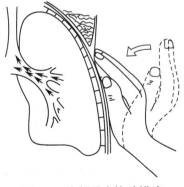

图 2-1 胸部叩击协助排痰

振动力量传输方式,运用其特有的振动功能,模拟手法叩击、震颤的工作方式,使痰液松动促进其排出。应注意:震荡法只在呼气期进行,且紧跟胸部叩击后进行,同时要鼓励病人咳嗽咳痰,并观察排痰情况,避免窒息。

ER 2-5

振动排痰仪操作

4. 体位引流　适用于肺脓肿、支气管扩张等有大量痰液而排出不畅时。引流体位应根据病人的病灶部位,如湿啰音集中的部位、胸片提示的病灶所在的肺叶或肺段,再结合病人的自身体验(有利于咳痰的姿势)来确定。选择体位的原则是病变部位处于高处,引流支气管开口位于低处,使病变部位处于有效的引流位置(图2-2)。

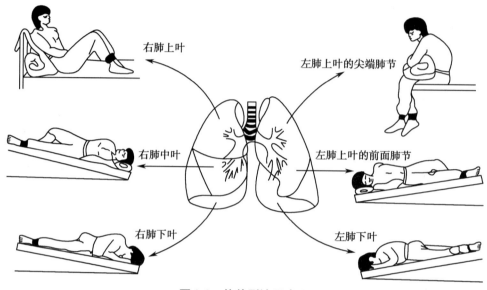

右肺上叶　左肺上叶的尖端肺节　右肺中叶　左肺上叶的前面肺节　右肺下叶　左肺下叶

图 2-2　体位引流示意图

5. 机械吸痰　适用于无力咳嗽而痰液量多且黏稠、意识模糊或排痰困难者。可经口腔、鼻腔、气管插管或气管切开处进行负压吸痰。吸痰前应对病人或其家属讲解吸痰的意义及过程。注意事项:①每次吸引时间不超过15s,两次吸痰的间隔时间应大于3min。②在吸痰前、中、后适当提高吸入氧的浓度,避免因吸痰引起低氧血症。密切注意外周血氧饱和度的变化,如果低于85%,立即停止吸痰操作。③吸痰管大小合适,抽吸压力要适当。吸痰管前端用生理盐水湿润,插入深度以15~20cm为宜,不宜过深或过浅。④严格执行无菌操作,一次性吸痰管避免重复使用。⑤及时吸痰,吸痰频率根据分泌物量决定,以防止吸痰不彻底,引起炎症及形成痰痂。⑥吸痰时观察痰液性质和病人反应。

知识拓展

吸痰的指征和并发症

根据2022版《美国呼吸治疗协会临床实践指南:人工气道内吸痰》,吸痰的指征和并发症有:①呼吸音、人工气道中可见的分泌物以及呼吸机流量波形上的锯齿模式,是成人和儿童需要吸痰的最佳指标;②气道阻力(airway resistance,Raw)值的急剧增加可能表明新生儿需要吸痰;③人工气道吸痰的生理反应,如心率增快、平均动脉压升高、颅内压升高、心律失常和血氧饱和度降低是病人的潜在并发症,缓解策略如充分镇静、预充氧和仅在有指征时吸痰,可能会降低这些并发症的发生率和严重程度。

（五）心理护理

咳嗽与咳痰缓解后，病人不良心理状况能够得到一定程度的改善。对于传染性疾病引起的咳嗽，应告知病人疾病传播的途径、预防传染的方法，以避免疾病传播，并使病人对疾病有正确的认识，改善其自卑心理。

（六）健康指导

指导病人避免诱因，养成合理的饮食、饮水习惯；教会病人掌握正确有效的咳嗽、咳痰方法，以及正确使用雾化吸入的技能。

【护理评价】

1.咳嗽排痰是否有效，呼吸道是否保持通畅。

2.睡眠状况是否改善。

3.有无并发症发生；发生并发症能否被及时发现并处理。

二、肺源性呼吸困难

肺源性呼吸困难（pulmonary dyspnea）是由于呼吸系统疾病引起的肺通气、换气功能障碍导致缺氧和/或二氧化碳潴留，病人主观感觉空气不足、呼吸费力，客观上出现呼吸频率、节律和幅度异常，严重者出现口唇发绀、鼻翼扇动、张口呼吸、辅助呼吸肌参与呼吸运动等。

【护理评估】

（一）健康史

了解引起肺源性呼吸困难的疾病，如慢性阻塞性肺疾病，肺炎，胸壁、胸廓、胸膜疾病，神经肌肉疾病等。

（二）身体状况

1.肺源性呼吸困难的特点　肺源性呼吸困难分为三种类型。①吸气性呼吸困难：特点为吸气过程显著费力，严重者出现"三凹征"，即"吸气时胸骨上窝、两侧锁骨上窝、肋间隙出现明显凹陷"，伴有高调吸气性哮鸣音。"三凹征"主要是由于呼吸肌极度用力，胸腔负压增加所致。常见于喉部、气管、大支气管的狭窄与阻塞。②呼气性呼吸困难：特点为呼气费力、呼气时间延长，常伴有哮鸣音。常见于支气管哮喘、慢性阻塞性肺疾病等疾病所致的小支气管痉挛、炎症。③混合性呼吸困难：特点为吸气、呼气均感费力，常伴有呼吸音减弱或消失，常见于重症肺炎、弥漫性肺间质疾病、大面积肺不张、大量胸腔积液和气胸等肺部广泛病变使呼吸面积减少、肺换气功能受损。

2.评估要点　评估呼吸频率、深度和节律；有无异常呼吸音、哮鸣音、湿啰音等；有无表情痛苦、鼻翼扇动、张口呼吸或点头呼吸、缩唇呼气、口唇发绀等严重呼吸困难的表现；若出现烦躁不安、嗜睡、意识模糊，甚至昏迷，说明严重缺氧或二氧化碳潴留。

（三）心理-社会状况

病人由于呼吸困难反复发作，易出现悲观、沮丧、焦虑、恐惧等心理反应，甚至对治疗失去信心。

（四）实验室检查及其他检查

了解血氧饱和度、动脉血气分析结果，判断缺氧和二氧化碳潴留的程度；肺功能测定可明确肺功能障碍的程度和类型；胸部X线、CT检查等能确定病变的部位和性质等。

【常见护理诊断/合作性问题】

1.气体交换受损　与呼吸道痉挛、呼吸面积减少、换气功能障碍有关。

2.活动耐力下降　与日常活动时供氧不足、疲乏有关。

3.睡眠型态紊乱　与呼吸困难影响睡眠有关。

【护理目标】

1.呼吸困难程度减轻或消失。

2. 日常活动的耐力逐渐提高。

3. 睡眠状况改善。

【护理措施】

（一）一般护理

1. **体位** 根据病情取坐位或半卧位，以改善通气。也可抬高床头、使用枕头、靠背垫或跨床小桌等支撑物，以病人自觉舒适为原则。发生自发性气胸者，取半坐位或端坐位；大量胸腔积液者，取患侧卧位。

2. **休息与活动** 严重呼吸困难者，尽量减少活动和不必要的谈话，以减少耗氧量和能量消耗；病情允许时，鼓励病人有计划地逐渐增加活动量，以不感到疲劳为度；避免穿紧身衣服或盖过厚的被褥，以免加重胸部压迫感。

3. **饮食护理** 保证每日摄入足够的热量，进食富含维生素、易消化的食物。避免刺激性强、易于产气（如红薯、土豆、萝卜）的食物，防止便秘、腹胀，影响呼吸。张口呼吸、痰液黏稠者，应补充足够水分，做好口腔护理。进食时应缓慢，防止食物误吸。

（二）病情观察

观察呼吸道是否通畅，有无心力衰竭和严重心律失常等表现；通过口唇、颜面和甲床的颜色，判断缺氧程度；监测呼吸频率和深度、体温、脉搏、出入量及动脉血气分析结果。

（三）合理氧疗

在保持呼吸道通畅的情况下，根据不同疾病及呼吸困难的严重程度选择合理氧疗。①给氧方式：鼻导管、鼻塞、面罩、气管内和呼吸机给氧。严重缺氧而无二氧化碳潴留者，用面罩给氧；缺氧伴有二氧化碳潴留者，用鼻导管或鼻塞法给氧，严重者可无创或有创呼吸机给氧。②给氧浓度和流量：根据病情和血气分析结果采取不同的给氧浓度和流量。如重症哮喘，吸入氧浓度一般不超过40%，吸氧流量为 1~5L/min；Ⅱ型呼吸衰竭给予低浓度（<35%）、低流量（1~2L/min）持续吸氧；Ⅰ型呼吸衰竭给予较高浓度（>35%）吸氧。③观察疗效：氧疗实施过程应专人监护，根据动脉血气分析结果及时调整吸氧浓度和流量，防止发生氧中毒和二氧化碳麻醉。④注意事项：保持吸入氧气的湿化，以免干燥的氧气刺激呼吸道；输送氧气的面罩、导管、气管导管等应定时更换消毒，防止交叉感染。

（四）心理护理

向病人解释疾病相关知识，使其保持安静以配合治疗，必要时陪伴病人，发现异常及时干预与疏导，适时给予安慰，增强其安全感。对语言表达费力者，采用书写、手势等方法进行沟通，以减轻病人焦虑等不良情绪。

（五）健康指导

向病人讲解引起呼吸困难的原因和诱因，掌握自身疾病的预防与保健知识；指导病人进行正确、有效的呼吸功能训练；合理安排休息和活动，合理饮食，戒烟戒酒，保持情绪稳定；配合氧疗或机械通气。

【护理评价】

1. 呼吸困难程度是否减轻或消失。

2. 活动耐力是否逐渐提高。

3. 睡眠状况是否改善。

三、咯血

咯血（hemoptysis）是指喉部及以下呼吸道和肺的出血经口腔咯出。少量咯血可仅表现为痰中带血，大咯血时血液自口鼻涌出，可阻塞呼吸道，造成病人窒息死亡。

【护理评估】

（一）健康史

了解咯血的原因，常见于下列疾病：①呼吸系统疾病，如肺结核、支气管扩张、肺癌、肺血栓栓塞症、肺炎等；②心血管系统疾病，如二尖瓣狭窄、心力衰竭、急性肺水肿等；③其他疾病，如血液病、传染病、风湿性疾病等。

（二）身体状况

1. 咯血的特点

（1）咯血量的估计：一般认为 24h 咯血量在 100ml 以内为小量，100~500ml 为中等量，500ml 以上或一次咯血 100ml 以上为大量。在估计咯血量时，应考虑吞咽、呼吸道残留的血液，以及混合的唾液、痰液、盛器内的水分等因素。

（2）颜色和性状：肺结核、支气管扩张、肺脓肿等疾病所致的咯血，其颜色为鲜红色；铁锈色痰见于肺炎链球菌肺炎；砖红色胶冻样痰见于肺炎克雷伯菌肺炎；二尖瓣狭窄所致的咯血多为暗红色；左心衰竭所致的咯血为粉红色泡沫样痰。

2. 评估要点　①评估病人的面容与表情、意识状态、呼吸音等，及时发现窒息；观察血液能否顺利咳出，有无屏气现象。②窒息是咯血直接致死的主要原因，应及时识别和抢救。当出现咯血不畅、情绪紧张、气促、胸闷、面色苍白、大汗、烦躁不安时，则为窒息先兆，应紧急处理，避免窒息的发生；若咯血突然减少或停止、表情紧张或惊恐、大汗淋漓、双手乱抓或用手指喉头（示意吸气困难）、发绀、呼吸音减弱或消失时，提示发生了窒息，进而可出现全身抽搐，甚至呼吸、心跳停止。

（三）心理-社会状况

咯血可引起病人及其家属紧张和恐慌，病人情绪不稳血压升高更不易止血；若发生大咯血或窒息，病人会产生恐惧心理。

（四）实验室检查及其他检查

了解血液、胸部影像、动脉血气分析、纤维支气管镜等检查结果。

【常见护理诊断/合作性问题】

1. 有窒息的危险　与咯血不畅阻塞气道、喉头痉挛有关。

2. 恐惧　与突然大咯血或反复咯血不止有关。

3. 潜在并发症：失血性休克。

【护理目标】

1. 呼吸平稳，无窒息征象。

2. 恐惧感减轻或消除，情绪稳定。

3. 未发生并发症，或并发症能被及时发现并处理。

【护理措施】

（一）一般护理

小量咯血者可静卧休息，大量咯血者需绝对卧床休息，取患侧卧位；出血部位不明者取仰卧位，头偏向一侧；保持病室安静，避免不必要的交谈，避免搬动病人；大量咯血者暂禁食，小量咯血者或大咯血停止后，宜进少量凉或温的流质饮食，多饮水、多食富含纤维素的食物，以保持大便通畅，避免排便时腹压增加而引起再度咯血。

（二）病情观察

观察咯血的量、颜色、性质及出血速度；监测血压、脉搏、呼吸、心律、瞳孔、意识状态等变化，并详细记录；密切观察有无窒息的发生。

（三）用药护理

大咯血时，建立静脉通路，遵医嘱及时补充血容量和给予止血药物，并观察疗效及不良反应。

床旁备好气管插管、吸痰器等抢救用物。

1. 垂体后叶素　治疗大咯血的首选药物，一般静脉注射后 3~5min 起效，维持 20~30min。常用方法为 5~10U 加 5% 葡萄糖注射液 20~40ml，稀释后缓慢静脉注射，约 15min 注射完毕，继之以 10~20U 加生理盐水或 5% 葡萄糖注射液 500ml 稀释后静脉输液，遵医嘱控制滴数。在给药期间，密切观察有无恶心、腹痛、便意、心悸、胸痛、面色苍白等不良反应，伴有冠心病、高血压、肺心病、心力衰竭者慎用，孕妇忌用。

2. 其他药物　常用促凝血药为氨基己酸、氨甲苯酸、酚磺乙胺等。烦躁不安者，遵医嘱给予镇静药，如地西泮肌内注射，禁用吗啡、哌替啶，以免抑制呼吸；咳嗽剧烈者，遵医嘱予以小剂量止咳剂；年老体弱、肺功能不全者，慎用强镇咳药，以免抑制咳嗽反射，使血块不能咯出而发生窒息。

（四）对症护理

预防窒息是大咯血护理的首要措施，大咯血时应首先保证气道通畅，改善氧合状态。

1. 保持呼吸道通畅　及时清理病人口、鼻腔的血液，协助漱口，擦净血迹，保持口腔清洁、舒适；鼓励病人轻轻咯出气管内的积血，嘱其不能屏气，以免诱发喉头痉挛，血液引流不畅形成血块，导致窒息；安慰病人，消除紧张，以免不良情绪加重呼吸道平滑肌痉挛；遵医嘱吸氧。

2. 窒息的抢救配合　出现窒息时立即采取头低足高 45° 俯卧位，轻拍背部促进气管内的血液排出，清除口、鼻腔内血凝块，或迅速用吸痰管接吸引器插入气管内抽吸，以清除呼吸道内积血。无效时，迅速气管插管，必要时行气管切开术。

（五）心理护理

向病人及家属解释咯血的原因，减轻其恐惧心理。及时用清水洗净病人面部及其他部位的血迹，消除不良刺激。

（六）健康指导

指导病人及家属咯血发生时的正确卧位及自我紧急护理措施，及时轻咳出血块，严禁屏气或剧烈咳嗽；指导病人合理饮食，补充营养，大咯血时要禁食；保持大便通畅。

【护理评价】

1. 呼吸是否平稳，窒息征象是否出现。

2. 恐惧感是否减轻或消除，情绪是否稳定。

3. 有无并发症发生；发生并发症能否被及时发现并处理。

四、胸痛

胸痛（chest pain）是由于胸内脏器或胸壁组织病变引起的胸部疼痛。胸痛的程度因个体痛阈的差异而不同，与疾病病情轻重不完全一致。

【护理评估】

（一）健康史

了解引起胸痛的原因，常见于下列疾病：①胸壁疾病，如急性皮炎、皮下蜂窝织炎、带状疱疹、肌炎、肋间神经炎、肋骨骨折等。②心血管疾病，如心绞痛、心肌梗死、急性心包炎、主动脉瘤破裂、肺梗死、心脏神经症等。③呼吸系统疾病，如胸膜炎、胸膜肿瘤、自发性气胸、肺炎、肺癌等。④纵隔疾病，如纵隔炎、纵隔肿瘤、纵隔脓肿等。⑤其他疾病，如食管炎、食管癌、肝脓肿。

（二）身体状况

1. 胸痛的特点

（1）发病年龄：青壮年胸痛多因结核性胸膜炎、自发性气胸、心肌炎等引起，40 岁以上病人出现的胸痛注意心绞痛、心肌梗死和支气管肺癌等。

（2）胸痛部位：胸壁疾病所致的胸痛常发生在病变部位，局部有压痛，胸壁皮肤的炎症性病变，局部可有红、肿、热、痛等表现；心绞痛及心肌梗死所致的疼痛多在胸骨后方和心前区或剑突下，向左肩和左臂内侧放射；主动脉夹层引起的疼痛多位于胸背部，向下放射至下腹、腰部与两侧腹股沟和下肢；胸膜炎引起的疼痛多在胸侧部；食管及纵隔病变引起的胸痛多在胸骨后；肝胆疾病引起的胸痛多在右下胸。

（3）**胸痛性质**：带状疱疹呈刀割样或灼热样剧痛；食管炎多为烧灼样痛；肋间神经痛为阵发性灼痛或刺痛；心绞痛呈绞榨样痛，并有重压窒息感，心肌梗死所致的疼痛更为剧烈，并有濒死感；气胸在发病初期有撕裂样疼痛；胸膜炎常呈隐痛、钝痛和刺痛；夹层动脉瘤常呈突然发生胸背部撕裂样剧痛或锥刺样痛；肺梗死可突发胸部剧痛或绞痛，伴呼吸困难与发绀。

（4）**持续时间**：平滑肌痉挛或血管狭窄缺血所致的胸痛多为阵发性；炎症、肿瘤、栓塞或梗死所致的胸痛呈持续性。心绞痛发作时间较短（持续1~5min），心肌梗死疼痛持续时间达数小时或更长。

（5）**影响因素**：心绞痛发作常在劳力或精神紧张时诱发，休息或含服硝酸甘油后缓解；食管疾病多在进食时胸痛发作或加剧，服用抗酸剂和促动力药物可使疼痛减轻或消失；胸膜炎及心包炎所致的胸痛常因咳嗽或用力呼吸而加剧。

2. **评估要点**　评估胸壁和胸廓外观的改变，有无压痛，叩诊音和呼吸音的改变，有无胸膜摩擦音和心包摩擦音等。

（三）**心理-社会状况**

剧烈胸痛影响病人正常的生活、工作、睡眠和休息，从而引起焦虑、恐惧等不良情绪。

（四）**实验室检查及其他检查**

了解胸部影像学检查结果、心电图改变、心肌标志物的出现等。

【**常见护理诊断/合作性问题**】

疼痛：胸痛　与胸壁或胸内脏器病变有关。

【**护理目标**】

胸痛减轻或消失。

【**护理措施**】

（一）**一般护理**

保持环境安静；根据病情采取舒适体位，防止疼痛加重，如胸膜炎病人可取患侧卧位，以减少局部胸壁与肺的活动，缓解疼痛；指导病人保持大便通畅，以免用力排便诱发疼痛。

（二）**病情观察**

观察胸痛的部位、性质、持续时间、影响胸痛的因素及病人对胸痛的反应；观察胸部体征变化，发现异常及时报告给医生。

（三）**对症护理**

1. 胸膜炎、肺结核病人取患侧卧位，减少胸部活动幅度，减轻胸痛。

2. 气胸病人因胸部活动而加剧疼痛，在呼气末使用15cm宽胶布固定患侧胸廓（胶布长度超过前后正中线），减低呼吸幅度，达到缓解疼痛的目的。

3. 采用局部按摩、针灸、经皮肤电刺激止痛穴位，以及局部冷敷或热敷等疗法，降低疼痛敏感性，延长镇痛药用药的间隔时间，减少对药物的依赖和成瘾。

4. 咳嗽、深呼吸或活动时，指导病人用手按压疼痛部位制动，以减轻疼痛。

5. 剧烈、持续性胸痛或癌症引起胸痛等，遵医嘱使用镇痛药和镇静药，如布桂嗪（强痛定）或哌替啶、地西泮等；或使用注射泵，病人可根据自身需要，间歇或连续输注镇痛药。

（四）**心理护理**

鼓励病人说出胸痛的感受，认真倾听病人的诉说，给予支持和引导；指导病人调整情绪和转移注意力的技巧，以减轻疼痛。

（五）健康指导

向病人解释胸痛的原因或诱因，指导其应用可减轻和避免胸痛的方法，如采用听音乐、看电视、读报纸、聊天等方法转移注意力，使用缓慢深呼吸或有规律地使用肌肉紧张和松弛的方法，减轻胸痛。

【护理评价】

胸痛是否减轻或消失。

（刘秀梅）

第二节　急性呼吸道感染病人的护理

> **学习目标**
>
> 1. 掌握急性呼吸道感染病人的护理评估要点及护理措施。
> 2. 熟悉急性呼吸道感染的常见病因和治疗原则。
> 3. 了解急性呼吸道感染的病因及发病机制、实验室检查及其他检查。
> 4. 学会应用护理程序为急性呼吸道感染病人实施整体护理。
> 5. 具备为急性呼吸道感染病人进行健康指导的能力。

> **情景导入**
>
> 病人，男性，70岁。病人3d前因受凉出现发热、畏寒、咽痛、鼻塞、流涕，伴咳嗽、咳白痰，痰量较多。身体评估：T 38.7℃，P 75次/min，BP 105/60mmHg，神志清楚，精神差，畏寒，鼻腔黏膜及咽喉部充血、水肿；胸部X线检查示双肺纹理增粗。
>
> **请思考：**
> 1. 该病人感染主要病原体是什么？
> 2. 应如何进一步做好该病人的护理评估？
> 3. 该病人目前主要的护理诊断/合作性问题有哪些？应采取哪些护理措施？

一、急性上呼吸道感染

急性上呼吸道感染（acute upper respiratory tract infection）简称上感，是鼻腔、咽部或喉部急性炎症的概称。本病通常病情较轻，病程短，可自愈，预后良好。但其发病率高，具有一定的传染性。不仅影响工作和生活，还会出现严重并发症，甚至威胁生命，应积极防治。本病全年均可发生，冬春季多发。通过含有病毒的飞沫或被污染的手和用具传播，多为散发，在气候突然变化时可引起局部小规模的流行。

【病因及发病机制】

本病70%~80%由病毒引起，包括鼻病毒、冠状病毒、腺病毒、流感病毒和副流感病毒以及呼吸道合胞病毒、埃可病毒和柯萨奇病毒等；20%~30%为细菌引起，单纯发生或继发于病毒感染之后，以口腔定植菌溶血性链球菌为多见，其次为流感嗜血杆菌、肺炎链球菌和葡萄球菌等。主要通过含有病毒的飞沫经空气传播，或经污染的手和用具接触传播。淋雨、受凉、气候突变、过度劳累等多种因素都可降低呼吸道局部防御功能而诱发本病。老幼体弱、免疫功能低下或有慢性呼吸道疾病者更易发病。感染本病后，人体产生的免疫力较弱且短暂。此外，不同病毒之间无交叉免疫，故同一个人一年内可多次发病。

【护理评估】

(一)健康史

询问病人发病原因和诱因,有无急性上呼吸道感染病人接触史,诊治经过及疗效,既往急性上呼吸道感染史,有无基础疾病等。

(二)身体状况

根据病因和临床表现不同,上呼吸道感染分为不同表现类型,严重者可引起并发症。

1. 普通感冒(common cold) 俗称"伤风",又称急性鼻炎或上呼吸道卡他。起病较急,主要表现为鼻部症状,如打喷嚏、鼻塞、流清水样鼻涕,还会出现咳嗽、咽干、咽痒或烧灼感甚至鼻后滴漏感等症状。2~3d后鼻涕变稠,伴咽痛、头痛、流泪、味觉迟钝、呼吸不畅、声嘶等,咽鼓管炎时有听力减退。严重者有发热、轻度畏寒和头痛等。鼻腔黏膜充血、水肿、有分泌物,咽部为轻度充血。一般5~7d痊愈。

2. 急性病毒性咽炎和喉炎 表现为咽痒和灼热感,咽痛不明显,咳嗽少见。急性喉炎者有明显声嘶、讲话困难、发热、咽痛或咳嗽,咳嗽时咽喉疼痛加重。喉部充血、水肿,局部淋巴结轻度肿大和触痛。

3. 急性疱疹性咽峡炎 表现为明显咽痛、发热,病程约为1周。咽部充血,软腭、腭垂、咽及扁桃体表面有灰白色疱疹及浅表溃疡,周围伴红晕。多发于夏季,儿童多见。

4. 急性咽结膜炎 表现为发热、咽痛、畏光、流泪、咽及结膜明显充血。病程4~6d,多发于夏季,由游泳传播,儿童多见。

5. 急性咽扁桃体炎 由细菌感染引起。起病急,咽痛明显,伴发热、畏寒,体温达39℃以上。咽部明显充血,扁桃体肿大、充血,表面有黄色脓性分泌物。

6. 并发症 可并发急性鼻窦炎、中耳炎、气管-支气管炎。以咽炎为表现的上呼吸道感染,部分病人可继发溶血性链球菌引起的风湿热、肾小球肾炎等,少数病人并发病毒性心肌炎。

(三)心理-社会状况

病人因发热、全身酸痛、疲乏而情绪低落,或因发生并发症而焦虑不安;也有少数人对疾病抱无所谓态度,因就诊不及时而延误病情,使感染向下呼吸道蔓延,病情加重。

(四)实验室检查及其他检查

病毒感染时,血白细胞总数正常或偏低,淋巴细胞比例增高;细菌感染时,白细胞总数偏高,中性粒细胞增多或核左移。

(五)治疗原则及主要措施

目前尚无特异性治疗药物。一般以对症处理为主,辅以中医治疗,防治继发细菌感染。

1. 病因治疗 普通感冒和单纯的病毒感染不必应用抗生素,如并发细菌感染,常用青霉素类、头孢菌素类、大环内酯类抗菌药物口服。广谱抗病毒药利巴韦林、玛巴洛沙韦对流感病毒有较强的抑制作用,鼻病毒、呼吸道合胞病毒无特效抗病毒药,以支持、对症治疗为主。

2. 对症治疗 伪麻黄碱可减轻鼻部充血引起的症状;抗组胺药可减少分泌物和减轻咳嗽症状;右美沙芬可用于镇咳;氨溴索、溴己新、乙酰半胱氨酸、羧甲司坦等可用于祛痰;解热镇痛药物可缓解发热、疼痛等不适。

3. 中医治疗 常选用具有清热解毒和抗病毒作用的中药,如正柴胡饮、小柴胡冲剂和板蓝根冲剂等。

二、急性气管-支气管炎

急性气管-支气管炎(acute tracheo-bronchitis)是气管-支气管黏膜的急性自限性炎症性疾病。

其症状包括咳嗽和提示下呼吸道感染（如咳痰、气急、喘息、胸部不适或疼痛）的其他症状或体征，而不能以鼻窦炎或支气管哮喘来解释。

【病因及发病机制】

急性气管-支气管炎主要由生物、物理化学刺激或过敏等因素引起。病毒或细菌感染是本病最常见的病因，由病毒、细菌直接感染，或急性上呼吸道病毒、细菌感染迁延而来，或在病毒感染后继发细菌感染。常见病毒有腺病毒、呼吸道合胞病毒、流感病毒等；细菌以肺炎链球菌、流感嗜血杆菌、链球菌和葡萄球菌常见；物理化学刺激因素包括冷空气、粉尘、刺激性气体或烟雾的吸入；常见过敏因素为吸入花粉、有机粉尘、真菌孢子、动物毛皮排泄物等。过度劳累和受凉是常见诱因。

【护理评估】

（一）健康史

询问病人发病原因及诱因，有无上呼吸道感染史，诊治经过及效果，既往病史等。

（二）身体状况

起病较急，全身症状较轻，有发热。初为干咳或少量黏液痰，随后痰量增多，咳嗽加剧，偶伴血痰。咳嗽、咳痰延续2~3周，如迁延不愈，可演变成慢性支气管炎。伴支气管痉挛时，出现程度不等的胸闷、气促。一般无明显阳性体征，也可以在两肺听到散在干、湿啰音，部位不固定，咳嗽后减少或消失。

（三）心理-社会状况

病人因咳嗽、咳痰引起胸痛或影响睡眠，有焦虑感；迁延不愈者可能会担心演变成慢性支气管炎。

（四）实验室检查及其他检查

细菌感染时，白细胞总数、中性粒细胞计数升高，常伴降钙素原（PCT）升高。痰培养可发现致病菌。胸部X线检查，大多数表现正常或仅有肺纹理增粗。

（五）治疗原则及主要措施

1. 病因治疗 避免吸入粉尘和刺激性气体，及时应用药物控制气管-支气管炎症。细菌感染者，给予青霉素类、头孢菌素类、大环内酯类等药物，或根据细菌培养和药敏试验结果选用敏感抗生素控制感染。给药以口服为主，必要时可注射给药。

2. 对症治疗 剧烈干咳者，可选用喷托维林、右美沙芬等止咳药，有痰者不宜给予可待因等强力镇咳药；痰不易咳出者，可使用溴己新、复方氯化铵合剂或盐酸氨溴索，或给予雾化吸入帮助祛痰，以及选用复方甘草合剂；喘息时，可加用氨茶碱等止喘药。

【常见护理诊断/合作性问题】

1. 舒适度减弱 与鼻、咽、喉部感染有关。

2. 清理呼吸道无效 与呼吸道感染、痰液黏稠、支气管痉挛有关。

3. 体温过高 与病毒或细菌感染有关。

【护理目标】

1. 不舒适感减轻或消失。

2. 能够有效咳嗽，痰液排出顺利。

3. 体温逐渐降至正常范围。

【护理措施】

（一）一般护理

1. 休息与活动 症状明显时，嘱病人卧床休息，适当限制活动量，避免劳累。

2. 饮食护理 给予清淡、易消化、高热量、低脂的流质、半流质饮食以及富含维生素的食物，鼓励病人多饮水，避免刺激性食物，忌烟酒。

3. 预防感染 注意隔离病人,做好消毒,避免交叉感染;鼓励病人多漱口,保持口腔湿润和舒适,或协助口腔护理,防止因唾液分泌减少、机体抵抗力下降引起口腔黏膜损害或口腔感染。

(二)病情观察

密切观察生命体征;观察有无并发症,如有耳痛、耳鸣、听力减退、外耳道流脓等,提示有中耳炎;若发热、头痛加重,伴脓涕、鼻窦有压痛,提示鼻窦炎,应及时通知医生,配合处理。

(三)用药护理

1. 抗菌药物 ①应用青霉素类和头孢菌素类药物前,应详细询问过敏史,凡过敏者,不得使用此类药物。头孢菌素类药物有过敏、皮疹等不良反应。②红霉素的不良反应为腹痛、恶心、呕吐、腹泻以及注射部位刺激、疼痛或静脉炎,因此静脉输液速度不宜过快、药物浓度不宜过高。③喹诺酮类药物偶有恶心、皮疹、头痛或中枢神经系统兴奋作用,18岁以下慎用,有癫痫史者慎用。

2. 镇咳祛痰药 喷托维林有口干、恶心、腹胀、头痛等不良反应;溴己新偶见恶心、转氨酶升高等不良反应,胃溃疡者慎用。

(四)对症护理

指导病人咳嗽、排痰技巧,必要时给予雾化吸入,以利于痰液排出。体温超过38.5℃时给予物理降温或药物降温,降温30min后观察降温效果,并记录;出汗后及时更换衣物及床单,防止受凉。

(五)心理护理

向病人解释多数病人预后良好,不要有心理负担,但也不要过于轻视本病,以免引起并发症;讲解急性气管-支气管炎的致病因素及防治知识,使病人了解疾病的规律及治疗方案,减轻或消除焦虑情绪。

(六)健康指导

1. 疾病预防指导 积极参加体育锻炼和耐寒锻炼,增强机体抵抗能力,如用冷水洗脸、冷水擦身、冷水浴等;避免受凉和过度疲劳,以降低对疾病的易感性;避免接触流感病人;过敏者避免接触或吸入变应原;注意个人卫生,勤洗手是预防上呼吸道感染的有效方法;咳嗽或打喷嚏时,避免面对他人;餐具、痰盂等用具每日消毒;在感冒流行季节,尽量少去公共场所。

2. 疾病知识指导 患病期间注意休息,避免劳累;饮食清淡,多饮水;遵医嘱用药,不要滥用抗生素;症状持续不缓解或出现并发症时,及时就医。

【护理评价】

1. 不舒适感是否减轻或消失。
2. 能否有效咳嗽,痰液是否排出顺利。
3. 体温是否逐渐降至正常范围。

（刘秀梅）

第三节 支气管哮喘病人的护理

> **学习目标**
>
> 1. 掌握支气管哮喘病人的身体状况和疾病的常见诱因。
> 2. 熟悉支气管哮喘的辅助检查、诊断要点和治疗原则。
> 3. 了解支气管哮喘的发病机制。
> 4. 学会应用护理程序为支气管哮喘病人实施整体护理。
> 5. 具备为支气管哮喘病人进行健康指导的能力。

情景导入

病人,女性,24 岁,今晨与同事外出赏花,到达玫瑰园 2 个多小时后,出现咳嗽、咳痰、呼吸困难。同事立即将她送往医院。身体评估:T 37.3℃,P 91 次/min,R 27 次/min,BP 115/85mmHg,喘息状态,口唇发绀,两肺可闻及广泛哮鸣音。

请思考:

1. 该病人发病最可能的诱因是什么?

2. 如何对该病人进行健康指导?

支气管哮喘(bronchial asthma)简称哮喘,是一种以慢性气道炎症和气道高反应性为特征的异质性疾病。主要特征包括气道慢性炎症,气道对多种刺激因素呈现的高反应性,多变的可逆性气流受限,以及随病程延长而导致的一系列气道结构改变(即气道重构)。临床表现为反复发作的喘息、气急、胸闷或咳嗽等症状,常在夜间及凌晨发作或加重,多数病人可自行缓解或治疗后缓解。根据全球和我国哮喘防治指南提供的资料,经过长期规范化治疗和管理,80% 以上的病人可达到哮喘的临床控制。因此,合理防治至关重要。

哮喘是全球性疾病,全球约有 3 亿病人,我国哮喘病人超过 3 000 万。哮喘患病率随国家和地区不同而异,从 1%~18% 不等,我国成人患病率约为 1.24%,且呈逐年上升趋势。一般认为发达国家患病率高于发展中国家,城市高于农村,儿童高于青壮年,成人男女患病率相近。约 40% 病人有家族史。

【病因及发病机制】

(一)病因

哮喘是一种复杂的、具有多基因遗传倾向的疾病。目前已鉴定了多个哮喘易感基因。具有哮喘易感基因者是否发病,受环境因素影响较大。

1. 遗传因素 哮喘具有明显的家族聚集现象,哮喘病人亲属的患病率高于群体患病率,且亲缘关系越近、病情越严重,其亲属患病率也越高。

2. 环境因素 主要是哮喘的激发因素。①吸入性变应原:如尘螨、花粉、真菌、动物毛屑、二氧化硫、氨气等各种特异和非特异性吸入物。②感染:如细菌、病毒、原虫、寄生虫等。③食物:如鱼、虾、蟹、蛋类、牛奶等。④药物:如普萘洛尔(心得安)、阿司匹林等。⑤其他:气候改变、运动、妊娠等。

(二)发病机制

哮喘的发病机制尚未完全清楚,可概括为免疫 - 炎症机制、神经机制和气道高反应性及其相互作用(图2-3)。

1. 气道免疫 - 炎症机制 哮喘的炎症反应是由多种炎性细胞、炎症介质(前列腺素、白三烯等)和细胞因子参与相互作用的结果,其中气道炎症是哮喘发病的本质。根据变应原吸入后哮喘发生的时间,分为速发型哮喘反应、迟发型哮喘反应和双相型哮喘反应。

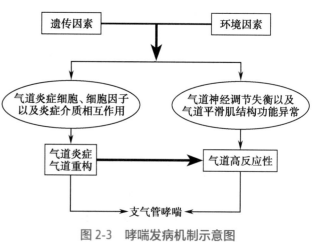

图 2-3 哮喘发病机制示意图

速发型在吸入变应原的同时立即发生反应,15~30min 达高峰,2h 逐渐恢复正常;迟发型在吸入变应原 6h 后发作,持续时间长,症状重,常呈持续性哮喘表现,为气道慢性炎症反应的结果。

2. 神经调节机制　神经因素是哮喘发病的重要环节。支气管受胆碱能神经、肾上腺素能神经和非肾上腺素能非胆碱能（non-adrenergic non-cholinergic，NANC）神经等自主神经支配。支气管哮喘与 β- 肾上腺素受体功能低下、胆碱能神经张力增高有关。NANC 能释放舒张和收缩支气管平滑肌的神经介质，两者平衡失调，可导致支气管平滑肌收缩。

3. 气道高反应性（airway hyperresponsiveness，AHR）　表现为气道对各种刺激因子出现的过强或过早的收缩反应，是哮喘的重要特征，也是发病重要机制之一。

【护理评估】

（一）健康史

询问病人有无接触变应原，室内是否有密封窗户，是否使用地毯、化纤饰品，是否有空调等造成室内空气流通减少的因素存在，有无尘螨滋生、动物皮毛和排泄物、花粉等；有无主动或被动吸烟，吸入污染空气（如臭氧、杀虫剂、油漆和工业废气污染）等；有无进食鱼、虾、蟹、牛奶、蛋类等食物；有无服用普萘洛尔、阿司匹林等用药史；有无受凉、气候变化、剧烈运动、妊娠等诱发因素；有无哮喘家族史。

（二）身体状况

1. 典型哮喘

（1）症状：典型表现为发作性呼气性呼吸困难或发作性胸闷或咳嗽，伴哮鸣音。常表现为突然发作，先有鼻部刺激症状，如鼻痒、打喷嚏、流泪等，随后出现呼吸困难，严重时出现端坐呼吸和发绀。可自行缓解或应用支气管舒张剂后缓解，缓解期无任何症状。夜间及凌晨发作或加重是哮喘重要的临床特征。有些青少年的哮喘症状表现为运动时出现胸闷、咳嗽和呼吸困难，称为运动性哮喘。临床上还存在没有喘息症状的不典型哮喘，表现为发作性咳嗽、胸闷等症状。其中，以咳嗽为唯一症状的称为咳嗽变异性哮喘，以胸闷为唯一症状的称为胸闷变异性哮喘。

（2）体征：发作时胸部呈过度充气征象，双肺可闻及广泛的哮鸣音，呼气音延长。非发作期可无异常。非常严重的哮喘发作时，哮鸣音反而减弱，甚至完全消失，表现为"沉默肺"，是病情危重的表现。

2. 重症哮喘　哮喘发作时经治疗不缓解，持续 24h 以上称为哮喘持续状态，又称重症哮喘。主要原因是未去除诱因、感染未控制、支气管阻塞、严重脱水和病人极度衰竭。表现为喘息症状频发，气促明显，心率增快，胸腹反常运动，活动和说话受限。

3. 支气管哮喘的分期　根据临床表现可分为急性发作期、慢性持续期和临床缓解期。

（1）急性发作期：是指气促、咳嗽、胸闷等症状突然发生或加剧，以呼气流量降低为其特征，常因接触变应原等刺激物或治疗不当所致。其严重程度分为 4 级，分别是轻度、中度、重度和危重度。

轻度：步行或上楼时气促，可有焦虑，呼吸频率轻度增加，闻及散在哮鸣音，肺通气功能和血气检查正常。

中度：稍事活动感气促，讲话常有中断。时有焦虑，呼吸频率增加，可有"三凹征"，哮鸣音响亮而弥漫，心率增快，可出现奇脉，使用支气管舒张药后呼气流量峰值（peak expiratory flow，PEF）占预计值 60%~80%，血氧饱和度（oxygen saturation，SaO_2）为 91%~95%。

重度：休息时感气促，端坐呼吸，只能发单字讲话，常有焦虑和烦躁，大汗淋漓，呼吸频率 >30 次 /min，常有"三凹征"，哮鸣音响亮而弥漫，心率 >120 次 /min，奇脉，使用支气管舒张药后 PEF 占预计值 <60% 或绝对值 <100L/min，或作用时间 <2h，PaO_2<60mmHg，$PaCO_2$>45mmHg，SaO_2≤90%，pH 可降低。

危重：病人不能讲话，嗜睡或意识模糊，胸腹矛盾运动，哮鸣音减弱甚至消失，脉率变慢或不规则，严重低氧血症和高二氧化碳血症，pH 降低。

（2）慢性持续期：指哮喘病人即使没有急性发作，但在相当长的时间内仍有不同频度和 / 或不同程度地出现症状（喘息、咳嗽、胸闷等），可伴有肺通气功能下降。

（3）临床缓解期：指病人无喘息、气急、胸闷、咳嗽等症状，并维持1年以上。

4. 并发症 发作时可并发气胸、纵隔气肿、肺不张；哮喘长期反复发作和感染时，可并发慢性支气管炎、支气管扩张、肺气肿、肺纤维化和慢性肺源性心脏病。

（三）心理-社会状况

因哮喘发作时出现呼吸困难、伴濒死感而导致病人焦虑、恐惧。若哮喘持续发作，易对家属、医护人员或解痉平喘药产生依赖心理。哮喘缓解后，病人又担心哮喘的反复发作，不能痊愈，影响工作和生活，对治疗失去信心。评估病人的心理状态，如焦虑、悲观等不良情绪；评估病人和家属对疾病的态度和认识程度，以及家庭、社会的支持系统等。

（四）实验室检查及其他检查

1. 肺功能检查

（1）**通气功能检测**：发作时呈阻塞性通气功能障碍，呼气流速指标显著下降，第1秒用力呼气容积（FEV_1）、第1秒用力呼气容积占用力肺活量比值（$FEV_1/FVC\%$）、呼气流量峰值（PEF）均减少；肺容量指标可见用力肺活量减少，残气量、功能残气量和肺总量增加。缓解期上述通气指标逐渐恢复。病变迁延、反复发作者，其通气功能可逐渐下降。

（2）**支气管激发试验**：用于测定气道反应性，常用吸入激发剂为醋甲胆碱、组胺。激发试验只适用于非哮喘发作期、FEV_1 占正常预计值的70%以上者。使用吸入性激发剂后，如 FEV_1 下降≥20%，则诊断为激发试验阳性。

（3）**支气管舒张试验**：用以测定气道的可逆性。常用吸入型支气管舒张药，如沙丁胺醇、特布他林等。舒张实验阳性标准：FEV_1 较用药前增加≥12%，且其绝对值增加≥200ml。

（4）**呼气流量峰值**（peak expiratory flow，PEF）**及其变异率测定**：哮喘发作时 PEF 下降。监测 PEF 日间、周间变异率有助于哮喘的诊断和病情评估。PEF 平均每天昼夜变异率＞10% 或 PEF 周变异率＞20%，提示存在气道可逆性改变。

2. 动脉血气分析 严重发作时 PaO_2 降低。由于过度通气，$PaCO_2$ 下降，pH 上升，表现为呼吸性碱中毒；如气道阻塞严重时，可出现缺氧及 CO_2 潴留，$PaCO_2$ 上升，pH 下降，表现为呼吸性酸中毒；如缺氧明显，合并代谢性酸中毒。

3. 胸部X线检查 哮喘发作时双肺透亮度增高，呈过度充气状态。合并感染时，可见肺纹理增粗和炎性浸润阴影。

4. 特异性变应原检测 外周血变应原特异性 IgE 增高，结合病史有助于病因诊断；血清总 IgE 增高的程度可作为重症哮喘使用抗 IgE 抗体治疗及调整剂量的依据。

5. 痰液检查 痰液涂片可见嗜酸性粒细胞增多。

6. 呼出气一氧化氮（FeNO）**检测** 可作为评估气道炎症和哮喘控制水平的指标，也可用于判断吸入激素治疗的反应。

知识拓展

典型哮喘的诊断标准

1. 典型哮喘的临床症状和体征：①反复发作喘息、气急，伴或不伴胸闷或咳嗽，夜间及晨间多发，常与接触变应原、冷空气、物理或化学性刺激、上呼吸道感染和运动等有关。②发作时双肺可闻及散在或弥漫性哮鸣音，呼气相延长。③上述症状和体征可经过治疗缓解或自行缓解。

2. 可逆性气流受限的客观检查：①支气管激发试验阳性。②支气管舒张试验阳性。③平均每日 PEF 昼夜变异率 > 10% 或 PEF 周变异率 > 20%。

符合上述症状和体征，同时具备气流受限客观检查中的任何一条，并除外其他疾病所引起的喘息、气急、胸闷及咳嗽，可以诊断为支气管哮喘。

咳嗽变异性哮喘：指咳嗽作为唯一或主要症状，无喘息、气促等典型哮喘症状，同时具备可变气流受限客观检查中的任一条，除外其他疾病所引起的咳嗽。

（五）治疗原则及主要措施

哮喘目前不能根治，但长期规范化治疗可使大多数病人达到良好或完全的临床控制。治疗目的是控制症状，防止病情恶化，尽可能保持肺功能正常，维持病人正常活动能力（包括运动），避免治疗不良反应，防止不可逆气道阻塞。

1. 脱离变应原　确定并减少危险因素接触，找到引起哮喘发作的变应原或其他非特异性刺激因素，使病人迅速脱离变应原是防治哮喘最有效的方法。

2. 药物治疗　分为控制性药物和缓解性药物。

（1）**糖皮质激素**：是控制气道炎症最为有效的药物。①吸入给药：吸入型糖皮质激素是目前推荐的哮喘长期抗炎治疗最常用的方法。常用药物有倍氯米松、布地奈德、氟替卡松、莫米松等，通常需规律用药 1~2 周以上方能起效。布地奈德、倍氯米松还有雾化用混悬液制剂，经特定装置雾化吸入，起效快，在应用短效支气管舒张剂的基础上，可用于轻、中度哮喘急性发作的治疗。②口服给药：用于吸入给药无效或需要短期加强者。常用药物有泼尼松、泼尼松龙等。③静脉给药：重度或严重哮喘发作时，及早静脉给药。常用药物有琥珀酸氢化可的松、甲泼尼龙、地塞米松等。

（2）**β₂ 受体激动药**：分为短效 β₂ 受体激动药和长效 β₂ 受体激动药。①短效 β₂ 受体激动药：是哮喘急性发作治疗的首选药物，如沙丁胺醇、特布他林，常用方法包括吸入（MDI 吸入、干粉吸入、持续雾化吸入等）、口服和静脉注射，首选吸入法。②长效 β₂ 受体激动药：如福莫特罗、沙美特罗及丙卡特罗等，不单独使用，与吸入性糖皮质激素联合应用是目前最常用的哮喘控制性药物，目前常用的联合制剂，如氟替卡松/沙美特罗吸入干粉剂，布地奈德/福莫特罗吸入干粉剂。

（3）**茶碱类**：是目前治疗哮喘的有效药物之一，具有舒张支气管和气道抗炎作用。①口服给药：常用氨茶碱和缓释茶碱，用于轻至中度哮喘急性发作以及哮喘的维持治疗。口服缓释茶碱尤其适用于夜间哮喘。②静脉给药：适用于重症和危重症哮喘，常用氨茶碱，需稀释、缓慢给药，每日最大剂量不超过 1.0g（包括口服和静脉给药）。

（4）**抗胆碱药**：有舒张支气管及减少黏液分泌的作用。常用异丙托溴铵和噻托溴铵。

（5）**白三烯（LT）调节剂**：具有抗炎和舒张支气管平滑肌的作用，常用药物有扎鲁司特或孟鲁司特，通常口服给药。是目前除吸入型糖皮质激素外唯一可单独应用的哮喘控制性药物，尤适用于阿司匹林哮喘、运动性哮喘和伴有过敏性鼻炎哮喘病人的治疗。

（6）**抗 IgE 抗体**：具有阻断游离 IgE 与效应细胞表面 IgE 受体结合的作用，可用于血清 IgE 水平增高的重症哮喘者。

（7）**抗 IL-5 治疗**：IL-5 是促进嗜酸性粒细胞增多、在肺内聚集和活化的重要细胞因子，可以减少病人体内嗜酸性粒细胞浸润，减少哮喘急性加重和改善病人生命质量，对于高嗜酸性粒细胞血症的哮喘病人治疗效果好。

（8）**其他药物**：色甘酸钠是非糖皮质激素抗炎药物，对预防运动或过敏原诱发的哮喘最为有效，通常用色甘酸钠雾化吸入；酮替芬和新一代组胺 H₁ 受体拮抗药，如阿司咪唑、曲尼斯特等，对轻症哮喘和季节性哮喘有效，或与 β₂ 受体激动药联合用药。

哮喘雾化吸入

3. 免疫疗法　分为特异性和非特异性两种。前者又称为脱敏疗法，采用特异性变应原（如螨、花粉、猫毛)做定期反复皮下注射、舌下含服等途径,剂量由低到高,以产生免疫耐受性,使病人脱敏;非特异性免疫疗法,如注射卡介苗、转移因子等生物制品,抑制变应原反应过程。

【常见护理诊断/合作性问题】

1. 气体交换受损　与支气管痉挛、气道炎症、黏液分泌增加、阻力增加有关。

2. 清理呼吸道无效　与支气管痉挛、痰液黏稠及气道黏液栓形成有关。

3. 知识缺乏:缺乏正确使用定量雾化吸入器的相关知识。

【护理目标】

1. 呼吸困难缓解,能进行有效呼吸。

2. 能排出痰液,保持气道通畅。

3. 能正确使用定量雾化吸入器。

【护理措施】

(一)一般护理

1. 环境与体位　提供安静、舒适、温湿度适宜的环境,保持室内清洁、空气流通。病室不宜放置花草,避免使用皮毛、羽绒或蚕丝织物。哮喘发作时,协助病人采取舒适的半卧位或坐位,或用床上桌提供支撑,减轻病人体力消耗。

2. 饮食护理　大约20%成年人和50%哮喘患儿因不适当饮食诱发或加重哮喘。应给予清淡、易消化、足够热量的饮食,避免进食硬、冷、油煎食物及刺激性食物;若能找出与哮喘发作有关的食物,如鱼、虾、蟹、蛋类、牛奶等,应避免食用。某些食物添加剂,如酒石黄、亚硝酸盐等应避免食用;戒酒戒烟。若病人无心、肾功能不全,鼓励饮水2 500~3 000ml/d,防止痰栓阻塞小支气管。

(二)病情观察

观察哮喘发作的前驱症状,如鼻咽痒、打喷嚏、流涕、眼痒等黏膜过敏症状;哮喘发作时,观察意识状态、呼吸频率、节律、深度及辅助呼吸肌是否参与呼吸运动等,监测呼吸音、哮鸣音变化、动脉血气分析和肺功能情况,了解病情和治疗效果,并观察氧疗效果;哮喘发作严重时,做好机械通气准备。加强对急性期病人的监护,严密观察夜间和凌晨有无哮喘发作及病情变化。

(三)用药护理

1. 糖皮质激素　①吸入给药全身性不良反应少,少数病人出现口腔白念珠菌感染、声音嘶哑或呼吸道不适,指导病人吸药后立即用清水含漱口咽部。干粉吸入剂或加用除雾器可减少上述不良反应。②口服用药不良反应为肥胖、糖尿病、高血压、骨质疏松、消化性溃疡等,宜饭后服用,以减少药物对胃肠道黏膜的刺激。③气雾吸入糖皮质激素,可减少其口服量,当吸入剂替代口服剂时,需同时使用2周后逐步减少口服量,病人不得自行减量或停药。

2. β_2受体激动药　①指导病人遵医嘱用药,不宜长期、单一、大量使用,否则会引起气道β_2受体功能下降和气道反应性增高,出现耐药性。由于本类药物(特别是短效制剂)无明显抗炎作用,故宜与吸入激素等抗炎药配伍使用。②注意观察有无心悸、骨骼肌震颤、低钾血症等不良反应;静脉输入沙丁胺醇时,应控制滴速(2~4μg/min),以免引起或加重不良反应。

3. 茶碱类　①不良反应有恶心、呕吐、心律失常、血压下降及多尿等,严重者发生抽搐乃至死亡。②静脉注射浓度不宜过高,速度不宜过快,注射时间宜在10min以上,以防中毒的发生;用药时监测血药浓度,其安全浓度为6~15μg/ml。③发热、妊娠、小儿或老年,有心、肝、肾功能障碍及甲状腺功能亢进者,不良反应增加。④合用西咪替丁、喹诺酮类、大环内酯类药物等,影响茶碱代谢,使其排泄减慢,应减少用量。⑤茶碱缓(控)释片有控释材料,不能嚼服,必须整片吞服。

4. 其他药物　①吸入抗胆碱药,少数病人出现口苦或口干感。②白三烯调节剂主要不良反应是胃肠道症状,以及皮疹、血管性水肿、转氨酶升高,停药后恢复正常。③色甘酸钠,可有咽喉不适、胸闷等不良反应,孕妇慎用。④酮替芬有镇静、口干、嗜睡等不良反应。

（四）对症护理

1. 口腔与皮肤护理 哮喘发作时,病人大量出汗,应每天温水擦浴,勤换衣服和床单,保持皮肤清洁、干燥和舒适。协助并鼓励病人咳嗽后用温水漱口,保持口腔清洁。

2. 氧疗 重症哮喘病人常伴有不同程度的低氧血症,应遵医嘱吸氧,氧流量为 1~3L/min,吸氧浓度不宜超过 40%。为避免气道干燥和寒冷气流刺激导致气道痉挛,吸入氧气时应温暖、湿润。

3. 促进有效排痰 痰液黏稠可定时给予雾化吸入,指导病人进行有效咳嗽、协助叩背促进痰液排出,无效者可用机械吸痰。

（五）心理护理

精神因素在哮喘的发生发展过程中起重要作用,培养良好的情绪和战胜疾病的信心是哮喘治疗及护理的重要内容。因此,应体谅和理解病人的痛苦,对急性期及重症病人,应多巡视,消除其紧张情绪;对慢性哮喘治疗效果不佳者更应给予关心,提供心理疏导和教育,指导其养成规律的生活方式,积极参加运动锻炼;鼓励家人或亲友为其身心健康提供支持,提高治疗的信心和依从性。

（六）健康指导

1. 疾病知识指导 向病人和家属解释,哮喘虽不能彻底治愈,但只要坚持正规治疗,完全可以有效地控制哮喘发作,保持正常的工作和学习。指导病人增加对哮喘激发因素、发病机制、控制目的和效果的认识,以提高病人的治疗依从性。

2. 避免诱发因素 指导病人:①避免摄入易引起过敏和哮喘的食物。②室内布置力求简洁,经常打扫房间,清洗床上用品。避免使用地毯,不种植花草,不养宠物。③避免接触刺激性气体,预防呼吸道感染。④避免强烈的精神刺激和剧烈运动。⑤避免大笑、大哭、大喊等过度换气动作。⑥慎用或忌用引起哮喘的药物,如阿司匹林或阿司匹林的复方制剂。在缓解期,加强体育锻炼、耐寒锻炼及耐力训练,增强体质。

3. 自我监测病情 指导病人学会利用峰流速仪监测最大呼气峰流速（peak expiratory flow rate, PEFR）,做好哮喘日记,为疾病预防和治疗提供参考资料。峰流速仪是一种随身携带,能测量 PEFR 的小型仪器。①使用方法:取站立位,尽量深吸一口气,然后用唇齿部分包住口含器,以最快速度,用一次最有力的呼气吹动游标滑动,游标最终停止的刻度,就是此次峰流速值。②意义:峰流速测定是发现早期哮喘发作最简便易行的方法,在未出现症状前,PEFR 下降提示将发生哮喘的急性发作。临床试验证实,将每日测量的 PEFR 与标准的 PEFR 进行比较,不仅能早期发现哮喘发作,还能判断哮喘的控制程度和选择治疗措施。③判断效果:PEFR 保持在 80%~100% 为安全区,说明哮喘控制理想;PEFR 50%~80% 为警告区,说明哮喘加重,需及时调整治疗方案;PEFR < 50% 为危险区,说明哮喘严重,需立即就诊。

4. 用药指导 指导病人遵医嘱正确用药,了解所用药物的名称、用法、注意事项、不良反应的表现及处理措施;教会病人吸入剂的正确使用方法,使用吸入剂时,一般先用 β_2 受体激动药,后用糖皮质激素,吸入糖皮质激素后要漱口。

(1) 定量雾化吸入剂（metered dose inhaler, MDI）:使用 MDI 需要协调呼吸动作,使用方法正确是保证吸入治疗成功的关键。使用方法:①打开盖子,摇匀药液。②深呼气至不能再呼时,将 MDI 喷嘴置于口中,双唇包住咬口。③以慢而深的方式经口吸气,同时用手指按压喷药,至吸气末屏气 10s,使较小的雾粒沉降在气道远端,然后缓慢呼气。④休息 3min 后,再重复使用一次。对于儿童或重症病人,可在 MDI 上加储药罐,以简化操作,增加吸入到下呼吸道和肺部的药量,减少雾滴在口咽部沉积引起刺激,提高雾化吸入的疗效（图 2-4）。

(2) 干粉吸入剂:常用的是都保装置和准纳器。

1) 都保装置:即储存剂量型涡流式干粉吸入剂,如布地奈德 / 福莫特罗吸入干粉剂。使用方法:①旋转并拔出瓶盖,确保红色旋柄在下方。②直立都保,握住底部红色部分和都保中间部分,向一方旋转到底，再向反方向旋转到底，当听到"咔嗒"声，即完成一次装药。③先呼气（勿对吸口呼气），然后含住、双唇包住吸口用力深吸气，最后将吸嘴从口部移开，继续屏气 5~10s 后，恢复正常呼吸（图 2-5）。

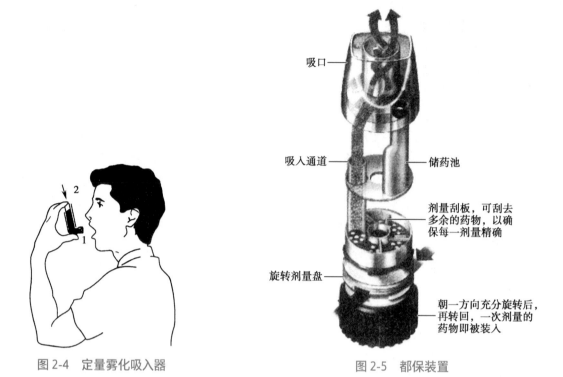

图 2-4　定量雾化吸入器

图 2-5　都保装置

2) 准纳器：常用的有沙美特罗替卡松粉吸入剂（舒利迭）等。使用方法：①一手握住准纳器外壳，另一手拇指向外推动准纳器的滑动杆，直到发出"咔嗒"声，表明准纳器已做好吸药准备。②握住准纳器并使远离嘴，在保证平稳呼吸的前提下，尽量呼气。③将吸嘴放入口中，深而平稳吸气，将药物吸入口中，屏气约 10s。④拿下准纳器，缓慢恢复呼气，关闭准纳器（听到"咔嗒"声表示关闭）（图 2-6）。

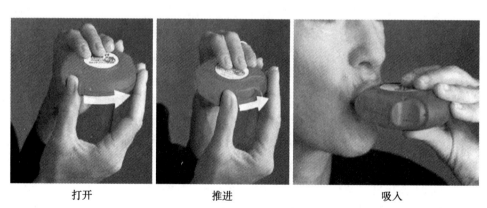

打开　　　　　　推进　　　　　　吸入

图 2-6　准纳器使用方法

【护理评价】

1. 呼吸困难是否缓解，是否能进行有效呼吸。

2. 是否能排出痰液，咳嗽是否减轻，是否能保持气道通畅。

3. 是否能正确使用定量雾化吸入器。

（武星君）

第四节　慢性支气管炎和慢性阻塞性肺疾病病人的护理

学习目标

1. 掌握慢性支气管炎、阻塞性肺气肿和 COPD 的概念、病人的身体状况和护理措施。
2. 熟悉 COPD 的病因、辅助检查和治疗原则。
3. 了解 COPD 的发病机制。
4. 学会应用护理程序为 COPD 病人实施整体护理。
5. 具备为 COPD 病人进行健康指导的能力。

情景导入

　　病人，男性，68 岁，因反复咳嗽、咳痰 30 年，呼吸困难 6 年，加重伴发热 7d 入院。病人 30 年来反复咳嗽、咳痰，每年发作持续 3 个月。近 6 年来出现呼吸困难。7d 前因受凉后出现发热，咳嗽加重，痰液黏稠不易咳出。身体评估：T 38.5℃，P 104 次 /min，R 25 次 /min，BP 130/80mmHg。神志清楚，口唇发绀，桶状胸，呼吸运动减弱，语音震颤减弱，叩诊呈过清音，双肺散在干湿性啰音。血常规：白细胞 12.2×10^9/L。病人吸烟 35 年。初步诊断：慢性阻塞性肺疾病。

　　请思考：

　　1. 病人目前存在哪些主要护理诊断？

　　2. 应该如何缓解病人呼吸困难的症状？

一、慢性支气管炎

　　慢性支气管炎（chronic bronchitis）简称慢支，是指气管、支气管黏膜及其周围组织的慢性非特异性炎症。临床上以咳嗽、咳痰为主要症状，每年发病持续 3 个月，连续 2 年或 2 年以上，并排除引起上述症状的其他疾病（如肺结核、支气管扩张、支气管肺癌、心脏病、支气管哮喘、间质性肺疾病）时，可明确诊断。

　　【病因及发病机制】

　　确切的病因及发病机制尚不清楚，可能是多种因素长期相互作用的结果。

　　1. 吸烟　吸烟为最重要的环境发病因素，吸烟与慢性支气管炎的发生密切相关，吸烟者的患病率比非吸烟者高 2~8 倍，吸烟时间越长、量越大，则患病率越高，戒烟后病情减轻。烟草中的焦油、尼古丁等有害成分直接损伤气道上皮细胞，使纤毛脱落、杯状细胞增生、巨噬细胞吞噬功能下降、黏膜充血与水肿。还可使氧自由基增多，释放蛋白酶，破坏弹力纤维，诱发肺气肿。

　　2. 感染　是慢性支气管炎发生发展的重要因素之一，多为病毒与细菌感染。一般为在病毒感染损伤气道黏膜的基础上继发细菌感染。常见病毒为鼻病毒、腺病毒、流感病毒、副流感病毒等；常见细菌有肺炎链球菌、流感嗜血杆菌、卡他莫拉菌和葡萄球菌等。除病毒与细菌感染外，还有支原体感染。

　　3. 职业粉尘和化学物质　接触职业粉尘及化学物质，如烟雾、变应原、工业废气及室内空气污染等，浓度过高或时间过长时，均可能促进慢性支气管炎发病。

　　4. 空气污染　空气中的有害气体如二氧化硫、二氧化氮、氯气等可损伤气道黏膜上皮，使纤毛清除功能下降，黏液分泌增多，为细菌感染增加机会。

5. 其他因素 免疫功能紊乱、气道高反应性、年龄增大等机体因素和气候等环境因素均与慢性支气管炎的发生和发展有关。如老年人肾上腺皮质功能减退，细胞免疫功能下降，溶菌酶活性降低，容易造成呼吸道的反复感染。寒冷空气可以刺激腺体增加黏液分泌，纤毛运动减弱，黏膜血管收缩，局部血液循环障碍，也可继发感染。

【护理评估】

（一）健康史

询问病人有无主动吸烟或被动吸烟史；是否吸入污染空气；有无上呼吸道感染病史。

（二）身体状况

起病缓慢，病程漫长，反复急性发作而病情加重。

1. 症状 主要为咳嗽、咳痰，或伴有喘息。初期症状轻微，常在寒冷季节、吸烟、劳累、感冒后呈急性发作或症状加重，气候转暖时症状自然缓解。重症者四季发病，冬春季节加重。

（1）**咳嗽**：睡前及晨起时咳嗽较重，有阵咳或排痰，白天减轻。

（2）**咳痰**：痰液为白色黏液或泡沫样痰，合并感染时转为黏液脓性或黄色脓痰，偶见痰中带血。清晨时痰量较多，因起床或体位变动可刺激排痰。

（3）**喘息**：喘息明显者称为喘息型气管炎，部分合并支气管哮喘。

（4）**反复感染**：由于抵抗力差，病人出现反复感染，表现为咳嗽加重，痰量增加、呈脓性，常伴畏寒、发热等。

2. 体征 早期多无异常体征。急性发作期伴明显感染时，在背部或双肺底部可闻及干、湿啰音，咳嗽后减少或消失。喘息型可闻及广泛哮鸣音和呼气相延长。

3. 并发症 阻塞性肺气肿、支气管肺炎、支气管扩张等。

（三）心理-社会状况

慢性支气管炎病人可因长期咳嗽咳痰影响工作，睡眠不足而感到焦虑；因长期患病、社会活动减少及经济收入降低等易产生悲观和压抑的心理；因病情反复而对治疗失去信心等心理状态。

（四）实验室检查及其他检查

1. 血液检查 细菌感染时偶可出现白细胞总数和/或中性粒细胞计数升高。

2. 痰液检查 可培养出致病菌。涂片可发现革兰氏阳性菌或革兰氏阴性菌，或大量破坏的白细胞和杯状细胞。

3. X线检查 早期可无异常，反复发作者表现为肺纹理增粗、紊乱，呈网状或条索状、斑点状阴影，以双下肺野明显。

4. 呼吸功能检查 早期多无异常。合并有小气道阻塞时，最大呼气流速-容量曲线在75%和50%肺容量时，流量明显降低。当使用支气管扩张剂后，$FEV_1/FVC < 70\%$ 提示已发展为慢性阻塞性肺疾病。

【治疗要点】

1. 急性加重期的治疗

（1）控制感染：多依据病人所在地常见病原菌经验性地选用抗生素，一般口服，病情严重时静脉给药。常用的有青霉素类、大环内酯类、氨基糖苷类、头孢菌素类等。如能培养出致病菌，可按药敏试验选用抗生素。

（2）祛痰、止咳：痰液黏稠难以咳出者可用溴己新、复方氯化铵合剂或氨溴索等祛痰药物，也可用兼具镇咳祛痰作用的复方甘草制剂。干咳时，可选用右美沙芬等，一般在祛痰药物的基础上应用。

（3）平喘：选用支气管舒张药，如氨茶碱、β_2-受体激动药等。

2. 缓解期的治疗 一般不需特殊治疗。应嘱病人戒烟，避免吸入有害气体和其他有害颗粒；加强锻炼，增强体质，预防感冒；反复呼吸道感染者可试用免疫调节剂或中医中药，如流感疫苗、肺炎疫苗、卡介苗多糖核酸、胸腺肽等。

【常见护理诊断/合作性问题】

1.清理呼吸道无效 与呼吸道分泌物增多、痰液黏稠、无力咳嗽有关。

2.体温过高 与慢性支气管炎并发感染有关。

3.潜在并发症：阻塞性肺气肿、支气管扩张症。

【护理目标】

1.能有效咳嗽、咳痰，保持呼吸道通畅。

2.能控制炎症，使病人体温下降至恢复正常。

3.未发生并发症，或并发症能被及时发现并得到及时处理。

【护理措施】

（一）一般护理

1.休息和活动 早期病人视病情安排适当的活动量，以不感到疲劳、不加重症状为宜，发热、咳喘时应卧床休息。

2.饮食护理 给予高热量、高蛋白、高维生素、易消化饮食。注意饮食营养，以增强体质。多饮水，每天不少于1 500ml。

（二）病情观察

掌握病人的营养状况；观察咳嗽、咳痰的情况，注意痰液的量、性状及咳痰是否顺畅；了解呼吸困难的程度、与体力活动的关系、能否平卧、有无加重；了解病人的肺部体征，注意有无肺气肿、支气管扩张症等并发症发生。

（三）用药护理

遵医嘱应用祛痰药、支气管扩张药、抗感染药等，注意观察疗效及副作用。溴己新偶见恶心、转氨酶升高，消化性溃疡者慎用；盐酸氨溴索是润滑性祛痰药，不良反应轻。

（四）对症护理

指导病人采取有效咳嗽方式，遵医嘱使用祛痰药物，进行雾化吸入等，协助病人及时排出痰液，保持呼吸道通畅。

（五）心理护理

慢性支气管炎是一种慢性进行性发展的疾病。病人常因长期患病劳动能力下降或丧失，社会活动减少，经济负担加重等，而产生压抑、焦虑的心理状态。与病人和家属共同制订和实施康复计划，包括消除诱因、合理用药等，从而减轻病人的痛苦，增强战胜疾病的信心。对焦虑者，教会病人缓解焦虑的方法，如听音乐、下棋、多与朋友交流等，以分散注意力。

（六）健康指导

1.疾病知识指导 帮助病人了解疾病相关知识，积极配合治疗，减少急性发作。在呼吸道传染病的流行季节，尽量减少在公共场所活动，根据季节气候变化及时增减衣物。

2.生活指导 饮食应富有营养、清淡、易消化，平时多饮水。保持室内适宜的温湿度，通风良好。劝导吸烟病人戒烟。避免被动吸烟，避免刺激性气体、烟雾、粉尘、化学物质等有害理化因素的刺激。

3.出院指导 学会自我监测病情，一旦出现发热、咳嗽加剧、痰量增多、血痰、呼吸困难等，应及时就诊。告知病人抗生素的作用、适应证和不良反应，避免长期、反复滥用抗生素。

【护理评价】

1.咳嗽、咳痰是否减轻或消失。

2.炎症是否得到控制。

3.有无并发症发生；发生并发症能否被及时发现并处理。

二、慢性阻塞性肺疾病

阻塞性肺气肿（obstructive pulmonary emphysema）简称肺气肿，是指肺部终末细支气管远端气腔弹性减退，过度充气膨胀，肺容量增加，并伴有气道壁和肺泡壁的破坏。当慢性支气管炎和/或肺气肿病人肺功能检查出现气流受限，并且不能完全可逆时，则诊断为慢性阻塞性肺疾病（chronic obstructive pulmonary disease，COPD），简称慢阻肺。

COPD是呼吸系统疾病的常见病和多发病，其患病率、病死率高，社会经济负担重，已成为重要的公共卫生问题。2018年发布的我国慢阻肺流行病学调查结果显示，慢阻肺的患病率占40岁以上人群的13.7%。随着慢阻肺规范化诊疗与全病程管理的推行，2019年我国慢阻肺死亡率显著下降，年龄标准化死亡率和伤残调整寿命年率相较1990年分别降低了70.1%和69.5%，但发病率和患病率分别增加了61.2%和67.8%，可见慢阻肺早期预防、早期诊断和规范治疗仍然是一项重大而艰巨的任务。在我国，慢阻肺是导致慢性呼吸衰竭和慢性肺源性心脏病最常见的病因。因肺功能进行性减退，COPD严重影响病人的劳动能力和生活质量。

知识拓展

世界慢性阻塞性肺疾病日

据世界卫生组织估计，在全球致死原因中，COPD仅次于心血管疾病、脑血管病和急性肺部感染，与艾滋病一起并列第4位。为此，全球慢性阻塞性肺疾病创议组织（global initiative for chronic obstructive pulmonary disease，GOLD）倡议设立世界慢阻肺日。自2002年起，在每年11月第三周的周三举行世界慢性阻塞性肺疾病日纪念活动。首个世界慢阻肺日的主题为"提高疾病知晓度"，并提出了"为生命呼吸"的口号，目的在于提高公众对慢阻肺作为全球性的健康问题的了解和重视程度。2023年世界慢性阻塞性肺疾病日的主题是"肺系生命、刻不容缓"，旨在强调终身肺健康的重要性和尽早戒烟积极治疗的重要性。

【病因及发病机制】

本病的病因与慢性支气管炎相似，可能是多种环境因素与机体自身因素长期相互作用的结果。本病的发病机制包括以下几个方面：

1. 炎症机制 气道、肺实质及肺血管的慢性炎症是COPD的特征性改变，中性粒细胞的活化和聚集是COPD炎症过程的重要环节。

2. 蛋白酶-抗蛋白酶失衡 蛋白水解酶对组织有损伤、破坏作用，抗蛋白酶对弹性蛋白酶等多种蛋白酶有抑制功能。蛋白酶与抗蛋白酶维持平衡，是保证肺组织正常结构免受损伤和破坏的主要因素。蛋白酶增多或抗蛋白酶不足均可导致组织结构破坏而产生肺气肿。

3. 氧化应激 研究表明，COPD病人的氧化应激增加。氧化应激可以破坏细胞外基质，引起蛋白酶-抗蛋白酶失衡，促进炎症反应的发生。

4. 其他 如自主神经功能失调、营养、气候变化等多种因素都与COPD的发生和发展有一定关系（图2-7）。

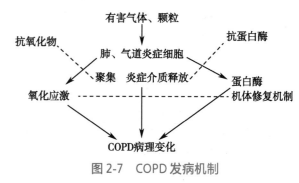

图2-7 COPD发病机制

【护理评估】

（一）健康史

询问病人有无主动吸烟或被动吸烟史；是否吸入污染空气；有无上呼吸道感染病史、有无慢性支气管炎病史。

（二）身体状况

1. 症状

（1）**慢性咳嗽、咳痰**：多数病人有慢性咳嗽、咳痰等慢性支气管炎症状，少数病人没有此症状，直接出现气促等COPD表现。

（2）**气促或呼吸困难**：是COPD的标志性症状，早期在劳力时出现，呈进行性加重，以致在日常活动甚至休息时仍感气促。

（3）**喘息和胸闷**：重度病人或急性加重时可出现喘息。

（4）**全身性症状**：晚期常见体重下降、食欲缺乏、营养不良等。

2. 体征　早期可无异常。随疾病进展出现阻塞性肺气肿体征，视诊有桶状胸、呼吸运动减弱、呼吸浅快；触诊语颤减弱；叩诊呈过清音、心浊音界缩小或不易叩出、肺下界和肝浊音界下降；听诊两肺呼吸音减低、呼气延长、心音遥远，部分并发肺部感染时可闻及湿啰音和/或干啰音等。严重低氧血症时，皮肤及黏膜发绀。

3. COPD 分期　COPD按病程分为急性加重期和稳定期，前者指在短期内咳嗽、咳痰、气促和/或喘息加重、痰量增多，呈脓性或黏液脓性痰，伴发热等症状；稳定期指病人咳嗽、咳痰、气促等症状稳定或减轻。

4. COPD 并发症　可并发慢性呼吸衰竭、自发性气胸、慢性肺源性心脏病等。

> **知识拓展**
>
> ## COPD 呼吸困难程度评估
>
> COPD可采用改良版英国医学研究会呼吸困难问卷（mMRC问卷）评估呼吸困难程度，见下表。
>
> **mMRC 问卷**
>
> | mMRC 分级 | 呼吸困难症状 |
> | --- | --- |
> | 0级 | 剧烈运动时出现呼吸困难 |
> | 1级 | 平地快步行走或爬坡时出现呼吸困难 |
> | 2级 | 由于呼吸困难，平地行走比同龄人步行慢或需要停下来休息 |
> | 3级 | 平地行走100m左右或数分钟后即需要停下来喘气 |
> | 4级 | 因严重呼吸困难而不能离开家，或在穿脱衣服即出现呼吸困难 |

（三）心理 - 社会状况

因长期患病，社会活动减少、经济收入降低等，病人易产生焦虑和压抑等心理状态，失去自信，逃避生活；由于经济原因，病人可能无法遵医嘱常规治疗，只在病情加重时就医诊治。晚期病人自理能力下降，容易产生悲观厌世、自卑、抑郁等不良情绪。

（四）实验室检查及其他检查

1. 肺功能检查　是判断气流受限的主要客观指标，对诊断COPD，评价严重程度、疾病进展、预后及治疗效果等有重要意义。

COPD 病人气流受限严重程度的肺功能分级

稳定期 COPD 病情严重程度评估,肺功能评估可使用 GOLD 分级,COPD 病人吸入支气管舒张药后 $FEV_1/FVC < 70\%$,再根据 FEV_1 下降程度进行气流受限的严重程度分级。

肺功能分级	病人肺功能 FEV_1 占预计值的百分比
GOLD 1 级:轻度	≥80%
GOLD 2 级:中度	50%~79%
GOLD 3 级:重度	30%~49%
GOLD 4 级:极重度	<30%

2. 胸部 X 线检查　①慢阻肺早期无异常,反复发作者两肺纹理增粗、紊乱,下肺野较明显。②肺气肿时胸廓扩张、肋间隙增宽、膈肌低平,两肺透亮度增加,肺血管纹理减少,心影狭长。

3. 胸部 CT 检查　CT 检查可见慢阻肺小气道病变的表现、肺气肿的表现以及并发症的表现,但其主要临床意义在于排除其他具有相似症状的呼吸系统疾病。高分辨率 CT 对辨别小叶中央型或全小叶型肺气肿以及确定肺大疱的大小和数量,有较高的敏感性和特异性。

ER 2-7

COPD 的 X 线检查

4. 血气分析　对确定有无低氧血症、高碳酸血症、酸碱失衡及判断有无呼吸衰竭及其类型,有重要价值。

5. 其他　血常规中血红蛋白及红细胞增高,并发感染时,白细胞计数增高、核左移。痰培养可检出各种病原菌。

(五)治疗原则及主要措施

1. 稳定期治疗　治疗目的主要是减轻症状,阻止病情发展,缓解肺功能下降,改善 COPD 病人的活动耐力,提高其生活质量,降低死亡率。

(1)**避免诱发因素**:劝导病人戒烟,因职业或环境粉尘、刺激性气体所致者,应脱离污染环境。

(2)**支气管扩张剂**:常用 β_2 受体激动药、抗胆碱药及茶碱类,是控制症状的主要措施,可依据病人病情严重程度、用药后病人的反应等因素选用。联合应用不同药理机制的支气管扩张剂可增加支气管扩张效果。如 β_2 受体激动药(沙丁胺醇、沙美特罗)雾化吸入,抗胆碱药(异丙托溴铵)雾化吸入,茶碱类药(茶碱缓释或控释片)口服。

(3)**糖皮质激素**:对重度病人可长期吸入糖皮质激素和长效 β_2 受体激动药联合制剂可增加运动耐量、减少急性发作频率、提高生活质量。目前常用的有沙美特加罗氟替卡松,福莫特罗加布地奈德。

(4)**祛痰药**:对痰液黏稠不易咳出者可用祛痰药,如盐酸氨溴索、N-乙酰半胱氨酸、溴己新等祛痰药。

(5)**长期家庭氧疗**(LTOT):对慢阻肺伴有慢性呼吸衰竭的病人可提高生活质量及生存率,对血流动力学、运动能力和精神状态均会产生有益的影响。使用 LTOT 的指征为:①$PaO_2 < 55mmHg$ 或 $SaO_2 \leqslant 88\%$,有或没有高碳酸血症。②PaO_2 55~60mmHg 或 $SaO_2 < 89\%$,并有肺动脉高压、心力衰竭所致水肿或红细胞增多症。一般以鼻导管吸氧,氧流量为 1~2L/min,吸氧时间 >10~15h/d。目的是使病人在静息状态下,达到 $PaO_2 \geqslant 60mmHg$ 和/或使 SaO_2 升至 90% 以上。LTOT 有效指标:病人呼吸困难减轻、呼吸频率减慢、发绀减轻、心率减慢、活动耐力增加。

2. 急性加重期治疗　确定急性加重的原因(最多见的原因是细菌或病毒感染)及病情的严重程度,根据病情严重程度决定门诊或住院治疗。

（1）**抗感染治疗**：控制感染是治疗的关键。当病人呼吸困难加重，咳嗽伴痰量增加、有脓性痰时，应依据病人所在地常见病原菌及其药物敏感情况积极选用抗生素治疗。门诊病人可用阿莫西林 - 克拉维酸钾、头孢唑肟、头孢呋辛、左氧氟沙星、莫西沙星口服治疗；较重者可应用第三代头孢菌素，如头孢曲松静脉滴注。住院病人应根据药敏结果选用抗生素，如 β- 内酰胺类 /β- 内酰胺酶抑制剂、大环内酯类或喹诺酮类等抗生素，静脉滴注给药。

（2）**祛痰、止咳**：以祛痰为主，选用盐酸氨溴索、溴己新、复方甘草合剂等；以干咳症状为主者，可使用镇咳药物，如右美沙芬、那可丁或其合剂等。

（3）**支气管扩张剂**：有喘息者，可加用解痉平喘药，如 β_2 受体激动药、氨茶碱等。

（4）**糖皮质激素**：住院治疗的急性加重期病人可口服泼尼松龙，也可静脉给予甲泼尼龙，连续5~7d。

（5）**低流量吸氧**：低氧血症者可鼻导管吸氧，一般吸入氧浓度为 28%~30%，应避免吸入氧浓度过高而引起二氧化碳潴留。

（6）**机械通气**：对于并发较严重呼吸衰竭的病人可使用无创或有创机械通气治疗。

（7）**其他治疗措施**：合理补充液体和电解质以保持机体水电解质平衡。

3. 外科治疗　外科方法仅适用于少数有特殊指征的病人，手术方式包括肺大疱切除术、肺减容手术、肺移植术。

【常见护理诊断 / 合作性问题】

1. 气体交换受损　与气道阻塞、通气不足、呼吸肌疲劳、分泌物过多和肺泡呼吸面积减少有关。

2. 清理呼吸道无效　与呼吸道分泌物增多而黏稠、气道湿度减低和无效咳嗽有关。

3. 活动耐力下降　与疲劳、呼吸困难、缺氧有关。

4. 营养失调：低于机体需要量　与食欲降低、摄入减少、腹胀、呼吸困难、痰液增多有关。

5. 潜在并发症：自发性气胸、慢性肺源性心脏病等。

【护理目标】

1. 呼吸困难缓解。

2. 能有效咳嗽、咳痰，保持呼吸道通畅。

3. 活动耐力逐渐增加。

4. 进食量逐渐增加。

5. 未发生并发症，或并发症能被及时发现并得到及时处理。

【护理措施】

（一）一般护理

1. 休息与活动　中度以上 COPD 和急性加重期病人，应卧床休息，协助采取舒适半卧位；极重度者，宜采取坐位、身体前倾，使辅助呼吸肌参与呼吸。疾病稳定期，视病情安排适当活动，以不感到疲劳、不加重症状为宜。室内保持合适的温湿度，冬季注意保暖，避免直接吸入冷空气。

2. 饮食护理　给予高热量、高蛋白、高维生素饮食，为减少呼吸困难，可于饭前休息 30min。安排舒适的就餐环境和喜爱的食物，以促进食欲；每日正餐安排在饥饿、休息最好的时间，餐前和进餐时避免过多饮水，避免过早出现饱胀感；用餐前及咳痰后漱口，保持口腔清洁；餐后避免平卧，有利于消化。腹胀者给予软食，少食多餐，细嚼慢咽，避免进食产气食物，如汽水、啤酒、豆类、马铃薯和胡萝卜等；避免易引起便秘的食物，如油煎食物、干果、坚果等。必要时，遵医嘱给予鼻饲饮食或全胃肠外营养。

3. 氧疗　对呼吸困难伴低氧血症者，采用鼻导管持续低流量、低浓度吸氧，氧流量 1~2L/min，避免因吸入氧浓度过高而引起或加重二氧化碳潴留。

（二）病情观察

观察咳嗽情况，咳痰是否顺畅，痰液的颜色、量及性状；观察呼吸困难的严重程度，与活动的关系，有无进行性加重；观察病人营养状况、肺部体征及有无并发症，如慢性呼吸衰竭、自发性气胸、慢性肺源性心脏病等；监测动脉血气分析和水、电解质、酸碱平衡情况。

（三）用药护理

遵医嘱应用抗生素、支气管舒张剂、祛痰药物，注意观察药物的疗效及不良反应。β_2受体激动药不宜长期、单一、大量使用，容易出现耐药性，还需注意观察有无心悸、骨骼肌震颤、低钾血症等不良反应。茶碱类药物不良反应有恶心、呕吐、心律失常、血压下降及多尿等，严重者发生抽搐乃至死亡，静脉注射浓度不宜过高，速度不宜过快，注射时间宜在10min以上。吸入性糖皮质激素，少数病人出现口腔白念珠菌感染、声音嘶哑或呼吸道不适，应指导病人吸药后立即用清水含漱口咽部；口服糖皮质激素不良反应为肥胖、糖尿病、高血压、骨质疏松、消化性溃疡等，宜饭后服用，以减少药物对胃肠道黏膜的刺激，用药过程中，病人不得自行减量或停药。

（四）呼吸功能训练

COPD病人需要增加呼吸频率来代偿呼吸困难，其代偿多依赖于辅助呼吸肌参与呼吸，即胸式呼吸。而胸式呼吸的效能低于腹式呼吸，病人容易疲劳。因此，疾病缓解期，应指导病人进行呼吸功能训练，如缩唇呼气、膈式或腹式呼吸，以及使用吸气阻力器等呼吸训练，以加强胸、膈呼吸肌的肌力和耐力，改善呼吸功能。缩唇呼吸和腹式呼吸每天训练3~4次，每次重复8~10次。

1. 缩唇呼吸 缩唇呼吸是指通过缩唇形成的微弱阻力来延长呼气时间，增加气道压力，延缓气道塌陷。嘱病人闭口经鼻吸气，然后缩唇（吹口哨样）缓慢呼气，同时收缩腹部（图2-8）。吸气与呼气时间之比为1:2或1:3；缩唇的程度与呼气流量：以能使距口唇15~20cm处、与口唇等高水平的蜡烛火焰随气流倾斜而又不至于熄灭为宜。

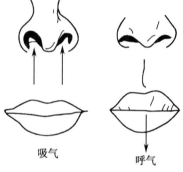

吸气　呼气

图2-8　缩唇呼吸方法

缩唇呼吸方法

2. 膈式或腹式呼吸 病人取立位、平卧位或半卧位，两手分别放于前胸部和上腹部。用鼻缓慢吸气时，使膈肌最大限度下降，腹肌松弛，腹部凸出，手能感到腹部向上抬起；呼气时经口呼出，腹肌收缩，膈肌随腹腔内压增加而上抬，推动肺部气体排出，用手能感到腹部下凹（图2-9）。训练腹式呼吸时，可在腹部放置小枕头、杂志或书，如果吸气时物体上升，证明是腹式呼吸。腹式呼吸需要增加能量消耗，只能在疾病恢复期或出院前进行训练。

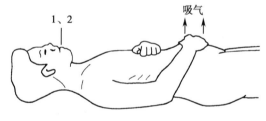

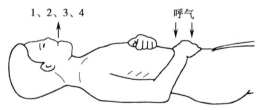

图2-9　膈式或腹式呼吸

呼吸功能训练
与体位排痰
训练

（五）心理护理

详细了解病人对疾病的态度，关心体贴病人，与病人和家属共同制订和实施康复计划，消除诱因，进行呼吸功能锻炼，合理用药，减轻症状，帮助病人树立信心。另外，教会病人采取缓解焦虑的放松方法，如听音乐、下棋、做游戏等，以分散注意力，减轻焦虑。

（六）健康指导

1. 疾病知识指导　指导病人避免病情加重的因素，戒烟是预防 COPD 的重要措施，应劝导戒烟；呼吸道传染病流行期间，避免到人群密集的公共场所；潮湿、大风、严寒气候时，减少室外活动，避免或减少有害粉尘、烟雾或气体的吸入；根据气候变化及时增减衣物，避免受凉感冒。教会病人和家属依据呼吸困难与活动的关系，判断呼吸困难的严重程度，合理安排工作和生活。制订个体化训练计划，有效地进行腹式呼吸或缩唇呼吸训练，以及步行、慢跑、气功等运动锻炼。

2. 心理指导　指导病人适应慢性疾病，以积极的心态对待疾病，培养生活兴趣，如外出散步、听音乐、养花种草等，分散注意力，缓解焦虑、紧张的精神状态。

3. 家庭氧疗指导　护士应指导病人和家属：①了解氧疗的目的、必要性及注意事项；②注意安全，供氧装置周围严禁烟火，防止氧气燃烧爆炸。③氧疗装置定期更换、清洁、消毒。

【护理评价】

1. 呼吸功能是否改善。

2. 是否能进行有效咳嗽、咳痰，是否能保持呼吸道通畅。

3. 活动耐力是否增加。

4. 营养状况是否改善。

5. 有无并发症发生；发生并发症能否被及时发现并处理。

（武星君）

第五节　慢性肺源性心脏病病人的护理

> **学习目标**
>
> 1. 掌握慢性肺源性心脏病病人的身体状况和护理措施。
> 2. 熟悉慢性肺源性心脏病的病因、辅助检查和治疗原则。
> 3. 了解慢性肺源性心脏病的发病机制。
> 4. 学会应用护理程序为慢性肺源性心脏病病人实施整体护理。
> 5. 具备为慢性肺源性心脏病病人进行健康指导的能力。

> **情景导入**
>
> 病人，男性，66 岁。因反复咳嗽、咳痰、呼吸困难 23 年，加重伴下肢水肿 1d 入院。23 年来反复咳嗽、咳痰、呼吸困难，1d 前受凉后咳嗽、咳痰加重，出现双下肢水肿，尿量减少。今天上午，病人烦躁不安，口唇发绀，皮肤潮红、多汗，不能平卧，送医院住院治疗。身体评估：T 38.1℃，P 105 次 /min，R 26 次 /min，BP 135/85mmHg，病人神志清楚，颈静脉充盈明显，肝肋下 3cm。
>
> 请思考：
>
> 1. 目前病人主要的护理诊断 / 合作性问题是什么？
> 2. 病人为什么出现双下肢水肿？如果使用利尿药，要注意哪些问题？
> 3. 如何对病人进行饮食指导？

慢性肺源性心脏病（chronic pulmonary heart disease）简称慢性肺心病，指由于肺组织、肺血管或胸廓的慢性病变引起肺组织结构和 / 或功能异常，导致肺血管阻力增加，肺动脉压力升高，继而右

心室结构和 / 或功能改变的疾病。

慢性肺心病是我国呼吸系统的常见病，患病年龄多在 40 岁以上，随年龄增长患病率增高，据《中国心血管健康与疾病报告 2023 概要》显示，我国肺心病病人有 500 万。慢性肺心病的患病率存在地区差异，北方地区高于南方地区，高原地区高于平原地区，农村患病率高于城市。吸烟者患病率高于不吸烟者，男女无明显差异。冬春季节和气候骤变时，易出现急性发作。

【病因及发病机制】

（一）病因

按原发病的部位不同，可将病因分为三类。

1. 支气管、肺疾病　以 COPD 最多见，占 80%~90%，其次为支气管哮喘、支气管扩张、重症肺结核、特发性肺间质纤维化等。

2. 胸廓运动障碍性疾病　较少见，包括严重脊椎侧后凸、胸膜广泛粘连及胸廓成形术后造成的严重胸廓或脊椎畸形，以及神经肌肉疾患，如脊髓灰质炎等，均引起胸廓活动受限、肺受压、支气管扭曲或变形，导致肺功能受损。气道引流不畅，肺部反复感染，并发肺气肿或纤维化，最终引起慢性肺心病。

3. 肺血管疾病　慢性血栓栓塞性肺动脉高压、肺小动脉炎，原发性肺动脉高压等，这些疾病可引起肺血管阻力增加，导致肺动脉高压，右心室负荷加重，发展成为慢性肺心病。

4. 其他　原发性肺泡通气不足及先天性口咽畸形、睡眠呼吸暂停低通气综合征等导致低氧血症，引起肺血管收缩，导致肺动脉高压，发展成为慢性肺心病。

（二）发病机制

1. 肺动脉高压形成　①肺血管阻力增加的功能性因素：缺氧、高碳酸血症和呼吸性酸中毒导致肺血管收缩、痉挛，其中缺氧是形成肺动脉高压的最重要因素，缺氧可使肺组织中血管活性物质的含量发生变化，收缩血管物质的作用占优势，使血管收缩，血管阻力增加。缺氧使平滑肌细胞膜对 Ca^{2+} 的通透性增加，细胞内 Ca^{2+} 含量增高，肌肉兴奋 - 收缩偶联效应增强，直接使肺血管平滑肌收缩。高碳酸血症时，由于 H^+ 产生过多，使血管对缺氧的收缩敏感性增强，致肺动脉压增高。②肺血管阻力增加的解剖学因素：肺气肿反复发作，肺泡壁破坏，导致肺泡毛细血管网毁损、肺血管解剖结构重塑。③血液黏稠度增加和血容量增加：慢性缺氧产生继发性红细胞增多，血液黏稠度增加，血流阻力随之增高；缺氧使醛固酮增加，导致水钠潴留，血容量增多，加重肺动脉压升高。

2. 心脏病变和心力衰竭　肺动脉高压早期，右心的代偿作用使右心室肥厚、扩张；随病情进展，肺动脉压持续升高，超过右心代偿能力，右心失代偿而导致右心衰竭。

3. 其他重要器官的损害　缺氧和高碳酸血症可导致重要器官如脑、肝、肾、胃肠及内分泌系统、血液系统的病理改变，引起多器官的功能损害。

ER 2-10
肺心病的
发病机制

【护理评估】

（一）健康史

询问病人有无 COPD、支气管扩张、支气管哮喘、重症肺结核、特发性肺间质纤维化等病史；有无胸廓运动障碍性疾病；是否有慢性血栓栓塞性肺动脉高压、肺小动脉炎，以及原因不明的肺动脉高压等病史；是否有原发性肺泡通气不足及先天性口咽畸形、睡眠呼吸暂停低通气综合征等。

（二）身体状况

病程缓慢，除原有肺、胸疾病的各种症状和体征外，主要是逐渐出现肺心功能下降及其他器官受累的表现。按其功能分为代偿期与失代偿期。

1. 肺心功能代偿期

（1）症状：咳嗽、咳痰、气促，活动后出现心悸、呼吸困难、乏力和活动耐力下降。急性感染时，上述症状加重。

（2）**体征**：可有不同程度的发绀和肺气肿体征，偶有干湿性啰音，心音遥远；肺动脉瓣第二心音亢进，提示肺动脉高压；三尖瓣区闻及收缩期杂音和剑突下心脏搏动，提示右心室肥大。

2. 肺心功能失代偿期 以呼吸衰竭为主要表现，肺血管疾患引起的肺心病以心力衰竭为主，呼吸衰竭为轻。

（1）**呼吸衰竭**：表现为呼吸困难加重，夜间加重，常有头痛、失眠、食欲下降，严重者出现表情淡漠、神志恍惚、谵妄等肺性脑病表现。可见明显发绀、球结膜充血水肿，严重时可有视网膜血管扩张、视神经盘水肿等颅内压升高的表现。因高碳酸血症可出现周围血管扩张的表现，如皮肤潮湿、多汗。

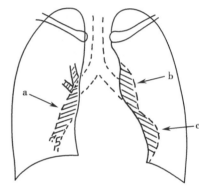

ER 2-11

肺心病的临床表现

（2）**心力衰竭**：以右心衰竭为主，表现为心悸、气促、食欲缺乏、腹胀、恶心等。发绀更明显，颈静脉怒张，心率增快，出现心律失常，剑突下闻及收缩期杂音，甚至出现舒张期杂音；肝大并有压痛，颈静脉怒张，肝颈静脉回流征阳性，下肢凹陷性水肿，重者可有腹水。少数病人出现肺水肿及全心衰竭体征。

3. 并发症 如肺性脑病、酸碱失衡及电解质紊乱、心律失常、休克、消化道出血、弥散性血管内凝血（DIC）等。

（三）心理-社会状况

因肺心病病程长，反复发作，病人劳动能力下降、生活不能自理及多次住院等，病人有很大的精神和经济负担，病人常有焦虑、抑郁、绝望等不良心理反应。还应评估家属对病人的照顾能力及社会支持状况。

（四）实验室检查及其他检查

1. 胸部X线检查 除原有肺、胸部基础疾病及急性肺部感染的特征外，尚有肺动脉高压征和右心室增大等（图2-10）。

2. 心电图检查 电轴右偏、肺型P波，也可见右束支传导阻滞及低电压图形，心电图对慢性肺心病的诊断阳性率为60.1%~88.2%，可作为诊断慢性肺心病的参考条件（图2-11）。

图 2-10　慢性肺心病X线胸片正位
右下肺动脉干增宽（a），肺动脉段凸出（b），心尖上凸（c）。

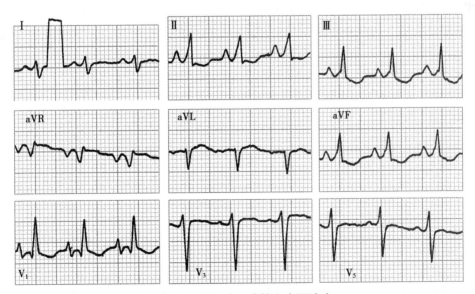

图 2-11　慢性肺心病的心电图改变

电轴右偏，顺钟向转位，肺型P波，V_1 导联QRS波群呈qR，V_5R/S<1，$RV_1+SV_5＝1.5mV$。

3. 动脉血气分析　可出现低氧血症或合并高碳酸血症，当呼吸衰竭时，$PaO_2 < 60mmHg$、$PaCO_2 > 50mmHg$。

4. 超声心动图检查　右心室流出道内径≥30mm、右心室内径≥20mm、右心室前壁厚度、左右心室内径比值<2、右肺动脉内径或肺动脉干及右心房增大等指标，可诊断为慢性肺心病。

5. 血液检查　红细胞及血红蛋白升高，全血黏度及血浆黏度增加；若合并感染，白细胞总数增高，中性粒细胞增加。部分病人有肝肾功能改变以及电解质紊乱等。

（五）治疗原则及主要措施

1. 肺心功能代偿期　采用综合治疗措施，延缓基础支气管、肺疾病的进展，增强病人的免疫功能，预防感染，减少或避免急性加重，加强康复锻炼和营养，需要时长期家庭氧疗或家庭无创呼吸机治疗等，以改善病人的生活质量。

2. 肺心功能失代偿期　积极控制感染，保持呼吸道通畅，改善呼吸功能，纠正缺氧和二氧化碳潴留，控制呼吸衰竭和心力衰竭，积极处理并发症。

（1）控制感染：根据痰培养及药敏试验的结果选择抗生素。无培养结果时，根据感染环境及痰涂片结果选用。院外感染以革兰氏阳性菌占多数，院内感染以革兰氏阴性菌为主。常用抗生素有青霉素类、氨基糖苷类、喹诺酮类及头孢菌素类等。

（2）控制呼吸衰竭：给予扩张支气管、吸痰等治疗，保持呼吸道通畅，纠正缺氧和二氧化碳潴留，合理氧疗，改善呼吸功能，必要时给予机械通气治疗，以维持充分的通气和氧合，保护脏器功能。轻症病人可试用无创正压通气，无效或中重度病人应尽快气管插管行有创机械通气。

（3）控制心力衰竭：慢性肺心病病人一般经积极控制感染，改善呼吸功能后，心衰可缓解。如未缓解，应遵医嘱选用利尿药、正性肌力药或血管扩张药。①利尿药：具有减少血容量、减轻右心负荷、消除水肿的作用。原则上选用作用轻的药物，宜短期、小剂量使用，如氢氯噻嗪、氨苯蝶啶、呋塞米等。②正性肌力药：常用洋地黄类药物，因易发生中毒反应，原则上选用剂量小、作用快、排泄快的药物，一般为常规剂量的 1/2 或 2/3 量。用药前注意纠正缺氧，防治低钾血症，以免发生洋地黄中毒。③血管扩张药：扩张肺动脉的同时也扩张体动脉，往往造成体循环血压下降，反射性心率增快、氧分压下降、二氧化碳分压上升等不良反应，因而限制了血管扩张药在慢性肺心病的临床应用。

（4）防治并发症：控制心律失常、抗凝治疗、防治肺性脑病等。

【常见护理诊断/合作性问题】

ER 2-12

肺心病的治疗

1. 气体交换受损　与缺氧及二氧化碳潴留、肺血管阻力增加有关。

2. 清理呼吸道无效　与呼吸道感染、痰量增多及黏稠有关。

3. 活动耐力下降　与心、肺功能减退有关。

4. 体液过多　与心脏负荷增加、心肌收缩力下降、心排血量减少有关。

5. 潜在并发症：肺性脑病、酸碱失衡及电解质紊乱等。

【护理目标】

1. 呼吸困难减轻或消失。

2. 呼吸道通畅。

3. 活动耐受性增加。

4. 水肿逐渐减轻或消失。

5. 未发生并发症，或并发症能被及时发现并处理。

【护理措施】

（一）一般护理

1. 休息与活动　保持环境安静和舒适，避免强烈光线刺激和噪声等，有助于病人休息。在肺心功能代偿期，鼓励病人进行适量活动，活动量以不引起疲劳、不加重症状为度，如进行缓慢的肢体肌肉舒缩活动，鼓励病人做腹式呼吸、缩唇呼吸等功能训练，必要时缓慢增加活动量；在肺心功能失代偿期，应绝对卧床休息，协助病人定时翻身、更换舒适体位，如半卧位或坐位，以减少机体耗氧量，减慢心率和缓解呼吸困难，促进心肺功能的恢复。

2. 饮食护理 给予高纤维素、易消化饮食，多进食富含膳食纤维的蔬菜和水果，防止因便秘、腹胀而加重呼吸困难；避免食用高糖食物，以免引起痰液黏稠；若病人出现水肿、腹水或少尿时，应限制钠、水摄入，钠盐 <2g/d，水分 <1 500ml/d，蛋白质为 1.0~1.5g/(kg·d)，碳水化合物≤60%；避免饮用咖啡等兴奋性饮料，避免饮酒；少食多餐，以软食为主，减少用餐时的疲劳；进餐前后漱口，保持口腔清洁，促进食欲；必要时，遵医嘱静脉补充营养。

（二）病情观察

观察生命体征及意识状况，咳嗽、咳痰情况，如痰液的性质、颜色、量，呼吸的频率、节律、幅度及其变化特点，评估呼吸困难程度；观察有无发绀、心悸、胸闷，与活动的相关程度；观察尿少、水肿、腹胀等右心衰竭表现，以及水肿出现部位和严重程度；定期监测血气分析的变化，密切观察有无肺性脑病症状。如有异常，及时通知医生配合处理。

（三）用药护理

1. 重症病人慎用镇静药、麻醉药、催眠药，以免抑制呼吸功能和咳嗽反射。

2. 使用抗生素时，观察感染症状的控制和改善状况，注意有无继发性真菌感染。

3. 应用利尿药时，要防止低钾、低氯性碱中毒而加重缺氧，避免过度脱水引起血液浓缩、痰液黏稠等不良反应。利尿药尽可能白天给药，避免影响病人夜间睡眠。

4. 应用洋地黄类药物时，注意遵医嘱用药，低氧情况使用应警惕洋地黄中毒反应。

5. 应用血管扩张药时，注意观察病人的心率及血压。

（四）对症护理

1. 氧疗 持续低流量（1~2L/min）、低浓度吸氧。防止高浓度吸氧抑制呼吸，加重缺氧和二氧化碳潴留，导致肺性脑病。在吸氧过程中，注意观察氧疗效果，监测动脉血气分析结果。

2. 皮肤护理 因慢性肺心病病人常有营养不良和身体下垂部位水肿，长期卧床后易发生压力性损伤，指导病人穿宽松柔软的衣服，定时更换体位，有条件者使用气垫床。

3. 肺性脑病的护理 当病人出现头痛、烦躁不安、表情淡漠、精神错乱、嗜睡等肺性脑病症状时，应通知医生并协助处理。病人绝对卧床休息，呼吸困难者取半卧位，有意识障碍者约束肢体或加床栏进行保护，必要时专人护理；持续低流量、低浓度吸氧；遵医嘱给予呼吸中枢兴奋剂，注意观察药物的疗效和不良反应，若出现心悸、呕吐、震颤等症状，立即通知医生。

（五）心理护理

肺心病是一种反复发作性疾病，病人往往过分依赖医护人员或家人的照顾。要多与病人沟通，进行适当引导和安慰，让病人了解疾病过程，提高应对能力，增强自信心，消除顾虑，缓解压力。鼓励家属给予病人适时的关心和支持。

（六）健康指导

1. 疾病知识指导 指导病人和家属了解疾病的发生、发展等相关知识，积极防治原发病，避免和治疗各种导致病情急性加重的诱因，以减少反复发作的次数。指导病人坚持家庭氧疗；加强营养，保证机体康复的需要。在病情缓解期，根据心肺功能及体力情况，指导病人进行适当的体育锻炼和呼吸功能训练，如散步、气功、太极拳、腹式呼吸运动、耐寒锻炼等。对并发症高危人群进行宣传教育，劝导其戒烟，积极防治COPD等慢性病，以降低发病率。

2. 病情监测指导 指导病人及家属观察病情变化的征象，如有体温升高、呼吸困难加重、咳嗽剧烈、咳痰不畅、尿量减少、水肿明显，或神志淡漠、嗜睡或兴奋躁动、口唇发绀等表现，均提示病情加重，需及时就医就诊。

【护理评价】

1. 呼吸困难是否减轻或消失。

2. 是否能保持呼吸道通畅。

3. 活动耐力是否增加。

4. 水肿是否逐渐减轻或消失。

5. 有无并发症发生；发生并发症能否被及时发现并处理。

（武星君）

第六节　支气管扩张病人的护理

学习目标

1. 掌握支气管扩张病人的身体状况和护理措施。

2. 熟悉支气管扩张的病因、辅助检查和治疗原则。

3. 了解支气管扩张的概念。

4. 学会应用护理程序为支气管扩张病人实施整体护理。

5. 具备为支气管扩张病人进行体位引流的能力。

情景导入

病人，男性，25 岁。反复咳嗽 10 余年，近半个月感冒后症状加剧，反复咯血，昨晚咯血约 300ml 入院治疗。既往史显示病人童年时曾患支气管肺炎，迁延不愈，伴有反复发作的呼吸道感染。

请思考：

1. 应如何进一步做好病人的护理评估？

2. 病人目前主要的护理诊断 / 合作性问题有哪些？应采取哪些护理措施？

支气管扩张（bronchiectasis）是指支气管及其周围肺组织的慢性炎症所导致的支气管壁肌肉和弹性组织破坏，管腔形成不可逆性扩张、变形。临床表现为慢性咳嗽、咳大量脓性痰、反复咯血和 / 或继发感染。病人多有童年麻疹、百日咳或支气管肺炎等病史。近年来，由于麻疹和百日咳疫苗的预防接种及抗生素的应用等，本病发病率有下降趋势。

【病因及发病机制】

1. 支气管 - 肺组织感染和阻塞　婴幼儿期支气管 - 肺组织感染是支气管扩张最常见的原因。①由于儿童支气管管腔细、管壁薄、易阻塞，反复感染导致支气管壁各层组织，尤其是平滑肌和弹性纤维破坏，削弱了对管壁的支撑作用。②支气管炎症使支气管黏膜充血、水肿，分泌物阻塞管腔，导致引流不畅而加重感染。③支气管内膜结核引起管腔狭窄、阻塞；肺结核纤维组织增生和收缩牵拉；吸入腐蚀性气体、支气管曲霉菌感染等均可损伤支气管壁，以及反复继发感染也引起支气管扩张。④肿瘤、异物、感染、支气管周围肿大的淋巴结或肺癌的压迫等阻塞支气管，胸腔负压牵拉支气管管壁，导致支气管扩张。感染引起支气管阻塞，阻塞又加重感染，两者互为因果，促使支气管扩张的发生与发展。左下肺叶支气管细长、与主支气管的夹角大、受心脏及大血管压迫等致引流不畅。因此，继发于支气管肺组织感染的支气管扩张好发于左下肺。肺结核所致的支气管扩张多位于上肺。

2. 支气管先天性发育障碍和遗传因素　支气管先天发育障碍，如巨大气管 - 支气管症是先天性结缔组织异常、管壁薄弱导致气管和主支气管扩张。卡塔格内综合征(支气管扩张、鼻窦炎及内脏转位)因软骨发育不全或弹性纤维不足,导致局部管壁薄弱或弹性较差引起支气管扩张。此外,肺囊性纤维化、遗传性 α_1-抗胰蛋白酶缺乏症、先天性免疫缺乏症等与遗传因素有关的疾病也可伴有支气管扩张。

3. 全身性疾病 如类风湿关节炎、溃疡性结肠炎、克罗恩病(Crohn disease,CD)、系统性红斑狼疮、人类免疫缺陷病毒(human immunodeficiency virus,HIV)感染等疾病可同时伴有支气管扩张;心肺移植术后,因移植物慢性排斥发生支气管扩张;另外,支气管扩张可能与机体免疫功能失调有关。

【护理评估】

(一)健康史

询问病人有无百日咳、童年麻疹、支气管肺炎、支气管内膜结核等病史;有无吸入腐蚀性气体、支气管曲霉菌感染等病史;是否有肿瘤、异物、支气管周围淋巴结肿大或肺癌等病史;是否患有肺囊性纤维化、遗传性 α_1-抗胰蛋白酶缺乏症、先天性免疫缺乏症等疾病;是否患有类风湿关节炎、系统性红斑狼疮、人类免疫缺陷病毒(HIV)感染等全身性疾病。

(二)身体状况

1. 症状

(1)**慢性咳嗽、大量咳痰**:痰量与体位改变有关,由于分泌物存储于支气管的扩张部位,转动体位时分泌物刺激支气管黏膜引起咳嗽和排痰。其严重度用痰量估计:<10ml/d 为轻度,10~150ml/d 为中度,>150ml/d 为重度;感染急性发作时,黄绿色脓痰量明显增加,每天达数百毫升,痰液静置后分层:上层为泡沫,下悬脓性成分,中层为混浊黏液,下层为坏死组织沉淀物;厌氧菌感染时痰有臭味。

(2)**反复咯血**:50%~70% 的病人有不同程度的咯血,为痰中带血或大量咯血,咯血量与病情严重程度、病变范围有时不一致。部分病人无咳嗽、咳痰,仅以反复咯血为唯一症状,临床上称为"干性支气管扩张",其病变多位于引流良好的上叶支气管,常见于结核性支气管扩张。

(3)**反复感染**:肺部感染的特点为同一肺段反复发生感染,并迁延不愈;还可出现发热、乏力、食欲缺乏、消瘦、贫血等全身中毒症状。

2. 体征 早期或干性支气管扩张,肺部体征无明显异常;重症或继发感染时,在下胸部、背部可闻及固定而持久的局限性粗湿啰音,有时可闻及哮鸣音。部分慢性病人有杵状指(趾)。

(三)心理-社会状况

由于疾病迁延不愈,反复发作,病人极易产生悲观、焦虑等心理反应;大咯血或反复咯血不止时,病人自觉严重威胁到生命,会出现极度恐惧甚至绝望心理。

(四)实验室检查及其他检查

1. 影像学检查

(1)**胸部 X 线检查**:早期无异常或仅见患侧肺纹理增多、增粗。典型 X 线表现为:粗乱肺纹理中有多个不规则的蜂窝状透亮阴影或沿支气管分布的卷发状阴影,感染时阴影内出现液平面。

(2)**胸部高分辨率 CT 检查**:显示管壁增厚的柱状或成串成簇的囊状扩张,由于无创、易重复和易接受的特点,已成为支气管扩张的主要诊断方法。

(3)**支气管造影**:可确诊支气管扩张,但其为有创性检查,已逐渐被高分辨率 CT 所取代,主要用于行外科手术病人的准备。

2. 痰液检查 痰涂片或细菌培养发现致病菌,常见为铜绿假单胞菌、金黄色葡萄球菌、肺炎链球菌、卡他莫拉菌。痰培养结果可用于指导临床应用敏感抗生素。

3. 纤维支气管镜 有助于发现出血部位或阻塞原因;还可通过纤维支气管镜进行局部灌洗,取灌洗液进行细菌学和细胞学检查。

（五）治疗原则及主要措施

治疗原则是保持呼吸道引流通畅，控制感染，处理咯血，必要时手术治疗。

1. 保持呼吸道通畅 应用祛痰药及支气管舒张药，稀释脓痰和促进排痰，或体位引流排痰，减少继发感染及减轻全身中毒症状。

2. 控制感染 急性感染期的主要治疗措施。轻症者口服阿莫西林，或头孢菌素、喹诺酮类药物、磺胺类药物；重症者特别是假单胞菌属细菌感染者，常选用抗假单胞菌抗生素静脉给药，如头孢他啶和亚胺培南等；如有厌氧菌混合感染，加用替硝唑或奥硝唑，或克林霉素；雾化吸入庆大霉素或妥布霉素，改善气道分泌和炎症反应。

3. 手术治疗 经内科治疗仍反复发作且病变为局限性支气管扩张、保守治疗不能缓解的反复大咯血，外科手术切除病变肺段或肺叶。

【常见护理诊断/合作性问题】

1. 清理呼吸道无效 与痰多黏稠、咳嗽无力等痰液排出不畅有关。

2. 营养失调：低于机体需要量 与慢性感染导致机体消耗增加有关。

3. 有窒息的危险 与痰多黏稠、大咯血而不能及时排出有关。

【护理目标】

1. 能有效咳嗽、咳痰，保持气道通畅。

2. 营养状态保持正常。

3. 未发生并发症，或并发症能被及时发现并处理。

【护理措施】

（一）一般护理

1. 休息与活动 休息能减少肺活动度，避免因活动诱发咯血。小量咯血者应静卧休息，大量咯血或病情严重者，应绝对卧床休息。

2. 饮食护理 给予高热量、高蛋白质、富含维生素的饮食。咯血期间，因过冷或过热的食物均易诱发咯血，故食物以温凉为宜，少食多餐。进食前应漱口，保持口腔清洁，促进食欲。鼓励病人多饮水，每天 1 500ml 以上，以稀释痰液，利于排痰。

（二）病情观察

观察痰液的量、颜色、性质、气味，与体位的关系，静置后是否分层，并记录 24h 排痰量；观察咯血的颜色、性质及量；若血痰较多，观察病人的缺氧情况，是否有呼吸困难、呼吸急促或费力、面色的改变；密切观察病情变化，如有无发热、消瘦、贫血等全身症状；备好抢救药品和用品，预防窒息。

（三）对症护理

做好体位引流护理（图 2-2）。体位引流是利用重力作用促使呼吸道分泌物流入气管、支气管排出体外的方法，其效果与需引流部位所需对应的体位有关。体位引流具体流程如下：

1. 引流前准备 向病人解释体位引流的目的、过程和注意事项，测量生命体征，听诊肺部，明确病变部位。引流前 15min 遵医嘱给予支气管舒张药（有条件可使用雾化器或手按定量吸入器）。备好排痰用纸巾或一次性容器。

2. 引流体位 引流体位的选择取决于分泌物潴留的部位和病人的耐受程度，原则上抬高病灶部位的位置，使引流支气管开口向下，有利于潴留的分泌物随重力作用流入支气管和气管排出。首先引流上叶，然后引流下叶后基底段。如果病人不能耐受，应及时调整姿势。头部外伤、胸部创伤、咯血、严重心血管疾病和病人状况不稳定者，不宜采用头低位进行体位引流。

3. 引流时间 根据病变部位、病情和病人状况，1~3 次 /d，每次 15~20min。一般于饭前进行，早晨清醒后立即进行效果最好。如需在餐后进行，为了预防胃食管反流、恶心和呕吐等不良反应，应在餐后 1~2h 进行。

4. 引流的观察　引流时应有护士或家人协助，观察病人有无出汗、脉搏细弱、头晕、疲劳、面色苍白等表现，评估病人对体位引流的耐受程度，如病人出现心率＞120次/min、心律失常、高血压、低血压、眩晕或发绀，应立即停止引流并通知医生。

5. 引流的配合　体位引流过程中，鼓励并指导病人作腹式深呼吸，辅以胸部叩击或震荡等。协助病人在保持引流体位时进行咳嗽，也可取坐位以产生足够的气流促进排痰，提高引流效果。

6. 引流后护理　体位引流结束后，帮助病人采取舒适体位，给予清水或漱口液漱口。观察病人咳痰的性质、量及颜色，听诊肺部呼吸音的改变，评价体位引流的效果，并记录。

（四）心理护理

多与病人交谈，耐心讲解支气管扩张反复发作的原因及治疗进展，帮助病人树立战胜疾病的信心，减轻焦虑等不安心理。咯血时，陪伴并安慰病人，保持情绪稳定，避免因情绪波动加重出血。

（五）健康指导

1. 疾病知识指导　指导病人正确认识和对待疾病，与病人及家属共同制订长期防治计划。支气管扩张与感染密切相关，向病人和家属宣传预防百日咳、麻疹、支气管肺炎、肺结核等呼吸道感染的重要性；及时治疗上呼吸道慢性病灶，如龋齿、扁桃体炎、鼻窦炎；减少刺激性气体吸入，戒烟；避免受凉，注意保暖，预防感冒。

2. 疾病自我监测　教会病人和家属自我监测病情，一旦发现症状加重，如痰量增多、咯血、呼吸困难加重、发热、寒战和胸痛等，及时就诊；指导病人有效咳嗽、体位引流的方法，教会雾化吸入的方法；观察抗生素的作用和不良反应等。

【护理评价】

1. 能否有效咳嗽、咳痰，呼吸道通畅。
2. 营养状态是否正常。
3. 有无并发症发生；发生并发症能否被及时发现并处理。

知识拓展

支气管扩张的慢病管理

1. 基于支气管扩张严重程度的支气管扩张随访监测。

诊断时，评估病因、合并症、胸部 CT、痰培养。

● 轻度支气管扩张：每年随访 BMI、急性加重（acute exacerbation，AE）情况、痰培养、症状评分、肺功能、SpO_2。

● 中重度支气管扩张：除了 BMI、肺功能，其他指标每半年随访。

2. 基于病人定期随访的情况，采用分级管理适时调整治疗方案。

● 第一级：针对所有支气管扩张病人：治疗潜在病因；气道廓清治疗，必要时肺康复治疗；酌情接种流感疫苗；急性加重时及时给予抗生素治疗；病人自我管理。

● 第二级：经过第一级治疗，病人仍 AE≥3 次/年：建议重新评估痰微生物；建议使用黏液活性药物；建议长期口服大环内酯类抗生素治疗。

● 第三级：经过第二级治疗，病人仍 AE≥3 次/年：视情况而定，可参考英国胸科协会（British Thoracic Society，BTS）指南建议每2~3个月给予静脉抗生素治疗；有条件的建议定期行支气管镜廓清治疗。若病人经过某一级的治疗，症状仍然明显，即使没有达到 AE 的程度，也可考虑进行下一级治疗。

（雷　宁）

第七节　肺炎病人的护理

情景导入

病人，男性，21岁，大学在读学生。1d前放学后打篮球时淋雨，今日晨起出现高热，T 39.2℃，呼吸困难、咳嗽。自行来校医院就诊。

请思考：

1. 应该密切观察该病人的哪些症状和体征？
2. 病人目前主要的护理诊断/合作性问题有哪些？应采取哪些护理措施？

一、概述

肺炎（pneumonia）是指发生在终末气道、肺泡和肺间质的炎症，可由多种病因引起，如病原微生物、理化因素、免疫损伤、过敏及药物等。细菌性肺炎是最常见的肺炎，也是最常见的感染性疾病之一。本病是呼吸系统的常见病，发病率及病死率高，尤其是老年、儿童、长期吸烟、伴有基础疾病或机体免疫力低下者。

【分类】

肺炎可按解剖、病因或患病环境进行分类。

（一）按解剖分类

1. 大叶性肺炎（肺泡性肺炎）　此型肺炎以肺炎链球菌感染最为多见。炎症始发于肺泡，然后经肺泡孔向其他肺泡扩张蔓延，以致肺段的一部分或整个肺段、肺叶发生炎症。大叶性肺炎主要表现为肺实质的炎症，通常不累及支气管，X线表现为肺叶或肺段的实变阴影。

2. 小叶性肺炎（支气管肺炎）　此型肺炎由细菌、病毒、支原体等引起。病原体通过支气管入侵，引起细支气管、终末细支气管及其远端小肺泡的炎症。小叶性肺炎常继发于有基础性疾病或长期卧床的危重病人，X线表现为沿着肺纹理分布的不规则斑片状阴影。

3. 间质性肺炎　此型肺炎由细菌、病毒、支原体、衣原体及肺孢子菌等引起。以肺间质的炎症为主，包括支气管壁、支气管周围组织和肺泡壁。由于病变在肺间质，呼吸道症状轻，间质性肺炎异常体征较少。X线表现为一侧或双侧肺下部不规则阴影，可呈磨玻璃状、网格状，其间可有小片肺不张阴影。

（二）按病因分类

1. 细菌性肺炎　包括肺炎链球菌、金黄色葡萄球菌、肺炎克雷伯菌、溶血性链球菌、铜绿假单胞菌等引起的肺炎。

2. 病毒性肺炎　如冠状病毒、腺病毒、流感病毒、呼吸道合胞病毒、麻疹病毒等引起的肺炎。

3. 非典型病原体所致肺炎　如支原体、衣原体、军团菌等引起的肺炎。

4. **真菌性肺炎** 如白念珠菌、曲霉菌、放线菌等引起的肺炎。

5. **其他病原体肺炎** 如立克次体、弓形体、寄生虫等引起的肺炎。

6. **理化因素所致肺炎** 包括毒气、化学物质、药物、放射性物质、液体、食物或呕吐物的吸入等。

(三)按患病环境分类

1. **社区获得性肺炎**（community acquired pneumonia, CAP） 也称医院外获得性肺炎，是指病人在医院外罹患的感染性肺实质炎症，包括具有明确潜伏期的病原体感染而在入院后平均潜伏期内发生的肺炎。常见病原体为肺炎链球菌、流感嗜血杆菌和非典型性病原体，耐药菌普遍。传播途径为飞沫、空气或血源传播。

2. **医院获得性肺炎**（hospital acquired pneumonia, HAP） 也称医院内肺炎，是指病人入院（包括老人院、护理院和康复院）时不存在，也不处于潜伏期，而是在入院 48h 后发生的肺炎，也包括出院后 48h 内发生的肺炎。常见病原体为金黄色葡萄球菌、大肠埃希菌、铜绿假单胞菌、肺炎克雷伯菌等。其中以呼吸机相关肺炎最为多见，预防和治疗较困难。

【**发病机制**】

1. **机体防御机制降低** 呼吸道防御功能包括上呼吸道局部屏障和清除机制、肺泡吞噬细胞的吞噬功能以及机体的正常免疫功能。各种因素使这些功能受损时，肺炎就容易发生。这些因素通常称为肺炎的易患因素，包括有基础性疾病的病人，老人、婴幼儿，长期使用糖皮质激素、免疫抑制剂或抗肿瘤药物的病人，以及受凉、劳累、酗酒和吸烟等诱发因素。

2. **病原体入侵** 与病原体的数量、毒力有关。病原体可经以下途径侵入下呼吸道：①吸入口腔及咽喉部的分泌物。②直接吸入周围空气中的细菌。③邻近部位的感染直接蔓延到肺。

二、肺炎链球菌肺炎

肺炎链球菌肺炎（streptococcus pneumonia）是由肺炎链球菌引起的肺炎，约占社区获得性肺炎的半数。本病以冬季与初春为高发季节，常与呼吸道病毒感染并行，男性多见。通常起病急，以高热、寒战、咳嗽、血痰和胸痛为主要特征。抗生素广泛应用后，不典型病例多见，但由于耐药率升高，未能使肺炎的死亡率持续下降。

肺炎链球菌是革兰氏染色阳性球菌，多成双排列或短链排列，有荚膜，其毒力大小与荚膜中的多糖有关。肺炎链球菌是寄居在口腔和鼻咽部的正常菌群，带菌率随着年龄、季节和机体的免疫功能而改变。当机体免疫功能降低时，有毒力的菌群入侵人体而致病。肺炎链球菌不产生毒素，不引起组织坏死或形成空洞。其致病主要是由于高分子多糖体的荚膜对组织的侵袭作用，首先引起肺泡壁水肿，白细胞和红细胞渗出，渗出液含有细菌，经肺泡孔（Cohn 孔）向肺的中央部分蔓延，累及整个肺叶或肺段而致肺炎，因病变始于肺外周，故肺叶间分界清楚，病变易累及胸膜而导致渗出性胸膜炎。

【**护理评估**】

(一)健康史

询问病人有无吸烟、酗酒、受凉、淋雨、疲劳、病毒感染史。

(二)身体状况

1. **症状** 自然病程为 1~2 周。发病 5~10d，体温可自行骤降或逐渐恢复正常。使用有效抗生素后可使体温在 1~3d 内恢复正常，病人的其他症状与体征也随之逐渐消失。

(1)**前驱症状或诱因**：多数病人在发病前有受凉、淋雨、劳累、醉酒、精神刺激、上呼吸道病毒感染等感染史。部分病例有上呼吸道感染的前驱症状。

(2)**全身感染中毒症状**：起病急，有寒战、高热，体温在数小时内升到 39~40℃，高峰在下午或傍晚，亦可呈稽留热，脉率随之增快。病人全身肌肉酸痛。

（3）**呼吸系统症状**：①呼吸困难，如肺实变广泛，因呼吸面积减少导致缺氧而引起气促和发绀。②咳嗽，开始痰少，带血丝，24~28h后呈铁锈色痰，与肺泡内浆液渗出以及红细胞、白细胞渗出有关。③患侧胸痛，呈针刺样，是炎症波及胸膜所致，咳嗽或深呼吸时加重，迫使病人取患侧卧位，疼痛放射至肩部、腹部，易被误诊为急腹症、心绞痛或心肌梗死。

（4）**其他症状**：食欲缺乏，有恶心、呕吐，腹痛、腹泻等。

2. 体征 典型肺实变体征，患侧呼吸运动减弱，语颤增强，叩诊呈浊音或实音，听诊呼吸音减低，有湿啰音或支气管呼吸音；并发胸腔积液量较多时，患侧胸廓饱满；病变累及胸膜时，局部胸壁压痛，可闻及胸膜摩擦音。

3. 并发症 近年少见并发症，严重脓毒症或毒血症病人易发生感染性休克，尤其是老年人。表现为血压下降、面色苍白、四肢湿冷、大汗淋漓、脉搏细速、口唇及皮肤发绀、尿少或无尿、表情淡漠、意识模糊、烦躁不安、嗜睡或昏迷等。

（三）心理-社会状况

肺炎起病急骤，短期内病情严重，加之高热和全身中毒症状明显，病人及家属常深感不安。当病人存在基础疾病或出现较严重的并发症时，病人及家属会表现出焦虑和恐惧。

（四）实验室检查及其他检查

1. 血常规检查 细菌感染时，白细胞计数升高至（10~30）×10^9/L，中性粒细胞比例增至80%以上，有核左移现象，胞质内有中毒颗粒。休克型肺炎、年老体弱、酗酒、免疫功能低下者白细胞计数常不增高，仅中性粒细胞的比例增高。

2. 细菌学检查 痰涂片做革兰氏染色及荚膜染色镜检，如革兰氏染色阳性、发现带荚膜的双球菌，可做初步病原诊断。痰培养24~48h可确定病原体。

3. 胸部X线检查 可见肺叶或肺段密度均匀的阴影，在实变阴影中可见支气管充气征。消散期，炎性浸润逐渐吸收，可有片状区域吸收较快而呈"假空洞"征，一般起病3~4周后完全消散。病变累及胸膜并出现积液时，可见肋膈角变钝征象。

（五）治疗原则及主要措施

1. 抗菌治疗 首选青霉素G抗生素，用药途径及剂量视病情轻重及有无并发症而定。青霉素过敏者，可用红霉素、头孢菌素等。多重耐药菌株感染者可用万古霉素。抗生素疗程一般为5~7d，或在热退后3d停药，或由静脉用药改为口服，维持数日。

2. 对症和支持治疗 卧床休息，补充足够热量、蛋白质和维生素，多饮水。维持水电解质平衡、纠正缺氧、清除气道分泌物。

3. 处理并发症 高热常在抗生素治疗后24h内消退，或数日内逐渐下降。如3d后体温不降或降后复升，应考虑肺炎链球菌的肺外感染或其他疾病存在的可能性，如脓胸、心包炎、关节炎等。密切观察病情变化，注意防治感染性休克。

三、葡萄球菌肺炎

葡萄球菌肺炎（staphylococcal pneumonia）是由葡萄球菌引起的急性肺部化脓性感染。病情较重，若治疗不当，病死率较高，常并发肺脓肿、气胸和脓气胸。该类型的肺炎常见于糖尿病、血液病、乙醇中毒、肝病、营养不良、艾滋病等免疫功能低下者。

【病因及发病机制】

葡萄球菌是革兰氏染色阳性球菌，分为凝固酶阳性的葡萄球菌（主要为金黄色葡萄球菌，简称金葡菌）及凝固酶阴性的葡萄球菌（如表皮葡萄球菌和腐生葡萄球菌等）。葡萄球菌的致病物质主要是毒素和酶，具有溶血、杀白细胞和致血管痉挛等作用。金葡菌凝固酶为阳性，是化脓性感染的主要原因。随着医院获得性感染的增多，由凝固酶阴性葡萄球菌引起的肺炎也不断增多。在医院获得性肺炎中，葡萄球菌感染占 11%~25%，耐甲氧西林金黄色葡萄球菌（methicillin resistant staphylococcus aureus, MRSA）感染的肺炎治疗更困难，病死率高。

【护理评估】

（一）健康史

询问病人是否患有糖尿病等慢性疾病，是否长期使用糖皮质激素或免疫抑制剂，或接受机械通气及大手术；病人是否年老体弱、长期卧床、意识模糊、有吞咽和咳嗽反射障碍等，由于机体防御功能减退而继发肺炎。

（二）身体状况

起病急骤，有寒战、高热、胸痛、咳嗽、咳痰，痰为脓性、量多、带血丝或呈粉红色乳状，伴头痛、全身肌肉酸痛、乏力等。病情严重者，早期即可出现恶心、呕吐、腹泻、腹胀、烦躁不安、神志模糊、谵妄，甚至昏迷等症状。医院内感染者，通常起病较隐匿，体温逐渐上升。老年人症状可不典型。

（三）心理-社会状况

葡萄球菌肺炎起病急骤，多伴寒战、高热等临床表现，病人及家属常深感不安。

（四）实验室检查及其他检查

1.血常规检查　外周血白细胞计数明显升高，中性粒细胞比例升高，伴核左移。

2.胸部 X 线检查　X 线检查显示肺段或肺叶实变，可早期形成空洞，或呈小叶状浸润，其中有单个或多发的液气囊腔。另外，X 线影像阴影具有易变性，表现为一处的炎性浸润消失而在另一处出现新的病灶，或很小的单一病灶发展为大片阴影。

（五）治疗原则及主要措施

治疗宜早期选用敏感的抗生素，如青霉素 G，用量通常大于常规剂量。近年来，葡萄球菌对青霉素 G 的耐药率已高达 90% 左右。因此，可选用耐青霉素酶的半合成青霉素或头孢菌素如苯唑西林钠、氯唑西林、头孢呋辛钠等，加用氨基糖苷类如阿米卡星等可增强疗效。对青霉素过敏者，可选用红霉素、克林霉素等。耐甲氧西林金黄色葡萄球菌感染选用万古霉素静脉滴注。

四、肺炎支原体肺炎

肺炎支原体肺炎（mycoplasmal pneumonia）是由肺炎支原体引起的呼吸道和肺部的急性炎症改变，伴有咽炎、支气管炎。全年均可发病，多见于秋冬季节，散发或流行，占非细菌性肺炎的 1/3 以上。各年龄均可发病，好发于儿童及青年人。

肺炎支原体是介于细菌和病毒之间、兼性厌氧、能独立生活的最小微生物，经口、鼻分泌物在空气中传播，健康人吸入可发生感染。发病前 2~3d 至病愈数周，皆可在呼吸道分泌物中发现肺炎支原体，其致病性可能是病人对支原体或其代谢产物的过敏反应所致。

【护理评估】

（一）健康史

询问病人是否接触过呼吸道感染者，近期有无机体抵抗力下降等。

（二）身体状况

潜伏期 2~3 周。一般起病较为缓慢，起病初有乏力、头痛、咽痛、咳嗽、发热、食欲缺乏、腹泻、肌肉酸痛等表现。咳嗽多为阵发性刺激性呛咳，咳少量黏痰。发热持续 2~3 周，体温恢复正常后可能仍有咳嗽。偶有胸骨后疼痛。

（三）实验室检查及其他检查

1.血液检查　血白细胞多正常或稍高，以中性粒细胞为主。发病 2 周后 2/3 的病人冷凝集反应阳性，滴定效价超过 1:32。血清支原体 IgM 抗体的测定有助于诊断，也可直接检测标本中肺炎支原体抗原，适于临床早期快速诊断。

2. 胸部 X 线检查 呈多种形态的浸润影,呈节段性分布,以肺下野多见。病变于 3~4 周后自行消散。

(四) 治疗原则及主要措施

本病为自限性疾病,多数病例可不经治疗而自愈。首选药物为大环内酯类抗生素,如红霉素、罗红霉素和阿奇霉素。早期使用适当抗生素可减轻症状和缩短病程。因肺炎支原体无细胞壁,青霉素和头孢菌素类抗生素均无效。

五、病毒性肺炎

病毒性肺炎(viral pneumonia)是由上呼吸道病毒感染向下蔓延所致的肺部炎症。多发生于冬春季,散发或暴发流行。婴幼儿、老年人、孕妇或原有慢性心肺疾病者,病情较重,甚至导致死亡。

引起成人肺炎的常见病毒有甲、乙型流感病毒、腺病毒、副流感病毒、呼吸道合胞病毒、冠状病毒等。病毒性肺炎为吸入性感染,病毒通过飞沫和直接接触而传播,传播广泛而迅速。病人可同时受一种以上病毒感染,并继发细菌感染,免疫抑制宿主还常继发真菌感染。

【护理评估】

(一) 健康史

询问病人是否接触过呼吸道感染者,近期有无机体抵抗力下降等。

(二) 身体状况

本病起病多较急,发热、头痛、全身酸痛、乏力等症状较为突出,逐渐出现咳嗽、咳少量白色黏液痰、咽痛等呼吸道症状,少有胸痛。婴幼儿及老年人易发生重症病毒性肺炎,表现为呼吸困难、发绀、嗜睡、精神萎靡,甚至发生休克、心力衰竭和呼吸衰竭等合并症,也可发生急性呼吸窘迫综合征。

(三) 实验室检查及其他检查

1. 胸部 X 线 可见肺纹理增粗,磨玻璃状阴影,小片状或广泛浸润,严重时两肺弥漫性结节性浸润。

2. 免疫学检查 免疫学检查、病毒分离及抗原检测是确诊依据,但对早期诊断作用有限。

(四) 治疗原则及主要措施

以对症治疗为主,卧床休息,居室保持空气流通,注意隔离消毒,预防交叉感染。给予足量维生素及蛋白质,多饮水及少量多次进软食,酌情静脉输液及吸氧。保持呼吸道通畅,及时消除上呼吸道分泌物等。

选用有效的病毒抑制药物,如利巴韦林、阿昔洛韦、更昔洛韦、奥司他韦、阿糖腺苷等。若继发细菌感染,可选用相应的抗生素。抗感染的同时,辅以对症治疗和支持疗法,如止咳化痰、补充营养和水分等。

不同类型肺炎病人的护理评估各不相同,但护理诊断与护理措施基本相同。

【常见护理诊断/合作性问题】

1. 体温过高 与细菌或病毒感染有关。

2. 清理呼吸道无效 与肺部炎症、大量脓痰、咳嗽无力有关。

3. 气体交换受损 与气道内黏液堆积、肺部感染等因素致呼吸面积减少有关。

4. 潜在并发症:感染性休克。

【护理目标】

1. 体温逐渐下降至恢复正常。

2. 能进行有效咳嗽,呼吸道保持通畅。

3. 呼吸频率、节律恢复正常。

4. 未出现休克,或休克能被及时发现并得到及时处理。

【护理措施】

（一）一般护理

1. 休息与体位 急性期要卧床休息，尤其是体温尚未恢复正常的病人。卧床休息可以减少机体组织的耗氧量，缓解头痛、肌肉酸痛等症状。尽量将检查、治疗与护理操作集中进行，避开睡眠和进餐时间，确保病人得到充分休息。协助病人取半卧位，增加肺通气量，减轻呼吸困难。胸痛病人宜采取患侧卧位，亦可在呼气状态下用宽胶布固定患侧胸部，通过减小患侧呼吸运动度来减轻局部疼痛。

2. 环境 室内应阳光充足、清洁、安静和舒适，保持空气新鲜，并限制探视人数。室内通风每日 2 次，每次 15~30min，避免病人受凉。室内温湿度适宜，防止因空气过于干燥降低气管纤毛运动功能，导致排痰不畅。

3. 饮食护理 高热时消化吸收能力减低，机体分解代谢增加，营养物质消耗增多，故应给予高热量、高蛋白、维生素丰富、易消化的流质或半流质饮食。鼓励病人饮水 2 000ml/d 以上，以利于痰液排出。高热、暂不能进食者，遵医嘱静脉补液，注意控制滴速，以免引起肺水肿。

4. 口腔护理 高热时唾液分泌减少，口腔黏膜干燥，口腔内食物残渣易于发酵，促使细菌繁殖；机体抵抗力降低及维生素缺乏，易引起口唇干裂、口唇疱疹、口腔炎症、口腔溃疡，应加强口腔护理。在清晨、餐后及睡前协助病人漱口，或用漱口液清洁口腔，口唇干裂者涂润滑油。

（二）病情观察

观察病人呼吸频率、节律、深度和型态的改变，有无呼吸困难；皮肤黏膜的颜色和意识状态是否正常；监测白细胞计数和分类；每 4h 测量体温、脉搏和呼吸，观察有无寒战。重症及老年病人应密切观察神志及尿量变化，注意观察有无血压降低、发绀、尿量减少、四肢湿冷、神志模糊、烦躁等休克征象，并监测动脉血气分析结果。

（三）用药护理

观察药物的疗效和不良反应，注意药物浓度、滴速、用药间隔和配伍禁忌。①使用氨基糖苷类抗生素时，观察药物对肝、肾功能及听神经的损害，如出现尿量减少、管型尿、蛋白尿、尿比重下降或血尿素氮、肌酐升高或耳鸣、眩晕，甚至听觉障碍等，及时通知医生，予以调整药物剂量或改用其他有效的抗生素。②口服红霉素时，进食后过一段时间再服药，避免食物影响吸收效果；服药前后，嘱病人不要饮用酸性饮料（如橘汁），以免降低疗效；静脉输液时，速度不宜过快，浓度不宜过高，以免引起疼痛及静脉炎。

（四）对症护理

指导病人进行有效咳嗽，采取翻身、叩背、雾化吸入等措施，协助排痰。对痰量较多且不易咳出者，遵医嘱应用祛痰剂；呼吸急促伴发绀者，用鼻导管或鼻塞法给氧，流量为 2~4L/min，以迅速提高血氧饱和度，纠正组织缺氧，改善呼吸困难，使病人呼吸渐趋平稳，发绀减轻或消失。

（五）感染性休克护理

1. 加强监护 将病人安置在监护室，设专人护理；取仰卧中凹位，抬高头胸部和下肢约 30°，以利于呼吸，增加回心血量；尽量减少搬动，注意保暖。

2. 给氧 迅速采用鼻塞法或鼻导管面罩吸氧，流量为 4~6L/min。如病人发绀明显或抽搐时，使用机械通气辅助呼吸，适当加大吸氧浓度，改善组织的缺氧状态。给氧前清除气道内分泌物，保证呼吸道通畅，达到有效给氧。

3. 用药护理 迅速建立两条静脉输液通道，遵医嘱给予扩容、纠正酸中毒、应用血管活性药物和糖皮质激素等抗休克治疗，以及抗感染治疗，恢复正常组织灌注，改善微循环功能。

（1）扩充血容量：扩容是抗休克的最基本措施。一般先输注低分子右旋糖酐，以迅速扩充血容量，降低血黏稠度，疏通微循环，防止弥散性血管内凝血的发生。继之输入 5% 葡萄糖盐水、复方氯化钠溶液、葡萄糖溶液等。输液速度先快后慢，输液量宜先多后少，可在中心静脉压的监测下决定补液的量和速度。中心静脉压达到或超过 10cmH$_2$O 时，输液速度则不宜过快，以免诱发急性心力衰竭。下列证据提示血容量已补足：口唇红润、肢端温暖、收缩压＞90mmHg、尿量＞30ml/h 以上。在血容量已基本补足的情况下，尿量仍＜20ml/h，尿比重＜1.018，应及时报告医生，警惕急性肾损伤的发生。

（2）**纠正酸中毒**：其目的是增强心肌收缩力，改善微循环。在有明显酸中毒时可应用 5% 碳酸氢钠静脉滴注。碱性药物配伍禁忌较多，宜单独输入。

（3）**血管活性药物**：扩容和纠正酸中毒后，末梢循环仍无改善时应用血管活性药物，如多巴胺、酚妥拉明、间羟胺（阿拉明）等。药物应由一条静脉输入，并根据血压调整输液速度。若剂量不足或速度过慢，血压不能很快回升；若速度太快或浓度过高，病人会出现剧烈头痛、头晕、恶心、呕吐及烦躁不安的表现，故应随时观察用药后反应。输入多巴胺时，注意药液不得外溢至周围组织中，以免引起局部组织缺血坏死。

（4）**糖皮质激素**：病情严重、经以上药物治疗仍不能控制者，使用糖皮质激素，以解除血管痉挛，改善微循环，稳定溶酶体膜以防止酶的释放，从而达到抗休克的作用。常用氢化可的松、地塞米松加入葡萄糖溶液中静脉滴注。

（六）**心理护理**

加强巡视，以通俗易懂的语言耐心讲解疾病相关知识，解释各种检查、治疗和护理的目的，消除病人紧张、焦虑等不良情绪，使之积极主动配合各项操作治疗，促进疾病的迅速康复。

（七）**健康指导**

1. **疾病知识指导**　向病人介绍有关肺炎的基本知识，避免诱因，如受凉、过度劳累、酗酒等。长期卧床者应注意经常改变体位、翻身、叩背。出院后需继续用药者，应做好用药指导。

2. **预防指导**　增加营养物质的摄取，保证充足的休息与睡眠时间，以增加机体的抵抗力。平时注意锻炼身体，尤其要加强耐寒锻炼，并协助制订和实施锻炼计划。老年人及久病卧床的慢性病人，根据天气的变化随时增减衣物，积极避免各种诱因，预防呼吸道感染，必要时进行预防接种。

【护理评价】

1. 体温是否逐渐下降至恢复正常。

2. 能否进行有效咳嗽，呼吸道保持通畅。

3. 呼吸频率、节律是否正常。

4. 有无休克发生；发生休克能否被及时发现并处理。

知识拓展

公众日常戴口罩注意事项

口罩的正确使用、储存和清洁是保持其有效性的关键。公众日常要注意以下事项：一是正确戴口罩，确保口罩盖住口鼻和下颌，鼻夹要压实；二是口罩出现脏污、变形、损坏、异味时需及时更换，每个医用外科口罩累计佩戴时间不超过 4h；三是在跨地区公共交通工具上，或医院等环境使用过的口罩不建议重复使用；四是需重复使用的口罩在不使用时宜悬挂于清洁、干燥、通风处；五是戴口罩期间如出现憋闷、气促等不适，应立即前往空旷通风处摘除口罩；六是外出要携带备用口罩，存放在原包装袋或干净的存放袋中，避免挤压变形，废弃口罩归为其他垃圾处理。

（雷　宁）

第八节　肺结核病人的护理

学习目标

1. 掌握肺结核病人的身体状况、护理诊断、预防措施、用药护理及咯血护理。
2. 熟悉肺结核的临床类型及其特征、结核菌素试验的临床意义。
3. 了解肺结核的病因及发病机制。
4. 学会应用护理程序为肺结核病人实施整体护理，对肺结核病人进行健康指导。
5. 具备良好的敬业精神和职业道德。

情景导入

病人，男性，17岁，高三学生。近1个月来低热、乏力，伴轻微咳嗽，间断少量咯血，经检查，门诊医生以"肺结核"收治。入院第二日清晨，突发胸闷，呼吸困难，神情紧张。

请思考：

1. 病人可能发生了什么情况？
2. 作为值班护士，应如何处理？

结核病（Tuberculosis，TB）是结核分枝杆菌侵入人体后引起的传染性疾病，可累及全身多个脏器，分为结核分枝杆菌潜伏感染者、活动性结核病、非活动性结核病等三大类型，其中活动性结核按照病变部位分为肺结核、肺外结核两种类型。肺结核（pulmonary tuberculosis）是由结核分枝杆菌引起的慢性肺部传染性疾病。临床表现为低热、盗汗、消瘦、乏力等全身中毒症状和咳嗽、咳痰伴咯血等呼吸系统症状。本病是严重危害公众健康的全球性公共卫生问题，据世界卫生组织《2023年全球结核病报告》，2022年全球结核病估算发病病人为1 060万例（我国估算发病病人为74.8万例）。结核病疫情呈现高感染率、高患病率、高耐药率、死亡人数多、地区患病率差异大，结核病防治形势严峻。党的十八大以来，我国结核病防治服务体系不断强化，诊断新技术、新工具逐步推广应用，发病率稳步下降。

【病因及发病机制】

（一）结核分枝杆菌

结核菌属分枝杆菌，分为人型、牛型、非洲型和鼠型四类，其中引起人类发病的主要是人型结核分枝杆菌。

结核分枝杆菌具有以下特点：

抗酸性：结核分枝杆菌耐酸染色呈红色，可抵抗盐酸乙醇的脱色作用，故又称抗酸杆菌。

生长缓慢：结核分枝杆菌为需氧菌，生长相当缓慢，一般需培养4周才能形成1mm左右的菌落。

抵抗力强：能耐寒、耐干燥、耐潮湿、耐酸碱，在干燥环境中存活数月或数年，在阴暗潮湿处生存数月。但对热、光照、紫外线照射敏感。煮沸5min、烈日下暴晒2~7h或10W紫外线灯照射30min均有明显杀菌作用。在常用杀菌剂中，以70%乙醇为最佳，接触2min即可杀菌。

菌体结构复杂：结核分枝杆菌菌体主要是类脂质、蛋白质及多糖类。类脂质与结核病的组织坏死、干酪液化、空洞发生及结核变态反应有关；菌体蛋白质是结核菌素的主要成分，诱发皮肤变态反应；多糖类参与血清反应等免疫应答。

（二）肺结核的传播

1. 传染源　主要是痰中带菌的肺结核病人，尤其是未经治疗者，传染性大小取决于痰菌量多少，痰涂片阳性属于大量排菌，传染性强。

2. 传播途径 以经呼吸道传播为最常见。病人在咳嗽、打喷嚏时排出的结核菌悬浮在空气中，易感人群吸入后附着于肺泡上皮引起肺部感染。结核分枝杆菌数量越多，接触时间越长，感染概率越大。其他如经消化道、胎盘或皮肤伤口等途径传播现已少见。

3. 易感人群 婴幼儿、老年人、HIV 感染者、糖尿病、麻疹、长期使用糖皮质激素或免疫抑制剂等免疫力低下者，以及生活贫困、居住拥挤、营养不良者为易感高危人群。此外，来自偏远地区的进城农民、学生，由于其获得的自然免疫力较低，也成为结核病的易感人群。

（三）结核分枝杆菌感染后的机体反应

人体感染结核分枝杆菌后，机体可发生两种主要反应。

1. 免疫反应 人体对结核分枝杆菌的免疫反应包括非特异性免疫反应和特异性免疫反应两种，其中，特异性免疫反应所形成的免疫力为感染后的获得性免疫力，是结核分枝杆菌感染后引起的细胞免疫反应，通常强于机体非特异性免疫力。两者免疫力对机体的保护作用是相对的，与身体状况及营养状态关系密切，当机体免疫力较强，可防止发病或使病变局限，而年老、罹患糖尿病或机体免疫低下则易患结核病或使已趋于稳定的病灶重新活动。

2. 变态反应 变态反应指结核分枝杆菌侵入人体 4~8 周后，机体组织对结核分枝杆菌及其代谢产物所产生的反应，属于Ⅳ型（迟发型）变态反应。此时如做结核菌素皮肤试验可呈阳性反应。

（四）原发感染与继发感染

1. 原发感染 原发感染是指机体首次感染结核分枝杆菌。人体初次感染后，若结核分枝杆菌未被吞噬细胞完全清除，并在肺泡巨噬细胞内外生长繁殖，引起炎性病变，称为原发病灶。此时机体缺乏特异性免疫及变态反应，结核分枝杆菌沿淋巴管播散到肺门淋巴结，引起肺门淋巴结肿大。临床上将原发灶和肿大的气管支气管淋巴结核称为原发复合征。原发灶还可直接或经血液播散至邻近组织器官，引起相应部位的结核感染。随着机体特异性免疫力增强，原发病灶和播散到全身的结核分枝杆菌大部分可被消灭而良性愈合，但也可能有少量结核分枝杆菌没有被消灭，长期处于休眠状态，成为潜在的病灶。

2. 继发感染 继发感染是指初次感染后再次感染结核分枝杆菌，多为原发感染时潜伏下来的结核分枝杆菌重新生长繁殖所致，即内源性复发，也可是受分枝杆菌的再感染，即外源性重染。此时机体对结核分枝杆菌已有一定的特异性免疫力，病变多局限，发展较缓慢，较少发生全身播散，但局部病灶有渗出、干酪样坏死乃至空洞形成的倾向。肺结核的发生发展过程见图 2-12。

知识拓展

Koch 现象

1890 年 Koch 观察到，将结核分枝杆菌皮下注射到未感染的豚鼠，10~14d 后局部皮肤红肿、溃烂，形成深溃疡，不易愈合，乃至局部淋巴结肿大，最后豚鼠因结核分枝杆菌播散到全身而死亡。而对 3~6 周前已受少量结核分枝杆菌感染且结核菌素试验转为阳性的豚鼠给予相同剂量的结核分枝杆菌皮下注射，2~3d 后局部出现红肿，形成浅溃疡，并较快愈合，无局部淋巴结肿大和全身播散，也不致死。这种机体对结核分枝杆菌初次和再次感染的不同反应称为 Koch 现象。Koch 现象表明，机体初次感染结核分枝杆菌后（小儿多见），细菌被吞噬细胞携带至肺门淋巴结，若此时机体免疫力低下，则可发展为原发性肺结核。对于成人，如在儿童时期受到过结核分枝杆菌的轻微感染或接种卡介苗，机体就具备获得性免疫力，若此时再感染结核分枝杆菌，可产生迟发型变态反应。病人多不出现淋巴结肿大，也不发生全身扩散，仅在局部引起反应，出现渗出、干酪样坏死、液化而形成空洞。

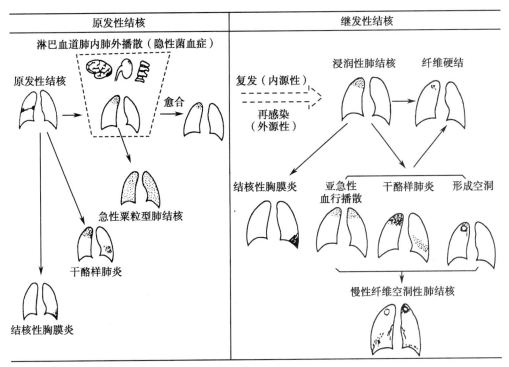

图 2-12　肺结核的发生发展过程示意图

（五）基本病理改变

结核病的基本病理改变包括渗出、增生和干酪样坏死。渗出性病变通常出现在炎症早期或病灶恶化时；增生性病变多发生于病变恢复阶段，典型的改变是结核结节形成；干酪样坏死常发生于机体抵抗力降低或菌量过多、变态反应过于强烈时，组织坏死呈奶酪样，甚至液化形成空洞。上述三种基本病变可同时存在，多以某一病变为主，且可相互转变。

【护理评估】

（一）健康史

了解病人是否接种过卡介苗及接种情况；是否存在肺结核病人接触史；是否属于高危易感人群。

（二）身体状况

1. 全身症状　以发热最常见，多为长期午后低热。部分病人有乏力、盗汗、食欲缺乏和体重减轻等全身毒性症状。育龄女性可有月经失调、心悸、易激惹等自主神经功能紊乱症状。

2. 呼吸系统症状

（1）咳嗽、咳痰：是肺结核最常见症状。早期咳嗽较轻，表现为干咳或仅有少量黏液痰；空洞形成时，痰量增多；合并细菌时，痰呈脓性；合并支气管结核时咳嗽加重，出现刺激性呛咳。

（2）咯血：1/3～1/2病人有不同程度的咯血。多为痰中带血或少量咯血，少数为大咯血。但咯血量与病变的严重程度不一定成正比。咯血后持续高热，提示结核病灶播散。大咯血者常有胸闷、喉痒和咳嗽等先兆，血块阻塞大气道可引起窒息。严重大咯血可发生失血性休克。

（3）胸痛：炎症波及壁胸膜可引起胸痛，随呼吸运动和咳嗽加重。

（4）呼吸困难：严重全身毒性症状和高热引起呼吸急促。若病变广泛或有大量胸腔积液时，可出现呼吸困难。

3. 体征　与病变的范围、性质、程度、部位有关。病变范围小可无异常体征。渗出性病变范围较大或干酪样坏死可有肺实变体征。慢性纤维空洞型肺结核或胸膜粘连增厚时，可有胸廓塌陷，气管移位。结核性胸膜炎早期可有局限性胸膜摩擦音，渗出明显者可有胸腔积液体征。支气管结核有局限性哮鸣音。

（三）心理-社会状况

由于结核病为传染性疾病，多数病人担心周围人群远离自己，容易形成社会孤立感，影响学习、工作和生活；肺结核病人需要长期规律服药，治疗过程中容易产生焦虑、急躁；部分因出现治疗耐药性或者效果不明显者，容易产生悲观失望情绪。

（四）实验室检查及其他检查

1. 血液检查 血常规一般无异常。严重病例可有继发性贫血和血沉增快。急性粟粒性肺结核病人出现白细胞总数降低或类白血病反应。

2. 痰结核分枝杆菌检查 是确诊肺结核最特异的方法，也是制订治疗方案和考核疗效的主要依据。主要包括痰菌直接涂片镜检和痰菌培养法。以直接涂片法最常用，简单、快速。培养法虽敏感性、特异性高，但时间较长，一般为2~6周。痰菌阳性提示病灶是开放性的，具有传染性，应予以隔离。

3. 结核菌素试验 用于检测结核分枝杆菌的感染，常作为结核感染的流行病学指标，也是卡介苗接种后的验证指标，对婴幼儿的诊断价值较大。目前推荐使用结核菌素纯蛋白衍化物（purified protein derivative，PPD）。通常取0.1ml（5IU）结核菌素，在左前臂屈侧上中1/3交界处做皮内注射，以局部出现7~8mm大小的圆形橘皮样皮丘为宜。注射72h（48~96h）后测量皮肤硬结的横径和纵径，并求出皮肤硬结平均直径＝（横径＋纵径）/2。阴性（−）：硬结平均直径<5mm或无反应；阳性（＋）：硬结平均直径≥5mm；硬结平均直径≥5mm，<10mm为一般阳性；硬结平均直径≥10mm，<15mm为中度阳性；硬结平均直径≥15mm或局部出现双圈、水疱、坏死及淋巴管炎者为强阳性。成人结核菌素试验阳性仅表示曾受到结核分枝杆菌感染或接种过卡介苗，并不表示患病，但3岁以下强阳性反应者，应视为有新近感染的活动性结核病。结核菌素试验阴性除提示没有结核菌感染外，还见于变态反应前期（4~8周内）、重症结核、使用糖皮质激素或免疫抑制剂、严重营养不良、淋巴细胞免疫系统缺陷、恶性肿瘤、年老体弱及危重病人。

4. 影像学检查

（1）胸部X线检查：是诊断肺结核的常规首选方法，可早期发现肺结核，在确定病变部位、范围、性质以及了解其演变、选择治疗方案、评价预后等方面具有重要价值。肺结核病灶一般好发于肺上叶，常有性质不同的病灶混合存在。

（2）胸部CT检查：可见微小或隐蔽的病灶，有助于鉴别肺病变。

5. 纤维支气管镜检查 适用于临床表现不典型、痰菌阴性的病人，特别是40岁以上，需与肺癌做鉴别的病人。可收集气道分泌物或冲洗液标本，做涂片抗酸染色检查和结核分枝杆菌培养，也可为疾病诊断提供病理学依据。

（五）临床类型

肺结核按病变部位分为以下5种类型：

1. 原发性肺结核 包括原发复合征及胸内淋巴结结核。多见于儿童或未感染过结核分枝杆菌的成人。症状轻微而短暂，多有结核病接触史，结核菌素试验多为强阳性。X线胸片表现为"哑铃状"阴影，即原发结核灶、结核性淋巴管炎和肿大的肺门淋巴结，形成典型的原发复合征（图2-13）。原发病灶吸收较快，不遗留任何痕迹。

2. 血行播散型肺结核 包括急性、亚急性和慢性三种类型。急性血行播散型肺结核多见于婴幼儿和青少年，多继发于原发性肺结核。成人多继发于肺或肺外结核，由病灶中的结核分枝杆菌进入血管内而引起；起病急，全身毒性症状重；X线胸片可见双肺满布粟粒状阴影，分布均匀、大小相等、密度一致（图2-14）。亚急性及慢性者起病缓慢，病程较长，全身毒性症状较轻；X线胸片出现双肺斑点状阴影，大小不等、密度不一。

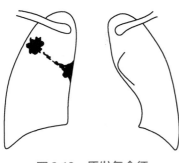

图 2-13　原发复合征

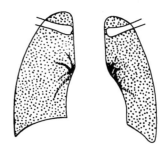

图 2-14　急性血行播散型肺结核

3. 继发性肺结核　是成人最常见的类型,病程长,易反复发生,出现多种病理改变。其中浸润性肺结核为肺结核中最常见的一种类型,多见于成年人。

(1)**浸润性肺结核**:病变多发生于肺尖和锁骨下。X 线胸片可见点状、片状或絮状阴影,相互融合形成空洞(图 2-15)。渗出性病变易吸收,而纤维干酪样病变吸收较慢。

(2)**结核球**:多由干酪样病变吸收后被周围纤维组织包裹,或空洞内干酪样物质不能排出,凝结成球形而形成。X 线胸片显示结核球直径 <3cm,内见钙化灶或空洞。

(3)**干酪样肺炎**:多发生于机体免疫为低下、大量结核分枝杆菌感染的病人,或有淋巴支气管瘘,淋巴结内大量干酪样物质经支气管进入肺内。多发生于双肺中下部。X 线胸片显示毛玻璃状、片状或絮状阴影。

(4)**纤维空洞性肺结核**:由于肺结核未及时发现或治疗不当,使空洞长期不愈合,反复进展恶化,导致空洞壁增厚和纤维广泛增生。X 线胸片显示单侧或双侧出现一个或多个厚壁、空洞和广泛的纤维增生,肺门抬高,肺纹理呈垂柳状,气管和纵隔向患侧移位,出现胸膜粘连和代偿性肺气肿(图 2-16)。

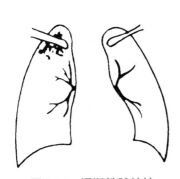

图 2-15　浸润性肺结核

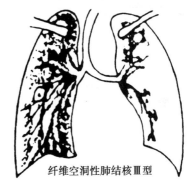

纤维空洞性肺结核Ⅲ型

图 2-16　纤维空洞性肺结核

(5)**毁损肺**:见于反复迁延进展者,出现肺叶或一侧全肺全部毁损,肺体积缩小、纤维厚壁空洞、继发性支气管扩张、胸廓塌陷、胸膜增厚粘连等。

4. 气管、支气管结核　包括气管、支气管黏膜及黏膜下层的结核病。

5. 结核性胸膜炎　包括干性、渗出性胸膜炎和结核性脓胸,以渗出性胸膜炎最常见。干性胸膜炎可发生于胸膜腔的任何部分,胸痛因壁胸膜和脏胸膜互相贴近摩擦所致,深呼吸和咳嗽时胸痛更著。渗出性胸膜炎病变多为单侧,胸腔内有数量不等的渗出液,一般为浆液性,偶见血性或化脓性。发病初期有胸痛,多为刺激性剧痛,随胸腔积液出现和增多,因阻碍壁胸膜和脏胸膜的互相摩擦,胸痛反而减轻或消失。典型渗出性胸膜炎起病多较急,有中度或高度发热、乏力、盗汗等结核中毒症状。可出现不同程度的气促和呼吸困难。

（六）治疗原则及主要措施

对肺结核病人进行及时合理的抗结核治疗是有效治愈病人、消除传染性和阻断传播的关键措施。抗结核药物治疗的主要作用在于迅速杀灭病灶中的大量结核分枝杆菌，使病人由传染性转为非传染性，达到治愈目的。

1. 治疗原则　要对所有能够进行药敏检测的肺结核病人开展药物敏感性检测，根据药物敏感结果对病人有针对性地开展治疗。抗结核治疗遵循"早期、联合、适量、规律、全程"的原则。

（1）**早期**：指一旦发现和确诊后均应立即给予治疗。早期治疗杀灭效果好，有利于控制病情和减少传染性。

（2）**联合**：联合应用两种作用机制不同的药物，既有利于提高药物的协同疗效，也可预防和减少耐药菌的发生。

（3）**适量**：指严格按照适当的药物剂量用药。药物用量过低达不到有效血药浓度，影响疗效，易产生耐药性；剂量过大易发生药物不良反应。

（4）**规律**：指严格按照治疗方案的规定用药，不可随意更改方案、遗漏或随意中断用药，以免产生耐药。

（5）**全程**：指必须按照治疗方案，坚持完成规定疗程，这是提高治愈率和减少复发率的重要措施。

2. 常用药物　根据抗结核药物的抗菌作用强弱，分为杀菌剂和抑菌剂。异烟肼和利福平为全杀菌剂，对细胞内、外的结核分枝杆菌均有杀灭作用。吡嗪酰胺和链霉素为半杀菌剂，吡嗪酰胺能杀灭巨噬细胞内酸性环境中的结核菌，链霉素主要杀灭巨噬细胞外碱性环境中的结核菌。乙胺丁醇为抑菌剂，与其他抗结核药联用可延缓其他药物耐药性的发生。此外，应了解常用抗结核药的剂量、主要不良反应和注意事项（表 2-1）。

表 2-1　常用抗结核药的剂量、主要不良反应和注意事项

药名（缩写）	抗菌特点	每天剂量 /（g·d⁻¹）	主要不良反应	注意事项
异烟肼（H，INH）	全杀菌剂	0.3	周围神经炎、偶有肝功能损害	避免与抗酸药同时服用，注意消化道反应、肢体远端感觉及精神状态
利福平（R，RFP）	全杀菌剂	0.45~0.6*	肝功能损害、过敏反应	体液及分泌物会呈橘黄色，使角膜接触镜永久变色；监测肝毒性及过敏反应；注意药物相互作用：加速口服避孕药、降血糖药、茶碱、抗凝血剂等药物的排泄，使药效降低或失败
链霉素（S，SM）	半杀菌剂	0.75~1.0△	听力障碍、眩晕、肾功能损害	注意听力变化及有无平衡失调，用药前和用药后 1~2 个月进行听力检查，了解尿常规及肾功能的变化
吡嗪酰胺（Z，PZA）	半杀菌剂	1.5~2.0	胃肠道不适、肝功能损害、高尿酸血症、关节痛	监测肝功能，尤其是谷丙转氨酶（GPT）水平；注意关节疼痛、皮疹等反应，监测血尿酸浓度
乙胺丁醇（E，EMB）	抑菌剂	0.75~1.0**	视神经炎	检查视觉灵敏度和颜色的鉴别力（用药前、用药后每 1~2 个月 1 次）

注：* 体重 <50kg 用 0.45g，体重 >50kg 用 0.6g；S、Z 用量亦按体重调节；** 前 2 个月每千克体重 25mg，其后减至每千克体重 15mg；△ 老年人 0.75g/d。

3. 治疗方式　治疗期间需严密观察并及时处理药物不良反应。根据肺结核病情和耐药情况采取不同的治疗方式，具体如下：

（1）**利福平敏感肺结核**：利福平敏感肺结核的治疗以门诊治疗为主。对一些病情复杂的病人，包括存在较重合并症或并发症者、出现较重不良反应需要住院进一步处理者、需要有创操作（如活检）或手术者、合并症诊断不明确需住院继续诊疗者和其他情况需要住院者，可采取住院治疗，出院后进行门诊治疗。对于耐药性未知的肺结核，治疗方式参照利福平敏感肺结核。对于利福平敏感或耐药性未知的肺结核病人，首选标准化治疗方案对病人进行治疗。

（2）**利福平耐药肺结核**：利福平耐药肺结核的治疗采取住院和门诊相结合的治疗方式，推荐在首次开展耐药结核病治疗或调整治疗方案时先住院治疗，住院时间一般为 2 个月，可根据病情进行适当调整，但不少于 2 周，出院后转入门诊治疗。

4. 其他　如适当休息、加强营养、保持精神愉快和规律生活等，能起到辅助治疗的作用。

【**常见护理诊断 / 合作性问题**】

1. 活动耐力下降　与机体消耗增加、食欲缺乏有关。

2. 营养失调：低于机体需要量　与机体消耗增加、食欲缺乏有关。

3. 知识缺乏：缺乏结核病治疗的相关知识。

4. 体温过高　与结核菌感染有关。

5. 有孤独的危险　与传染性隔离有关。

【**护理目标**】

1. 日常活动耐力逐渐恢复正常。

2. 营养状态逐渐恢复和改善。

3. 对结核病知识基本熟悉。

4. 体温恢复正常。

5. 无孤独感。

【**护理措施**】

（一）**一般护理**

1. 休息与活动　长期慢性病人或轻症结核病人，可正常工作，避免劳累和重体力劳动，保证充足的睡眠和休息时间，做到劳逸结合；病人症状明显、处于活动期或咯血时，以休息为主，大咯血病人应绝对卧床休息；在恢复期，适当增加户外活动，如散步、做操等，以增强体质，提高机体免疫力；开放性结核病人经治疗痰菌转阴后，可参与正常的家庭与社会生活。保持室内通风和安静。

2. 饮食护理

（1）**制订饮食计划**：肺结核是一种慢性消耗性疾病，宜给予高热量、高蛋白、富含维生素和易消化饮食，忌烟酒及辛辣刺激食物。蛋白质可增加机体的抗病能力及机体修复能力，建议每天蛋白质摄入量为每千克体重 1.5~2.0g，其中鱼、肉、蛋、牛奶等优质蛋白摄入量占一半以上；多进食新鲜蔬菜和水果，以补充维生素。食物中的维生素 C 有减轻血管渗透性的作用，可以促进渗出病灶的吸收；维生素 B 对神经系统及胃肠神经有调节作用，可促进食欲。

（2）**增进食欲**：增加膳食品种，饮食中注意添加具有促进消化、增进食欲作用的食物，如藕粉、山楂、新鲜水果，于正餐前后适量摄入；选用合适的烹饪方法，保证饭菜的色、香、味以促进食欲，尽量采用病人喜欢的烹饪方法，增进病人的食欲；进餐时应心情愉快，可促进食物的消化吸收。食欲缺乏者可少量多餐。

（二）**病情观察**

观察病人发热、盗汗、乏力等全身症状；观察咳嗽、咳痰、咯血等呼吸道症状。每周测 1 次体重并记录，判断病人营养状态是否改善。

（三）**用药护理**

督促病人按医嘱服药，指导病人坚持完成规范、全程治疗，以提高治愈率、减少复发。服用异烟肼注意询问病人有无远端肢体不适。服用利福平应定期监测肝功能；此外，服用利福平可致体液和分泌物（如尿液、泪液）呈现橘黄色，应及时向病人解释。应用链霉素期间应询问病人有无耳鸣、耳聋、眩晕等表现，并定期做肾功能检查。服用吡嗪酰胺应注意观察病人胃肠道反应，有无关节疼痛、皮疹的表现。服用乙胺丁醇注意检查病人视力、视觉、色觉辨别能力状况。服用对氨基水杨酸钠应注意病人胃肠道反应。

（四）咯血护理

嘱病人减少肺活动度，小量咯血者静卧休息，大量咯血或病情严重者，绝对卧床休息；观察咯血的颜色、性质及量；若血痰较多，观察病人的缺氧情况，是否有呼吸困难、呼吸急促或费力、面色的改变；备好抢救药品和用品，预防窒息；保持口腔清洁，咯血后为病人漱口、擦净血迹，防止因口咽部异物刺激引起剧烈咳嗽而诱发咯血；指导并协助病人将气管内痰液和积血轻轻咳出，保持气道通畅，痰液黏稠无力咳出者，可经鼻腔吸痰；咯血时轻轻拍击健侧背部，嘱病人不要屏气，以免诱发喉头痉挛，使血液引流不畅形成血块，导致窒息。

（五）心理护理

了解病人学习状况、工作环境和家庭生活等情况，了解病人所处社区的结核病防治情况，了解病人和家属对所患疾病的认知程度，注意观察病人的心理反应和情绪变化。主动向病人及家属进行结核病防治知识教育，增强治疗的依从性，减少病人和家属的焦虑、紧张情绪和病人可能出现的孤独感，树立战胜疾病的信心。

（六）健康指导

1. 疾病知识指导　向病人和家属讲解疾病知识，养成良好的卫生习惯，强调遵守治疗原则的重要性，提高治疗的依从性；向病人及家属介绍药物的剂量、用法、不良反应及注意事项；告知病人及家属，应定期随诊，定期做胸部 X 线和肝、肾功能检查，以便及时了解病情变化和治疗情况。

2. 预防指导

（1）**控制传染源**：关键是早期发现及彻底治愈肺结核病人。对确诊的结核病人，应及时转至结核病防治机构进行统一管理，并实行全程直接督导短程化学治疗（directly observed treatment short-course，DOTS）。

（2）**切断传播途径**：保持室内空气流通，禁止随地吐痰；外出时做好必要的呼吸道防护。病人所用痰纸或敷料应焚烧；容器中的痰液用含氯消毒液浸泡 1h 后弃去；接触痰液后，双手用流水清洗；餐具煮沸 5min 后再洗涤；被褥、书籍在强烈日光下暴晒至少 2h；医疗器械用乙醇浸泡；与他人同桌共餐时使用公筷；病室内每日用紫外线灯照射 1h 或用 1‰ 过氧乙酸 1~2ml 加入空气清洁剂溶液内，做空气喷雾消毒。

（3）**保护易感人群**：对未受过结核菌感染的人群，如新生儿及结核菌素试验阴性的儿童，应及时接种卡介苗，使机体对结核菌产生获得性免疫力；对密切接触者，定期到医院检查，必要时进行预防性治疗；对易发病的高危人群，如 HIV 感染者，应进行预防性治疗。

【护理评价】

1. 日常活动是否恢复正常。

2. 营养状态是否明显改善。

3. 对结核病防治知识是否熟悉。

4. 体温是否恢复正常。

5. 是否存在孤独感。

（刘舒静）

第九节　原发性支气管肺癌病人的护理

学习目标

1. 掌握原发性支气管肺癌病人的身体状况和放射治疗护理、化疗药物用药护理。
2. 熟悉原发性支气管肺癌的分类、治疗原则及主要措施。
3. 学会应用护理程序为原发性支气管肺癌病人实施整体护理。
4. 具备为原发性支气管肺癌病人进行健康指导的能力。
5. 具备良好的敬业精神和职业道德。

情景导入

病人，男性，62岁。因肺癌住院接受化学治疗，但效果不佳，时常独自流泪，言语中流露出轻生的念头。

请思考：

1. 如何询问肺癌病人的健康史？
2. 如何对该病人进行心理指导？
3. 如何为病人进行健康指导？

原发性支气管肺癌简称肺癌（lung cancer），是常见的肺部原发性恶性肿瘤，起源于支气管黏膜或腺体。据 WHO 国际癌症研究机构（IARC）发表的 2022 年全球恶性肿瘤统计报告显示，2022 年全球新增 1 996.5 万恶性肿瘤新发病例和 973.7 万死亡病例，全球发病（248.0 万例）和死亡（181.7 万例）居首位的均为肺癌，2022 年我国恶性肿瘤中发病（106.1 万例）和死亡（73.3 万例）居首位仍为肺癌。肺癌早期多无明显症状，约 2/3 的病人确诊时已属晚期，因此 5 年生存率低于 20%。

【病因及发病机制】

1. 吸烟　是肺癌的重要危险因素，纸烟中含有各种致癌物质，其中苯并芘为致癌的主要物质。吸烟与支气管上皮细胞纤毛脱落、上皮细胞增生、鳞状上皮化生、核异形变密切相关。肺癌的危险性与吸烟年限、开始吸烟的年龄、每日吸烟量、吸入深度、香烟中焦油和尼古丁的含量有关。被动吸烟的危害也已得到证实。

2. 职业致癌因子　导致肺癌的职业因素有石棉、无机砷化合物、二氯甲醚、铬、镍、氡、芥子气、氯乙烯、煤烟、焦油和石油中的多环芳烃、烟草的加热产物等。其中，石棉是导致肺癌最常见的职业因素，吸烟和石棉职业暴露有协同致癌作用。

3. 空气污染　城市居民的肺癌死亡率高于乡村，重工业城市高于轻工业城市，提示大气污染在肺癌发病中的作用。空气污染包括燃料燃烧和烹调产生的致癌物质。另外，汽车废气、工业废气、公路沥青等都含有致癌物质。

4. 电离辐射　大剂量电离辐射可引起肺癌。

5. 其他　肺癌细胞有多种基因异常。某些肺疾病与肺癌的发生有关，如肺结核，慢性支气管炎，病毒、真菌感染，机体免疫功能低下，内分泌失调，家族遗传因素等。

【分类】

（一）按解剖学部位分类

1. 中央型肺癌　指发生在段支气管以上至主支气管的癌肿。以鳞状细胞癌（鳞癌）和小细胞未分化癌较多见，约占 3/4。

2. 周围型肺癌 发生在段和段支气管以下的癌肿，以腺癌较为多见，约占 1/4。

(二)按组织病理学分类

1. 非小细胞肺癌（non-small cell lung cancer，NSCLC） 包括鳞状上皮细胞癌、腺癌、大细胞癌等。①鳞癌易在主要支气管腔发展成息肉或无蒂肿块，早期引起支气管狭窄，导致肺不张或阻塞性肺炎。②腺癌表现为周围型实质肿块，血管丰富，早期即可侵犯血管、淋巴管，转移较鳞癌早，易转移至肝、脑和骨骼，常累及胸膜引起胸腔积液。③大细胞癌较少见，多发生在周围肺实质，易转移到局部淋巴结和远处器官。

2. 小细胞肺癌（small cell lung cancer，SCLC） 包括燕麦细胞癌、中间细胞型、复合细胞型。常浸润大支气管壁造成管腔狭窄，较早出现淋巴转移和血行转移，在各型肺癌中，恶性程度最高，对放射和化学药物治疗虽较敏感，但在各型肺癌中预后最差。

【护理评估】

(一)健康史

询问肺癌的危险因素，如家族史、吸烟史、职业接触史、是否患有慢性支气管炎或其他呼吸系统慢性疾病等。吸烟史包括开始吸烟的年龄、吸烟年限、吸烟量、烟草种类、有无戒烟、有无被动吸烟等；评估病人的营养状态。

(二)身体状况

肺癌的症状和体征与癌肿的部位、大小、压迫、侵犯邻近器官、转移等情况密切关系。

1. 由原发肿瘤引发的症状和体征

(1)**咳嗽**：是早期常见症状，为刺激性干咳或少量黏液痰；肿瘤引起远端支气管狭窄，造成持续咳嗽，呈高调金属音或刺激性呛咳，是一种特征性的阻塞性咳嗽。当继发感染时，痰量增多，呈黏液脓性痰。

(2)**血痰或咯血**：多见于中央型肺癌，肿瘤向管腔内生长，出现间歇或持续痰中带血；如表面糜烂严重侵蚀大血管，则出现大咯血。

(3)**喘鸣**：肿瘤向支气管内生长引起部分气道阻塞，有呼吸困难、喘息，听诊时出现局限性或单侧哮鸣音。

(4)**胸闷、气促**：肿瘤导致支气管狭窄，出现肺门淋巴结转移时，肿大的淋巴结压迫主支气管或隆突，转移至胸膜及心包时，引起大量胸腔积液和心包积液，或有上腔静脉阻塞、膈麻痹及肺部广泛受累，均会引起胸闷、气促。

(5)**体重下降**：肿瘤发展到晚期时，由于慢性消耗、感染及疼痛导致食欲缺乏，病人明显消瘦，表现为恶病质。

(6)**发热**：肿瘤组织坏死引起发热，多数发热的原因是继发性肺炎所致，抗生素治疗效果不佳。

2. 肿瘤局部扩展引起的症状和体征

(1)**胸痛**：肿瘤细胞直接侵犯胸膜、肋骨和胸壁，可引起不同程度的胸痛。若肿瘤位于胸膜附近，产生不规则的钝痛或隐痛，于呼吸或咳嗽时加重；如发生肋骨和脊柱的转移，则有压痛点，与呼吸、咳嗽无关；肿瘤压迫肋间神经时，胸痛会累及肋间神经分布区。

(2)**呼吸困难**：肿瘤压迫大气道时，可引起呼吸困难。

(3)**吞咽困难**：肿瘤侵犯或压迫食管时，可引起吞咽困难，亦可引起支气管-食管瘘，继发肺部感染。

(4)**声音嘶哑**：肿瘤直接压迫或转移至纵隔淋巴结时，压迫喉返神经（多见左侧）引起声音嘶哑。

(5)**上腔静脉阻塞综合征**：肿瘤侵犯纵隔压迫上腔静脉，使上腔静脉回流受阻，引起头面部和颈部肿胀、颈静脉怒张、上肢水肿，以及前胸部淤血和前胸部静脉曲张。

(6)**Horner 综合征**：位于肺尖部的肺癌称为肺上沟癌（Pancoast 瘤），若压迫颈部交感神经，可引起患侧眼睑下垂、瞳孔缩小、眼球内陷，同侧额部与胸壁无汗或少汗；压迫臂丛神经可引起以腋下为主、向上肢内侧放射的火灼样疼痛，夜间尤甚。

3. 肺外转移引起的症状和体征 见于 3%~10% 的病人，以小细胞肺癌居多。

(1)**中枢神经系统转移**：可引起颅内压增高，出现头痛、呕吐、眩晕、复视、共济失调、脑神经麻痹、一侧肢体无力，甚至偏瘫等；或出现脑病、外周神经病变、肌无力及神经症状。

(2)**骨转移**：可引起骨痛和病理性骨折。特别是发生肋骨、脊椎、骨盆转移时，有局部疼痛和压痛；也常见股骨、肱骨和关节转移，甚至引起关节腔积液。

(3)**肝转移**：表现为厌食、肝区疼痛、肝大、黄疸和腹水等。

(4)**淋巴结转移**：常见部位是锁骨上淋巴结，可无症状。典型者淋巴结多位于前斜角肌区，固定、坚硬，逐渐增大、增多，可以融合，多无痛感。

4. 肺外表现 见于小细胞肺癌，因其产生内分泌物质，引起非转移性全身症状，包括内分泌、神经肌肉、结缔组织、血液系统和血管的异常改变，又称副癌综合征。病人出现骨关节肥大、重症肌无力、男性乳腺增大、Cushing 综合征等；由于分泌抗利尿激素，引起稀释性低钠血症，分泌异生性甲状旁腺样激素，导致高钙血症。

（三）心理 - 社会状况

由于害怕疼痛、手术、死亡，担心疾病预后以及对未来和家庭的影响等，病人常会出现否认、沮丧、愤怒、接受等心理反应过程，每天都会面对最终失去生命而导致预感性悲哀。部分病人就诊时已是疾病晚期，如果出现明显的呼吸困难、大量咯血或远处转移的征象，会有强烈的恐惧感，产生绝望，甚至自杀等现象。

（四）实验室检查及其他检查

1. 影像学检查

(1) 胸部 X 线检查是发现和诊断肺癌的重要方法，简便易行、费用少，但分辨率低，不易发现肺部微小结节和隐蔽部位病灶，对早期肺癌的检出有一定的局限性，一旦胸部 X 线怀疑肺癌应及时行胸部 CT 检查。

(2) 胸部 CT 检查是目前肺癌诊断、分期、疗效评价及治疗后随诊中最重要和最常用的影像检查方法。CT 可显示肿瘤有无侵犯邻近器官，评价肿瘤对化疗和放疗的反应。低剂量螺旋 CT 是早期肺癌筛查的最佳方式。

(3) 正电子发射计算机体层显像（PET）检查，可以无创、动态地将机体的功能及代谢变化以形态学的方式进行显像。PET 是肺癌诊断、分期与再分期、疗效评价和预后评估的最佳方法。

(4)**骨核素扫描**：用于判断肺癌骨转移的常规检查。当骨扫描检查提示骨可疑转移时，对可疑部位进行 MRI、CT 或 PET 等检查验证。

2. 病理学检查

(1)**痰脱落细胞学检查**：40%~60% 的病人可通过连续数日重复痰液检查，在晨起痰液中找到癌细胞。

(2)**胸腔积液细胞学检查**：有胸腔积液的病人，可抽取积液进行细胞学检查，检出率 40%~90%。

(3)**纤维支气管镜检查**：支气管镜直视下组织活检加细胞刷检对中央型肺癌诊断阳性率可达90% 左右。周围型肺癌可行经支气管镜肺活检，也可在 X 线 /CT 引导下或导航技术引导下活检，提高阳性率。

3. 肿瘤标志物检查 目前尚无诊断敏感性和特异性高的肿瘤标志物。癌胚抗原（carcinoembryonic antigen，CEA）、神经元特异性烯醇化酶（neuron-specificenolase，NSE）、细胞角蛋白 19 片段（CYFRA21-1）及胃泌素释放肽前体（pro-gastrin-releasing peptide，ProGRP）等肿瘤标志物检测或联合检测，对肺癌的诊断有一定的参考价值。

4. 基因诊断检查 肺癌的发生被认为是由于原癌基因的激活和抑癌基因的缺失所致,癌基因产物如 *c-myc* 基因扩增,*ms* 基因突变,抑癌基因 *Rb*、*p53* 异常等有助于肺癌的诊断。基因检测还可用于识别靶向药物的最佳用药人群。

（五）治疗原则及主要措施

目前肺癌的治疗需根据病人的机体状况、肿瘤的病理组织学类型和分子分型、临床分期等采取多学科综合治疗与个体化治疗相结合的原则,合理地应用包括手术治疗、化学治疗(化疗)、放射治疗(放疗)及分子靶向治疗和免疫治疗等手段,以期达到最大程度地延长病人的生存时间、提高生存率、控制肿瘤进展和改善病人的生活质量。

1. 手术治疗 外科手术是早期肺癌的最佳治疗手段,手术应力争根治性切除,并进行肺癌分期,指导术后的综合治疗。

2. 放射治疗 肺癌放疗包括根治性放疗、姑息放疗、辅助放疗和预防性放疗等。可用于因身体原因不能手术治疗或拒绝手术的早期 NSCLC 病人的根治性治疗、可手术病人的术前及术后辅助治疗、局部晚期病灶无法切除病人的局部治疗和晚期不可治愈病人的姑息治疗以减轻症状。根治性放疗辅以化疗,可以提高疗效。

3. 化学治疗 对分化程度低的肺癌,特别是小细胞癌,疗效较好。也可单独应用于晚期肺癌病人,还可用于术后辅助化疗、术前新辅助化疗以及联合放疗的综合治疗等。常用的化疗药物包括铂类(顺铂、卡铂)、吉西他滨、培美曲塞、紫杉类(紫杉醇、多西他赛)、长春瑞滨等。目前一线化疗方案推荐含铂的两药联合方案,二线化疗推荐多西他赛或培美曲塞单药治疗。一般治疗 2 个周期后评估疗效,密切监测及防治不良反应,酌情调整药物和 / 或剂量。

4. 分子靶向治疗 靶向治疗是以肿瘤细胞或组织的驱动基因变异及肿瘤相关信号通路的特异性分子为靶点,利用分子靶向药物特异性阻断该靶点的生物学功能,选择性地逆转肿瘤细胞的恶性生物学行为,达到抑制肿瘤生长甚至使肿瘤消退的目的。分子靶向治疗需要明确基因突变状态,依据分子分型指导靶向治疗。

5. 其他治疗 包括中医中药治疗、支气管动脉灌注化疗、经气管镜介入治疗等。中西医协同治疗,可减少肺癌病人化疗、放疗的不良反应,促进机体恢复。

【常见护理诊断 / 合作性问题】

1. 疼痛 与肿瘤压迫及浸润周围组织、手术创伤等有关。

2. 恐惧 与担心预后有关。

3. 有皮肤完整性受损的危险 与接受放疗后皮肤损伤、长期卧床、营养不良等有关。

4. 潜在并发症：低氧血症、出血、肺部感染、肺不张、支气管胸膜瘘、心律失常。

【护理目标】

1. 疼痛减轻或消失。

2. 逐渐认识疾病并能积极配合治疗及护理。

3. 皮肤完好无损或发生放疗后皮肤损伤能及时、正确处理。

4. 未发生并发症,或并发症能被及时发现并处理。

【护理措施】

（一）一般护理

1. 休息与环境 为病人创造舒适、整洁、安静的休息和睡眠环境,必要时遵医嘱应用镇静药,使病人安静休息。

2. 饮食护理 给予高蛋白、高热量、高维生素、易消化饮食,动、植物蛋白合理搭配,如鱼、蛋、肉、大豆等,食物应色、香、味俱全,以刺激食欲。高纤维膳食可刺激肠蠕动,有助消化、吸收和排泄功能;吞咽困难者,给予流质饮食,进食宜慢,取半卧位,以免发生吸入性肺炎或呛咳;病情危重者,采取喂食、鼻饲,或静脉输入高营养液体,如病人易疲劳或食欲不佳,应少量多餐,进餐前休息片刻,尽量减少餐中疲劳。

(二)病情观察

观察病人咳嗽、咯血、胸痛、呼吸困难等症状的变化;监测体温、呼吸、体重、营养状态、肺部体征的变化;观察化疗、放疗后病人的反应;监测白细胞和血小板的变化。

(三)疼痛护理

1. 疼痛的观察和评估 评估疼痛的部位、性质、程度、持续时间;导致疼痛加重或缓解的因素;疼痛对进食、睡眠、活动及日常生活的影响程度。使用镇痛药的频率、作用及有无药物不良反应。

2. 避免加重疼痛的因素 预防上呼吸道感染,尽量避免咳嗽,必要时给予止咳药物;活动困难的病人,搬动时应小心,尽量平缓轻柔地给病人变换体位,避免推拉等动作,防止用力不当导致病人疼痛;指导和协助胸痛病人用手或枕头护住胸部,以减轻深呼吸、咳嗽或变换体位引起的疼痛。

(四)放射治疗护理

利用放射线的电离辐射作用杀伤肿瘤细胞的同时,会出现骨髓抑制、消化道反应、免疫功能降低等全身不良反应,以及照射部位的皮肤、黏膜损伤。

1. 全身反应护理 由于放射线杀灭的癌细胞及损害正常组织所释放的毒素被吸收,在照射数小时或 1~2d 开始,病人出现虚弱、乏力、头晕、头痛、厌食、恶心、呕吐等。反应的轻重与照射部位、照射野的大小和照射剂量有关。因此,放射治疗期间应加强营养,补充大量维生素,每次照射前后静卧半小时,且不可进食,以免引起厌食;鼓励病人多饮水,3 000ml/d,以利于毒素排出。

2. 皮肤反应护理

(1)**皮肤反应**:放射治疗引起的皮肤反应分为三度。一度表现为红斑、有烧灼和刺痒感,继续照射,由鲜红渐变为暗红色,以后有脱屑,称为干反应;二度表现为高度充血、水肿,水疱形成,有渗出液、糜烂,称为湿反应;三度表现为溃疡形成或坏死,难以愈合。在放射治疗中,允许出现一度反应、二度反应,但不应该有三度反应。

(2)**皮肤护理**:①保护皮肤:嘱病人选择宽松、柔软、吸湿性强的内衣;照射部位保持干燥,局部不可粘贴胶布或涂抹乙醇及刺激性油膏,清洗时动作轻柔,勿用力擦洗和使用肥皂;避免照射部位冷、热刺激和日光直射。②促进皮肤修复:干反应涂 0.2% 薄荷淀粉或羊毛脂止痒;湿反应涂 2% 甲紫,可用藻酸盐软膏或氢化可的松霜,不必包扎;有水疱时,涂硼酸软膏,包扎 1~2d,待渗出吸收后改用暴露疗法。

放疗病人的护理

(五)化疗药物用药护理

1. 静脉炎及组织坏死的防护 长期大剂量输入化疗药物或反复静脉穿刺易引起静脉炎及周围组织炎症,表现为局部血管出现红色条索状改变,甚至血管闭塞;若注射时出现药液渗漏,还会引起局部组织坏死。

(1)**合理选择静脉**:最好采用中心静脉置管,如外周穿刺中心静脉导管、植入式静脉输液港。如果应用外周浅表静脉,应选择有弹性且粗直的大血管。

(2)**预防静脉炎及组织坏死**:输入刺激性药物前后,要用生理盐水冲管,以减轻药物对局部血管的刺激;输入刺激性药物前,一定要证实针头在血管内(液体低置看回血);联合化疗时,先输对血管刺激性小的药物,再输刺激性大药物。

(3)**化疗药物外渗的紧急处理**:一旦药物外渗,立即停止药物输入,边退针边回抽静脉通路中的残余药液,后拔针;评估肿胀范围及外渗液体量,确认外渗边界并标记,观察渗区局部皮肤颜色、温度、感觉、关节活动和外渗远端组织的血运情况;遵医嘱使用相应的解毒药和治疗药物,并给予利多卡因局部封闭治疗,大部分化疗药物外渗可冷敷;其局部血管禁止静脉注射,抬高患肢,避免患侧卧位,勿压患处,做好记录。

（4）化学性静脉炎的处理：发生静脉炎的局部血管禁止静脉注射，避免患侧卧位，勿压患处。使用多磺酸黏多糖乳膏等药物外涂，鼓励病人多做肢体活动，必要时使用红外线理疗以促进血液循环。

2. 骨髓抑制的防护　化疗药物在杀伤白血病细胞的同时，也损害正常细胞。在化疗过程中，定期查血象，必要时行骨髓象检查，观察疗效及骨髓受抑制情况，一旦发生骨髓抑制，加强贫血、感染和出血的预防、观察和护理，并遵医嘱用药。

3. 消化道反应的防护　某些化疗药物引起恶心、呕吐、食欲缺乏等消化道症状。

（1）饮食原则：给予高热量、高蛋白、清淡易消化饮食，避免进食高糖、高脂、产气过多和辛辣刺激性食物；避免饭后立即平卧。

（2）进餐环境：为病人提供安静、舒适、通风良好的休息与进餐环境，避免不良刺激。

（3）进餐时间：避免化疗前后 2h 内进食，建议病人在胃肠道症状最轻的时间进餐，出现恶心及呕吐时，暂缓或停止进食；及时清除呕吐物，保持口腔清洁；在停止呕吐后，指导病人深呼吸和有意识吞咽，以减轻恶心症状。必要时，遵医嘱在治疗前 1h 给予止吐药物。

4. 脱发护理　化疗前向病人说明化疗的必要性及化疗可能导致的脱发现象，但绝大多数病人在化疗结束后，头发会再生，使病人有充分的心理准备；指导病人戴假发或帽子，鼓励病人参与正常的社交活动。

（六）心理护理

当病人得知自己患肺癌时，面临巨大的身心应激，应通过多种途径为病人及家属提供心理与社会支持。鼓励病人及家属积极参与治疗和护理计划的决策过程，了解即将接受的治疗方案；在病人发生疼痛时耐心倾听其诉说，肯定病人存在的疼痛及疼痛对机体的影响，教会病人正确描述疼痛的程度及转移注意力的技术，与病人共同找出缓解疼痛的方法。为病人提供舒适、安静的环境，避免精神紧张，减轻恐惧等情绪的影响。与家属共同做好病人的心理护理，调节病人的情绪和行为；建立有效的社会支持系统，安排家庭成员和亲朋好友定期看望病人，使病人感受到家庭、亲友的关爱，激发其珍惜生命、热爱生活的热情，增强对治疗的信心。帮助病人和家属面对现实，积极应对癌症挑战，讲述成功病例，使病人克服恐惧心理，保持积极、乐观情绪，充分调动机体潜能，与疾病作斗争。

（七）健康指导

1. 普及肺癌知识　建议肺癌高危人群，如中老年人、城市男性、吸烟 >400 支 / 年者、长期接触易致肺癌的职业因素者、长期在大气污染环境下工作的人员、有肺癌或其他恶性肿瘤家族史者、慢性呼吸道疾病病人，应每年做一次胸部低剂量螺旋 CT 检查，若发现有小肿物，每 3 个月到半年动态复查，做到早期发现、早期治疗。戒烟是预防肺癌发病的最好方法，鼓励病人戒烟。

2. 生活指导　维生素 A 及其衍生物 β 胡萝卜素，能够抑制化学致癌物诱发肿瘤；较多食用含 β 胡萝卜素的绿色、黄色和橘黄色的蔬菜和水果，能减少肺癌发生的危险性。指导病人加强营养，劳逸结合，避免感冒；保持口腔卫生，养成良好的刷牙及饭后漱口习惯；指导病人遵医嘱在家庭中安全用药。

3. 定期复查　指导病人定期门诊随访。若出现发热、血痰、胸痛、咽下困难、喘鸣等表现，及时就诊。

【护理评价】

1. 疼痛是否减轻或消失。

2. 能否保持良好心态，是否积极配合治疗。

3. 皮肤是否完好无损或发生放疗后皮肤损伤能否及时处理。

4. 有无并发症发生；发生并发症能否被及时发现并处理。

（刘舒静）

第十节　呼吸衰竭和急性呼吸窘迫综合征病人的护理

学习目标

1. 掌握呼吸衰竭的定义、分类、症状体征及护理措施。
2. 熟悉呼吸衰竭病人的实验室检查及其他检查、治疗措施。
3. 了解呼吸衰竭病人的病因及发病机制。
4. 学会应用护理程序为呼吸衰竭病人实施整体护理。
5. 具备对呼吸衰竭病人进行健康指导和急救护理的能力。

情景导入

　　病人，男性，72 岁。吸烟 40 余年，慢性咳嗽、咳痰 20 年，间断有喘息、呼吸困难 6 年，冬春季节加重。昨天因天气突然转凉感冒使原有呼吸困难加重，今晨出现口唇发绀、烦躁不安，急送医院进行救治。生命体征：T 39.1℃，P 120 次 /min，R 30 次 /min，BP 140/90mmHg。血常规：红细胞计数 5.5×10^{12}/L，血红蛋白 155g/L；白细胞计数 14×10^9/L，中性粒细胞 88%；动脉血气分析：氧分压 48mmHg，二氧化碳分压 55mmHg。

　　请思考：

1. 该病人可能出现了什么情况？
2. 作为护士，应如何进一步做好该病人的护理评估？
3. 作为护士，我们应采取哪些护理措施？

　　呼吸衰竭（respiratory failure）简称呼衰，是各种原因引起肺通气和 / 或换气功能严重障碍，以致在静息条件下亦不能维持有效的气体交换，导致低氧血症伴或不伴高碳酸血症，从而引起一系列病理生理改变和代谢紊乱的临床综合征。因其临床表现特异性不强，明确诊断主要依据动脉血气分析，即在海平面、静息状态和呼吸空气条件下，若动脉血氧分压（PaO_2）低于 60mmHg（8.0kPa），或伴有二氧化碳分压（$PaCO_2$）高于 50mmHg（6.7kPa），即为呼吸衰竭。

　　【分类】

　　在临床实践中，主要根据动脉血气分析、发病急缓和发病机制三种分类。

　　（一）根据动脉血气分析分类

　　1. Ⅰ型呼吸衰竭　又称低氧性呼吸衰竭。仅存在缺氧而无二氧化碳潴留，即 $PaO_2 < 60mmHg$（8.0kPa），而 $PaCO_2$ 正常或低于正常。主要见于换气功能障碍（通气 / 血流比值失调、弥散功能损害和肺动 - 静脉分流等）的疾病，如急性呼吸窘迫综合征等。

　　2. Ⅱ型呼吸衰竭　又称高碳酸血症性呼吸衰竭。缺氧伴二氧化碳潴留，即 $PaO_2 < 60mmHg$（8.0kPa）且 $PaCO_2 > 50mmHg$（6.7kPa），多由于肺泡通气不足所致。若单纯通气不足，则缺氧和二氧化碳潴留的程度是平行的；若同时伴有换气功能障碍，则缺氧更为严重，如慢性阻塞性肺疾病。

　　（二）根据发病急缓分类

　　1. 急性呼吸衰竭　指呼吸功能正常，由于某些突发因素引起通气和 / 或换气功能严重受损，在短时间内引起呼吸衰竭。如急性气道阻塞、创伤、休克、药物中毒、颅脑病变等。因机体在短时间内难以代偿，若不及时抢救，则可危及病人生命。

　　2. 慢性呼吸衰竭　主要在呼吸系统和神经肌肉系统慢性疾病的基础上，呼吸功能损害逐渐加重，经过较长时间发展为呼吸衰竭。如慢性阻塞性肺疾病、间质性肺疾病等，虽有缺氧或伴二氧化碳潴留，但早期通过机体代偿适应，生理功能障碍和代谢紊乱较轻，多能耐受日常活动和轻工作，称为代偿性慢性呼吸衰竭；在此基础上合并呼吸系统感染或气道痉挛等，病情可急性加重，短时间内 $PaCO_2$ 明显上升且 PaO_2 明显下降，称为慢性呼吸衰竭急性加重。本节主要介绍慢性呼吸衰竭。

（三）根据发病机制分类

1. 泵衰竭 由于呼吸泵（即驱动或调控呼吸运动的神经、肌肉和胸廓）功能障碍引起，临床表现以Ⅱ型呼吸衰竭为主。

2. 肺衰竭 由肺组织、肺血管病变或气道阻塞引起，可表现为Ⅰ型或Ⅱ型呼吸衰竭。

一、慢性呼吸衰竭

【病因及发病机制】

（一）病因

呼吸过程由外呼吸、气体运输和内呼吸三个环节构成。参与外呼吸的任何环节发生严重病变，均可引起呼吸衰竭。其中以支气管 - 肺疾病最为多见，如慢性阻塞性肺疾病、重症肺结核、肺间质纤维化等。

1. 气道阻塞性疾病 如气管 - 支气管炎、支气管哮喘、COPD、肿瘤等引起气道阻塞，导致通气不足或伴有气体分布不均，引起通气 / 血流比值失调。

2. 肺组织病变 如肺部感染、重症肺结核、肺气肿、弥漫性肺纤维化、肺水肿等累及肺泡和 / 或肺间质病变，均可导致有效呼吸面积减少，肺顺应性下降、通气 / 血流比值失调。

3. 肺血管疾病 如肺血管栓塞、肺血管炎等引起通气 / 血流比值失调，或部分静脉血未经氧合直接进入肺静脉，引起呼吸衰竭。

4. 胸廓与胸膜病变 如胸廓畸形、外伤、手术创伤、气胸和大量胸腔积液等可限制胸廓活动和肺扩张，引起通气不足和吸入气体分布不均影响换气功能。

5. 心脏疾病 如缺血性心脏疾病、严重心瓣膜疾病和严重心律失常等均可导致通气和换气功能障碍，继而出现缺氧和二氧化碳潴留。

6. 神经肌肉病变 ①脑血管病变、脑炎、脑外伤、药物中毒、电击等，直接或间接抑制呼吸中枢。②脊髓灰质炎、多发性神经炎、重症肌无力等，导致呼吸肌无力、疲劳和麻痹，继而呼吸动力下降引起肺通气不足。

（二）发病机制

1. 低氧血症和高碳酸血症的发生机制 发生缺氧和二氧化碳潴留的主要机制为肺泡通气量不足、通气 / 血流比值失调、气体弥散障碍、肺内动 - 静脉解剖分流和氧耗量增加五个机制，导致通气和 / 或换气过程发生障碍。临床上通常是多机制引起而非单一机制，或者随病情发展先后参与引起呼吸衰竭。

（1）**肺泡通气不足**：正常成人静息条件下有效肺泡通气量为 4L/min，才能维持正常的肺泡氧分压（PaO_2）和二氧化碳分压（$PaCO_2$）。如果二氧化碳产生量（VCO_2）增加时，需要增加通气量来维持正常的 $PaCO_2$。如各种疾病导致肺泡通气不足时，可导致 PaO_2 降低和 $PaCO_2$ 升高，发生缺氧和二氧化碳潴留。肺泡氧分压（PaO_2）和肺泡二氧化碳分压（$PaCO_2$）与肺泡通气量的关系见图 2-17。

（2）**通气 / 血流比值失调**：是造成低氧血症最常见的原因。通气 / 血流比值是指每分钟肺泡通气量（V）与肺毛细血管血流量（Q）之比，正常成人静息条件下，肺泡通气量为 4L/min，肺毛细血管血流量为 5L/min，通气 / 血流之比保持在 0.8，保证有效的气体交换。通气 / 血流比值失调有两种情况：①部分肺泡通气不足：主要见于慢性阻塞性肺疾病、肺炎、肺不张和肺水肿等疾病，病变不是均匀分布，病变严重部位肺泡通气明显不足，而血流未相应减少，通气 / 血流之比 <0.8，此时流经该区域肺动脉的静脉血不能充分氧合，形成肺动 - 静脉分流或功能性分流，使 PaO_2 降低。②部分肺泡血

流不足：主要见于肺栓塞等，使部分肺泡血流减少，通气/血流之比＞0.8，引起病变肺区的肺泡内气体不能与血液进行有效的气体交换，形成功能性无效腔增多，又称无效腔样通气，见图2-18。而健康肺区却因血流量增加而使通气/血流之比低于正常，导致功能性分流增加，出现PaO_2降低。

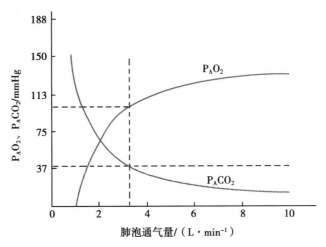

图 2-17　PaO_2 和 $PaCO_2$ 与肺泡通气量的关系

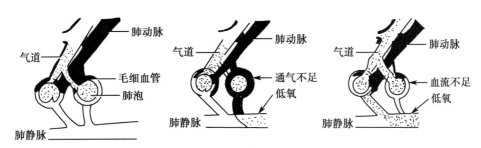

图 2-18　肺泡通气与血流比例失调模式图

（3）**弥散障碍**：血液与肺泡内气体交换是通过肺泡膜物理弥散过程来实现的。弥散过程受多种因素影响，如肺泡膜弥散面积、肺泡膜厚度和通透性、气体弥散能力、气体分压差等。氧气的弥散速度比二氧化碳慢，且弥散能力仅为二氧化碳的1/20，故弥散障碍主要影响氧的交换而产生低氧血症为主。

（4）**肺内动-静脉解剖分流增加**：这是通气/血流比值失调的一种特殊情况，常见动-静脉瘘，主要是肺动脉内的静脉血不能充分氧合直接流入肺静脉，导致低氧血症。因此，提高吸氧浓度并不能改善缺氧。

（5）**氧耗量增加**：发热、寒战、呼吸困难和抽搐等均导致氧耗量增加，肺泡氧分压下降，需通过增加肺泡通气量防止缺氧。若同时伴有通气功能障碍，则会出现严重的低氧血症。

2. 低氧血症和高碳酸血症对机体的影响

（1）**对中枢神经系统的影响**：脑组织耗氧量大，占全身耗氧量的20%~25%，脑细胞对缺氧最为敏感，通常完全停止供氧4~5min即导致不可逆的脑损害。缺氧对中枢神经系统的影响程度取决于缺氧的程度（表2-2）和速度。

轻度二氧化碳潴留时，对皮质下层刺激增加，间接兴奋大脑皮质，病人出现失眠、兴奋、精神错乱等；若$PaCO_2$继续升高，皮质下层受抑制，使中枢神经处于麻醉状态，表现为嗜睡、昏迷、抽搐和呼吸抑制。

表 2-2 缺氧程度对中枢神经系统的影响

单位：mmHg

PaO_2	临床表现
< 60	注意力涣散，视力和智力轻度减退
< 40	头痛、烦躁不安、定向力和记忆力障碍、精神错乱、嗜睡、谵妄
< 30	神志丧失甚至昏迷
< 20	数分钟即可出现神经细胞不可逆转性损伤

（2）**对循环系统的影响**：缺氧和二氧化碳潴留可引起反射性心率增快、心肌收缩力增强、心排血量增加。严重缺氧和二氧化碳潴留可直接抑制心血管中枢，出现血压下降和心律失常等。急性严重缺氧可出现心室颤动或心搏骤停，长期慢性缺氧可导致心肌纤维化、心肌硬化、肺动脉高压，右心负荷加重最终发展为肺心病。$PaCO_2$ 轻、中度升高时，使浅表毛细血管和小静脉扩张，病人四肢红润、温暖、多汗，也导致部分肌肉、肾和脾血管的收缩。

（3）**对呼吸的影响**：缺氧和二氧化碳潴留对呼吸的影响既有兴奋作用又有抑制作用。当 $PaO_2 <$ 60mmHg（8.0kPa），主要作用于颈动脉窦和主动脉体的外周化学感受器，反射性兴奋呼吸中枢刺激通气，若缺氧加重缓慢，则这种反射作用比较迟钝。当 $PaO_2 <$ 30mmHg（4.0kPa），缺氧则对呼吸中枢产生直接的抑制作用。二氧化碳对呼吸中枢有强大的兴奋作用，当二氧化碳浓度增加时，通气量明显增加，$PaCO_2$ 每增加 1mmHg，通气量增加 2L/min；但当 $PaCO_2 >$ 80mmHg（10.7kPa）时，则对呼吸中枢产生抑制和麻醉作用，使通气量反而下降。此时，呼吸运动的维持主要依靠缺氧对外周化学感受器的反射性呼吸兴奋来完成。因此，对伴有二氧化碳潴留的病人进行氧疗时，不应给予高浓度的氧，避免解除缺氧对呼吸的刺激作用而造成呼吸抑制。

（4）**对消化系统和肾功能的影响**：严重缺氧可使胃黏膜屏障作用降低，而二氧化碳潴留又使胃酸分泌增加，出现胃肠黏膜糜烂、溃疡等；缺氧直接或间接损害肝细胞，使谷丙转氨酶水平升高。轻度缺氧和二氧化碳潴留会扩张肾血管，增加肾血流量和肾小球滤过率，尿量增多；当 PaO_2 降至 40mmHg（5.3kPa）时，肾血流量减少，肾功能受到抑制；当 $PaCO_2 >$ 65mmHg（8.7kPa）时，pH 明显下降，肾血管痉挛，肾血流量减少、尿量减少。

（5）**对体液平衡的影响**：严重缺氧抑制细胞的能量代谢，产生大量乳酸和无机磷，导致代谢性酸中毒。严重或持续缺氧可使能量不足，引起钠泵功能障碍，使钾离子由细胞内转移到血液和组织间隙，而钠和氢离子进入细胞内，造成细胞内酸中毒和高钾血症。慢性呼吸衰竭因二氧化碳潴留发生缓慢，机体的代偿作用，血 pH 不至于明显降低。

【**护理评估**】

（一）**健康史**

询问病人是否存在感染、高浓度吸氧、手术、创伤、使用麻醉药等诱因，尤其是呼吸道感染；是否存在慢性支气管 - 肺疾病，如 COPD、严重肺结核等。

（二）**身体状况**

1. **症状** 除原发病症状外，主要是缺氧和二氧化碳潴留引起的呼吸困难和多脏器功能紊乱的表现。

（1）**呼吸困难**：是呼吸衰竭最早、最突出的症状。病人出现呼吸频率、节律和深度的改变，表现为呼吸浅促、点头呼吸、提肩呼吸；中枢性呼吸衰竭病人出现潮式、间歇或抽泣样呼吸；严重时呼吸浅快，并发二氧化碳麻醉时，出现浅慢呼吸或潮式呼吸。

（2）**发绀**：是缺氧的典型表现。当动脉血氧饱和度（SaO_2）低于 90% 时，口唇、甲床和舌等出现发绀。发绀的程度与还原血红蛋白含量相关，慢性代偿性呼吸衰竭的病人，由于红细胞数量增多，发绀明显,而伴有严重贫血或出血者,发绀则不明显。

（3）**精神 - 神经症状**：多表现为智力或定向功能障碍。在缺氧早期,由于脑血管扩张、血流量增加,出现搏动性头痛,继而出现注意力分散、智力或定向力减退。随着缺氧程度的加重,逐渐出现烦躁不安、神志恍惚,进而嗜睡、昏迷。慢性呼吸衰竭随二氧化碳分压升高,常表现出先兴奋后抑制症状,如多汗、烦躁不安、昼睡夜醒甚至谵妄等兴奋症状;二氧化碳潴留加重时可引起抑制症状,出现神志淡漠、肌肉震颤、间歇抽搐、昏睡、昏迷等二氧化碳麻醉现象。这种由缺氧和二氧化碳潴留导致的神经精神障碍证候群即为肺性脑病。

（4）**心血管系统症状**：二氧化碳潴留使外周浅表静脉充盈、皮肤充血、温暖多汗。早期由于心输出量增多,病人心率增快、血压升高;后期出现周围循环衰竭、血压下降、心率减慢和心律失常。由于长期的慢性缺氧和二氧化碳潴留引起肺动脉高压,病人出现右心衰竭症状。

2. 体征 除原发病体征外,主要为缺氧和二氧化碳潴留的表现,可见外周浅表静脉充盈,皮肤温暖、红润多汗、面色潮红、球结膜充血、水肿。部分病人可见视神经盘水肿、瞳孔缩小、腱反射减弱或消失、锥体束征阳性等。

3. 并发症 严重呼吸衰竭者,出现转氨酶、血尿素氮、血肌酐水平的升高,甚至有黄疸、蛋白尿、氮质血症等表现。胃肠黏膜充血、水肿、糜烂、渗血,引起上消化道出血、消化性溃疡,少数病人出现休克等。

（三）心理 - 社会状况

脑细胞缺氧时,意识状态发生改变,对外界环境及自我认识能力逐渐减弱或消失,病人出现记忆、思维、定向力、性格和行为改变等精神错乱症状;生活自理能力降低或完全丧失,依赖于医护人员的帮助和照顾,病人情绪低落,易出现焦虑、恐惧等心理反应。

（四）实验室检查及其他检查

1. 动脉血气分析 临床上常以动脉血气分析结果作为诊断呼吸衰竭的重要依据。呼吸衰竭时,$PaO_2 < 60mmHg(8.0kPa)$、伴或不伴 $PaCO_2 > 50mmHg(6.7kPa)$、动脉血氧饱和度(SaO_2)<75%。代偿性酸中毒或碱中毒时,血 pH 在正常范围。pH < 7.35 为失代偿性酸中毒,pH > 7.45 为失代偿性碱中毒。

2. 血液生化检查 呼吸性酸中毒合并代谢性酸中毒时,伴有高钾血症和低氯血症。

3. 其他 尿常规可见红细胞、蛋白尿、管型尿。血清中血尿素氮、血肌酐、转氨酶可有不同程度的升高。肺功能检查 FEV_1、FVC 低于正常值。痰涂片与细菌培养,可根据检查结果指导抗生素的使用。

（五）治疗原则及主要措施

治疗原则是保持呼吸道通畅,改善缺氧和通气、纠正二氧化碳潴留及代谢功能紊乱,积极治疗原发病、消除诱因,加强一般支持治疗,防治多器官功能损害并预防并发症。

1. 保持呼吸道通畅 气道不通畅可加重呼吸肌疲劳,气道分泌物积聚可加重感染,并导致肺不张,减少呼吸面积,加重呼吸衰竭。因此,保持呼吸道通畅是纠正缺氧和二氧化碳潴留的最重要措施。具体措施有清除呼吸道分泌物及异物;昏迷病人用仰头抬颏法打开气道并将口打开;可采用简易人工气道或气管内插管等建立人工气道。

2. 缓解支气管痉挛 应用支气管扩张剂,如茶碱类、β_2受体激动药、糖皮质激素等,可松弛支气管平滑肌,减少气道阻力,改善通气功能。

3. 氧疗 氧疗是治疗呼吸衰竭的重要措施。不同的呼吸衰竭类型,氧疗的指征和给氧方法也不同。原则是Ⅱ型呼吸衰竭给予低浓度低流量(<35%)持续吸氧,Ⅰ型呼吸衰竭可给予高浓度(>35%)吸氧。

4. 抗感染治疗 感染是慢性呼吸衰竭急性加重的重要原因,有些非感染因素诱发的呼吸衰竭也易继发感染。因此需选择有效抗生素，积极控制呼吸道感染。

5.增加通气量、减少二氧化碳潴留

（1）**正压机械通气和体外膜氧合器**：根据病情需采取无创或有创正压机械通气。慢阻肺急性加重早期应用无创正压机械通气，可防止呼吸功能不全加重，减少后期气管插管率。当机械通气无效时，可采用体外膜氧合器（extracorporeal membrane oxygenerator，ECMO）通过部分或全部替代心肺功能，使其充分休息，为原发病的治疗争取更多的时间。

（2）**呼吸中枢兴奋剂**：呼吸兴奋剂通过刺激呼吸中枢或外周化学感受器，增加呼吸频率和潮气量，改善通气。常用尼可刹米（可拉明），可兴奋呼吸中枢、增加通气量，并有一定的促进苏醒作用；阿米三嗪是口服呼吸兴奋剂，通过刺激颈动脉窦和主动脉体的化学感受器来兴奋呼吸中枢，适用于病情较轻的呼吸衰竭病人；烦躁不安、夜间失眠者，禁用麻醉药，慎用镇静药，防止引起呼吸抑制。

6.支持治疗和重要脏器功能的监测

（1）**支持治疗**：主要包括纠正酸碱平衡失调和电解质紊乱，加强液体管理，保证充足的营养和能量供给等。在纠正呼吸性酸中毒的同时需给予盐酸精氨酸和氯化钾，以避免发生代谢性碱中毒。

（2）**重要脏器功能的监测**：重症病人需转入 ICU 进行积极抢救和监测，预防和治疗肺动脉高压、肺心病、肺性脑病等，尤其要注意预防多器官功能障碍综合征的发生。

二、急性呼吸窘迫综合征

急性呼吸窘迫综合征（acute respiratory distress syndrome，ARDS）是由各种肺内和肺外的致病因素所致的急性弥漫性、炎症性肺损伤引起的急性呼吸衰竭。临床上以呼吸窘迫、顽固性低氧血症和呼吸衰竭为特征。

【病因及发病机制】

（一）病因

1.直接因素（肺内因素） 是对肺的直接损伤。包括生物因素如严重肺部感染等，重症肺炎是我国发生急性呼吸窘迫综合征（ARDS）的最主要危险因素；物理因素如肺挫伤、淹溺；化学因素如胃内容物吸入、有毒气体吸入、氧中毒。

2.间接因素（肺外因素） 如严重休克、脓毒症、重症胰腺炎、弥散性血管内凝血、大面积烧伤、严重非胸部创伤、大量输血、体外循环、脂肪栓塞、药物或麻醉品中毒等。

（二）发病机制

急性呼吸窘迫综合征的发病机制尚未完全阐明。有些致病因素可以对肺泡膜造成直接损伤，多种炎症细胞（如中性粒细胞）及其释放的炎症介质（如氧自由基、花生四烯酸）和细胞因子间接介导的肺炎症反应，造成肺毛细血管内皮细胞与肺泡上皮细胞损伤，导致肺泡膜的损伤、通透性增加和微血栓的形成。炎症细胞和炎症介质在 ARDS 发病过程中有至关重要的作用。肺泡大量积水使肺泡表面活性物质减少或消失，肺泡萎陷、肺不张、肺通气/血流比值失调，从而引起肺的氧合功能障碍，导致顽固性低氧血症和呼吸窘迫。

【护理评估】

（一）健康史

询问病人是否存在感染、中毒等诱因，是否存在慢性病病史。

（二）身体状况

1.症状 除原发病表现外，常在原发病起病后 72h 内发生 ARDS，一般不超过 7d。病人突发出现进行性困难、发绀，并伴有烦躁、焦虑、出汗，严重可有神志恍惚、淡漠等。病人多有呼吸窘迫即胸廓紧束、严重憋气感，不能用通常的吸氧疗法改善，也不能用其他心肺疾病所解释。

2.体征 早期无明显的异常，或仅闻及少量细湿啰音；后期可闻及水泡音、管状呼吸音。

(三) 心理 - 社会状况

病人因面临生死考验,特别是进入重症监护病房,使用机械通气辅助呼吸,语言交流障碍,往往会出现烦躁不安、焦虑等心理反应。

(四) 实验室检查及其他检查

1. 动脉血气分析 以低 PaO_2、低 $PaCO_2$ 和高 pH 为典型表现。

2. 肺氧合功能 包括肺泡 - 动脉氧分压差、肺内分流、呼吸指数、氧合指数(PaO_2/FiO_2)等。氧合指数为最常用的指标,对诊断、严重程度分级和疗效评估均有重要意义,正常值为 400~500mmHg,$PaO_2/FiO_2 \leqslant 300$mmHg 是诊断 ARDS 的必要条件。

知识拓展

ARDS 的严重程度

根据氧合指数,可确定 ARDS 的严重程度:
轻度:200mmHg$<PaO_2/FiO_2<$300mmHg。
中度:100mmHg$<PaO_2/FiO_2<$200mmHg。
重度:$PaO_2/FiO_2<$100mmHg。

---

3. 胸部 X 线检查 以演变快速多变为特征,早期无明显变化或有肺纹理增多,继而出现斑片状阴影并逐渐融合成大片状磨玻璃或实变浸润阴影,演变过程符合肺水肿特点,后期可出现肺间质纤维化。

4. 其他检查 床旁呼吸功能监测、心脏超声和 Swan-Ganz 导管检查。

(五) 治疗原则及主要措施

治疗原则与一般急性呼吸衰竭相同。主要措施包括积极治疗原发病、氧疗、机械通气、调节液体平衡和加强营养支持。

1. 原发病治疗 是治疗 ARDS 的首要原则和基础。应积极明确原发病灶并彻底治疗。感染是 ARDS 的常见原因,ARDS 又易并发感染,凡是原因未明确的 ARDS,均可选择广谱抗生素治疗。

2. 氧疗 尽快采取有效措施提高动脉血氧分压。一般高浓度($>50\%$)给氧,以 $PaO_2 \geqslant 60$mmHg 或 $SaO_2 \geqslant 90\%$ 为宜。轻症病人可面罩给氧,多数病人需进行机械通气。

3. 机械通气 应尽早行机械通气,以维持充分的通气和氧合,保护脏器功能。轻度 ARDS 可试用无创正压通气(noninvasive positive pressure ventilation,NIPPV),见图 2-19。无效或中重度 ARDS 应尽快气管插管行有创机械通气。目前 ARDS 机械通气主要采用肺保护性通气策略,主要措施为呼气末正压(positive end expiratory pressure,PEEP)和小潮气量。联合使用肺复张法、俯卧位通气等可进一步改善氧合。

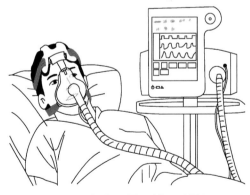

图 2-19 经鼻面罩无创正压通气

(1) PEEP 的调节:适当的 PEEP 可以使萎陷的小气道和肺泡重新开放,防止肺泡随呼吸周期反复开闭,并可减轻肺损伤和肺泡水肿,改善肺泡弥散功能和通气 / 血流比值,减少肺内分流,达到改善氧合功能和肺顺应性的目的。但 PEEP 可增加胸腔正压,减少回心血量,加重肺损伤的危险。因此,使用时应注意:①对于血容量不足的病人,应补充足够的血容量,但要避免过量而加重肺水肿;②从低水平开始,先用 5cmH_2O,逐渐增加到合适水平,一般为 8~18cmH_2O,以维持 $PaO_2>60$mmHg 而 $FiO_2<0.6$。

（2）**小潮气量**：ARDS 病人机械通气时用小潮气量。即潮气量设在 6~8ml/kg，使吸气平台压控制在 30~35cmH$_2$O 以下，防止肺泡过度充气，可允许一定程度的二氧化碳潴留和呼吸性酸中毒，合并代谢性酸中毒严重时需适当补碱。

4.液体管理　为了减轻肺水肿，应合理限制液体入量，以较低的循环容量来维持有效循环，保持肺为相对"干"的状态。在血压稳定的前提下，液体出入量宜呈轻度负平衡。一般 ARDS 早期不宜输入过多胶体液，因内皮细胞受损，毛细血管通透性增加，胶体液可渗入间质加重肺水肿。如有低血压和重要脏器低灌注的病人应首先补充足够的血容量。

5.营养支持与监护　ARDS 时机体处于高代谢状态，应补充足够的营养，主要有静脉营养和胃肠营养两种方法。静脉营养可引起感染和血栓形成等并发症，宜早期开始全胃肠营养，以避免静脉营养的不足，同时保护胃肠黏膜，防止出现肠道菌群移位。病人应安置在 ICU，严密监测水、电解质、酸碱平衡及重要脏器功能等，及时调整治疗方案。

【常见护理诊断 / 合作性问题】

1.气体交换受损　与肺顺应性降低、呼吸肌无力、通气 / 血流比值失调等有关。

2.清理呼吸道无效　与呼吸道感染、分泌物多而黏稠、咳嗽无力等有关。

3.急性意识障碍　与缺氧和二氧化碳潴留引起的中枢神经系统抑制有关。

4.焦虑　与对病情担忧和环境不熟悉等有关。

5.潜在并发症：电解质紊乱、肺性脑病、呼吸机相关性肺炎等。

【护理目标】

1.呼吸困难得到改善。

2.呼吸道保持通畅。

3.神志逐渐清楚。

4.焦虑担忧减轻。

5.未发生并发症，或并发症能被及时发现并处理。

【护理措施】

（一）**一般护理**

1.体位、休息与活动　一般呼吸衰竭病人减少体力消耗，需卧床休息，取半卧位或坐位，以利于通气，改善氧合功能。减少自理活动和不必要的操作。室内空气清新、温暖，定时消毒，防止交叉感染。对于烦躁、抽搐、神志恍惚的病人，加强安全措施，防止意外伤害。ARDS 病人在必要时可采取俯卧位辅助通气。

2.饮食护理　给予高热量、高蛋白、富含维生素、易消化、少产气的食物，避免摄入辛辣刺激性食物。鼓励清醒病人自行进食，昏迷病人给予鼻饲并观察有无腹胀、腹泻或便秘等不适。必要时遵医嘱静脉补充营养。

（二）**病情观察**

呼吸衰竭和 ARDS 病人应安置在 ICU 严密监护。密切观察的内容有：①意识状况及神经精神状态：观察有无肺性脑病的表现。②呼吸状况、缺氧及二氧化碳潴留情况：呼吸困难的程度，呼吸频率、节律和深度的变化；有无发绀、球结膜水肿等；痰液的情况。③循环情况及液体平衡状况：监测血压、心率、心律及心电图变化；观察记录尿量变化、液体出入量等。④实验室检查及其他检查结果：了解动脉血气分析结果、电解质和酸碱平衡情况。

（三）**用药护理**

遵医嘱及时准确给药，并观察疗效及不良反应。使用呼吸兴奋剂时，应保持呼吸道通畅，密切观察病人的神志、呼吸频率、幅度和节律以及动脉血气的变化，适当提高吸氧浓度。若出现恶心、呕吐、烦躁、颜面潮红、皮肤瘙痒等现象，需减慢滴速。若 4~12h 未见疗效，有肌肉颤动等现象，提示药物过量,及时通知医生酌情减量或停药。

(四)保持呼吸道通畅

清除口咽部、呼吸道分泌物或胃内反流物,预防呕吐物反流入气管;协助并鼓励病人进行有效咳嗽排痰,对于咳嗽无力者应定时协助翻身、叩背;遵医嘱给予口服祛痰剂,如氯化铵、溴己新等或雾化吸入以帮助湿化和稀释痰液;病情严重、意识模糊者可采取仰卧位,头后仰托起下颌,及时用吸痰管进行机械吸痰。

(五)氧疗护理

1. 合理给氧 Ⅰ型呼吸衰竭和ARDS病人应吸入高浓度氧气(>50%),可选择非重复呼吸面罩(图2-20)使PaO_2迅速提高到60mmHg或SaO_2>90%。Ⅱ型呼吸衰竭的病人应给予低流量(1~2L/min)、低浓度(<35%)持续给氧,使PaO_2控制在60mmHg或SaO_2在90%或略高,以防止缺氧完全纠正。使用呼吸中枢兴奋剂或辅助机械通气时,氧浓度可适当提高。

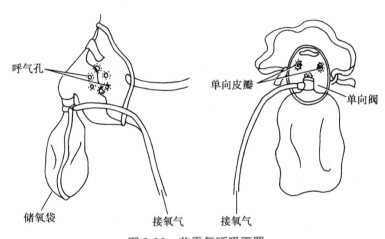

呼气孔　单向皮瓣　单向阀　储氧袋　接氧气　接氧气

图2-20　非重复呼吸面罩

2. 观察氧疗效果 在给氧过程中,应根据动脉血气分析结果和病人的身体状况评估,及时调整氧流量,保障氧疗效果。若呼吸频率正常、心率减慢、发绀减轻、尿量增多、神志清醒、皮肤转暖,提示组织缺氧改善,表示氧疗有效。当病人发绀消失、神志清楚、精神好转、PaO_2>60mmHg,$PaCO_2$<50mmHg时,可考虑终止氧疗。停止吸氧前必须间断吸氧,逐渐完全停止氧疗。如果意识障碍加重或呼吸过度表浅、缓慢,则为二氧化碳潴留加重。如通过氧疗不能有效改善病人的低氧血症,应积极配合医生做好无创或有创机械通气的准备。

(六)机械通气的护理

1. 密切观察病情

(1) **监测生命体征**:观察有无自主呼吸,自主呼吸是否与呼吸机同步,定时记录呼吸机各项参数变化;观察呼吸的频率、幅度、类型,吸呼气时间比、双侧呼吸运动是否对称。通气不足时,病人表现为烦躁不安、呼吸困难、发绀加重、出汗等;通气过度时,出现兴奋、多语、抽搐等呼吸性碱中毒表现;监测有无明显或持续的血压下降、心率加快、体温升高,若发现异常变化,及时通知医生。

(2) **观察病情变化**:观察皮肤颜色、弹性、温湿度和完整性,皮肤苍白、四肢湿冷等为低血压休克表现,皮肤潮红、多汗和浅表静脉充盈等是二氧化碳潴留的表现。观察病人有无腹胀、肠鸣音减弱等水、电解质、酸碱平衡紊乱的表现;观察大便情况,出现黑便提示有上消化道出血。

(3) **准确记录出入量**:尿量减少可能存在通气不足、缺氧及二氧化碳潴留、酸中毒、入液量不足、低血压等原因。

(4) **实验室检查及其他检查结果监测**:①血气分析是监测机械通气治疗效果最重要的指标之一,

为合理调节呼吸机的参数提供重要依据。机械通气病人应在使用呼吸机或调节呼吸机参数 20~30min 后检查血气分析。②床旁胸部 X 线检查可及时了解气管插管的位置，发现肺部的并发症。

2. 观察呼吸机运转情况

（1）呼吸机参数及功能的监测：详细记录呼吸机的频率、潮气量、吸呼气时间比、气道压力，定时检查呼吸机各项通气参数是否与医嘱要求设定的参数一致，各项报警参数的设置是否恰当，报警器是否处于开启状态。报警时，及时分析报警的原因并进行有效的处理。

（2）观察病人气道和呼吸机管路连接的密闭性：如发现有漏气时，应及时纠正。观察病人的呼吸与呼吸机是否同步协调，发现异常后，及时处理。

3. 气道护理

（1）气道的温化和湿化：理想的气道湿化是使近端气道内的气体温度达 37℃，相对湿度达 100%。常见的气道湿化的方法包括加热湿化器加温湿化、湿热交换器（人工鼻）湿化、雾化加湿等。

（2）气囊管理：气囊的基本作用是防止漏气和误吸，管理的重点是：①维持适当的气囊压力，气囊充气后压力维持在 25~30cmH$_2$O。体位改变、吸痰、咳嗽等均可影响气囊压力，需持续监测并调整。②定期清除气囊上滞留物，尤其在气囊放气之前。

（3）气道内吸引：人工气道的病人其上呼吸道原有功能丧失，尤其是镇静药的应用后，使气道分泌物不能通过有效咳嗽排除，应在有临床指征时按需进行机械吸引，以清除气道内分泌物。吸痰是一种潜在损害的操作，不作为常规，吸痰前后适度增加氧浓度。

（4）防止意外：①防止导管移位，妥善固定，记录导管固定的情况、外露的长度，及时发现导管移位、脱出。②防误吸，及时清除回路和积水杯内的积水，防止误吸。③防止压力性损伤，病人失去生活自理能力，需随时评估并帮助病人，做好口腔护理、皮肤护理等，预防血栓及压力性损伤的发生。

4. 机械通气的撤离 简称撤机，指逐渐减少病人机械通气的时间，逐步恢复病人的自主呼吸，直到完全撤机的过程。撤机的条件是病人需要机械通气的病因已基本去除、血流动力学稳定、自主呼吸能维持机体适当的通气时方可考虑撤机，撤机前需进行撤机筛查试验和自主呼吸试验。撤机过程中遵医嘱需严格执行撤机方案，严密观察病人的撤机反应，确保撤机过程的安全。无创正压通气病人撤机前应在逐渐降低压力支持水平的同时，逐步减少通气时间，应先减少白天通气时间，再减少夜间通气时间。

（七）心理护理

呼吸衰竭和 ARDS 病人常因呼吸困难、病情危重等会产生焦虑、恐惧、抑郁、绝望和依赖等心理问题，应多了解和关心病人，特别是对建立人工气道和机械通气的病人，应教会病人学会用非语言的交流方式表达其需求，指导病人应用放松技术、分散注意力等方法，适当安排家人、关系密切者探视，缓解焦虑、恐惧等心理问题。

（八）健康指导

1. 疾病知识指导 向病人及家属讲解疾病的发病机制、发展和转归，语言力求通俗易懂，必要时应反复讲解；告知病人若出现咳嗽、咳痰加重，痰量增多，出现脓性痰，气急加重或伴发热，应及时就医；指导病人有效地咳嗽、咳痰，保持气道通畅；教会病人缩唇呼吸、腹式呼吸等呼吸功能训练的方法，促进肺功能康复。

2. 日常生活及预防指导 鼓励病人进行耐寒锻炼和呼吸功能训练，增强体质，预防呼吸道感染，避免各种诱发因素；鼓励病人改善膳食结构，加强营养；避免吸入刺激性气体，劝告吸烟者戒烟；尽量少到公共场所，减少与感冒者的接触，预防呼吸道感染。

【护理评价】

1. 呼吸困难是否得到改善。

2. 呼吸道通畅是否得到保障。

3. 神志是否清楚。

4. 焦虑是否缓解。

5. 有无并发症发生；发生并发症能否被及时发现并处理。

知识拓展

俯卧位通气的研究进展

俯卧位通气作为一种治疗 ARDS 的辅助方法，由 Piehl 等于 1976 年首先提出。多年来对俯卧位在治疗 ARDS 中的作用及机制进行了大量研究，已经证实俯卧位通气能通过多种途径和机制明显改善大多数 ARDS 病人的氧合状态。包括：①使萎陷的肺泡复张。②重新分布肺内通气，增加灌注较好的背侧肺组织通气量，减少肺内分流。③使潮气量分布均一化，一方面可减少肺内分流，另一方面可减少肺组织的剪切力，减少机械通气相关性肺损伤的发生。④体位引流作用促进气道内分泌物及液体的排出，改善通气和弥散功能，并可减少呼吸机相关性肺炎的发生。⑤改善血流动力学，减少心律失常的发生率。俯卧位通气的并发症包括压力性损伤和气管插管阻塞。

（刘佳美）

思考题

1. 病人，男性，68 岁。慢性咳嗽、咳痰 30 余年。吸烟史 40 年。近五年来常感到气促，近一周来，出现发热、咳嗽咳痰加重，咳黄痰，口唇发绀，双下肢水肿。今天中午因喝水时发生呛咳后引起剧烈咳嗽，突然感到呼吸困难，伴有右胸刺痛。护理体检：神志清楚，皮肤黏膜发绀，桶状胸，气管向左侧移位，左胸叩诊呈过清音，呼吸音低，右胸语颤减弱，叩诊呈鼓音，呼吸音消失。剑突下搏动明显，双下肢凹陷性水肿。入院诊断为"慢性肺源性心脏病"。

请思考：

(1) 病人目前发生了什么情况？

(2) 应做何种检查有助于发现该情况？

(3) 病人为何会发生双下肢水肿？

2. 病人，女性，19 岁，发热、咳嗽 3d，右侧胸痛 1d 入院，病人于 3d 前因淋雨后出现寒战、发热，自测体温 38.2℃，伴咳嗽，少量白色泡沫痰，服速效感冒药二次，症状无缓解，咳嗽加重，咳痰呈铁锈色，一天前出现右侧胸痛。身体评估：T 41℃，P 110 次/min，BP 120/80mmHg，R 30 次/min。急性病容，面色潮红，鼻翼扇动，口唇发绀。右下肺叩诊呈浊音，右下肺语音震颤增强，右下肺呼吸音减低，可闻及支气管呼吸音。P 110 次/min，节律整齐，强弱一致。辅助检查：血象：白细胞 $18 \times 10^9/L$，中性粒细胞占 90%。X 线显示右下肺大片致密阴影，呈均匀性大叶分布。

请思考：

(1) 该病人目前主要的护理诊断/合作性问题有哪些？

(2) 针对该病人的治疗原则及常用的药物有哪些？

(3) 应采取哪些护理措施？

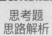
思考题
思路解析

练习题

第三章 │ 循环系统疾病病人的护理

循环系统疾病主要包括心脏和血管病变，统称心血管病。在我国城乡居民中，心血管病的发病率和死亡率不断上升。《中国心血管健康与疾病报告 2022》指出，中国心血管病患病率及死亡率仍处于持续上升阶段。推算心血管病现患病人数 3.3 亿，其中高血压 2.45 亿，脑卒中 1 300 万，冠心病 1 139 万，心力衰竭 890 万，肺源性心脏病 500 万，风湿性心脏病 250 万，先天性心脏病 200 万。

心血管病死亡占居民疾病死亡构成 45% 以上，居首位，高于肿瘤及其他疾病。值得注意的是，近几年来农村心血管病死亡率持续高于城市水平。整体疾病负担日渐加重，已成为重大的公共卫生问题。由于循环系统疾病的发生与病人的心理状态和行为方式密切相关。因此，在临床护理工作中，运用护理程序解决病人的健康问题，帮助病人建立良好的生活方式，对促进病人康复、提高其生活质量具有十分重要的意义。

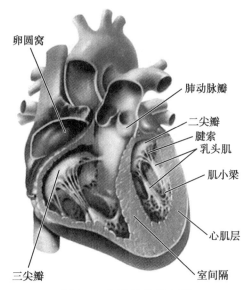

图 3-1 心脏结构示意图

心脏位于胸腔中纵隔内，1/3 位于正中线右侧，2/3 位于正中线左侧。心尖朝向左前下方。心脏有左、右心房和左、右心室 4 个腔，左心房、左心室之间的瓣膜是二尖瓣；右心房、右心室之间的瓣膜是三尖瓣；左心室与主动脉之间的瓣膜称主动脉瓣；右心室与肺动脉之间的瓣膜称肺动脉瓣（图 3-1）。房、室间隔结构完整及心脏瓣膜结构与功能正常，才能防止血液反流或分流。

心壁分为 3 层，由内向外依次是心内膜、心肌层、心外膜。心外膜紧贴于心脏表面，与心包壁之间形成一个腔隙，称为心包腔，腔内含有少量浆液，起润滑作用。感染累及心脏时可发生心内膜炎、心肌炎、心包炎，当心包腔内积液量增多达到一定程度时，可产生心脏压塞的症状和体征。

心肌生理特性包括自律性、兴奋性、传导性和收缩性。心脏传导系统由窦房结、结间束、房室结、希氏束、左右束支及其分支和浦肯野纤维等特殊心肌细胞构成。这些细胞均能发出冲动，窦房结为心脏正常起搏点，自律性最高。当心脏传导系统的自律性和传导性发生异常改变或存在异常传导组织时，可发生各种心律失常。

人体血液循环分为体循环和肺循环（图 3-2）。血液由左心室泵出，经主动脉及其分支到达全身各组织器官，再经过各级静脉回到右心房中，此过程为体循环。血液从右心室泵出，经肺动脉及其分支到达肺泡毛细血管，充分氧合后再经肺静脉进入左心房，此过程为肺循环。心脏的血液供应来自左、右冠状动脉（图 3-3），左冠状动脉主干起源于主动脉根部左冠窦，然后分为前降支和回旋支，右冠状动脉起源于主动脉根部右冠窦，当冠状动脉的某一支血管发生慢性闭塞时，其他两支血管有可能通过侧支形成来维持其分布区心肌的血供，但侧支形成的能力受自身和外界多种因素的影响，个体差异很大。当冠状动脉的一支或多支发生狭窄甚至阻塞，而侧支循环尚未建立时，可造成相应供血区域的心肌发生缺血性改变或坏死。

（心脏结构标注：卵圆窝、肺动脉瓣、二尖瓣、腱索、乳头肌、肌小梁、心肌层、室间隔、三尖瓣）

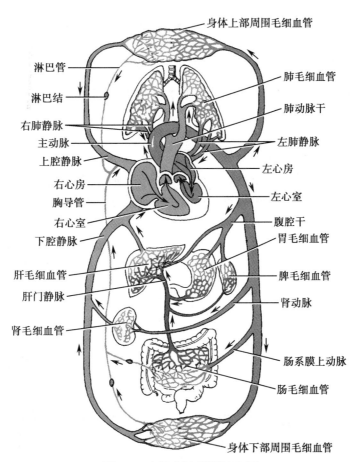

图 3-2　人体血液循环示意图

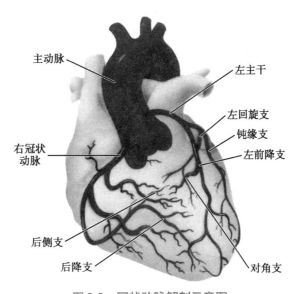

图 3-3　冠状动脉解剖示意图

　　血管分为动脉、毛细血管和静脉 3 类。动脉的主要功能为输送血液到器官组织,其管壁含平滑肌和弹性纤维,在各种血管活性物质的作用下收缩和舒张,影响局部血流量,改变血流阻力,故又称"阻力血管"。毛细血管是人体进行物质及气体交换的场所,故称其为"功能血管"。静脉管壁薄、弹性小,主要功能是汇集从毛细血管来的血液,将血液送回心脏,其容量大,又称"容量血管"。阻力血管与容量血管对维持和调节心功能有重要作用。循环系统由心脏、血管和调节血液循环的神经体液组成，其主要生理功能是为全身组织器官运输血液，通过血液将氧、营养物质和激素等供给组织，并将组织代谢废物运走，保证人体正常新陈代谢的进行。

第一节　循环系统疾病常见症状或体征的护理

学习目标

1. 掌握循环系统疾病病人常见症状或体征的护理评估和护理措施。
2. 熟悉循环系统疾病常见症状或体征的常见护理诊断/合作性问题。
3. 学会应用护理程序为心源性呼吸困难、心源性水肿、心悸、心源性晕厥、心前区疼痛的病人实施整体护理。
4. 具备对心源性呼吸困难、心源性晕厥、心前区疼痛等急危重症的判断及配合医生抢救病人的能力。

情景导入

病人，女性，34 岁。5 年前，体力活动时感觉到心悸、气促，休息后缓解，未经任何治疗，能胜任一般日常工作。间断咯血史 5 年。近 1 年来，反复出现双下肢水肿，在当地医院使用利尿药治疗后，水肿消退。最近两天由于着凉出现心悸、气促症状，双下肢水肿加重，遂来院就诊。

请思考：
1. 病人目前存在哪些护理问题？应采取哪些护理措施？
2. 出院时应指导病人避免哪些诱发因素？

一、心源性呼吸困难

心源性呼吸困难（cardiogenic dyspnea）是指由各种心血管疾病引起的呼吸困难。最常见的病因是左心衰竭引起的肺淤血，亦见于右心衰竭、心包积液、心脏压塞时。

【护理评估】

（一）健康史

询问病人有无高血压、冠心病、心肌炎、心肌病等病史；了解呼吸困难发生与发展的特点，引起呼吸困难的诱因以及缓解方式，如体力活动类型、睡眠情况等，与活动和体位的关系；询问是否有咳嗽、咳痰、乏力等伴随症状，以及痰液的颜色、性状、量；评估呼吸困难对日常生活的影响等。

（二）身体状况

1. 心源性呼吸困难的特点

（1）**劳力性呼吸困难**：为左心衰竭最早出现的症状。其特点是在体力活动时发生或加重，休息后缓解或减轻。引起呼吸困难的活动包括上楼、步行、穿衣、洗漱、吃饭、讲话等。

（2）**夜间阵发性呼吸困难**：病人在夜间入睡后因胸闷、气急而突然憋醒，惊恐不安，被迫采取坐位，呼吸深快，伴有咳嗽。轻者于端坐休息数分钟至数十分钟后症状逐渐减轻、自行缓解；重者高度气喘、发绀、大汗，伴肺部哮鸣音，咳粉红色泡沫样痰，两肺底有较多湿啰音，心率增快，有奔马律。此种呼吸困难又称为"心源性哮喘"。

（3）**端坐呼吸**：为严重的心功能不全表现。病人在静息状态下仍自觉呼吸困难，不能平卧，被迫采取高枕卧位、半坐卧位或端坐位，甚至需双下肢下垂。

2. 评估要点 评估呼吸的频率、节律、深度；脉搏、心率、血压；意识状况、面容与表情、营养状况、体位；皮肤黏膜有无水肿、发绀、颈静脉充盈程度；两侧肺是否闻及湿啰音或哮鸣音；是否有心率、心律、心音的改变等。

(三) 心理-社会状况

由于病情反复发作而影响日常生活、活动耐力及睡眠质量，病人易产生焦虑、烦躁、痛苦、悲观等心理反应。因此，应评估病人是否有紧张、焦虑和抑郁情绪，家庭情况、经济状况、文化程度以及家庭和社会支持状况等。

(四) 实验室检查及其他检查

经皮血氧饱和度（SpO_2）、血气分析检查，判断缺氧程度及酸碱平衡状况；胸部 X 线片及心电图检查，了解疾病的性质和变化。

【常见护理诊断/合作性问题】

1. 气体交换受损 与肺淤血、肺水肿或伴肺部感染有关。

2. 活动耐力下降 与呼吸困难所致体力消耗增加、组织供氧不足有关。

【护理目标】

1. 呼吸困难减轻或消失。

2. 活动耐力逐渐增加，活动后无明显不适。

【护理措施】

(一) 一般护理

1. 休息与活动 明显呼吸困难者应卧床休息，以减轻心脏负担，利于心功能恢复；劳力性呼吸困难者，减少活动量，其活动以不引起症状为度；夜间阵发性呼吸困难者，应加强夜间巡视，协助病人坐起；端坐呼吸者，加强生活护理，协助大小便，衣服宽松，盖被轻软，减轻憋闷感。

2. 体位 根据呼吸困难的类型和程度采取适当体位，如高枕卧位或端坐位等，使膈肌下移，增加肺活量；双腿下垂可减少回心血量，有利于改善呼吸困难。注意病人体位的舒适与安全，必要时加用床栏，防止坠床。

3. 氧疗护理 遵医嘱给氧，选择合适的氧流量和湿化液。一般氧流量为 2~4L/min；急性左心衰竭病人 6~8L/min 鼻导管给氧或面罩加压给氧，咳粉红色泡沫样痰时，可经 20%~30% 乙醇湿化给氧；肺心病病人应低流量给氧，以 1~2L/min 为宜。

4. 控制液体入量 评估病人临床表现及容量超负荷状态，根据病人容量超负荷程度及每天的出量决定入量，保持液体负平衡状态直至恢复正常。

(二) 病情观察

密切观察生命体征和病情变化，如呼吸困难、皮肤发绀、肺部湿啰音等是否好转；监测血气分析结果，若病情加重，及时通知医生。

(三) 增强活动耐力

1. 制订活动计划 按照循序渐进的原则，与病人及家属一起确定活动量，如卧床休息→床边活动→病室内活动→病室外活动→上下楼梯；根据病人身体状况和活动时的反应，确定活动的持续时间和频率。

2. 监测活动过程中的反应 若活动中出现心悸、心前区不适、呼吸困难、头晕、眼花、面色苍白、极度疲乏，应停止活动，就地休息，以此作为限制最大活动量的指征。

3. 卧床期间协助生活护理 加强床上主动或被动的肢体活动；为病人自理活动提供方便，如抬高床头使病人容易坐起，利用床上小桌，让病人扶桌休息或床上用餐；协助病人使用病房中的辅助设备，如床栏、椅背，走廊、厕所及浴室中的扶手等，将经常使用的物品放在病人容易取放的位置；指导病人保存体力、减少耗氧量的技巧，如在时间较长的活动中穿插休息等。

（四）心理护理

积极与病人沟通，适时安慰，稳定情绪，为病人提供与已经康复的病友进行交流的机会，鼓励病人采取积极的态度面对疾病；劝慰家属面对现实，了解病人心理状态，掌握缓解病人紧张、焦虑和抑郁状态的技巧；根据家庭经济状况和社会、文化背景，给病人以经济和精神支持，帮助病人战胜疾病。

（五）健康指导

1. 疾病知识指导　指导病人及家属按照循序渐进的原则，根据病情和活动时的反应，确定每日活动量、活动持续时间及频次；依据居家条件采取适当的活动方式，鼓励病人在保证安全、无任何不适的情况下，自主如厕、进餐，逐步恢复生活自理能力；指导病人按时复诊，如呼吸困难加重且休息后不缓解时，及时就诊。

2. 角色转换指导　加强对病人及家属的心理支持，引导其树立积极、乐观的生活态度，对既往承担的职业、家庭、社会角色难以胜任时，根据自身活动耐力进行必要的角色转换，从事力所能及的工作和家务劳动。

【护理评价】

1. 呼吸困难是否减轻或消失。

2. 活动耐力是否增加，活动后是否有明显不适。

二、心源性水肿

心源性水肿（cardiogenic edema）是指心血管病引起的水肿，最常见的病因是右心衰竭。

【护理评估】

（一）健康史

询问水肿发生的时间、首发部位及发展顺序、加重或减轻的因素；体重是否发生变化；皮肤有无水疱、溃疡及感染；有无与水肿相关的疾病史或用药史。

（二）身体状况

1. 心源性水肿的特点　表现为下垂性、凹陷性水肿。水肿首先出现在身体下垂部位，如长期卧床时背部、骶尾部、会阴或阴囊部出现，非卧床者的足踝部、胫前。用指端按压水肿部位，局部出现凹陷，称为凹陷性水肿。重者水肿延及全身，出现胸腔积液、腹水。此外，还伴有尿量减少、体重增加等。

ER 3-3

下肢水肿

2. 评估要点　询问水肿出现的部位、时间、程度、发展速度，水肿与饮食、体位及活动的关系；了解饮水量、摄盐量、尿量、是否使用利尿药等。检查水肿的程度、部位、范围，压之是否凹陷；观察生命体征、体重、颈静脉充盈程度，有无胸腔积液和腹水。

（三）心理-社会状况

病人因水肿久不消退或其形象改变而出现焦虑、烦躁，或因病情反复而失去信心。应评估病人对疾病的认知情况、家庭情况、经济状况、文化程度，以及家庭和社会支持状况等。

（四）实验室检查及其他检查

血常规、尿常规、血液生化学等检查，了解有无低蛋白血症、肾功能异常及电解质紊乱等。

【常见护理诊断/合作性问题】

1. 体液过多　与水钠潴留、低蛋白血症有关。

2. 有皮肤完整性受损的危险　与水肿所致组织细胞营养不良、局部长时间受压有关。

【护理目标】

1. 水肿逐渐减轻或消失。

2. 皮肤完整，无压力性损伤发生。

【护理措施】

（一）一般护理

1. 休息与体位 卧床休息，伴胸腔积液或腹水者采取半卧位；下肢水肿者，如无明显呼吸困难，可抬高下肢，以利于静脉回流，增加回心血量，从而增加肾血流量，提高肾小球滤过率，促进水钠排出。保证病人体位舒适，注意安全，必要时加床栏保护。

2. 饮食护理 给予低盐、低脂、高蛋白、清淡易消化饮食，少食多餐，减轻腹胀和胃肠道负担；向病人及家属强调低盐低脂饮食的重要性，钠盐摄入量控制在 3g/d 以下为宜，限制摄入腌熏制品、香肠、罐头、苏打饼干等含钠高的食物；注意烹饪技巧，通过糖、醋等调味品，增进病人食欲。

3. 皮肤护理 保持床褥柔软、清洁、平整、干燥，加用海绵垫，严重水肿者使用气垫床；嘱病人穿柔软、宽松的衣服和鞋袜；协助病人更换体位，膝部、踝部及足跟等部位垫软枕，以减轻局部压力；会阴部水肿时，保持局部皮肤清洁、干燥，男病人用托带支托阴囊部；使用便器时，动作轻巧，勿强行推、拉，以免损伤皮肤。

（二）病情观察

1. 严格记录 24h 液体出入量，如尿量 <30ml/h 或 <400ml/24h，及时通知医生。每天于同一时间、同样着装、用同一体重计测量体重，有腹水者每天测量腹围 1 次。

2. 观察水肿部位、范围和程度，用手指按压水肿部位 5s 后放开，观察凹陷程度。观察水肿部位皮肤有无发红、破溃、感染等现象。

（三）用药护理

遵医嘱使用利尿药，观察用药后尿量、血压、心率、体重变化及水肿消退情况，以及有无电解质紊乱。非紧急情况下，利尿药尽量在白天给药，防止夜间频繁排尿而影响睡眠。

（四）心理护理

讲解疾病的相关知识，帮助病人认识水肿久不消退、病情反复或形象改变等可以通过积极治疗与护理达到缓解和减轻；鼓励家属在心理及生活上帮助和支持病人，提高病人治疗疾病的自信心。

（五）健康指导

根据病人的原发病进行相关知识指导，去除加重水肿的诱因；指导家属给予病人心理支持，帮助病人建立战胜疾病的信心；指导病人及家属正确用药，每天测量体重，定期随访，发现水肿加重，及时就诊。

【护理评价】

1. 水肿是否逐渐减轻或消失。

2. 皮肤是否完整，有无压疮发生。

三、心悸

心悸（palpitation）是指病人自觉心跳或心慌，伴心前区不适感。常见的病因包括：①心律失常，如心动过速、心动过缓、期前收缩等。②各种器质性心血管疾病的心功能代偿期。③全身性疾病，如甲亢、贫血、发热、低血糖反应等。④心血管神经症。

【护理评估】

（一）健康史

询问病人有无心脏病、内分泌系统疾病（如甲状腺功能亢进症、嗜铬细胞瘤）、呼吸系统疾病（如肺气肿）、血液系统疾病（如贫血）等病史；了解是否使用肾上腺素、麻黄碱、咖啡因、阿托品等药物；询问有无饮浓茶、咖啡、烟酒等嗜好；有无精神病史；了解心悸对病人日常生活、工作有无影响及影响程度。

（二）身体状况

1.心悸的特点

（1）**生理性心悸**：常见于剧烈活动或精神过度紧张，大量饮酒、咖啡、浓茶；应用某些药物，如麻黄碱、氨茶碱、阿托品等。生理性心悸持续时间较短，伴有胸闷等不适，一般不影响正常活动。

（2）**病理性心悸**：常见于各种原因所致的循环系统疾病，也见于引起心排血量增加的其他疾病，如甲状腺功能亢进、发热、贫血、低血糖症等。病理性心悸持续时间长或反复发作，常有胸闷、气急、心前区疼痛、晕厥等表现。

（3）**心悸严重程度与病情**：心悸的严重程度并不一定与病情成正比。初发、敏感性较强者，夜深人静或注意力集中时心悸明显；久病者，适应后则自感心悸减轻。

2.评估要点
了解心悸发作的诱因、频率、持续时间、发作特点；每次发作时有无心前区疼痛、发热、头晕、头痛、晕厥、抽搐、呼吸困难、消瘦、多汗等伴随症状。

（三）心理-社会状况

由于心悸的反复发作，病人容易产生紧张、焦虑等心理反应。应评估每次心悸发作时病人的主观感受和发作后的心理状态。

（四）实验室检查及其他检查

心电图检查，了解心悸的病因。

【常用护理诊断／合作性问题】

1.**活动耐力下降**　与心悸有关。

2.**焦虑**　与心悸反复发作、疗效欠佳有关。

【护理目标】

1.活动耐力逐渐增强。

2.焦虑减轻，能够配合治疗和护理。

【护理措施】

（一）一般护理

1.**休息与体位**　心悸发作时取高枕卧位、半卧位或其他舒适体位，尽量避免左侧卧位，因左侧卧位时病人常能感觉到心脏的搏动而加重不适感。

2.**活动**　无器质性心脏病的心悸病人，鼓励其正常工作和生活，建立健康的生活方式，保持心情舒畅，避免过度劳累；逐渐增加活动量，以不引起心悸为宜。

（二）病情观察

密切观察生命体征，同时测量脉率和心率，时间不少于1min；严密监测心率、心律、心电图、脉搏、呼吸、血氧饱和度的变化，出现异常变化，立即报告医生，及时处理。

（三）心理护理

帮助病人正确面对疾病，提高对疾病的应对能力，缓解紧张和焦虑，积极配合治疗；鼓励家属关心、陪伴病人，稳定病人情绪，保持良好的心理状态。

（四）健康指导

1.**疾病知识指导**　向病人及家属介绍心悸的常见病因、诱因及防治知识。指导病人保持乐观、稳定的情绪，分散注意力，不要过分注意心悸。无器质性心脏病者，鼓励其积极参加运动，调整自主神经功能；有器质性心脏病者，根据心功能情况适当活动。教会病人及家属测脉搏的方法，定期到医院随诊。

2.**生活指导**　指导病人生活规律，保证充足的休息与睡眠，保持大便通畅。改变不良的饮食习惯，避免摄入刺激性食物和饮料，如咖啡、可乐、浓茶、烈酒等。

【护理评价】

1. 活动耐力是否逐渐增强。

2. 焦虑是否减轻，能否配合治疗和护理。

四、心源性晕厥

晕厥（syncope）是指由于脑供血不足引起的可逆性意识丧失。心源性晕厥即心脏病引起的晕厥。一般认为，心脏泵功能暂停 2~4s 产生黑朦，5~10s 可出现晕厥，10s 以上除意识丧失外，还会出现抽搐，称阿 - 斯综合征（Adams-Stokes syndrome），是病情严重而危险的征兆。引起心源性晕厥的常见病因包括严重心律失常（如病态窦房结综合征、房室传导阻滞、室性心动过速）和器质性心脏病（如严重主动脉瓣狭窄、急性心肌梗死、梗阻性肥厚型心肌病）。

【护理评估】

（一）健康史

询问病人有无器质性心脏病、肺栓塞、心力衰竭、慢性阻塞性肺疾病、甲状腺功能减退症等病史；向病人及知情者询问晕厥发作前有无诱因及先兆症状；有无情绪激动、烟酒嗜好。

（二）身体状况

1. 心源性晕厥的特点 突出表现为劳累性晕厥，晕厥发作时先兆症状不明显，持续时间甚短。反复发作的晕厥是病情严重和危险的征兆。

2. 评估要点 了解晕厥发作前的情况，如体位、活动情况、诱发因素，有无前驱症状；了解发作时摔倒的方式、皮肤颜色、意识丧失持续时间、伴随症状等；发作结束时有无后遗症状等。

（三）心理 - 社会状况

由于晕厥反复发作，对疾病感到担心，对下一次晕厥的发生感到恐慌，病人常会紧张、情绪低落，甚至出现焦虑、恐惧等心理。应评估病人及家属对疾病及其后果的认识，对心律失常预防知识的掌握程度，家庭及社会支持状况等。

（四）实验室检查及其他检查

心电图、动态心电图、运动试验、食管心电图等检查。

【常用护理诊断 / 合作性问题】

1. 有受伤的危险 与晕厥发作有关。

2. 恐惧 与晕厥反复发作、疗效欠佳有关。

【护理目标】

1. 晕厥发作时未发生受伤。

2. 恐惧减轻或消失，对治疗有信心。

【护理措施】

（一）一般护理

1. 休息与活动 有晕厥或跌倒史者，在频繁发作时应卧床休息，协助病人做好生活护理；嘱病人减少外出，留人陪护以防发生意外；避免剧烈活动、快速变换体位、情绪激动或紧张等；一旦有头晕、黑朦等先兆表现时，立即平卧，以免跌伤。

2. 饮食护理 给予低热量、低脂肪、高蛋白、高维生素、易消化饮食，少量多餐，避免过饱；戒烟酒，禁食刺激性食物及浓茶、咖啡等。

（二）病情观察

密切观察病情变化，阿 - 斯综合征病人要做心电监护，监测生命体征及心电图变化，及时发现严重心律失常，并做好抢救准备。

（三）心理护理

向病人及其家属讲解疾病相关知识，介绍病情发展，消除焦虑和恐惧；鼓励病人参与制订护理计划，增强其信心；护理操作前给予解释，操作中保持冷静，增加病人安全感；鼓励家属适当探视，给予病人心理安慰和支持。

（四）健康指导

指导病人避免从事危险性工作，头晕时平卧，以免摔伤；遵医嘱用药，不可随意停用、增减或更换药物；教会病人及家属测脉搏的方法，学会自我监测病情。对反复发生严重心律失常、危及生命者，教会家属心肺复苏术，以备应急。定期到医院随诊，发现异常及时就诊。

【护理评价】

1. 晕厥发作时是否受伤。

2. 恐惧是否减轻或消失，对治疗是否有信心。

五、胸痛

多种循环系统疾病可导致胸痛。常见于各类型的心绞痛、急性心肌梗死、主动脉夹层、急性心包炎、心血管神经症等。

【护理评估】

（一）健康史

询问病人有无心绞痛、心肌梗死、主动脉夹层、肺动脉栓塞、心包炎、心血管神经症等病史；了解病人有无肥胖、高血压、糖尿病等危险因素。

（二）身体状况

1. 胸痛的特点　不同疾病所致的胸痛部位、性质、剧烈程度、有无放射、诱因、持续时间、缓解方式等不同。①典型心绞痛位于胸骨后，呈阵发性压榨样痛，体力活动或情绪激动时诱发，一般不超过 15min，病人常躁动不安，休息后缓解。②急性心肌梗死呈剧烈而持久的胸骨后或心前区压榨性疼痛，伴心律、血压等改变。③急性主动脉夹层动脉瘤出现胸骨后或心前区撕裂性剧痛或烧灼痛，向背部放射。④急性心包炎引起的疼痛，因呼吸或咳嗽而加剧。⑤心血管神经症者出现的疼痛多与劳累、休息无关，且活动后减轻，常伴神经衰弱症状。

2. 评估要点　评估心前区疼痛的部位、性质、范围、有无放射、持续时间、程度及其对病人的影响；询问有无大汗、恶心、乏力、头晕等伴随症状；疼痛发生的诱因及加重与缓解方式；评估生命体征、心率、心律、心音的变化，有无心脏杂音及肺部湿啰音；对剧烈疼痛者，评估其意识状况、面容及表情，以及有无心律失常、休克、心力衰竭等表现。

（三）心理-社会状况

疼痛反复发作，或疼痛程度剧烈会加重病人心理负担，使病人产生焦虑、恐惧感。评估病人对疼痛的耐受程度，对疾病认知情况，以及家庭、社会对病人的支持情况等。

（四）实验室检查及其他检查

了解心电图、心肌标志物、D-二聚体、CT 或磁共振等检查结果，必要时连续监测心电图的变化。

【常见护理诊断/合作性问题】

疼痛　与心肌缺血、缺氧或心肌坏死有关。

【护理目标】

疼痛减轻或消失。

【护理措施】

（一）一般护理

去除心前区疼痛的诱因，减少发作次数；疼痛发作时停止活动，卧床休息，协助病人采取舒适体位；安慰病人，解除紧张不安情绪，减少心肌耗氧量；保持大便通畅，避免增加腹压，病情允许时使用缓泻剂。

（二）病情观察

密切观察疼痛发作的时间、性质及伴随症状等；必要时进行心电监护，描记疼痛时心电图；严密监测心率、心律、血压变化，发现异常及时通知医生。

（三）疼痛护理

1. 休息 除了心血管神经症病人外，疼痛发作时应立即卧床休息，以减轻疼痛。

2. 避免诱因 心绞痛病人应避免劳累、情绪激动、寒冷刺激、用力排便等因素；心肌梗死者，避免重体力劳动、饱餐（尤其是进食多量高脂肪餐）、情绪激动等诱发因素。

3. 用药护理 服用硝酸酯类药物，以改善心肌供血，缓解疼痛。如果含服硝酸酯类药物后胸痛不能缓解，应立即通知医生，遵医嘱给予吗啡或哌替啶止痛，并观察用药后有无呼吸抑制等不良反应。

（四）心理护理

疼痛发作时专人陪伴，安慰病人，指导病人深呼吸等放松技术，解释发病疾病过程与治疗方法，减轻病人的心理负担，缓解焦虑、恐惧心理；鼓励病人表达内心感受，给予相应的心理支持，帮助病人树立战胜疾病的信心。

（五）健康指导

指导病人避免各种诱发因素，避免精神紧张和长时间工作；合理膳食，少量多餐，戒烟限酒，忌浓茶、咖啡、辛辣等刺激性饮食；鼓励病人适当参加运动，提高活动耐力。

【护理评价】

疼痛是否减轻或消失。

（杨 林）

第二节 心力衰竭病人的护理

学习目标

1. 掌握慢性心力衰竭的诱因、身体状况、心功能分级、洋地黄毒性反应及护理。
2. 熟悉急性心力衰竭的治疗原则及主要措施。
3. 了解心力衰竭的发病机制、实验室检查及其他检查。
4. 学会应用护理程序为心力衰竭病人实施整体护理。
5. 具备为心力衰竭病人进行健康指导的能力。

情景导入

病人，男性，65岁，退休工人。主诉：间断呼吸困难2年，加重20d。病人既往有高血压病史7年，血压波动在170~200/100~120mmHg，未规律服用抗高血压药物。2年前上5楼时曾出现呼吸困难，其后间断出现，受凉后明显加重，休息后逐渐缓解。自半年前爬二层楼后即感呼吸困难。1个月前感冒后出现夜间呼吸困难，坐起后症状缓解。同时伴有咳嗽、咳少量白色泡沫样痰、少尿、腹胀。病人平时爱吃腌制食品及面食，无吸烟史，无家族遗传史。夫妻关系和睦。

身体评估：T 36.9℃，P 100 次/min，BP 180/100mmHg，R 18 次/min。神志清，口唇发绀，颈静脉怒张，双肺呼吸音清，双肺底闻及少许湿啰音。HR 100 次/min，各瓣膜听诊区未闻及心脏杂音。双下肢中度凹陷性水肿。

入院诊断：心力衰竭；高血压病。

请思考：

1. 护士需要对病人进行哪些方面的护理评估？

2. 目前病人的主要护理诊断/合作性问题有哪些？

3. 护士可以采取哪些护理措施缓解病人的症状？

心力衰竭（heart failure，HF）简称心衰，是各种心脏结构或功能性疾病导致心室充盈和/或射血功能受损，心排血量不能满足机体组织代谢需要，以肺循环和/或体循环淤血，器官、组织血液灌注不足为临床表现的一组综合征，主要表现为呼吸困难、体力活动受限和体液潴留。

心力衰竭按其发生的时间、速度、严重程度可分为急性心力衰竭和慢性心力衰竭两类，以慢性居多。按心衰发生部位，又分为左心衰竭、右心衰竭和全心衰竭。根据左心室射血分数（left ventricular ejection fraction，LVEF）分为四类：①射血分数降低性心衰，LVEF≤40%；②射血分数保留性心衰，LVEF≥50%；③中间范围射血分数心衰，LVEF 在 41%~49%；④射血分数改善的心衰，基线 LVEF≤40%，第二次测量时比基线增加≥10% 且 >40%。

一、慢性心力衰竭

慢性心力衰竭（chronic heart failure，CHF）简称慢性心衰，是心血管疾病的终末期表现和最主要的死因。在我国，引起慢性心衰的病因以高血压为首，其次是冠心病，风湿性心脏病的比例则趋于下降，但仍不可忽视。北方患病率明显高于南方，女性患病率高于男性，且随着年龄的增长，其患病率迅速增加。

【病因及发病机制】

（一）病因

1. 心肌损害　①原发性心肌损害：如冠心病、心肌炎和心肌病。②继发性心肌损害：如糖尿病心肌病、维生素 B_1 缺乏、心肌淀粉样变化等。

2. 心室压力负荷（后负荷）过重　①左心室负荷过重，如高血压、主动脉瓣狭窄、梗阻性心肌病等。②右心室负荷过重，如肺动脉瓣狭窄、肺动脉高压、肺栓塞等。

3. 心室容量负荷（前负荷）过重　主动脉瓣关闭不全、二尖瓣关闭不全、间隔缺损或动静脉分流性的各种先天性心血管病等，使心室舒张末期容量增加，前负荷加重。此外，伴有慢性贫血、甲状腺功能亢进症等全身血容量增多或循环血量增多的疾病，心脏的容量负荷也必然增加。容量负荷增加超过一定限度，心肌结构和心肌收缩功能便发生改变。

（二）诱因

有基础心脏病的病人，其心力衰竭常由增加心脏负荷的因素所诱发，常见诱因如下。

1. 感染　是最主要的诱因，以呼吸道感染最为常见，其次是感染性心内膜炎、全身感染等。

2. 心律失常　心房颤动时，由于心率增快，心肌耗氧量增加，从而加重心脏负担，是诱发心力衰竭的重要因素。其他各种类型的快速型心律失常以及严重的缓慢型心律失常均可诱发心力衰竭。心律失常引起心排血量减少，加重心肌缺血而诱发心力衰竭。

3. 生理或心理压力过大　如劳累过度、情绪激动、精神过于紧张等。

4. 妊娠和分娩　妊娠后期和分娩过程可加重心脏负荷，增加心肌耗氧量，从而诱发心力衰竭。

5. 血容量增加　如钠盐摄入过多，输液或输血过快、过多等。

6. 其他 药物使用不当（如不恰当使用洋地黄类药物、利尿药或抗高血压药）；风湿性心脏瓣膜病出现风湿活动；合并甲状腺功能亢进或贫血；饮食过度；用力排便；水电解质紊乱；环境与气候的突变等。

（三）发病机制

心力衰竭的发病机制十分复杂，当基础病变影响心功能时，机体会启用多种代偿机制，起初肾素 - 血管紧张素 - 醛固酮系统、抗利尿激素激活和交感神经兴奋尚能维持正常心脏输出，但也有负性效应，久之发生失代偿。

1. 代偿机制 当心肌收缩力减弱时，为了保证正常的心排血量，机体通过 Frank Starling 机制、神经体液机制和心肌肥厚等进行代偿。

2. 体液因子改变 心力衰竭时，各种体液因子参与了其发生发展过程。①心钠肽（atrial natriuretic peptide，ANP）和脑钠肽（brain natriuretic peptide，BNP）分泌增加，增加的程度与心力衰竭的严重程度呈正相关。②下丘脑分泌抗利尿激素增多，具有收缩周围血管、抗利尿的作用。③血浆内皮素水平升高，肺血管阻力增加，导致细胞肥大增生，参与心脏重塑过程。

3. 心肌损害与心室重塑 在心脏功能受损，心腔扩大、心肌肥厚的代偿过程中，心肌细胞、胞外基质、胶原纤维网等均发生相应变化，即心室重塑，是心衰发生发展的基本病理机制。心肌细胞的减少使心肌整体收缩力下降；纤维化的增加又使心室的顺应性下降，重塑更趋明显，心肌收缩力不能发挥其应有的射血效应，如此形成恶性循环，最终导致不可逆转的心肌损害。

【护理评估】

（一）健康史

详细询问病人有无心力衰竭的病因，如冠心病、高血压、风湿性心脏瓣膜病、心肌炎、心肌病等病史；有无呼吸道感染、心律失常、劳累过度、妊娠或分娩等诱发因素。

（二）身体状况

临床上左心衰竭最常见，单纯的右心衰竭较少见。

1. 左心衰竭 以肺循环淤血及心排血量降低为主要表现。

(1) 症状

1) 呼吸困难：是左心衰竭最主要的症状，主要表现为 3 种类型。①劳力性呼吸困难：左心衰竭早期，呼吸困难主要发生在体力劳动时，休息后缓解，随着病情进展，呼吸困难出现在较轻微的活动时。②夜间阵发性呼吸困难：是左心衰竭的最典型表现，发作多在夜间熟睡 1~2h 后，病人因胸闷、气急突然憋醒，被迫坐起，伴阵咳、咳泡沫样痰或呈哮喘状态，故又称心源性哮喘，重者发展为急性肺水肿。③端坐呼吸：病人平卧时感到呼吸困难，被迫采取半坐卧位或坐位以减轻呼吸困难，即称为端坐呼吸。

2) 咳嗽、咳痰、咯血：咳嗽、咳痰多于劳动或夜间平卧时为重，主要为肺泡及支气管黏膜淤血性水肿所致，坐位或立位时咳嗽减轻或消失。痰液为白色浆液性泡沫状，偶见痰中带血丝。长期慢性肺淤血导致肺循环和支气管血液循环之间形成侧支，在支气管黏膜下形成扩张的血管，一旦破裂易引起大咯血。

3) 乏力、疲倦、头晕、心悸：因心排血量不足，器官、组织灌注不足及代偿性心率加快所致。

4) 少尿及肾功能损害症状：严重左心衰竭血液进行再分配时，肾血流量明显减少，病人出现少尿。长期的肾血流量减少会出现血尿素氮、肌酐升高，并有肾功能不全的相应症状。

(2) 体征

1) 心脏体征：除原有心脏病的体征外，还可出现心脏增大、心尖区闻及舒张期奔马律及肺动脉瓣区第二心音亢进。部分病例出现交替脉，严重者有发绀。

2) 肺部湿啰音：由于肺毛细血管压增高，液体渗出到肺泡，出现湿啰音。随着病情由轻到重，局限于肺底部的湿啰音可扩展至全肺。病人如取侧卧位，则下方一侧肺部湿啰音较多。

2. 右心衰竭 以体循环淤血为主要表现。

（1）**症状**：胃肠道及肝脏淤血可引起食欲缺乏、恶心、呕吐、上腹饱胀等，是右心衰竭最常见的症状。肝淤血引起右上腹胀痛，严重者有黄疸；肾淤血引起白天尿量减少，而夜尿增多；继发于左心衰竭的右心衰竭可表现为劳力性呼吸困难，单纯性右心衰竭多由分流性先天性心脏病或肺部疾患所致，有明显的疲乏、呼吸困难等症状。

（2）**体征**

1）心脏体征：除原有心脏病的体征外，右心衰竭时因右心室增大，心浊音界向左、右两侧扩大；如导致三尖瓣相对性关闭不全，可出现相应的杂音。

2）颈静脉：颈静脉充盈、怒张为右心衰竭的早期表现，用手掌压迫右上腹，可见颈静脉充盈更加显著，即为肝颈静脉反流征阳性，其更具特征性。

3）肝脏体征：右心衰竭早期即出现淤血性肝大，肝脏表面光滑，质地较软，有充实饱满感，压痛明显；持续慢性右心衰竭可导致心源性肝硬化，晚期可出现肝功能受损、黄疸及腹水。

4）水肿：多出现在身体下垂部位，以内踝、外踝及胫前较明显，可呈对称性、凹陷性，严重者可遍及全身。双侧胸腔积液较多见，如出现单侧，以右侧多见，主要与体静脉和肺静脉压同时升高、胸膜毛细血管通透性增加有关。

5）发绀：为周围型发绀，由于静脉血氧降低所致，多见于长期右心衰竭病人。

3. 全心衰竭 一般先有左心衰竭，当合并右心衰竭后形成全心衰竭，病人同时有左心衰竭和右心衰竭的临床表现。因发生右心衰竭时右心排血量减少，可使左心衰竭所致肺淤血的临床表现减轻或不明显。扩张型心肌病的病人出现全心衰竭时，肺淤血症状往往不严重，主要表现为心排血量减少的左心衰竭相关症状和体征。

4. 心功能评估

（1）**心功能分级**：1928 年，美国纽约心脏病协会（New York Heart Association，NYHA）按诱发心力衰竭症状的活动程度将心功能的受损状况分为 4 级（表 3-1），该分级方法在临床上沿用至今。其优点是简单、易行，缺点是根据病人自觉活动能力分级，仅凭病人的主观陈述，其结果与客观检查并非完全一致，病人个体差异也较大。

表 3-1 心功能分级（ NYHA，1928 ）

心功能分级	依据及特点
Ⅰ级	病人患有心脏病。日常活动量不受限制，一般活动不引起乏力、呼吸困难等心衰症状
Ⅱ级	体力活动轻度受限。休息时无自觉症状，平时一般活动可出现上述症状，休息后可很快缓解
Ⅲ级	体力活动明显受限。休息时无症状，低于平时一般活动量时可引起上述症状，休息较长时间后症状方可缓解
Ⅳ级	不能从事任何体力活动，休息时亦有心衰的症状，稍有体力活动后症状即加重

（2）**心力衰竭分期**：由美国心力衰竭学会、欧洲心脏病学会心力衰竭协会、日本心力衰竭学会共同撰写的《心力衰竭的通用定义和分类》将心力衰竭分为四期（表 3-2）。

（3）**6 分钟步行试验**（six-minute walking test）：评估病人的运动耐力和心脏储备能力，常用于心力衰竭治疗的效果评价及预后估计。要求病人在平直走廊里尽可能快地行走，测定 6min 的步行距离，以此为依据将心力衰竭划分为轻、中、重 3 个等级：步行距离 >450m 为轻度心力衰竭，步行距离 150~450m 为中度心力衰竭，步行距离 <150m 为重度心力衰竭。该试验简单、易行、安全、方便，以主观感受与客观结果相结合作为判断依据。

表 3-2　心力衰竭分期

心力衰竭分期	分期依据及特点
A 期（心衰风险期）	病人有心衰风险，但无心脏结构或功能异常，无心力衰竭症状、体征
B 期（心衰前期）	病人无心力衰竭症状和/或体征，但存在结构性心脏病或心功能异常或利钠肽水平升高
C 期（心衰期）	病人目前或既往存在心脏结构和/或功能异常引起的心衰症状、体征
D 期（心衰晚期）	病人休息时有严重心衰症状或体征，尽管接受了指南指导的管理和治疗，但仍反复住院，须接受高级治疗

（三）心理-社会状况

心力衰竭往往是心血管疾病发展至晚期的临床表现。长期的疾病折磨和心力衰竭反复发生、生活不能自理，使病人失去治疗信心，对死亡充满恐惧。家属和亲友往往会因长期照顾病人而忽视病人的心理感受，应评估家庭和社会的支持状况。

（四）实验室检查及其他检查

1. 实验室检查　脑钠肽（BNP）和氨基末端脑钠肽前体（NT-pro BNP）是心衰诊断、病人容量管理、临床事件风险评估中的重要指标。很多疾病可以导致其升高，因此特异性不高。其他包括血常规、尿常规、电解质、肝功能、肾功能、血脂、血糖等。

2. X 线检查　左心衰竭可见左心室增大；肺门阴影增深，肺纹理增强；肺水肿时，肺部有云雾状阴影，近肺门处更显著。右心衰竭可见右心房及右心室增大，上腔静脉增宽而肺野清晰。Kerley B 线是慢性肺淤血的特征性表现。

3. 超声心动图　该检查是诊断心力衰竭最主要的仪器检查，可准确提供心脏各腔室的大小变化、心脏瓣膜结构、LVEF 等改变情况，并且能反映心室收缩与舒张的功能。

4. 放射性核素检查　该检查有助于判断心室腔大小，以收缩末期和舒张末期的心室影像的差别计算左心室射血分数，同时计算左心室最大充盈速率，反映心脏收缩及舒张功能。

5. 有创性血流动力学检查　对急性重症心力衰竭病人在床边采用漂浮导管检查，经静脉插管直至肺小动脉，测定各部位的压力及血液含氧量，计算心指数（cardiac index，CI）及肺毛细血管楔压（pulmonary capillary wedge pressure，PCWP，反映肺淤血程度），直接反映左心功能。正常时 CI>2.5L/（min·m²），PCWP<12mmHg。心力衰竭时，CI 值降低，PCWP 值升高。

（五）治疗原则及主要措施

慢性心力衰竭应采取综合的治疗措施，提高运动耐量，改善生活质量；阻止或延缓心室重塑，防止心肌损害加重；改善其远期预后和降低死亡率。其治疗原则为防治基本病因及诱因、减轻心脏负荷、增强心肌收缩力。

1. 病因及诱因治疗　寻找其基本病因和诱因，给予有效的根治或控制。

（1）**基本病因治疗**：做到早发现、早治疗。在尚未造成心脏器质性改变前，早期进行有效的治疗，如控制血压，应用药物治疗、介入治疗或手术治疗改善冠心病心肌缺血，进行慢性心瓣膜病的换瓣手术，以及先天畸形的纠治术等。

（2）**控制和消除诱因**：及时有效地控制感染，特别是呼吸道感染；纠正心律失常，如心房颤动；控制潜在的甲状腺功能亢进、贫血；避免输液过多、过快等。

2. 药物治疗

（1）**利尿药**：主要是通过抑制肾小管不同部位对钠的重吸收，减轻肺循环和体循环淤血所致的临床症状。利尿药是慢性心力衰竭治疗中最常用的药物，原则上在慢性心衰急性发作和明显体液潴留时应用。但不能将利尿药作单一治疗。常见利尿药的种类及作用见表 3-3。

表 3-3 常用利尿药的种类及作用

种类	代表药物	作用
袢利尿药	呋塞米(速尿)	作用于髓袢的升支,在排钠的同时也排钾,为强效利尿药
噻嗪类利尿药	氢氯噻嗪(双氢克尿塞)	作用于肾远曲小管,抑制钠吸收,由于 Na^+-K^+ 交换机制,也使钾的吸收降低
保钾利尿药	螺内酯(安体舒通)	作用于肾远曲小管,通过拮抗醛固酮或直接抑制 Na^+-K^+ 交换从而保钾利尿
	氨苯蝶啶	
	阿米洛利	与氨苯蝶啶相似,利尿强而保钾弱
精氨酸血管升压素受体拮抗药	托伐普坦	通过结合精氨酸血管升压素 V_2 受体减少水的重吸收,不增加排钠

(2)肾素-血管紧张素-醛固酮系统抑制剂

1)血管紧张素转换酶抑制药(angiotensin converting enzyme inhibitor,ACEI):主要作用是抑制循环及局部组织中血管紧张素Ⅱ的生成,兼有扩张小动脉和静脉的作用,减轻淤血症状。此外,可预防和改善心室重塑。治疗从小剂量开始,待病人耐受后缓慢加量,至适量后长期维持、终身用药。常用药物为卡托普利、贝那普利、培哚普利等。

2)血管紧张素受体阻滞药(angiotensin receptor antagonists,ARB):当心力衰竭病人因 ACEI 的不良反应不能耐受时,可改用 ARB,如氯沙坦、缬沙坦、坎地沙坦、厄贝沙坦等。

3)血管紧张素受体脑啡肽酶抑制剂(angiotensin receptor neprilysin inhibitor,ARNI):能抑制血管收缩,改善心肌重构,显著降低心衰住院和心血管死亡风险,改善心衰症状和生活质量。常用药物有沙库巴曲缬沙坦。

4)醛固酮受体拮抗药:小剂量螺内酯可阻断醛固酮效应,对抑制心血管的重塑、改善慢性心力衰竭的远期预后有很好的作用。中重度心力衰竭病人可加用小剂量醛固酮受体拮抗药,但必须监测血钾。

(3)β受体拮抗药:对抗代偿机制中交感神经激活的效应,抑制心室重塑,长期应用能明显提高运动耐量,降低死亡率,改善心力衰竭预后。不良反应有心动过缓、低血压、心功能恶化等。原则上待心力衰竭情况稳定后,由小剂量开始,缓慢加量,适量维持。常用药物为美托洛尔、比索洛尔、卡维地洛。

(4)正性肌力药物:包括洋地黄类药物和非洋地黄类药物。

1)洋地黄类药物

①主要作用:加强心肌收缩力;抑制心脏传导系统,减慢心率。

②适应证:心力衰竭;室上性快速型心律失常,如室上性心动过速、心房颤动、心房扑动等。

③禁忌证:洋地黄过量或中毒;二度或高度房室传导阻滞;梗阻性肥厚型心肌病。

④种类:临床常用药物、用法及适应证见表 3-4。

表 3-4 常用洋地黄类药物的用法及适应证

种类	药名	用法	适应证
速效	毛花苷 C	稀释后静脉注射,每次 0.2~0.4mg,总量 0.8~1.2mg/d	适用于急性心力衰竭或慢性心力衰竭加重时,特别适用于心力衰竭伴心房颤动者
	毒毛花苷 K	稀释后静脉注射,每次 0.25mg,总量 0.5~0.75mg/d	适用于急性心力衰竭
中效	地高辛	目前采用维持量法给药,每次 0.25mg,每日一次,口服	适用于中度心力衰竭的维持治疗,70 岁以上或肾功能不良者宜减量

2）非洋地黄类正性肌力药物：β受体激动药，如多巴胺，可增强心肌收缩力，扩张血管，特别是扩张肾小动脉，而心率加快不明显，也可在慢性心衰加重时与多巴酚丁胺合用，连续使用超过72h可产生耐药性，长期使用可增加死亡率。磷酸二酯酶抑制剂，如米力农、氨力农能增强心肌收缩力，仅在重症心衰治疗效果不好时短期使用，长期使用者死亡率升高。

3. 非药物治疗　对于慢性心力衰竭伴有心室失同步化收缩的病人，心脏再同步化治疗可改善提高运动耐量和生活质量，降低死亡率。心脏移植仍是心力衰竭晚期治疗的最终方法，但由于供体来源以及排斥反应等在临床应用中较为受限。经导管二尖瓣修复术、经皮左心室室壁瘤减容术等介入治疗、心血管再生及基因治疗等目前仍处于临床试验阶段，或许能为心衰治疗提供新的方法。

二、急性心力衰竭

急性心力衰竭（acute heart failure，AHF）是指心力衰竭急性发作和/或加重的一种临床综合征，可表现为急性新发心力衰竭或慢性心力衰竭急性失代偿。临床以急性左心衰最常见，主要表现为肺水肿或心源性休克，是临床上常见的急危重症之一，及时有效的抢救与预后密切相关。

【病因及发病机制】

（一）病因

因心脏解剖或功能的突发异常，心排血量急剧降低和肺静脉压突然升高所致。①急性心肌收缩力减退，如急性弥漫性心肌炎、大面积心肌梗死等。②急性机械性阻塞，如严重的二尖瓣狭窄或主动脉瓣狭窄、左心室流出道梗阻。③急性容量负荷过重，如急性心肌梗死或感染性心内膜炎引起的乳头肌功能不全、腱索断裂、静脉输血或输液过多或过快等。④急性心室舒张受限，如急性大量心包积液或积血、快速异位心律等。

（二）发病机制

心肌收缩力突然严重减弱，或左心室瓣膜急性反流，心排血量急剧减少，左心室舒张末压迅速升高，肺静脉回流不畅，肺静脉压快速升高，肺毛细血管压随之升高，使血管内液体渗入到肺间质和肺泡内，形成急性肺水肿。肺水肿早期因交感神经激活，血压升高；随着病情持续进展，血压将逐步下降。

【护理评估】

（一）健康史

询问病人有无急性心肌收缩力减退，如急性弥漫性心肌炎、大面积心肌梗死等病史；有无急性容量负荷过重，如静脉输血或输液过多、过快等诱发因素。

（二）身体状况

1. 症状　急性肺水肿为急性左心衰竭的典型表现。病人突然发病，极度呼吸困难，呼吸为30~50次/min，端坐呼吸；频繁剧烈咳嗽、咳粉红色泡沫样痰，痰量多时可从口腔和鼻腔涌出；重者大汗淋漓、面色青灰、口唇发绀、皮肤湿冷，因脑缺氧而神志模糊。严重者由于心排血量降低，导致心源性休克，甚至出现晕厥和心搏骤停。病人因有窒息感而烦躁不安、恐惧。

2. 体征　听诊两肺满布湿啰音及哮鸣音，心尖部第一心音减弱，心率快，同时有舒张早期第三心音奔马律，肺动脉瓣区第二心音亢进。

（三）心理-社会状况

突发的极度呼吸困难使病人恐惧、焦虑，导致交感神经系统兴奋性增高，加重呼吸困难。

（四）实验室检查及其他检查

肺水肿时胸部X线可表现为蝶形肺门，严重肺水肿时，为弥漫满肺的大片阴影；重症病人血流动力学监测可有肺毛细血管楔压随病情加重而增高，心脏指数则相反。

（五）治疗原则及主要措施

1. 体位 立即协助病人取坐位,两腿下垂,以减少回心血量,增加通气量,改善呼吸功能。如出现持续低血压、伴皮肤湿冷、苍白和发绀,尿量减少、意识障碍、口渴等低血容量表现时,立即采取平卧位或休克卧位,抬高头部及下肢,增加回心血量,同时给予保暖。

2. 氧疗 在保证呼吸道通畅的状态下,给予高流量(6~8L/min)鼻导管吸氧,湿化瓶中加入20%~30% 乙醇湿化,可降低肺泡内泡沫的表面张力,从而使泡沫破裂,改善肺泡通气。病情特别严重者应采用面罩呼吸机持续加压(continuous positive airway pressure,CPAP)或双水平气道正压(BiPAP)给氧。通过氧疗,将血氧饱和度维持在95%~98% 水平,以防出现脏器功能障碍或多器官功能衰竭。

3. 病情观察 严密观察病情变化,监测生命体征、血氧饱和度、咳痰的性质和量,及时检查血电解质、血气分析等;安置漂浮导管者,监测其血流动力学指标的变化,准确记录 24h 液体出入量;观察病人意识和精神状态、肺部湿啰音、皮肤颜色及温度等变化。

4. 迅速建立静脉通路,遵医嘱正确用药

（1）**吗啡**:吗啡 3~5mg 静脉或皮下注射,不仅可扩张外周血管,减少回心血量,减轻心脏负荷,同时能使病人镇静,减轻烦躁不安所带来的额外的心脏负担。老年病人应减量或皮下注射,观察病人有无呼吸抑制或心动过速。

（2）**利尿药**:呋塞米 20~40mg 于 2min 内静脉注射,必要时重复。利尿药能减少回心血量,减轻心脏前负荷,并可扩张静脉,缓解肺水肿。

（3）**血管扩张药**:静脉输液,或用输液泵控制滴速,根据血压调节剂量,维持收缩压在 90~100mmHg。

1）硝普钠:为动、静脉血管扩张药。静脉注射后 2~5min 起效,起始剂量 0.3μg/(kg·min)静脉输入。硝普钠含有氰化物,大剂量长期使用会发生硫氰酸中毒,连续用药不宜超过 24h;硝普钠见光易变质分解,应避光滴注;因稀释后的硝普钠溶液不稳定,故应现用现配。

2）硝酸甘油:主要扩张小静脉,减少回心血量。一般从 10μg/min 开始,10min 调整 1 次,每次增加 5~10μg。

3）酚妥拉明:为 α 受体拮抗药,以扩张小动脉为主,降低心脏后负荷。以 0.1mg/min 开始,5~10min 调整一次,最大增至 1.5~2.0mg/min。

（4）**洋地黄制剂**:毛花苷 C 稀释后静脉注射,首次剂量 0.4~0.8mg,2h 后酌情再给予 0.2~0.4mg。

（5）**氨茶碱**:可有效解除支气管痉挛,并有一定的正性肌力、利尿和扩血管作用。0.25g 加入溶液 5% 葡萄糖 40ml 稀释后,缓慢静脉注射。

5. 出入量管理 无明显低血容量者每天液体入量可控制在 1 500ml 以内,不超过 2 000ml。保证每天出入量负平衡 500ml,严重肺水肿者负平衡为 1 000~2 000ml/d,甚至可达到 3 000~5 000ml/d。负平衡状态下注意防止低血容量、低血钾和低血钠的发生。待肺淤血、水肿减轻后,应减少负平衡,逐步过渡到出入量平衡。

【**常见护理诊断 / 合作性问题**】

1. 气体交换受损 与左心功能不全致肺淤血有关。

2. 体液过多 与右心衰竭致体循环淤血、水钠潴留有关。

3. 活动耐力下降 与心排血量下降有关。

4. 潜在并发症:洋地黄中毒。

【**护理目标**】

1. 呼吸困难减轻或消失,血气分析维持在正常范围。

2. 水肿或腹水减轻或消失。

3. 能适应心功能状态下的生活。

4. 未发生洋地黄中毒,或中毒被及时发现并处理。

【护理措施】

（一）一般护理

1. 休息与活动 保证身心充分休息，以降低基础代谢率，减少骨骼肌耗氧，增加肾血流量，利于排钠排水，减轻心脏容量负荷。长期卧床者易致静脉血栓形成和肺栓塞、直立性低血压、消化功能下降、肌肉萎缩等。因此，应根据心功能分级情况确定活动量，并制订切实可行的活动计划。①Ⅰ级：不限制日常活动，但应避免过重的体力劳动。②Ⅱ级：适当限制体力活动，增加休息时间，但不影响轻体力工作和家务劳动。③Ⅲ级：应限制日常活动，以卧床休息为主。④Ⅳ级：绝对卧床休息，日常生活由他人照顾，可在床上做肢体被动运动，待病情缓解后，尽早做适量的活动。

2. 饮食护理 饮食原则为少食多餐，限制总热量，进食易消化、低盐、低脂肪、高维生素、高纤维素、高蛋白质、不胀气的食物。热量以 5 021~6 270kJ/d 为宜。根据水肿程度、心力衰竭程度及利尿药治疗情况控制钠盐摄入，轻度心力衰竭病人摄入食盐量限制在 5g/d 以内，中度者限制在 2~5g/d 以内，重度者限制在 1g/d 以内；水肿不严重或利尿效果良好时，不需要特别严格限盐。钠盐含量较高的食物有腌制品、罐头、味精、海产品、啤酒、碳酸饮料等，限制钠盐时可用糖、醋、蒜等调味品增进食欲。保持大便通畅，必要时使用缓泻剂。

（二）病情观察

密切观察病情变化，监测血氧饱和度、血气分析；观察水肿的消长情况，每日测量体重，准确记录出入量，适当控制液体摄入量；观察心率、心律、血压、尿量等变化。

（三）用药护理

1. 利尿药 长期使用利尿药容易出现电解质紊乱等不良反应。非紧急情况下，利尿药不应在夜间使用，以免影响睡眠。

（1）排钾利尿药（袢利尿药和噻嗪类）：主要不良反应是低钾血症，从而诱发心律失常或洋地黄中毒。低血钾临床表现为乏力、腹胀、肠鸣音减弱、心电图 U 波增高等，应多补充富含钾盐的食物，如鲜橙汁、香蕉、枣、无花果、西红柿汁、菠菜等；必要时遵医嘱补钾盐，口服补钾宜在饭后进行或将水剂与果汁同饮，以减轻胃肠道反应；静脉补钾时应注意钾的浓度及输液速度。

（2）保钾利尿药（氨苯蝶啶和螺内酯）：主要不良反应是高钾血症，故应监测血钾浓度。出现高血钾时，遵医嘱停用保钾类利尿药，嘱病人禁食富含钾的食物，严密观察心电图变化。螺内酯的不良反应有嗜睡、面部多毛、男性乳房发育等，肾功能不全等，高钾血症及肾衰竭者禁用。

2. 洋地黄类药物

（1）洋地黄中毒的表现

1）消化道症状：是洋地黄中毒最早的表现，如食欲缺乏、恶心、呕吐等，需与心力衰竭本身或其他药物引起的胃肠道反应鉴别。

2）心律失常：是洋地黄中毒最严重、最主要的反应，最常见的心律失常是室性期前收缩，多呈二联律或三联律，其他如房室传导阻滞、心房颤动、房性期前收缩伴高度房室传导阻滞等，快速型房性心律失常伴有传导阻滞是洋地黄中毒的特征性表现。

3）神经系统症状：如头痛、头昏、嗜睡、精神改变、视物模糊、黄视、绿视等。

（2）预防洋地黄中毒：①洋地黄用量个体差异很大，老年人、心肌缺血缺氧、重度心力衰竭、低钾低镁血症、肾功能减退等情况对洋地黄较敏感，使用时须严密观察病人用药后反应。②与奎尼丁、胺碘酮、维拉帕米、阿司匹林、钙剂等药物合用可增加中毒机会，在给药前应询问病人有无服用上述药物及洋地黄用药史。③必要时监测血清地高辛浓度。④严格遵医嘱给药，给药前测量脉搏，脉搏 <60 次 /min 或节律不规则者，暂停服药，并通知医生；如果漏服药物，不能补服。⑤用毛花苷 C 或毒毛花苷 K 时，应稀释后缓慢静脉注射，时间 10~15min，同时监测心率、心律、脉率及心电图变化。

（3）洋地黄中毒的处理：遵医嘱立即停用洋地黄类药物；低血钾者补充钾盐，停用排钾利尿药；

纠正心律失常，快速型心律失常者用利多卡因或苯妥英钠，传导阻滞及缓慢型心律失常者用阿托品。

3. 血管扩张药 严密监测心率及血压，根据心率及血压调节剂量和滴速。硝酸酯类药物容易导致面部潮红、头痛、心动过速、血压下降等，静脉输液时应严格掌握滴速。

（四）对症护理

1. 心源性呼吸困难 遵医嘱给予病人高枕卧位或端坐位，必要时双腿下垂；氧气吸入，氧流量为 2~4L/min；协助病人生活自理，根据实际情况采取适当的活动。

2. 心源性水肿 卧床休息，给予半卧位，必要时抬高双下肢；遵医嘱给予低盐、低脂易消化饮食，尤其是限制钠盐和水分的摄入；保护皮肤，防止发生压力性损伤；监测体重及尿量等。

（五）心理护理

给予病人及家属足够的关心，向病人及家属讲解焦虑和恐惧可导致交感神经系统兴奋性增高，加重呼吸困难；鼓励家属安慰并陪伴病人，避免一切不良精神刺激，避免在病人面前讨论病情，保持情绪稳定；医护人员在抢救急性心力衰竭病人的过程中，必须保持镇静，动作稳准快，忙而不乱，给病人以信任与安全感，必要时留家属陪护，以提供情感支持。

（六）健康指导

1. 疾病知识指导 指导病人积极治疗原发病，包括控制血压、血糖、血脂。介绍诱因对预防心力衰竭的重要性，如感染（尤其是呼吸道感染）、过度劳累、情绪激动等；育龄妇女应在医生指导下决定是否妊娠和自然分娩；鼓励家属给予病人积极支持，保持情绪稳定；嘱病人定期门诊随访，防止病情发展。

2. 饮食指导 饮食宜低盐低脂、易消化、富含营养，每餐不宜过饱，多食蔬菜、水果，防止便秘，戒烟酒。

3. 运动指导 合理安排活动与休息，告知病人即使心功能恢复也应避免重体力劳动，可以做日常家务及轻体力劳动。建议病人进行散步、打太极拳、练气功等运动，活动要以不出现心悸、气急为原则，适当活动有利于提高心脏储备力，提高活动耐力，改善心理状态和生活质量。

4. 用药指导 告知病人及家属药物的名称、剂量、用法及不良反应；严格遵医嘱服药，不能随意增减或撤换药物；教会病人在服用地高辛前自测脉搏，当脉搏 <60 次/min 或脉搏节律发生异常时暂停服药，及时到医院就诊，如出现中毒反应，立即就诊；发现体重增加或症状恶化时，及时就诊。

【护理评价】

1. 呼吸困难是否减轻或消失，血气分析是否在正常范围，BNP/NT-pro BNP 水平有无下降。
2. 水肿或腹水是否减轻或消失。
3. 能否适应心功能状态下的生活。
4. 是否发生洋地黄中毒；洋地黄中毒能否被及时发现并处理。

（杨 林）

第三节 心律失常病人的护理

> **学习目标**
>
> 1. 掌握各种常见心律失常的概念、病人身体状况及常见心电图特点。
> 2. 熟悉心律失常的病因、分类、治疗要点及常用药物。
> 3. 了解心律失常的发病机制。
> 4. 学会应用护理程序为心律失常病人实施整体护理。
> 5. 具备为心律失常病人进行健康指导的能力。

病人，男性，50岁，干部。主诉：间断心悸1年，加重1h。病人1年前间断出现心悸，持续数分钟至2h不等，活动及休息时均有发作，病人未给予重视，未就诊。既往身体健康，无吸烟史，家庭和睦。此次因与人发生争执而出现心慌，呼吸困难，头晕，遂来医院就诊。

身体评估：T 36.4℃，P 184次/min，R 18次/min，BP 130/85mmHg。神志清楚，口唇发绀，无颈静脉怒张。胸廓无畸形，双肺呼吸音清，心界叩诊不大，各瓣膜未闻及杂音。腹部无阳性体征。双下肢中度凹陷性水肿。心电图显示：HR 184次/min，节律规则；QRS波群形态与时限均正常；P波为逆行性，与QRS波群保持恒定关系，埋藏于QRS波群终末部分。

入院诊断：阵发性室上性心动过速。

请思考：

1. 目前病人的护理诊断/合作性问题有哪些？

2. 为了减轻该病人心悸症状，护士可以采取哪些护理措施？

3. 对该病人应如何进行健康宣教？

心律失常（cardiac arrhythmia）是指心脏冲动的频率、节律、起源部位、传导速度与激动次序的异常。当心脏传导系统的自律性和传导性发生异常改变或存在异常传导组织时，可发生各种心律失常。

心脏传导系统是由特殊心肌纤维组成的，其心肌细胞具有形成冲动和传导冲动的作用，心脏传导系统示意图（图3-4）。窦房结是心脏的正常起搏点，冲动形成后由结间束和普通心房肌传至房室结和左心房。冲动在房室结内传导的速度缓慢，抵达希氏束后传导加速，经左、右束支传至浦肯野纤维网。浦肯野纤维传导极为敏捷，几乎同时使全部心室肌被激动（图3-5）。

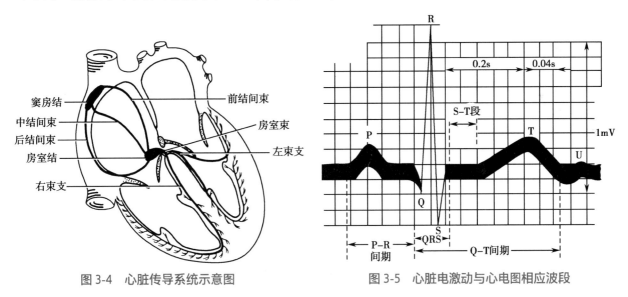

图 3-4　心脏传导系统示意图　　　　　图 3-5　心脏电激动与心电图相应波段

心肌传导系统受交感神经和迷走神经的支配。迷走神经兴奋抑制窦房结的自律性和传导性，延缓窦房结和房室结的传导时间与不应期；交感神经作用与迷走神经作用相反。

一、概述

【病因及发病机制】

（一）病因

1. 非心源性原因包括酸中毒、电解质紊乱（如低钾血症、高钾血症）、内分泌代谢失常（甲状腺功能亢进或减退)、药物中毒(洋地黄、抗心律失常药过量)、颅内病变及急性感染等。正常人因情绪激动、紧张不安、疲劳、吸烟、饮酒及饮咖啡等,也可发生心律失常。

2. 心脏疾病包括冠状动脉粥样硬化性心脏病、心肌炎、风湿性心脏病、高血压心脏病、先天性心脏病、肺源性心脏病等。

(二)发病机制

1.冲动形成异常

(1)**自律性异常**:正常情况下,窦房结自律性最高,处于主导地位,其他部位具有自律性的心肌细胞为潜在的起搏点。自主神经系统的兴奋性改变或心脏传导系统的自身病变,均会导致原有正常自律性的心肌细胞不适当地发放冲动。此外,原来无自律性的心肌细胞(心房肌、心室肌细胞)亦在病理状态下,如心肌缺血、药物、电解质紊乱、儿茶酚胺增多等情况出现异常自律性。

(2)**触发活动**:是指心房、心室与希氏束、浦肯野纤维组织在动作电位后产生除极活动,被称为后除极。若后除极振幅增高并抵达阈值,便引起反复激动,亦可导致持续性快速型心律失常。多见于局部儿茶酚胺浓度增高、心肌缺血再灌注、低血钾、高血钙、洋地黄中毒等。

2.冲动传导异常

(1)**传导阻滞**:当冲动传导到某处心肌时,如适逢生理不应期,形成生理性阻滞或干扰现象。传导障碍非生理性不应期所致者,称为病理性传导阻滞。

(2)**折返现象**:折返是形成快速型心律失常最常见的发病机制,其产生折返需要以下基本条件:①心脏两个或多个部位的传导性与不应期各不相同,相互联结形成一个折返环路。②其中一条通道发生单向传导阻滞。③另一通道传导缓慢,使原先发生阻滞的通道有足够时间恢复兴奋性。④原先阻滞的通道恢复激动,从而完成1次折返激动。冲动在环内反复循环,产生持续而快速的心律失常(图3-6)。

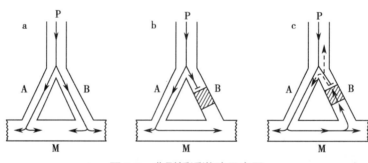

图3-6 典型折返激动示意图

(3)**传导紊乱**:异常旁路存在时,由心房至心室的冲动有一部分通过旁路过快地传导到心室,使部分心室肌提前受到激动,从而导致传导紊乱,如预激综合征。

【分类】

按照心律失常的发病机制,可分为冲动形成异常和冲动传导异常。按照心律失常发生时心率的快慢,将其分为快速型心律失常和缓慢型心律失常,前者包括期前收缩、心动过速、扑动和颤动等,后者包括窦性心动过缓、房室传导阻滞等。

(一)冲动形成异常

1.窦性心律失常 ①窦性心动过速。②窦性心动过缓。③窦性心律不齐。④窦性停搏。

2.异位心律

(1)**主动性异位心律**:①期前收缩(房性、房室交界性、室性)。②阵发性心动过速(房性、室上性、室性)。③心房扑动、心房颤动。④心室扑动、心室颤动。

(2)**被动性异位心律**:①逸搏(房性、房室交界性、室性)。②逸搏心律(房性、房室交界性、室性)。

（二）冲动传导异常

1. 干扰及干扰性房室分离 多为生理性。

2. 传导阻滞 ①窦房传导阻滞。②房内传导阻滞。③房室传导阻滞。④束支或分支阻滞（左、右束支及左束支分支传导阻滞）或室内阻滞。

3. 折返心律 包括阵发性心动过速，以房室结折返、房室折返、心室内折返最常见。

4. 房室间传导途径异常 预激综合征。

二、窦性心律失常

正常窦性心律的冲动起源于窦房结，成人频率为 60~100 次/min（图 3-7）。窦性心律的频率因年龄、性别、体力活动等不同有显著的差异。窦性心律失常主要包括窦性心动过速、窦性心动过缓、窦性停搏和病态窦房结综合征。

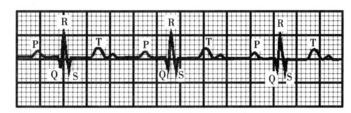

图 3-7　正常窦性心律
窦性 P 波在 I、II、avF 导联直立，avR 导联倒置，PR 间期 0.12~0.20s。

（一）窦性心动过速

成人窦性心律频率 > 100 次/min，称为窦性心动过速（sinus tachycardia）。

1. 病因 ①生理性原因，如情绪激动、剧烈运动、体力劳动、饮酒、喝浓茶或咖啡、吸烟等。②病理性原因，如发热、贫血、休克、甲状腺功能亢进、心力衰竭、心肌缺血等疾病，以及麻黄碱、肾上腺素、阿托品等药物应用。

2. 身体状况 心率增快时，病人感到心悸、不安。听诊心率多在 100~150 次/min（≤200 次/min），律齐。

3. 心电图特点 窦性 P 波规律出现，成人 P 波频率 > 100 次/min，每个 P 波后有一个 QRS 波（图 3-8）。

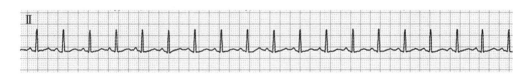

图 3-8　窦性心动过速
II 导联的 P 波正向，PR 间期 0.13s，心率 115 次/min。

4. 治疗要点 治疗基本病因、去除诱发因素。必要时，用 β 受体拮抗药、钙通道阻滞药减慢心率，如美托洛尔、普萘洛尔、地尔硫䓬等。

（二）窦性心动过缓

成人窦性心律频率 < 60 次/min，称为窦性心动过缓（sinus bradycardia）。

1. 病因 ①生理性原因：生理性窦性心动过缓多见于运动员、重体力劳动者、健康青年人及睡眠状态等。另外，按压眼球或颈动脉窦、诱导恶心等可引起窦性心动过缓。②病理性原因：多见于器质性心脏病、阻塞性黄疸、颅内高压、严重缺氧、甲状腺功能减退等，以及洋地黄、β 受体拮抗药、胺碘酮、拟胆碱药等药物应用。

2. 身体状况 通常无明显症状。当心率过慢导致心排血量不足时,有头晕、乏力、胸闷等;严重时可诱发心力衰竭、心绞痛、低血压等。

3. 心电图特点 窦性P波,成人P波频率<60次/min,常伴有窦性心律不齐(即不同PP间期之间的差异>0.12s)(图3-9)。

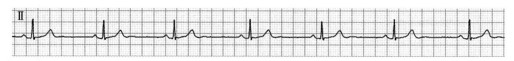

图3-9 **窦性心动过缓**
Ⅱ导联的P波正向,PR间期0.18s,心率48次/min。

4. 治疗要点 无症状的窦性心动过缓者,无需治疗;出现症状者,可应用阿托品、麻黄碱或异丙肾上腺素等药物,长期应用效果不佳者可安置心脏起搏器。

(三)窦性停搏

窦性停搏(sinus pause)又称窦性静止,是指窦房结在一个较长的时间内不能产生冲动,出现心脏搏动的暂时停顿。长时间窦性停搏后,低位潜在起搏点,如房室交界区或心室可发出单个逸搏或出现逸搏心律控制心室。

1. 病因 ①生理性原因,如迷走神经张力增高或颈动脉窦过敏。②病理性原因,如急性心肌梗死、窦房结变性与纤维化、脑血管病变等疾病,以及洋地黄、乙酰胆碱等药物作用。

2. 身体状况 出现晕厥取决于窦性静止时间及出现交界性或室性逸搏,一旦窦性停搏时间过长而无逸搏,病人常发生头晕、黑矇、晕厥,严重者发生阿-斯综合征,甚至死亡。

3. 心电图特点 在正常PP间期显著延长的时间内无P波或P波与QRS波均不出现,长的PP间期与基本的窦性PP间期无倍数关系,长间歇后出现交界性或室性逸搏(图3-10)。

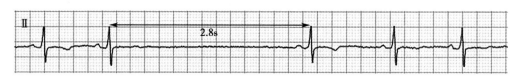

图3-10 **窦性停搏**
Ⅱ导联中第2个与第3个P波间歇长达2.8s。

4. 治疗要点 对于生理性因素引起的窦性停搏,去除诱因后可恢复。病理性窦性停搏的治疗参照病态窦房结综合征。

(四)病态窦房结综合征

病态窦房结综合征(sick sinus syndrome,SSS)简称病窦综合征,是窦房结及其周围组织病变,导致其起搏和/或冲动传出障碍,从而引起以心动过缓为主要特征的多种心律失常的综合表现。

1. 病因 涉及多种病变过程,如淀粉样变性、甲状腺功能减退、纤维化与脂肪浸润、硬化与退行性变等均可损害窦房结;窦房结周围神经和心房肌的病变、窦房结动脉供血减少、迷走神经张力增高、某些抗心律失常药物抑制窦房结功能,亦导致其功能障碍。

2. 身体状况 起病隐匿,主要为脑、心、肾等器官供血不足的表现,尤以脑供血不足为主,病人出现乏力、头晕、眼花、失眠、记忆力减退、反应迟钝,以及心悸、胸闷、胸痛等症状,严重者出现阿-斯综合征。

3. 心电图特点 表现为持续性窦性心动过缓;常有窦房传导阻滞、窦性停搏;窦房传导阻滞与房室传导阻滞并存;心动过缓-心动过速综合征(慢-快综合征),即快速性房性心律失常与心动过缓交替发作,前者通常为心房颤动、心房扑动、房性心动过速(图3-11)。

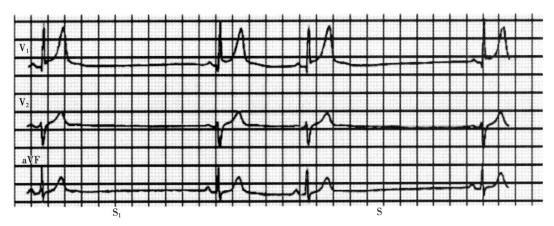

图 3-11　病态窦房结综合征

4.治疗要点　无症状者密切观察,不必治疗;有症状者选择起搏器治疗。应用起搏器治疗后,如果病人仍有心动过速发作,可使用抗心律失常药物。

三、房性心律失常

房性心律失常包括房性期前收缩、房性心动过速、心房扑动与心房颤动。

(一)房性期前收缩

房性期前收缩(atrial premature beats)又称房性早搏,是指激动起源于窦房结以外、心房任何部位的一种主动性异位心律。

1.病因　各种器质性心脏病病人均可发生房性期前收缩,可能是快速性房性心律失常的先兆。正常成人进行24h心电监测,约60%发生房性期前收缩。

2.身体状况　无明显症状,频发房性期前收缩者,出现胸闷、心悸,甚至使原有心绞痛和心力衰竭症状加重。

3.心电图特点　P波提前发生,与窦性P波形态不同,其PR间期>0.12s;期前收缩后多见不完全性代偿间歇;提前出现的P波后下传的QRS波群形态正常,少数阻滞或未下传的房性期前收缩后无QRS波群发生(图3-12)。

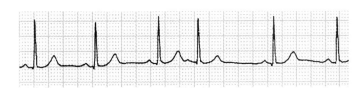

图 3-12　房性期前收缩

图中第4个P波提前发生,与窦性P波形态不同,其后QRS波群形态正常,代偿间歇不完全。

4.治疗要点　通常无需治疗,只需缓解紧张情绪和避免过度疲劳,劝导病人戒烟、限酒。有明显症状或因房性期前收缩触发室上性心动过速时,给予药物治疗,如β受体拮抗药、非二氢吡啶类钙通道阻滞药、普罗帕酮(心律平)、胺碘酮等。

(二)房性心动过速

房性心动过速(atrial tachycardia)简称房速,是指起源于心房,无房室结参与维持的心动过速。根据发病机制及心电图的表现不同,分为自律性、折返性和紊乱性房性心动过速三种。

1.病因　常见于心肌梗死、COPD、大量饮酒、代谢障碍等疾病;洋地黄中毒,特别是低血钾时;个别见于无器质性心脏病的儿童或青少年。

2. 身体状况　自律性房速有短暂性、持续性或间歇性发作的胸闷、心悸,也有部分病人无任何症状。当房室传导比例改变时,听诊心律不齐。

3. 心电图特点　①心房率通常为 150~200 次 /min。②P 波形态与窦性者不同。③常出现二度 I 型或 II 型房室传导阻滞,2:1 房室传导者常见,但心动过速不受影响。④P 波之间等电位线仍存在。⑤刺激迷走神经不能终止心动过速,仅加重房室传导阻滞。⑥发作开始时心率逐渐加速(图 3-13)。

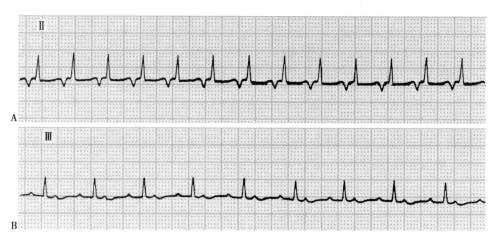

图 3-13　房性心动过速(局灶性)

A. II 导联每个 QRS 波群之间均有倒置的 P 波,频率 140 次 /min,PR 间期 0.12s,QRS 波群形态和时限正常;B. 另一位病人 III 导联,P 波频率 300 次 /min,P 波与 QRS 波群数目之比为 2:1,为阵发性房速合并 2:1 房室传导阻滞。

4. 治疗要点　自律性房速合并房室传导阻滞时,若心室率不快,无需紧急处理;若心室率 >140 次 /min,由洋地黄所致,或伴严重心力衰竭、休克征象时,应紧急治疗。洋地黄中毒引起者在去除病因的同时控制心室率,积极转复窦性心律。非洋地黄引起者,积极治疗原发病;洋地黄、β 受体拮抗药、钙通道阻滞药用于减慢心室率;未能恢复窦性心律者加用 I A、I C 或 III 类抗心律失常药;血流动力学不稳定时立即行直流电复律。少数持续发作而药物治疗无效时,可考虑射频消融治疗。

(三) 心房扑动

心房扑动(atrial flutter)简称房扑,是介于房速和房颤之间的快速型心律失常。

1. 病因　多发生于器质性心脏病,如风湿性心脏病、冠心病、高血压性心脏病、心肌病,以及肺栓塞、慢性心力衰竭、房室瓣狭窄与反流导致心房增大者;也可见于无器质性心脏病者。

2. 身体状况　其病情有不稳定倾向,可恢复窦性心律或进展为心房颤动,亦可持续数月或数年。房扑心室率不快时,病人无症状;伴极快心室率者,可诱发心绞痛与心力衰竭。体检可见快速颈静脉扑动。

3. 心电图特点　①呈现规律的锯齿状扑动波,称 F 波。扑动波之间的等电位线消失,在 II、III、aVF 或 V₁ 导联最明显。心房率为 250~300 次 /min。②心室律规则与否取决于房室传导比例是否恒定,不规则心室率是传导比例发生变化(如 2:1 或 4:1)所致。③QRS 波群形态正常,伴室内差异传导、原有束支传导阻滞或经房室旁路下传时,则 QRS 波群增宽、形态异常(图 3-14)。

4. 治疗要点　治疗原发病,终止心房扑动最有效的方法是同步直流电复律。血流动力学稳定者,使用钙通道阻滞药(如维拉帕米)、β 受体拮抗药能有效减慢房扑的心室率。若上述治疗方法无效或房扑发作频繁,应用洋地黄制剂减慢心室率。对药物疗效有限、症状明显或血流动力学不稳定者,可选用射频消融术,以求根治。持续性房扑、反复发作性房扑以及房扑与房颤相互转换者应给予抗凝治疗。

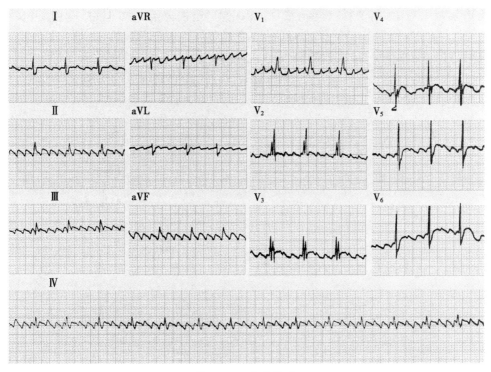

图 3-14　心房扑动

图中可见快速而规则的锯齿状扑动波（F 波），频率 300 次 /min，RR 间期规则，房室传导比例为 4∶1。

（四）心房颤动

心房颤动（atrial fibrillation，AF）简称房颤，是最常见的心律失常之一，是指规则有序的心房电活动丧失，代之以快速无序的颤动波，是严重的心房电活动紊乱。发病率随年龄增长而增加。

1. 病因　常发生于原有心血管疾病者，如风湿性心脏病、冠心病、高血压心脏病、甲亢性心脏病、缩窄性心包炎、心肌病、感染性心内膜炎、慢性肺源性心脏病。正常人在情绪激动、运动或急性乙醇中毒时可发生房颤。

2. 身体状况　其症状轻重受心室率快慢的影响，心室率不快者，症状不明显；心室率较快者，有心悸、胸闷、乏力、头晕等症状；心室率 >150 次 /min 可诱发心力衰竭或心绞痛。心脏瓣膜病合并房颤时，易发生血栓脱落引起动脉栓塞，以脑栓塞最为常见。心脏听诊第一心音强弱不等，心律极不规则，心室率快时有脉搏短绌。

3. 心电图特点　①P 波消失，代之以小而不规则的等电位线波动，形态与振幅均变化不定，称 f 波，频率为 350~600 次 /min。②心室率在 100~160 次 /min，RR 间期极不规则。③QRS 波群形态正常，当心室率过快伴有室内差异性传导时，QRS 波群增宽变形（图 3-15）。

4. 治疗要点　原则是在积极治疗原发病和诱发因素基础上，积极预防血栓栓塞发生、转复并维持窦性心律及控制心室率。

（1）积极寻找和治疗原发病，控制诱发因素。

（2）**抗凝治疗**：房颤病人栓塞发生率较高，可在评估病人的出血风险后选择抗凝治疗。目前抗凝治疗的药物包括维生素 K 拮抗药（华法林）和非维生素 K 拮抗药（新型口服抗凝药 NOAC）。对于心脏瓣膜病者（人工机械心脏瓣膜或中重度二尖瓣狭窄），需要应用华法林抗凝。非心脏瓣膜病者需要进行出血风险评估。房颤持续不超过 24h，复律前无需抗凝治疗。有血流动力学不稳定的房颤应给予紧急电复律，尽快启动抗凝治疗，复律后维持。

（3）**转复和维持窦性心律治疗**：主要有三种方法，即药物、电复律和导管消融术。胺碘酮的心血管安全性相对较好，是目前维持窦性心律常用药物，尤其适用于器质性心脏病者。有血流动力学障碍者首选电复律。对于症状明显、药物治疗无效的阵发性房颤者,可选用射频消融术。

（4）**控制心室率治疗**：对于持续性房颤病人在抗凝治疗的同时应控制心室率,尤其适用于老年人。可选用 β 受体拮抗药或钙通道阻滞药、洋地黄类药物等。无症状者,静息心室率＜110 次/min;症状明显或出现心动过速心肌病时,静息心室率＜80 次/min,中等运动量时心室率＜110 次/min。对于心室率较慢者,可考虑植入起搏器治疗。

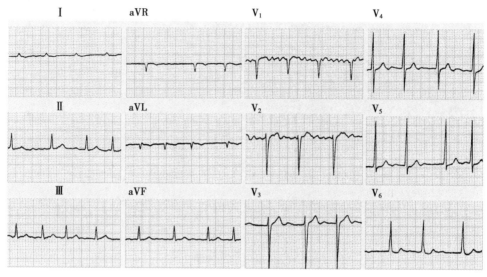

图 3-15　心房颤动

图中各导联 P 波消失,代之以大小不等、形态各异的心房颤动波(f 波),频率约 428 次/min,QRS 波群形态和时限正常,RR 间期绝对不规则,心室率约 72 次/min。

四、房室交界区性心律失常

房室交界区性心律失常(atrioventricular junctional arrhythmia)包括房室交界区性期前收缩、房室交界区性逸搏与心律、与房室交界区相关的折返性心动过速(阵发性室上性心动过速)、预激综合征、非阵发性房室交界区性心动过速等。临床上以阵发性室上性心动过速、预激综合征较常见。

（一）阵发性室上性心动过速

阵发性室上性心动过速(paroxysmal supraventricular tachycardia,PSVT)简称室上速,又称与房室交界区相关的折返性心动过速。房室结内折返性心动过速是最常见的室上速类型。

1. 病因　一般病人无器质性心脏病表现,不同性别与年龄均可发生。

2. 身体状况　发作时常有心悸、胸闷、焦虑不安、头晕,晕厥、心绞痛、心力衰竭与休克者少见。听诊心律规则,心尖部第一心音强度恒定。

3. 心电图特点　①心率 150~250 次/min,节律规则。②QRS 波群形态及时限正常,伴室内差异性传导或原有束支传导阻滞者会出现异常。③P 波为逆行性(Ⅱ、Ⅲ、aVF 导联倒置),常埋藏于 QRS 波群内或位于其终末部分,与 QRS 波群保持恒定关系。④起始突然,通常由一个房性期前收缩触发(图 3-16)。

4. 治疗要点

（1）**急性发作期**：①兴奋迷走神经：若病人心功能、血压正常,可尝试刺激咽喉壁诱导恶心;Valsalva动作(深吸气后屏气,再用力做呼气动作);按摩颈动脉窦(病人取仰卧位,先按摩右侧,再左侧,每次 5~10s,切勿双侧同时按摩);将面部浸于冰水内等。②药物治疗：首选药物为腺苷,无效时改为静脉滴注维拉帕米;伴心力衰竭者,首选毛花苷 C;伴低血压者,选用升压药,如去氧肾上腺素、甲氧明、间羟胺等,通过反射性兴奋迷走神经终止心动过速。③电刺激：药物治疗无效者,行射频消融术、食管心房调搏术、电烧灼疗法等。以上治疗无效或病人出现严重心绞痛、低血压、心力衰竭时，应施行同步直流电复律。

（2）**预防复发**：根据发作频繁程度及发作严重性选择预防性用药，如洋地黄、长效钙通道阻滞药、β受体拮抗药或普罗帕酮，以及导管射频消融技术。

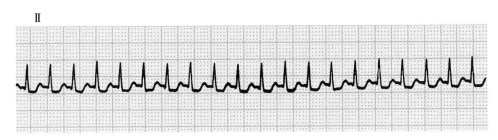

图 3-16　阵发性室上性心动过速
Ⅱ导联示连续快速规则的 QRS 波群，其形态和时限均正常，频率 212 次 /min，未见明确 P 波。

（二）预激综合征

预激综合征（preexcitation syndrome），又称 Wolf-Parkinson-White 综合征（WPW 综合征），是指心电图呈预激表现（即心房冲动提前激动心室的一部分或全部），临床出现心动过速发作。

1. 病因　可发生于任何年龄，男性居多，大多数病人无心脏异常征象，常发现于心电图检查或室上性心动过速发作时。少数先天性心血管病，如三尖瓣下移畸形、二尖瓣脱垂及心肌病等可并发预激综合征。

2. 身体状况　预激综合征本身不引起症状，心动过速发生率为 1.8%，并随年龄增长而增加。频率过快的心动过速可导致心室颤动或心力衰竭、低血压。

3. 心电图特点　①窦性搏动的 PR 间期 <0.12s。②某些导联的 QRS 波群 >0.12s。③QRS 波群起始部分粗钝，称预激波或 δ 波，终末部分正常。④ST-T 波呈继发性改变，与 QRS 波群主波方向相反（图 3-17）。

4. 治疗要点　若病人无心动过速发作或偶尔发作且症状轻微者，无需治疗；发作频繁且症状明显者，应积极治疗，包括药物治疗、射频消融术。

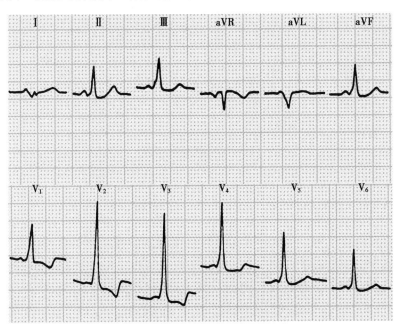

图 3-17　预激综合征
PR 间期 0.09s，QRS 波时限为 0.12s，起始部明显粗钝（δ 波）。

五、室性心律失常

室性心律失常包括室性期前收缩、室性心动过速、心室扑动与心室颤动。

（一）室性期前收缩

室性期前收缩（ventricular premature beats）又称室性早搏，是一种最常见的心律失常。

1. 病因 正常人与各种心脏病病人均可发生。①生理性原因：正常人发生的概率随年龄增长而增加，常在情绪激动、过度紧张、过量吸烟饮酒、喝咖啡时发生。②病理性原因：常见于冠心病、心肌病、心肌炎、风湿性心脏病等。另外，电解质紊乱、缺血、缺氧、药物中毒、麻醉和手术等亦能诱发。

2. 身体状况 无直接相关症状，或病人感到心悸、失重感或代偿间歇后有力的心脏搏动。听诊时，听到第一心音，其后出现较长的停歇，第二心音强度减弱，桡动脉搏动减弱或消失。

3. 心电图特点 ①提前出现的 QRS 波群，宽大畸形，时限通常 >0.12s。②ST 段和 T 波的方向与 QRS 主波方向相反。③室性期前收缩与其前面的窦性搏动之间间期恒定。④其后可见完全性代偿间歇（图 3-18）。

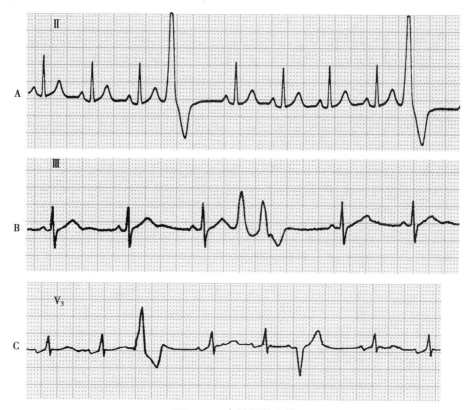

图 3-18 室性期前收缩

A. Ⅱ导联第 4、9 个 QRS 波群提前发生，明显增宽畸形，其前无 P 波，其后有完全性代偿间歇；
B. Ⅲ导联第 3 个窦性搏动后连续发生两个增宽畸形的 QRS 波群，其前无 P 波；C. V₃ 导联第
3、6 个 QRS 波群提前发生，增宽畸形，形态各异，为多源性室性期前收缩。

室性期前收缩的特殊类型：二联律是指每个窦性搏动后跟随一个期前收缩；三联律是指每两个窦性搏动后跟随一个期前收缩；成对期前收缩是指连续发生两个期前收缩；R-on-T 现象是指室性期前收缩的 R 波落在前一个 QRS-T 波群的 T 波上；单形性期前收缩是指同一个导联内期前收缩形态相同，形态不同者称为多形性期前收缩或多源性期前收缩。

4. 治疗要点 无器质性心脏病且无明显症状者，去除病因及诱因，不建议药物治疗；有明显症状者，选用 β 受体拮抗药、美西律、普罗帕酮、莫雷西嗪等；急性心肌梗死并发室性期前收缩者，不

主张预防性应用利多卡因等抗心律失常药物；合并窦性心动过速者，早期应用β受体拮抗药，以减少心室颤动的危险。

（二）室性心动过速

室性心动过速（ventricular tachycardia）简称室速，是指连续出现3个或3个以上的室性期前收缩。

1. 病因　常发生于各种器质性心脏病病人，最常见的是冠心病，尤其是心肌梗死。其次是心肌病、心力衰竭、心瓣膜病等。其他可见于代谢障碍、电解质紊乱、长QT综合征等，偶发于无器质性心脏病者。

2. 身体状况　其症状的轻重与心室率、持续时间、基础心脏病变、心功能状态有关。发作持续时间<30s、能自行终止者，通常无症状；发作持续时间>30s，需药物或电复律终止者，有气促、少尿、低血压、晕厥、心绞痛等症状。听诊心律轻度不规则，第一、二心音分裂。

3. 心电图特点　①3个或3个以上的室性期前收缩突然连续出现。②QRS波群畸形，时限>0.12s，ST-T波方向与QRS波群主波方向相反。③心室率为100~250次/min，心律规则或略不规则。④P波与QRS波群无固定关系，形成房室分离。⑤心室夺获或室性融合波是确立室速诊断的重要依据。心室夺获是指室速发作时少数室上性冲动下传心室，表现为正常QRS波群，其前有P波，PR间期>0.12s；室性融合波的QRS波群形态介于窦性与异位心室搏动之间，其意义为部分夺获心室（图3-19）。

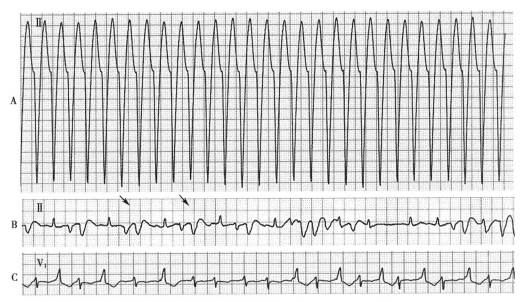

图3-19　室性心动过速

A. Ⅱ导联可见一系列快速、增宽畸形的QRS波，QRS波呈一种形态，RR间期略不规则；B. Ⅱ导联QRS波呈不同形态，为多形性室速；C. V₁导联QRS波群主波方向出现上、下交替性变换，为双向性室速。

4. 治疗要点　无器质性心脏病者出现非持续性短暂室速，如无症状或血流动力学未受影响，无需治疗；如果持续性室速发作，无论有无器质性心脏病，均应给予治疗；有器质性心脏病或有明确诱因者，选用利多卡因、胺碘酮、普鲁卡因静脉注射，持续静脉滴注以终止室速发作。若药物治疗无效，可采用同步直流电复律。

（三）心室扑动与心室颤动

心室扑动（ventricular flutter）简称室扑，是指心室快而弱的无效性收缩。心室颤动（ventricular fibrillation）简称室颤，是指心室肌各部位不协调的颤动。室扑是室颤的前奏，两者为致命性心律失常。

1. 病因　常见于缺血性心脏病。此外,抗心律失常药物、严重缺氧、缺血、预激综合征合并房颤与极快心室率、电击伤等亦可引起。

2. 身体状况　出现意识丧失、抽搐、呼吸停止,甚至死亡;触诊大动脉搏动消失,血压测不出,听诊心音消失。

3. 心电图特点　心室扑动呈正弦波图形,波幅大而规则,频率为 150~300 次/min,有时难以与室速鉴别;心室颤动的波形、振幅及频率均极不规则,无法辨认 QRS 波群、ST 段与 T 波(图 3-20)。

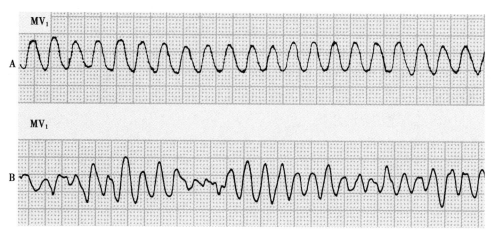

图 3-20　心室扑动与心室颤动

A. 监护导联呈连续的波动,形态似正弦波,频率为 230 次/min,无法分辨 QRS-T 波群,为心室扑动;B. 呈形态、振幅各异的不规则波动,频率约为 310 次/min,QRS 波群消失,为心室颤动。

4. 治疗要点　立即行体外非同步直流电除颤,并配合胸外心脏按压、人工呼吸等心肺复苏术。

六、房室传导阻滞

房室传导阻滞(atrioventricular block,AVB),又称房室阻滞,是指房室交界区脱离了生理不应期后,心房冲动传导延迟或不能传导至心室。按照房室传导阻滞的严重程度,将其分为三度。一度传导阻滞传导时间延长,全部冲动仍能传导。二度传导阻滞分为Ⅰ型(又称文氏阻滞)和Ⅱ型,Ⅰ型表现为传导时间进行性延长,直至一次冲动不能传导;Ⅱ型表现为间歇出现的传导阻滞。三度传导阻滞又称完全性传导阻滞,此时全部冲动不能被传导。

（一）病因

1. 生理性原因　正常人或运动员可发生一度和二度Ⅰ型房室传导阻滞,与迷走神经张力增高有关,常发生在夜间。

2. 病理性原因　如急性心肌梗死、冠状动脉痉挛、病毒性心肌炎、心肌病、急性风湿热、先天性心血管病、原发性高血压、心脏手术、电解质紊乱、药物中毒等。

（二）身体状况

1. 一度房室传导阻滞　无症状,听诊第一心音强度减弱。

2. 二度房室传导阻滞　出现心悸与心搏脱漏,Ⅰ型病人第一心音强度逐渐减弱,并有心搏脱漏;Ⅱ型亦有间歇性心搏脱漏,但第一心音强度恒定。

3. 三度房室传导阻滞　是一种严重的心律失常,出现疲乏、头晕、晕厥、心绞痛、心力衰竭等症状。若心室率过慢导致脑缺血,出现暂时性意识丧失,甚至抽搐,即阿-斯综合征,严重者猝死。听诊第一心音,其强度经常变化,间或听到响亮清晰的第一心音(大炮音)。

（三）心电图特点

1. 一度房室传导阻滞　每个心房冲动都能传至心室,PR 间期 > 0.20s(图 3-21)。

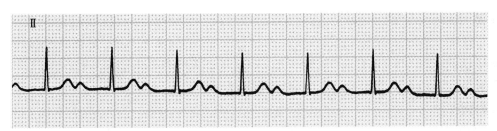

图 3-21　一度房室传导阻滞

Ⅱ导联每个P波后均跟随QRS波群，PR间期0.39s。

2. 二度房室传导阻滞

（1）Ⅰ型：①P波规律出现。②PR间期逐渐延长，直至一个P波后QRS波群脱落。最常见的房室传导比例为3∶2或5∶4。大多数情况下，阻滞位于房室结，QRS波群正常，二度Ⅰ型房室传导阻滞很少发展为三度房室传导阻滞（图3-22）。

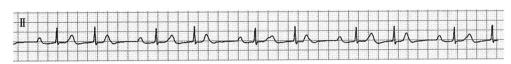

图 3-22　二度Ⅰ型房室传导阻滞

房室间呈3∶2传导。

（2）Ⅱ型：PR间期恒定，部分P波后面无QRS波群（图3-23）。当QRS波群增宽、形态异常时，阻滞位于希氏束-浦肯野系统；若QRS波群正常，阻滞可能位于房室结内。本型易转变为三度房室传导阻滞。

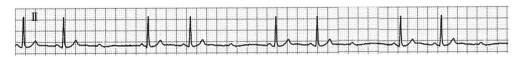

图 3-23　二度Ⅱ型房室传导阻滞

房室间呈3∶2传导。

3. 三度房室传导阻滞

①心房与心室活动各自独立、互不相关。②心房率快于心室率，心房冲动来自窦房结或异位心房节律。③心室起搏点通常在阻滞部位稍下方，如位于希氏束及其附近，心室率40~60次/min，QRS波群正常，心律亦较稳定；如位于室内传导系统的远端，心室率<40次/min，QRS波群增宽，心室律常不稳定（图3-24）。

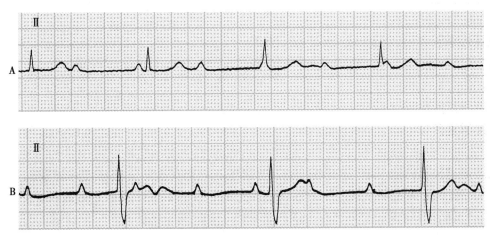

图 3-24　三度房室传导阻滞

图A和图B来自于两位病人的心电图，图中窦性P波规则，QRS波群节律规则，P波与QRS波群互不相关。

(四) 治疗要点

主要进行病因治疗。一度或二度Ⅰ型房室传导阻滞、心室率不慢者，无需特殊治疗；二度Ⅱ型或三度房室传导阻滞，心室率慢者，用阿托品、异丙肾上腺素等药物进行治疗；伴明显症状或血流动力学障碍、阿 - 斯综合征发作者，首选临时性或永久性心脏起搏治疗。

【护理评估】

(一) 健康史

询问病人有无器质性心脏病、肺栓塞、心力衰竭、慢性阻塞性肺疾病、甲状腺功能减退等病史；了解病人有无情绪激动、烟酒嗜好；是否应用β受体拮抗药、洋地黄等药物；是否存在代谢障碍、电解质紊乱等。

(二) 身体状况

评估病人心律失常的类型及临床表现，询问病人心律失常发作时，有无胸闷、心悸、乏力、头晕、晕厥等症状；评估有无意识障碍及血流动力学改变等；心脏听诊有无异常等。

(三) 心理 - 社会状况

由于心律失常反复发作，出现心悸、乏力、头晕、心跳停顿感等不适，缺乏心律失常的相关知识，病人常常紧张、情绪低落。评估病人及家属对疾病及其后果的认识，对心律失常预防知识的掌握程度，以及家庭和社会对病人的支持等。

(四) 辅助检查

心电图检查是诊断心律失常重要的无创性检查，记录12导联心电图。其他检查包括动态心电图、运动试验、食管心电图、信号平均技术等。

(五) 治疗原则及主要措施

1. 药物治疗　常用抗心律失常药物有奎尼丁、普鲁卡因胺、利多卡因、美西律、普萘洛尔、胺碘酮、维拉帕米、腺苷等。

2. 介入治疗　行心脏起搏、电复律；快速型心律失常用射频导管消融术或外科手术等。

【常见护理诊断 / 合作性问题】

1. 活动耐力下降　与心律失常导致心悸或心排血量减少有关。

2. 有受伤的危险　与心律失常引起的头晕、晕厥有关。

3. 潜在并发症：猝死。

4. 恐惧　与心律失常反复发作、疗效欠佳有关。

【护理目标】

1. 活动耐力增加，心悸等不适症状缓解。

2. 未因头晕、晕厥而受伤。

3. 生命体征平稳，未发生猝死。

4. 恐惧程度减轻或消失。

【护理措施】

(一) 一般护理

1. 休息与活动　对于无器质性心脏病的心律失常病人，鼓励其正常工作和生活，建立健康的生活方式，劳逸结合；对于持续性室性心动过速、窦性停搏、二度Ⅱ型或三度房室传导阻滞等严重心律失常病人，应卧床休息，卧床期间协助做好生活护理。当病人心律失常发作导致胸闷、心悸、头晕等不适时，嘱病人采取高枕卧位、半卧位或其他舒适体位，尽量避免左侧卧位，因左侧卧位时病人常能感觉到心脏搏动，加重其不适感。必要时，遵医嘱给予镇静药，保证病人充分的休息与睡眠。

2. 饮食护理　给予低热量、低脂肪、高蛋白、高维生素、易消化饮食，少量多餐，避免过饱；戒烟酒,禁食刺激性食物,如浓茶、咖啡等。心动过缓者保持大便通畅,避免屏气,以免刺激迷走神经而加重心动过缓。

(二)病情观察

密切观察生命体征,同时测量脉率和心率,时间不少于 1min。注意观察病人有无胸闷、心悸、呼吸困难、晕厥等症状;监测电解质变化,尤其是血钾;严重心律失常者,持续心电监护,严密监测心率、心律、呼吸、脉搏、血压、血氧饱和度以及心电图的变化。发现频发(每分钟 > 5 次)、多源性、成对的或呈 R-on-T 现象的室性期前收缩、室性心动过速、窦性停搏、二度Ⅱ型或三度房室传导阻滞、室扑、室颤等,立即报告医生,做好抢救准备。

(三)用药护理

遵医嘱给予抗心律失常药物,注意药物的给药途径、剂量、速度、时间。静脉滴注药物尽量使用静脉泵调节滴速;静脉推注药物时速度宜慢(腺苷除外),一般在 5~15min 内推注完毕。观察药物疗效和不良反应,必要时监测心电图。常用抗心律失常药物的适应证、不良反应及用药护理见表 3-5。

表 3-5　常用抗心律失常药物的不良反应及用药护理

药物	类型与适应证	不良反应	用药护理及禁忌证
奎尼丁	Ⅰa 类抗心律失常药物,用于各种快速型心律失常	①心脏方面:窦性停搏、房室传导阻滞、QT 间期延长与尖端扭转型室速、晕厥、低血压;②其他:食欲下降、恶心、呕吐、腹痛、腹泻;视听觉障碍、意识模糊;皮疹、发热、血小板减少、溶血性贫血	每次给药前仔细观察心律和血压改变,避免夜间给药;白天给药量较大时,夜间应注意观察心律及血压
普鲁卡因胺	Ⅰa 类抗心律失常药物,属于广谱抗快速心律失常药,主要用于室性心律失常	①心脏方面:中度浓度抑制心肌收缩力、低血压、传导阻滞、QT 间期延长与多形性室速;②其他:胃肠道反应较奎尼丁少见,中枢神经系统反应较利多卡因多见;发热、粒细胞减少症;药物性狼疮	静脉滴注使血压下降,发生虚脱,严密观察血压、心率和心律变化;用药期间监测肝功能,定期进行血常规检查和抗核抗体试验
利多卡因	Ⅰb 类抗心律失常药物,用于转复和预防室性快速型心律失常	①心脏方面:少数引起窦房结抑制、室内传导阻滞;②其他:眩晕、感觉异常、意识模糊、谵妄、昏迷	用药期间监测血压、心电图及血清电解质;过敏、肝肾功能障碍者禁用
普罗帕酮	Ⅰc 类抗心律失常药物,适用于各种室性心律失常	①心脏方面:窦房结抑制、房室传导阻滞、加重心力衰竭;②其他:眩晕、口内金属味、视物模糊;胃肠道不适;加重支气管痉挛	老年人用药后引起血压下降,应注意观察;因剂量与血药浓度不成比例增加,增量时要监测血药浓度
β 受体拮抗药	Ⅱ类抗心律失常药物,交感神经亢进、甲亢及嗜铬细胞瘤等所致窦性心动过速者效果好	①心脏方面:低血压、心动过缓、心力衰竭;②其他:乏力;加重哮喘与慢性阻塞性肺疾病;间歇性跛行、雷诺现象;精神抑郁;糖尿病病人可引起低血糖	观察血压、心率变化;普萘洛尔、阿替洛尔通过乳汁分泌,故哺乳期妇女慎用
胺碘酮	Ⅲ类抗心律失常药物,适用于房性心律失常	①心脏方面:心动过缓,致心律失常很少发生;②其他:肺纤维化;转氨酶升高偶致肝硬化;甲亢或甲减;光过敏、角膜色素沉着;胃肠道反应等	静脉给药时选择大血管,浓度不宜过高,严密观察穿刺局部情况;用药期间观察血压、心电图、肝功能、甲状腺功能、肺功能,以及胸部 X 线检查、眼科检查
维拉帕米	Ⅳ类抗心律失常药物,对急性心肌梗死、心肌缺血及强心苷中毒引起的室性期前收缩有效	①心脏方面:已应用 β 受体拮抗药或有血流动力学障碍者,易引起低血压、心动过缓、房室传导阻滞、心脏停搏;②其他:偶有肝毒性,地高辛血浓度增高	肝、肾功能障碍者慎用

药物	类型与适应证	不良反应	用药护理及禁忌证
腺苷	其他类抗心律失常药物,用于迅速终止折返性室上性心动过速	①心脏方面:短暂窦性停搏、室性期前收缩或非持续性室性心动过速;②其他:面部潮红、呼吸困难、胸部压迫感,通常持续短于1min	使用时需静脉快速注射给药

(四) 对症护理

(1) 伴有呼吸困难、发绀等缺氧指征时,给予2~4L/min氧气持续吸入。一旦病人出现头晕、黑矇等先兆表现,立即平卧,以免跌伤。

(2)心脏起搏器护理:根据应用的方式将人工心脏起搏分为临时心脏起搏和植入性心脏起搏。

1) 术前护理:①给予心理护理,缓解紧张情绪,必要时应用镇静药。②完善相关检查。③术前备皮。④建立静脉通路。

2) 术中配合:严密监测生命体征,关注病人感受,给予安慰。

3) 术后护理:①休息与活动:植入式起搏器需平卧或略左侧卧位4~6h,可以适当抬高床头30°~60°;肩关节不宜过度活动,肘关节以下可活动;勿用力咳嗽;临时起搏器需绝对卧床,平卧位或左侧卧位,术侧肢体避免屈曲或过度活动。②病情监测:术后进行心电监测、体温监测,发现异常及时通知医生。③伤口护理:严格无菌操作,及时换药,防止伤口感染;植入式起搏者伤口局部沙袋加压6h或加压包扎;观察起搏器囊袋周围皮肤情况;一般术后7d拆线。④用药护理:临时起搏器安装一般不需要应用抗生素,如病人伤口开放时间较长,可预防性应用抗生素;植入式起搏者无需常规使用抗生素;禁用活血化瘀药物。

(3)射频消融术护理

1) 术前护理:①向病人介绍手术的必要性及安全性,缓解精神紧张情绪。②完善相关检查。③术前停用抗心律失常药物5个半衰期以上。④建立静脉通路。

2) 术中配合:严密监测生命体征,关注病人感受,给予安慰。

3) 术后护理:①描记12导联心电图。②观察术后并发症:如房室传导阻滞、血栓栓塞、气胸等。③伤口护理参照心导管检查术。④房颤消融者适当延长卧床时间,观察有无出血。

(五) 心理护理

心律失常频繁发作,影响工作、生活和社交,病人容易产生恐惧或焦虑等心理反应。因此,应向病人介绍病情发展,说明心律失常的可治性,以消除其焦虑和恐惧心理,并鼓励病人参与制订护理计划,增强其治疗信心;护理操作前给予解释,操作中保持沉着冷静,增加病人的安全感。鼓励家属适当探视,减轻或消除病人的不良心理状态。

(六) 健康指导

1. 疾病知识指导 向病人及家属介绍心律失常的常见病因、诱因及防治知识。指导病人保持乐观、稳定的情绪,分散注意力。无器质性心脏病者,积极参与运动,调整自主神经功能;有器质性心脏病者,根据心功能情况适当活动;有晕厥史者,避免从事危险性工作,头晕时平卧,以免摔伤。指导病人遵医嘱用药,不可随意停用、增减或更换药物。

2. 生活指导 指导病人应生活规律,保证充足的休息与睡眠;快速型心律失常者戒烟酒,避免劳累、感染,防止诱发心力衰竭;保持大便通畅,心动过缓病人避免排便时过度屏气、用力动作,以免兴奋迷走神经而加重心动过缓;避免精神紧张和情绪激动;改变不良饮食习惯,避免摄入刺激性食物,如咖啡、可乐、浓茶、烈酒等。

3. 安置起搏器或转复除颤器(implantable cardioverter defibrillator, ICD)**指导** 指导病人远离电

磁辐射物体，如磁铁、微波炉、电视机、手机等，与其距离至少 10m；注意电池使用情况并及时更换，定期评估仪器效能；随身携带急救卡片，标明病人姓名、家庭联系电话、安装起搏器或 ICD 型号、主管医师电话等；定期随访。

4.监测病情 指导教会病人及家属测脉搏的方法，学会自我监测病情。对反复发生严重心律失常、危及生命者，教会家属心肺复苏术，以备应急。指导病人定期接受医院随访，复查心电图，发现异常及时就诊。

【护理评价】

1.活动耐力是否增强，胸部不适症状是否缓解。

2.是否因头晕、晕厥而受伤。

3.生命体征是否平稳，未发生猝死。

4.恐惧程度是否减轻或消失。

（杨 林）

第四节 原发性高血压病人的护理

学习目标

1.掌握原发性高血压的分类和定义、治疗原则，病人的身体状况、心理 - 社会状况及主要护理措施。

2.熟悉原发性高血压的实验室检查及辅助检查。

3.了解原发性高血压的病因及发病机制。

4.学会应用护理程序为原发性高血压病人实施整体护理。

5.具备能够为原发性高血压病人进行健康指导的素质。

情景导入

病人，男性，62 岁。3 年前于诊所测量血压 175/110mmHg，间断服用抗高血压药，服药期间测血压值（140~165）/（90~110）mmHg。吸烟 42 年，20 支 /d，偶尔饮少量酒。

请思考：

1.该病人能否诊断为高血压？诊断依据是什么？

2.按照风险水平分层，该病人属于哪一层？

3.如何对该病人进行健康指导？

高血压是以体循环动脉压升高为主要临床表现的心血管综合征，可分为原发性高血压和继发性高血压。原发性高血压（essential hypertension，EH）又称高血压病，是心脑血管疾病最重要的危险因素，常与其他心血管病危险因素共存。高血压可导致心、脑、肾等重要脏器的结构和功能受损，最终导致这些器官的功能衰竭。继发性高血压（secondary hypertension，SH）是由某些确定疾病或病因引起的血压升高，约占 5%。

高血压患病率在不同国家、地区或种族之间存在差别，工业化国家较发展中国家高，美国黑种人约为白种人的 2 倍，患病率及血压水平随年龄增长而升高，老年人以收缩期高血压多见。我国高血压患病率在不同地区、城乡和民族之间存在差别，我国高血压患病率北方高于南方，沿海高于内地，大中型城市高血压患病率较高，农村地区居民的高血压患病率增长速度较城市快。根据 2012—

2015年全国调查结果,我国18岁及以上居民高血压患病粗率为27.9%(标化率23.2%),但知晓率、治疗率和控制率分别为51.6%、45.8%和16.8%。由此可见,高血压防治工作仍然任重而道远。

【分类和定义】

目前,我国采用的血压分类和标准见表3-6。高血压(hypertension,HTN)定义为未使用抗高血压药情况下,非同日3次测量诊室血压,收缩压≥140mmHg和/或舒张压≥90mmHg。收缩压≥140mmHg和舒张压<90mmHg为单纯收缩期高血压。既往有高血压史,现在服抗高血压药,虽血压<140/90mmHg,仍可诊断为高血压。根据血压升高水平,又进一步将高血压分为3级。

表3-6 血压水平分类和定义(中国高血压防治指南,2024)

单位:mmHg

类别	收缩压		舒张压
正常血压	<120	和	<80
正常高值	120~139	和/或	80~89
高血压	≥140	和/或	≥90
1级高血压(轻度)	140~159	和/或	90~99
2级高血压(中度)	160~179	和/或	100~109
3级高血压(重度)	≥180	和/或	≥110
单纯收缩期高血压	≥140	和	<90
单纯舒张期高血压	<140	和	≥90

注:以上标准适用于≥18岁成人,当收缩压和舒张压分属于不同分级时,以较高的级别作为标准。

【病因及发病机制】

(一)病因

原发性高血压是在一定的遗传背景下多种环境因素的交互作用,使正常血压调节机制失代偿所致。因此,高血压是多因素、多环节、多阶段和个体差异性较大的疾病。

1. 遗传因素 原发性高血压具有明显的家族聚集性,约60%的病人有高血压家族史。如果父母均为高血压者,其子女患病概率明显高于父母均为正常血压者,这可能与基因的显性遗传和多基因关联遗传有关。

2. 环境因素

(1)饮食:不同地区人群的血压水平及高血压患病率与钠盐平均摄入量呈正相关,而钾的摄入量与血压呈负相关,高蛋白摄入、饮食中饱和脂肪酸或饱和脂肪酸/多不饱和脂肪酸的比值较高也属于升压因素。饮酒量与血压水平呈线性相关。

(2)精神应激:脑力劳动者高血压患病率高于体力劳动者,从事精神紧张度高的职业和长期生活在噪声环境中的人患高血压也较多。

(3)吸烟:吸烟可使交感神经末梢释放去甲肾上腺素增加而使血压升高,同时可以通过氧化应激损害一氧化氮(NO)介导的血管舒张,引起血压升高。

3. 其他因素 体重增加是导致血压升高的重要危险因素,腹型肥胖者更容易发生高血压。50%的睡眠呼吸暂停低通气综合征病人易发生高血压,且血压升高程度与疾病病程和严重程度有关。此外,服用避孕药、麻黄碱、肾上腺皮质激素等药物也可导致血压升高。

(二)发病机制

原发性高血压是在一定的遗传背景下由于多种环境因素的交互作用,导致正常血压调节机制失代偿。以下是五种重要的机制:

1. **神经机制** 各种原因导致大脑皮质下神经中枢功能发生变化,神经递质浓度与活性异常,致使交感神经系统活动亢进,血浆儿茶酚胺浓度升高,外周血管阻力增加,从而导致血压升高。

2. **肾脏机制** 各种原因导致肾性水钠潴留,机体为避免心排血量增高使组织过度灌注,全身阻力小动脉收缩增强,导致外周阻力增高。另外,也可能通过排钠激素分泌释放增加使外周血管阻力增高。

3. **激素机制** 在高血压的发生和发展中,肾素-血管紧张素-醛固酮系统(renin-angiotensin-aldosterone system,RAAS)激活占有重要地位。肾小球入球动脉的球旁细胞分泌肾素,激活在肝脏产生的血管紧张素原,生成血管紧张素Ⅰ,经血管紧张素转换酶(angiotensin converting enzyme,ACE)的作用生成血管紧张素Ⅱ。血管紧张素Ⅱ是RAAS的主要效应物质,使小动脉平滑肌收缩,外周血管阻力增加;同时刺激肾上腺皮质球状带分泌醛固酮,导致水钠潴留,血容量增加;还可使去甲肾上腺素分泌增加。上述作用均导致血压升高。

4. **血管机制** 大动脉和小动脉结构和功能的变化在高血压发病中发挥着重要作用。年龄增长及各种心血管危险因素,致使血管内皮细胞功能异常,动脉弹性减退;阻力小动脉结构和功能改变,影响外周压力反射点的位置或反射波强度,对脉压增大起重要作用。

5. **胰岛素抵抗** 胰岛素抵抗是指必须以高于正常的胰岛素释放水平来维持正常的糖耐量,表明机体组织对胰岛素处理葡萄糖的能力减退。约50%的原发性高血压病人存在胰岛素抵抗。胰岛素抵抗所致的高胰岛素血症增强肾脏对水钠的重吸收,增加交感神经系统活性,降低动脉弹性,从而导致血压升高。

【护理评估】

(一)健康史

询问病人有无明显的高血压家族史及脑卒中、冠心病、糖尿病、高脂血症或肾脏疾患病史;了解病人的饮食习惯(盐和脂类的摄入量),有无烟酒嗜好,有无长期精神紧张、忧郁和心理应激的情况;是否从事注意力高度集中的职业,是否长期受环境噪声及不良视觉刺激;评估病人的身高和体重,判断是否超重等。

(二)身体状况

1. 一般表现

(1)**症状**:大多数病人起病隐匿,无特殊症状,偶于体检时发现血压升高,少数病人则在发生心、脑、肾等并发症后才被发现。常见症状有头痛、头晕、颈项部板紧、疲劳、心悸等,也可出现视物模糊、鼻出血等较重症状。症状与血压水平不一定成正比。初期血压仅暂时性升高,多在精神紧张或过劳时发生,休息时降至正常。

(2)**体征**:心脏听诊可有主动脉瓣区第二心音亢进、收缩期杂音或收缩早期喀喇音。

2. 高血压急症和亚急症

(1)**高血压急症**:指高血压病人在诱因的作用下,血压突然和显著升高(一般可超过180/120mmHg),同时伴有进行性心、脑、肾等重要靶器官功能不全的表现。高血压急症包括高血压脑病、颅内出血、脑梗死、急性心力衰竭、急性冠脉综合征、主动脉夹层、子痫等。如果血压不及时控制在合理范围内,会对脏器功能产生严重影响,甚至危及生命。

(2)**高血压亚急症**:指血压显著升高但不伴有靶器官损害,病人可有血压明显升高造成的症状,如头痛、胸闷、鼻出血和烦躁不安等。

3. 并发症

(1)**脑血管病**:包括脑出血、脑血栓形成、腔隙性脑梗死和短暂性脑缺血发作。长期高血压使脑血管发生缺血与变性,容易形成微动脉瘤,从而发生脑出血。高血压促使脑动脉粥样硬化,可并发脑血栓形成。脑小动脉闭塞性病变,主要发生在大脑中动脉的垂直穿透支,引起腔隙性脑梗死。

（2）**心力衰竭和冠心病**：左心室后负荷长期增高可致心室肥大、扩大，最终导致心力衰竭。高血压病人交感神经兴奋，释放儿茶酚胺过多，可直接损伤动脉血管壁，还可引起冠状动脉痉挛，加速冠状动脉粥样硬化的进程，导致冠心病。

（3）**慢性肾衰竭**：长期持久的血压升高可致进行性肾小球硬化，并加速肾动脉粥样硬化的发生，出现蛋白尿、肾损害，晚期可有肾衰竭。

（4）**主动脉夹层**：血液渗入主动脉壁中层形成的夹层血肿，是猝死的病因之一。

4. 心血管风险分层　高血压病人的预后不仅与血压升高水平有关，而且与其他心血管危险因素以及靶器官损害程度有关。因此，从指导治疗和判断预后角度，对高血压病人进行心血管风险分层，即根据血压升高水平、其他心血管危险因素、靶器官损害和伴随临床疾病情况，将高血压病人分为低危、中危、高危和很高危4个层次，标准见表3-7。心血管危险因素包括吸烟、血脂异常、糖耐量受损和/或空腹血糖异常、男性>55岁、女性>65岁、肥胖、早发心血管病家族史、高同型半胱氨酸血症（≥15μmol/L）；靶器官损害及合并的临床疾病包括心脏疾病（左心室肥大、心绞痛、心肌梗死、冠状动脉血管重建术、心力衰竭、心房颤动），脑血管疾病（短暂性脑缺血发作、缺血性脑卒中、脑出血），肾脏疾病（蛋白尿、血肌酐升高、肾功能受损、糖尿病肾病），外周血管疾病、视网膜病变和糖尿病等。

表 3-7　高血压病人心血管风险分层标准（中国高血压防治指南，2024）

其他危险因素和病史	血压			
	收缩压 130~139mmHg 和/或舒张压 85~89mmHg	1 级高血压	2 级高血压	3 级高血压
无	低危	低危	中危	高危
1~2 个危险因素	低危	中危	中危/高危	很高危
≥3 个危险因素，靶器官损害，或慢性肾脏病 3 期，无并发症的糖尿病	中危/高危	高危	高危	很高危
临床并发症，或慢性肾脏病≥4 期，有并发症的糖尿病	高危/很高危	很高危	很高危	很高危

（三）心理-社会状况

高血压是一种慢性病，迁延不愈，需终身用药，且并发症多而严重，病人常有精神紧张、焦虑、忧郁等。出现症状加重或伴有心、脑、肾等并发症，治疗不当或疗效不佳时，病人更加烦躁，或出现抑郁、失眠，甚至恐惧。心理压力不利于治疗和控制血压。应评估病人及家属对高血压及其后果的心理反应，以及对高血压保健知识的掌握程度，家庭和社会对病人的支持状况等。

（四）实验室检查及其他检查

1. 基本项目　包括血生化（钾、空腹血糖、总胆固醇、甘油三酯、肾功能、血尿酸等）；全血细胞计数、血红蛋白；尿液分析（尿蛋白、糖和尿沉渣镜检）；心电图。

2. 推荐项目　24h 动态血压监测、超声心动图、颈动脉超声、餐后 2h 血糖、尿白蛋白定量、眼底检查、X 线胸片等。

3. 选择项目　对疑似继发性高血压的病人，根据需要可以选择以下检查项目：血浆肾素活性、血和尿醛固酮、血和尿皮质醇、血和尿儿茶酚胺、动脉造影、肾和肾上腺超声、CT 或 MRI、睡眠呼吸监测等。对有并发症的高血压病人，应进行相应的心、脑、肾功能检查。

（五）治疗原则及主要措施

治疗高血压的主要目的是最大限度地降低心脑血管并发症的发生与死亡总体危险。在治疗高血压的同时，应干预所有其他可逆性心血管危险因素、靶器官损害以及各种并存的临床情况。在病人能耐受的情况下，逐步降压达标，一般高血压病人，应将血压降至 140/90mmHg 以下；老年(≥65岁)高血压病人，血压应降至 150/90mmHg 以下，如果能耐受，可进一步降至 140/90mmHg 以下；一般糖尿病或慢性肾脏病或病情稳定的冠心病合并高血压病人，血压应控制在 130/80mmHg 以下。

1. 非药物治疗　主要是指生活方式干预，通过健康的生活方式预防或延缓高血压的发生，还可降低血压，提高抗高血压药疗效，降低并发症的风险，适用于所有高血压病人。

(1)**合理饮食**：限制钠盐摄入，补充钙和钾盐；减少食物中饱和脂肪酸的含量和脂肪总量。

(2)**减轻体重**：尤其是肥胖病人，限制每日热量摄入。

(3)**适当运动**：以有氧运动为宜。

(4)**其他**：戒烟、限酒；减少精神压力，保持心态平和。

2. 药物治疗

(1)**药物治疗时机**：①高危、很高危病人，应立即开始抗高血压药物治疗。②中危、低危病人在改善生活方式下分别随访 1 个月和 3 个月，多次测血压仍≥140/90mmHg，开始启动抗高血压药物治疗。

(2)**用药原则**：①从小剂量开始，逐渐加量，达到降压目的后改用维持量，巩固疗效。②优先选择长效制剂，目的主要是有效控制夜间血压与晨峰血压，有效预防心脑血管并发症的发生。③联合用药，增强药物协同作用，提高疗效。④个体化用药，根据病人具体情况、药物有效性和耐受性，兼顾病人经济条件及个人意愿，选择适合病人的抗高血压药物。

(3)**药物种类**：目前常用抗高血压药物可归纳为五大类，即利尿药、β 受体拮抗药、钙通道阻滞药(CCB)、血管紧张素转换酶抑制药(ACEI)和血管紧张素受体阻滞药(ARB)。常用抗高血压药物及其主要作用、适应证见表 3-8。

表 3-8　常用抗高血压药物的主要作用及适应证

药物分类	常用药物名称	主要作用	适应证
利尿药	噻嗪类：氢氯噻嗪、氯噻酮 袢利尿药：呋塞米 保钾利尿药：阿米洛利、氨苯蝶啶 醛固酮拮抗剂：螺内酯	通过排钠，降低细胞外液容量、减少外周血管阻力，使血压下降。降压起效平稳、缓慢，持续时间相对较长，作用持久	适用于轻、中度高血压病人，尤其适用于单纯收缩期高血压及心力衰竭伴高血压的治疗
β 受体拮抗药	美托洛尔(倍他乐克) 阿替洛尔(氨酰心安) 普萘洛尔 比索洛尔	主要通过抑制过度激活的交感神经活性、抑制心肌收缩力、减慢心率发挥降压作用。降压起效迅速、强力	适用于各种不同程度的高血压病人，尤其是心率较快的中青年病人或合并心绞痛、慢性心力衰竭的高血压病人
钙通道阻滞药(CCB)	二氢吡啶类：硝苯地平、硝苯地平缓释片、硝苯地平控释片、氨氯地平 非二氢吡啶类：维拉帕米、地尔硫䓬缓释片	主要通过阻断血管平滑肌细胞的钙离子通道，从而发挥扩张血管、降低血压的作用。降压起效迅速，降压疗效和降压幅度相对较强，剂量和疗效呈正相关	对老年高血压病人有较好的降压疗效，可用于合并糖尿病、冠心病或外周血管病的病人
血管紧张素转换酶抑制药(ACEI)	卡托普利 依那普利 贝那普利	通过抑制血管紧张素转换酶，使血管紧张素Ⅱ生成减少，同时抑制激肽酶的降解，两者均可使血压降低。降压起效缓慢，逐渐增强，3~4 周时达最大作用	特别适用于伴有心力衰竭、左心室肥大、心肌梗死、心房颤动、蛋白尿、糖耐量减低或糖尿病肾病的高血压病人
血管紧张素受体阻滞药(ARB)	氯沙坦 缬沙坦 厄贝沙坦 替米沙坦	通过阻断血管紧张素Ⅱ受体发挥降压作用。降压起效缓慢，持久而平稳，6~8 周达到最大作用	—

3. 高血压急症的处理原则

(1) **及时降压**：选择有效抗高血压药物，静脉给药，持续监测血压。

(2) **控制性降压**：在保证重要脏器灌注基础上迅速降压，初始阶段（一般数分钟至 1h 内）降压的目标为平均动脉压的降低幅度不超过治疗前水平的 25%；在随后的 2~6h 内，将血压降至安全水平（一般为 160/100mmHg 左右）；病情稳定后，在之后的 24~48h 内，逐渐将血压降至正常范围。同时处理靶器官损害。

(3) **合理选择抗高血压药**：宜选择起效迅速、作用时间短、不良反应小的抗高血压药。

1) 硝普钠：为首选药物，能同时扩张动脉和静脉，降低心脏前、后负荷，降压效果迅速。开始以 0.25~10μg/（kg·min）静脉泵入，逐渐增加剂量，根据血压情况调节速度。

2) 硝酸甘油：扩张静脉和选择性扩张冠状动脉与大动脉。开始以 5~100μg/（kg·min）静脉泵入。

3) 尼卡地平：二氢吡啶类钙通道阻滞药，降压的同时还能改善脑血管流量。主要用于高血压急症合并急性脑血管病。从每千克体重 0.5μg/min 开始，逐渐增加至每千克体重 10μg/min。

4) 拉贝洛尔：兼有 α 受体拮抗作用的 β 受体拮抗药，起效较迅速（5~10min），持续时间较长（3~6h）。缓慢静脉注射 20~100mg，然后以 0.5~2mg/min 的速率静脉滴注，为妊娠期高血压急症首选。

(4) **避免使用的药物**：治疗开始时不宜使用强力利尿药。

4. 高血压亚急症的治疗　高血压亚急症病人，可在 24~48h 内将血压缓慢降至 160/100mmHg。大多数高血压亚急症病人可通过口服抗高血压药控制，如口服 CCB、ACEI、ARB 和 β 受体拮抗药，也可根据情况应用袢利尿药。

【常见护理诊断 / 合作性问题】

1. 疼痛：头痛　与血压升高有关。

2. 知识缺乏　缺乏非药物治疗、药物治疗及自我监控血压的相关知识。

3. 焦虑　与血压控制不满意、已发生并发症有关。

4. 潜在并发症：高血压急症。

【护理目标】

1. 头痛减轻或消失。

2. 能坚持长期用药，血压控制在理想水平。

3. 心态良好，情绪乐观。

4. 未发生高血压急症，或高血压急症能被及时发现并处理。

【护理措施】

（一）一般护理

1. 休息与活动　合理安排休息、工作与活动，运动要适量、适度，持之以恒，循序渐进。

(1) 指导病人使用放松技术，如心理治疗、音乐治疗、缓慢呼吸等，调节紧张情绪。

(2) 规律运动，宜选择中等强度运动，避免过度兴奋。

(3) 高血压初期适当休息，保证充足的睡眠；若血压较高或有头晕、眼花、耳鸣等症状时，应卧床休息；意识改变者，应绝对卧床休息。

(4) 出现并发症者，需增加卧床时间，协助做好生活护理。

2. 环境　保持病室安静，光线柔和，尽量减少探视；治疗和护理操作应相对集中，动作轻巧，防止过多干扰病人；避免劳累、情绪激动、精神紧张、吸烟、酗酒、环境嘈杂、不规律服药等。

3. 饮食护理

(1) 减少钠盐摄入，食盐量不超过 6g/d，增加钾盐摄入，建议使用可定量的盐勺。减少味精、酱油等调味品的使用，减少咸菜、火腿、卤制、腌制等食品的摄入。

(2) 限制总热量，减少饱和脂肪酸和胆固醇摄入量。

（3）营养均衡，补充适量蛋白质，多吃新鲜蔬菜、水果，增加膳食中钙的摄入。

（4）控制体重，将体重指数（body mass index，BMI）控制在 18.5~23.9kg/m²，男性腰围＜90cm、女性腰围＜85cm。

（5）戒烟限酒，每天饮酒量男性不超过 25g、女性不超过 15g。

（二）病情观察

1. 监测血压变化　定期监测血压，观察血压变化和用药后的降压反应。每天测量血压 2 次，必要时进行动态血压监测。

2. 监测并发症征象　观察病人的精神状态、语言能力、头痛性质，有无视力改变、肢体活动障碍等症状，有无高血压急症和心、脑、肾等靶器官损害的征象，及早发现并发症。

3. 监测低血压反应　观察病人有无头晕、乏力、出汗、心悸、恶心、呕吐等低血压反应的表现，在联合用药、服用首剂药物或加量时尤应注意。

 血压监测
 高血压用药护理
 直立性低血压的预防

（三）用药护理

遵医嘱用药，不可自行增减药量或突然停药。强调"终身治疗、保护靶器官、平稳降压、个体化治疗、联合用药"的治疗原则。

1. 观察药物疗效及不良反应　遵医嘱予以抗高血压药治疗，测量用药后的血压以判断疗效，并观察药物的不良反应。

2. 直立性低血压护理

（1）向病人讲解直立性低血压的表现，服药后或体位变化时如有晕厥、恶心、乏力，应立即平卧，取头低足高位，以促进静脉回流，增加脑部血流量。

（2）服药时间可选择在平静休息时，服药后继续休息一段时间再下床活动；如临睡前服药，夜间起床排尿时尤为注意。

（3）指导病人改变体位时动作要缓慢，服药后不要站立太久，防止体位突然改变引起直立性低血压，或长时间站立导致晕厥。

（4）避免用过热的水洗澡或蒸汽浴，更不宜大量饮酒。

（5）外出活动时应有人陪伴，防止晕倒致外伤。

（四）高血压急症护理

1. 避免诱因　不良情绪可诱发高血压急症，因而要使病人保持心情愉快，情绪稳定；遵医嘱服用抗高血压药物、避免过度劳累和寒冷刺激。

2. 病情监测　严密监测生命体征、神志、瞳孔、尿量；静脉滴注抗高血压药过程中，每 5~10min 测血压 1 次，发现异常及时与医生联系。一旦发生高血压急症，立即卧床休息，抬高床头，避免一切不良刺激和不必要的活动，协助做好生活护理；稳定病人情绪，必要时使用镇静药；保持呼吸道通畅，给予氧气吸入。

3. 遵医嘱用药　迅速建立静脉通路，遵医嘱准确给药，密切观察药物疗效和不良反应。硝普钠静脉滴注过程中应避光；持续血压监测，严格遵医嘱控制给药速度。如出现出汗、不安、头痛、心悸、胸骨后疼痛等血管过度扩张的表现时，立即报告医生并配合处理。若出现脑水肿症状，快速静脉滴注脱水剂，并观察病人意识、尿量，监测肾功能、电解质，防止电解质紊乱。

（五）心理护理

了解病人的性格特征及有关社会支持情况，当病人出现情绪变化时，安慰病人，减少或排除引起不适的因素，给病人提供心理援助和心理疏导，消除顾虑。血压得到控制后，根据病人的性格特

点和生活方式,解释疾病的相关知识,提出控制不良情绪和改变生活方式的方法,教会病人自我心理调节的方法,使其保持心态平和、情绪稳定。同时,指导家属给予病人理解、支持与宽容。

(六)健康指导

1. 疾病知识指导 向病人及家属解释引起高血压的生物、心理、社会因素及高血压对机体的危害,使病人对疾病有足够的重视;定期进行健康体检,提高对高血压的知晓率、治疗率、控制率;坚持长期的饮食、运动、药物治疗;强调终身治疗的重要性,坚持长期治疗,将血压控制在正常范围,预防或减轻靶器官损害。

2. 生活方式指导

(1)**控制体重**:告知病人高血压与肥胖密切相关,减轻体重可以改善抗高血压药物的效果及降低心血管事件的风险。最有效的减重措施是控制能量摄入和增加体力活动。衡量超重和肥胖最简便和常用的生理测量指标是 BMI 和腰围。BMI = 体重(kg)/[身高(m)]^2,18.5kg/m$^2 \leq$ BMI < 24.0kg/m^2 为正常,24.0kg/m$^2 \leq$ BMI < 28.0kg/m^2 为超重,BMI $\geq$ 28.0kg/m^2 为肥胖;腰围主要反映中心型肥胖的程度,成年人的正常腰围 < 90/85cm(男/女),腰围 $\geq$ 90/85cm(男/女)需控制体重,腰围 $\geq$ 95/90cm(男/女)需要减重。

(2)**低盐饮食**:高钠饮食导致体内钠增加,引起水钠潴留、血容量增加和外周血管阻力增高而致血压升高。每天钠盐摄入量应低于 6g,建议用低钠盐替代普通食盐。低盐饮食可明显提高降压效果,减少抗高血压药的剂量,延缓和减少各种并发症的发生。

(3)**限酒戒烟**:每天饮酒量超过 40g 者,不仅增加高血压患病率,而且并发脑卒中的概率也大大提高,据统计,重度饮酒者脑卒中死亡率是不经常饮酒者的 3 倍。吸烟不仅造成血管内皮损伤、血压升高,且增加血浆纤维蛋白原。因此,应向病人及家属讲解限酒戒烟的重要性,指导其限制乙醇摄入量,并有计划性地戒烟。

(4)**运动疗法**:指导病人根据年龄和血压水平选择适宜的运动方式,合理安排运动量。建议每周进行 4~7 次,每次 30~60min 的有氧运动。一般采用慢跑、步行、骑自行车、游泳、做体操、原地踏步等运动方式。运动强度因人而异,常用的运动强度指标为运动时最大心率达到 170 减去年龄。注意劳逸结合,运动强度、时间和频度以不出现不适反应为宜,避免竞技性和力量型运动。高龄和已有心、脑、肾损害的高血压病人应控制运动量,因为过度剧烈的运动可诱发心衰、心绞痛、心肌梗死、猝死和脑卒中。

(5)**其他**:我国传统的医疗保健方法,如气功和太极拳,对促进人体健康、防治多种慢性病有一定疗效,若能配合保健按摩和放松的行为疗法,对高血压病的防治也能起到良好作用。

3. 用药指导 应详细告知病人药物的名称、剂量、用法,以及药物疗效和不良反应的观察与应对方法;强调规律服药的重要性,嘱病人遵医嘱服药,不可随意增减药量、漏服或突然停药。

血压测量方法

4. 家庭血压监测指导 教会病人及家属正确的血压测量方法,推荐使用合格的上臂式自动血压计自测血压。血压未达标者,建议每天早晚各测血压 1 次,每次测量 2~3 遍,连续 7d,以后 6d 血压平均值作为医生治疗的参考。血压达标者,建议每周测量 1 次。指导病人掌握测量技术,规范操作,如实记录血压测量结果。

5. 定期随访 血压达标者可每 3 个月随访一次;血压未达标者,建议每 2~4 周随访 1 次。当血压出现异常波动或出现症状时,随时就诊。

【护理评价】
1. 头痛是否减轻或消失。
2. 能否坚持长期用药,血压是否控制在理想水平。
3. 能否自我调节心理状态,保持乐观情绪。

4.高血压急症是否发生,发生后能否被及时发现并处理。

(魏麟懿)

第五节　冠状动脉粥样硬化性心脏病病人的护理

学习目标

1.掌握心绞痛、心肌梗死病人的身体状况及治疗原则。
2.熟悉冠状动脉粥样硬化性心脏病的病因及心肌梗死的心电图特点。
3.了解冠状动脉粥样硬化性心脏病的病理变化、临床分型。
4.学会应用护理程序为心绞痛、心肌梗死病人实施整体护理。
5.具备良好的沟通能力,团队合作意识强。

情景导入

　　病人,男性,46岁。今晨5时睡眠中发生心前区剧烈疼痛,呈压榨样、向左肩及后背放射,伴胸闷、大汗淋漓,无恶心、呕吐,有濒死感,含服硝酸甘油不能缓解,6时20分由120送入急诊科,经吸氧、扩血管、镇痛等治疗后,现入住冠心病监护病房。
　　请思考:
　　1.为进一步明确诊断,该病人需做哪些实验室检查及其他检查?
　　2.该病人目前主要的护理诊断/合作性问题是什么?应采取哪些护理措施?

　　冠状动脉粥样硬化性心脏病(coronary atherosclerotic heart disease,CHD)是指由于冠状动脉粥样硬化引起管腔狭窄或阻塞,导致心肌缺血缺氧或坏死而引起的心脏病,简称冠心病。

　　冠心病是动脉粥样硬化导致器官病变的最常见类型,也是严重危害人类健康的常见病。本病多发于40岁以上成人,男性发病早于女性,经济发达国家发病率较高。近年来发病呈年轻化趋势。

【病因及发病机制】

(一)病因

迄今尚未完全明确,目前认为是多种因素(亦称危险因素)作用于不同环节所致。

1.年龄和性别　本病多见于40岁以上人群,49岁以后进展较快,近年来,临床发病年龄有年轻化趋势。女性发病率低于男性,但绝经期后发病率明显增加。

2.血脂异常　脂质代谢异常是动脉粥样硬化最重要的危险因素。总胆固醇(total cholesterol,TC)、甘油三酯(triglyceride,TG)、低密度脂蛋白胆固醇(low-density lipoprotein cholesterol,LDL-C)、极低密度脂蛋白胆固醇(very low density lipoprotein cholesterol,VLDL-C)及载脂蛋白B(apolipoprotein B,ApoB)增高,高密度脂蛋白胆固醇(high density lipoprotein cholesterol,HDL-C)和载脂蛋白A(apolipoprotein A,ApoA)降低,脂蛋白(a)增高,均为本病的危险因素。目前最肯定的是LDL-C致动脉粥样硬化作用,临床实践中,降低LDL-C是治疗的靶目标。

3.高血压　血压升高与本病关系密切。60%~70%的冠状动脉粥样硬化病人有高血压,高血压者患冠心病概率较正常者高3~4倍。收缩压和舒张压增高都与本病密切相关。

4.吸烟　与不吸烟者相比,吸烟者中本病的发病率和死亡率高出2~6倍,且与每日吸烟的数量成正比。被动吸烟也是本病的危险因素。

5.糖尿病和糖耐量异常　与非糖尿病者相比,糖尿病病人中不仅本病的发病率高出数倍且病变进展迅速。糖耐量减低也常见于本病病人。

6.其他因素 如肥胖、家族史、A 型行为、口服避孕药、不良饮食习惯（进食过多高热量、高动物脂肪、高胆固醇及高糖食物）等。

（二）发病机制

动脉粥样硬化的发病机制，有多种学说从不同角度来阐述，主要包括脂质浸润学说、内皮损伤 - 反应学说、血小板聚集和血栓形成假说等。

正常动脉壁由内膜、中膜和外膜三层构成（图 3-25）。各种主要危险因素最终都会损伤动脉内膜，而粥样硬化病变的形成是动脉对内膜损伤引发的炎症 -纤维增生性反应的结果。在动脉粥样硬化的过程中，相继出现脂质点和条纹、粥样和纤维粥样斑块、复合病变（斑块钙化、斑块破裂出血、血栓形成）三类变化（图 3-26）。

近年来，随着冠脉造影的普及和冠脉内超声成像技术的进步，对冠心病病人的斑块性状

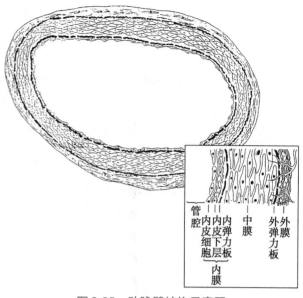

图 3-25 动脉壁结构示意图
显示动脉壁内膜、中膜和外膜三层结构，右下角是局部再放大示意。

有了更清晰的认识。一般认为，动脉粥样硬化的斑块基本上可分为两类：一类是稳定型斑块，即纤维帽较厚而脂质池较小；另一类是不稳定型（又称为易损型）斑块，其纤维帽较薄，脂质池较大且易于破裂，这种斑块的破裂导致了心血管急性事件的发生。

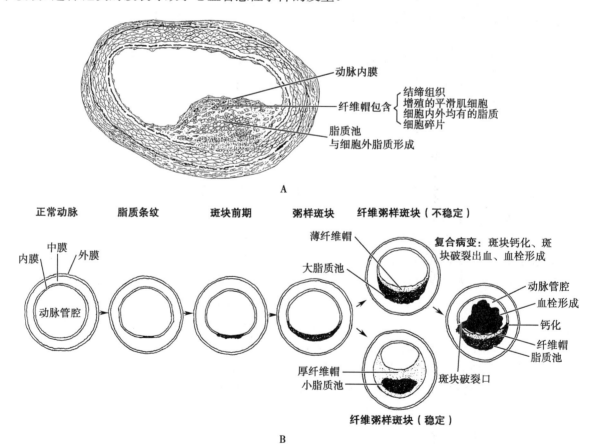

图 3-26 动脉粥样硬化的 3 类变化
A. 动脉粥样斑块结构示意；B. 动脉粥样硬化进展过程血管横切面结构示意。

【分型】

近年来，临床根据发病特点和治疗原则的不同，将本病分为两大类：①慢性冠脉病（chronic coronary artery disease，CAD），亦称慢性缺血综合征（chronic ischemic syndrome，CIS），包括稳定型心绞痛、隐匿性冠心病和缺血性心肌病。②急性冠脉综合征（acute coronary syndrome，ACS），包括不稳定型心绞痛（unstable angina，UA）、非 ST 段抬高心肌梗死（Non-ST-segment elevation myocardial infarction，NSTEMI）、ST 段抬高心肌梗死（ST-segment elevation myocardial infarction，STEMI）及冠心病猝死。本节重点讨论稳定型心绞痛和 STEMI。

动脉粥样硬化

冠状动脉造影组图

一、稳定型心绞痛

稳定型心绞痛（stable angina pectoris，SAP）亦称为劳力性心绞痛，是在冠状动脉狭窄基础上，由于某些诱因导致心脏负荷突然增加，导致心肌急剧的、暂时的缺血缺氧，从而引起以发作性胸痛或胸部不适为主要表现的临床综合征。本病的重要特征是在数月内，疼痛发作的频率、性质、程度、持续时间和诱因无明显变化。

【病因及发病机制】

正常情况下，冠状动脉血流储备力量强大，机体在情绪激动、剧烈活动时，对氧的需求增加，冠脉随之扩张、血流增加，达到供需平衡。当冠状动脉狭窄或部分闭塞时，其血流量减少，心肌的血供相对固定。休息时尚能维持供需平衡可无症状，劳累、情绪激动、饱食或受寒等情况下，心脏负荷突然增加、心肌耗氧增加，而冠脉的血供却不能相应增加，导致心肌产生急剧的、短暂的缺血缺氧，即可发生心绞痛。

【护理评估】

（一）健康史

询问病人有无高血压、糖尿病、吸烟、高脂血症等；有无过度劳累、情绪激动、寒冷、饱食等诱发因素。

（二）身体状况

1.**症状**　以发作性胸痛为主要表现，典型疼痛特点如下：

（1）**部位**：主要位于胸骨体之后，可波及心前区，界限不清，常放射至左肩、左臂内侧达环指和小指，或至颈、咽或下颌部。

（2）**性质**：常为压迫感、憋闷感或紧缩感，也可有烧灼感，偶伴濒死感。部分病人觉胸闷而非胸痛。发作时，病人往往被迫停止原来的活动，直至症状缓解。

心绞痛部位

（3）**诱因**：常由体力活动、情绪激动等诱发，饱餐、寒冷、吸烟、心动过速或休克等亦可诱发。疼痛多发生于体力活动或情绪激动的当时，而不是其后，且常在相似的条件下重复发生。

（4）**持续时间**：一般持续数分钟至十余分钟，多为 3~5min。

（5）**缓解方式**：一般在休息或停止原来诱发症状的活动后迅速缓解；舌下含服硝酸甘油也能在几分钟内缓解。

2.**体征**　一般无异常体征。心绞痛发作时，病人心率加快、血压升高、面色苍白、出冷汗，心尖区听诊时出现奔马律，可闻及短暂收缩期杂音。

（三）心理-社会状况

心绞痛如长期、反复发作，使体力活动受限，影响生活和工作，病人易焦虑、烦躁、抑郁。家人因照顾病人时间过长、支持能力有限、易烦躁而忽视病人的心理感受。

（四）实验室检查及其他检查

1. 实验室检查　血糖、血脂检查可了解冠心病危险因素；胸痛明显者需查血清心肌损伤标志物，包括心肌肌钙蛋白 I 或 T（cTnI/T）或肌酸激酶（CK）及同工酶（CK-MB）。

2. 心电图检查　是发现心肌缺血、诊断心绞痛最常用的方法。常用静息心电图、运动心电图和 24h 动态心电图等。约半数病人静息心电图正常，也可有陈旧性心肌梗死的改变或非特异性 ST 段和 T 波异常。心绞痛发作时，绝大多数病人可出现暂时性心肌缺血引起的 ST 段压低（≥0.1mV）、T 波低平或倒置。心电图负荷试验及 24h 动态心电图可提高心肌缺血改变的检出率。

心绞痛发作
时心电图

3. 冠状动脉多层螺旋 CT 造影　通过冠状动脉二维或三维重建，有助于判断冠脉管腔狭窄程度和管壁钙化情况。

4. 放射性核素检查　放射性核素铊心肌显像可显示心肌缺血的部位和范围，对心肌缺血诊断较有价值。其他尚有放射性核素心腔造影和正电子发射断层心肌显像（PET）。

5. 有创性检查　冠状动脉造影目前仍是诊断冠心病的"金标准"。选择性冠状动脉造影可显示冠脉狭窄性病变的部位及严重程度，一般认为管腔直径减少 70%~75% 或以上会严重影响血供，对明确诊断、选择治疗方案及预后判断意义重大。其他有创性检查如冠脉内超声显像、冠脉内光学相干断层显像等也有助于冠心病的诊断及治疗指导。

6. 超声心动图检查　二维超声心动图可探测缺血区或坏死区心室壁的异常运动，亦可测定左心室功能，射血分数降低者预后较差。

（五）治疗原则及主要措施

治疗原则是改善冠状动脉的血供，减少心肌耗氧，以减轻症状、减少发作；积极治疗动脉粥样硬化，避免诱发因素；提高生活质量，预防心肌梗死和猝死。

1. 发作时治疗

（1）**休息与给氧**：心绞痛发作时立即停止活动，就地休息，吸氧。

（2）**药物治疗**：选择作用较快的硝酸酯制剂，既可扩张冠状动脉增加冠脉血流量，还可扩张外周血管，以减轻心脏负荷、减少心肌耗氧。①硝酸甘油：0.5mg 舌下含化，1~2min 显效，约 30min 后作用消失。②硝酸异山梨酯：5~10mg 舌下含化，2~5min 见效，作用维持 2~3h。症状如不缓解，可重复使用。必要时加用镇静药。

2. 缓解期治疗　避免各种诱因，控制各种危险因素；改善心肌供血，预防心肌梗死。包括药物治疗和非药物治疗。

（1）**药物治疗**

1）改善心肌缺血及减轻症状的药物，包括 β 受体拮抗药、硝酸酯制剂和钙通道阻滞药。β 受体拮抗药能减慢心率、减弱心肌收缩力、降低血压，从而减少心肌耗氧量，常用美托洛尔、比索洛尔等；硝酸酯制剂，因此类药物可反射性引起交感神经活性增强而使心率加快、心肌耗氧增加，因此常与 β 受体拮抗药或非二氢吡啶类钙通道阻滞药联用，常用药物有二硝酸异山梨酯、单硝酸异山梨酯等；钙通道阻滞药既能扩张冠脉、改善心肌供血，亦可扩张外周血管、减轻心脏负荷，还可降低血黏度、抗血小板聚集、改善微循环，常用药物有维拉帕米、硝苯地平缓释剂、地尔硫䓬等。

2）预防心肌梗死和改善预后药物。常用抗血小板聚集药物，如阿司匹林、氯吡格雷；调节血脂，首选他汀类药物，如辛伐他汀、阿托伐他汀等；对于稳定型心绞痛合并高血压、糖尿病、心力衰竭等，建议使用血管紧张素转换酶抑制药（ACEI）类药物，如不能耐受，可使用血管紧张素受体阻滞药（ARB）类药物。

3）中医中药治疗，"速效救心丸"也有一定效果。

（2）**非药物治疗**：①合理运动，可促进侧支循环建立、提高运动耐量，减轻症状。②血管重建治疗，如经皮冠状动脉介入治疗（PCI）、冠状动脉旁路移植术（CABG）等。③其他治疗，如增强型体外反搏。

【常见护理诊断/合作性问题】

1. 疼痛：胸痛　与心肌缺血、缺氧有关。

2. 活动耐力下降　与心肌氧的供需失调有关。

3. 潜在并发症：心肌梗死。

4. 知识缺乏：缺乏预防心绞痛发作的知识。

【护理目标】

1. 胸痛逐渐减轻或消失。

2. 活动能力和耐力逐渐增强。

3. 未发生并发症，或并发症能被及时发现并处理。

4. 能复述预防心绞痛发作的知识。

【护理措施】

（一）一般护理

1. 休息与活动　心绞痛发作时，立即停止活动，就地休息、给氧。密切观察病情变化。

2. 吸氧　鼻导管吸氧，氧流量 2~4L/min，或给予面罩吸氧，以改善心肌供氧，减轻疼痛。

3. 饮食护理　饮食宜低钠、低脂、低胆固醇、富含维生素 C、清淡、易消化，少量多餐，避免过饱，以免加重心脏负担。多进食新鲜蔬菜、水果，适量摄入粗纤维食物，保持大便通畅。

（二）病情观察

评估心绞痛的部位、性质、程度、持续时间及缓解方式，持续心电监测，描记疼痛发作时心电图，严密监测心率、心律、血压变化，观察病人有无面色苍白、大汗、恶心、呕吐等。

（三）用药护理

1. 硝酸酯制剂　心绞痛发作时给予病人舌下含服硝酸甘油，用药后注意观察胸痛变化，如服药后 3~5min 仍不缓解，可重复使用。连续 3 次不缓解者，要警惕 ACS，及时报告医生。对于频繁发作心绞痛者，遵医嘱静脉滴注硝酸甘油，但应控制滴速，告知病人及家属不可擅自调节滴速，以免发生低血压。部分病人用药后出现面部潮红、头晕、头部胀痛、心悸、心动过速等不适，应告知病人是由于药物的血管扩张作用所致，以解除顾虑。

2. β 受体拮抗药　本药与硝酸酯类制剂合用有协同作用，使用时要减小剂量，以免引起直立性低血压；避免突然停药，以免诱发心肌梗死；监测血压、心率，低血压、支气管哮喘、心动过缓、二度或二度以上房室传导阻滞者不宜使用。

3. 他汀类药物　可引起肝脏损害和肌病，用药期间应严密监测血清转氨酶及肌酸激酶等。采用强化降脂治疗时，注意监测药物的安全性。

（四）心理护理

安慰病人，解除紧张不安情绪，以减少心肌耗氧。

（五）健康指导

1. 疾病知识指导　指导病人避免各种诱发因素，如情绪激动、过度劳累、饱餐、用力排便、寒冷刺激等，避免精神紧张和长时间工作；对于规律发作的劳力性心绞痛，预防性用药，如就餐、外出、排便等活动前含服硝酸甘油；适量运动，以有氧运动为主，每天 30min；保持良好心态，保证充足睡眠，积极预防心血管事件。

2. 饮食指导　指导病人低脂、低胆固醇、低盐饮食，多食新鲜蔬菜、水果及粗纤维食物，少量多餐，控制总热量，戒烟限酒，忌浓茶、咖啡、辛辣等刺激性饮食，预防肥胖。

3. 用药指导　指导病人遵医嘱服药，不要擅自增减药量；自我监测药物的不良反应。外出时随身携带硝酸甘油,以备急救。硝酸甘油见光易分解,应放在棕色瓶内,存放于干燥处,以免光解或潮解失效;药瓶开封后每 6 个月更换 1 次,确保疗效。低血压、青光眼、快速型心律失常、颅内压升高、颅内出血、颅脑损伤等病人禁用。

4. 病情监测指导 教会病人及家属心绞痛发作时的缓解方法,胸痛发作时应立即停止活动,舌下含服硝酸甘油;如连续含服硝酸甘油 3 次仍不缓解、心绞痛发作频繁、程度加重、持续时间延长,应立即就医。不典型心绞痛发作时,可表现为牙痛、上腹痛等,应先按心绞痛处理,并及时就医。告知病人定期复查心电图、血压、血糖、血脂、肝功能等。

二、急性 ST 段抬高心肌梗死

急性 ST 段抬高心肌梗死(STEMI)是指急性心肌缺血性坏死,大多是在冠脉病变的基础上,发生冠脉血供急剧减少或中断,使相应的心肌严重、持久地急性缺血所致。本病既往在欧美国家常见,根据中国心血管病报告,我国急性心肌梗死(acute myocardial infarction, AMI)发病率在不断增高,死亡率整体呈上升趋势。其临床表现有持久的胸骨后剧烈疼痛、发热、白细胞计数和血清心肌坏死标志物增高以及心电图进行性改变,并可发生心律失常、休克或心力衰竭。

【病因及发病机制】

STEMI 的基本病因是冠脉粥样硬化(偶因冠脉痉挛、栓塞、炎症、先天性畸形和冠状动脉口阻塞所致),导致一支或多支冠脉管腔狭窄、心肌供血不足,而侧支循环尚未充分建立。在此基础上,不稳定的冠脉粥样硬化斑块破溃、出血,导致管腔内血栓形成,引发管腔闭塞;少数情况下,粥样斑块内或其下发生出血或血管持续痉挛,也会使冠状动脉完全闭塞。一旦血供急剧减少或中断,心肌急性缺血达 20~30min 以上,即可发生 STEMI。

促使粥样斑块破裂出血及血栓形成的诱因有:①晨起 6 时至 12 时交感神经活动增加,机体应激反应增强,心肌收缩力增强、心率加快、血压升高、冠状动脉张力增高。②饱餐特别是高脂饮食后,血脂和血黏度增高。③重体力活动、情绪激动、血压剧升或用力排便时,左心室负荷明显加重。④休克、脱水、出血、外科手术或严重心律失常导致心排血量骤降,冠脉灌流锐减。

心肌梗死后,左心室舒张和收缩功能障碍,血流动力学发生变化,其严重程度和持续时间取决于梗死的部位、程度和范围。由于心肌收缩力减弱、顺应性降低、心肌收缩不协调,导致左心室舒张末压增高、心室射血分数减低、每搏输出量和心排血量下降、心率增快或并发心律失常,血压下降。急性大面积心肌梗死者,可发生泵衰竭、心源性休克或急性肺水肿。

【护理评估】

(一)健康史

询问病人有无高血压、糖尿病、血脂异常等病史;有无心绞痛等前驱症状;有无过度劳累、情绪激动、饱餐等诱发因素。

(二)身体状况

其疾病的严重程度与梗死的部位、大小及冠脉的侧支循环情况密切相关。

1. 先兆表现 50%~81% 的病人发病前数日有烦躁、乏力、胸部不适、活动时心悸、心绞痛等前驱症状,以新发生心绞痛或原有心绞痛加重者最多见。心绞痛发作较以往频繁、程度较剧、持续较久,且硝酸甘油疗效差、诱发因素不明显,心电图显示 ST 段一过性抬高或明显压低,T 波倒置或增高。如能及时发现处理,部分病人可避免发生 STEMI。

2. 症状

(1)疼痛:为最早出现、最突出的表现,多发生于清晨。疼痛的性质和部位与心绞痛相似,但诱因多不明显,且程度更剧烈,持续时间较长,达数小时或数天,休息或服用硝酸甘油不能缓解,多伴有大汗、烦躁不安、恐惧或濒死感。部分病人疼痛位于上腹部,易被误诊为急腹症;亦可因疼痛放射至下颌、颈部、背部而误诊为其他疾病。少数病人无疼痛，一开始即表现为休克或急性心力衰竭。

（2）**全身症状**：多在疼痛发生后 24~48h 出现，表现为发热、心动过速、白细胞增高和红细胞沉降率增快等，由坏死物质吸收所致。体温一般在 38℃左右，持续约 1 周。

（3）**胃肠道症状**：疼痛剧烈时常伴恶心、呕吐和上腹胀痛，与迷走神经受坏死心肌刺激和心排血量降低、组织灌注不足等有关。部分病人有肠胀气，重者发生呃逆。

（4）**心律失常**：75%~95% 者可出现，多发生在起病 1~2d，24h 内最多见。以室性心律失常最常见，尤其是室性期前收缩，如室性期前收缩频发（每分钟 5 次以上）、成对出现或呈短阵室性心动过速、多源性或落在前一心搏易损期（R-on-T）时，常为心室颤动的先兆。室颤是急性心肌梗死早期、特别是入院前主要的死因。下壁心肌梗死易发生房室传导阻滞及窦性心动过缓；前壁心肌梗死易发生室性心律失常。

ER 3-12

急性下壁心肌梗死并室性期前收缩二联律

（5）**低血压和休克**：疼痛时常伴血压下降，但未必是休克。如疼痛缓解而收缩压仍低于 80mmHg，病人烦躁不安、面色苍白、皮肤湿冷、脉搏细速、大汗淋漓、尿少、反应迟钝，甚至晕厥者，则为休克表现。多在起病后数小时至 1 周内发生，约 20% 的病人可出现，主要为心源性休克，为心肌大面积坏死、心排血量急剧下降所致。

（6）**心力衰竭**：主要为急性左心衰竭，在起病最初几天内发生，亦可在疼痛、休克好转时出现，为心肌梗死后心脏舒缩力显著减弱或不协调所致，发生率为 32%~48%。表现为呼吸困难、咳嗽、发绀、烦躁等，重者发生肺水肿，随后出现颈静脉怒张、肝大、水肿等右心衰表现。右心室心肌梗死者，一开始即可发生右心衰竭伴血压下降。

3. 体征 心浊音界可正常或轻至中度增大。心率多增快，也可减慢；心尖部第一心音减弱，可闻及奔马律；10%~20% 病人起病第 2~3d 出现心包摩擦音，为反应性纤维性心包炎所致；心尖区出现收缩期杂音或伴收缩中晚期喀喇音，为二尖瓣乳头肌功能失调或断裂所致。可有各种心律失常。几乎所有病人都出现血压下降。

4. 并发症 部分病人可发生乳头肌功能失调，重者乳头肌整体断裂，左心衰竭明显，可迅速发生急性肺水肿甚至死亡。其他并发症较少见，如心肌梗死后综合征、心脏破裂、栓塞、心室壁瘤等。

（三）心理-社会状况

病人因突发剧烈胸痛而产生恐惧、濒死感；频繁检查、治疗及陌生的监护环境进一步加重病人的焦虑与恐惧；因对疾病的认识不足、担心预后或忧虑住院治疗费用，病人及其亲属易情绪激动、焦虑不安。

（四）实验室检查及其他检查

1. 心电图检查 对疑似 STEMI 的胸痛病人，应在首次医疗接触后 10min 内记录 12 导联心电图，推荐记录 18 导联心电图。心电图检查对 STEMI 的诊断、定位、定范围、估计病情演变和预后均有帮助。

（1）**特征性改变**：ST 段呈弓背向上型抬高（呈单相曲线）伴或不伴病理性 Q 波、R 波减低，常伴对应导联镜像性 ST 段压低（图 3-27）。

（2）**动态性改变**：①起病数小时内，可无异常或出现异常高大、两支不对称的 T 波，为超急性期改变。②数小时后，ST 段明显抬高、弓背向上，与直立的 T 波形成单相曲线。数小时至 2d 内出现病理性 Q 波，同时 R 波减低，为急性期改变。③早期如不进行治疗干预，抬高的 ST 段数日至两周内逐渐回到基线水平，T 波逐渐平坦或倒置，为亚急性期改变。④数周至数月后，T 波呈 V 形倒置，两支对称，为慢性期改变。T 波可永久倒置，也可在数月至数年内逐渐恢复。

（3）**定位诊断**：STEMI 的定位和范围可根据出现特征性改变的导联来判断。V_1~V_3 导联提示前间壁 MI,$V_3 \sim V_5$ 导联提示局限间壁 MI,$V_1 \sim V_5$ 导联提示广泛前壁 MI,Ⅱ、Ⅲ、aVF 导联提示下壁 MI,Ⅰ、aVL 导联提示高侧壁 MI,V_7、V_8 导联提示正后壁 MI。

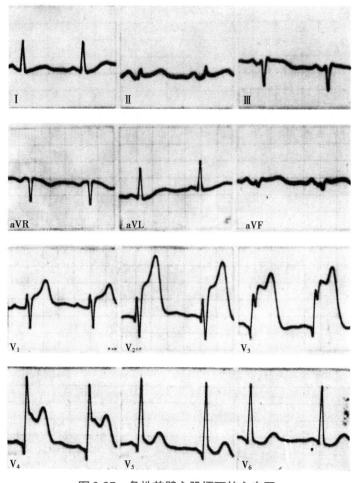

图 3-27　急性前壁心肌梗死的心电图

图示 V_3、V_4 导联 QRS 波群呈 qR 型,ST 段明显抬高;V_2 导联 QRS 波群呈 qRs 型,ST 段明显抬高;V_5 导联 QRS 波群呈 qR 型,ST 段抬高;V_1 导联 ST 段亦抬高。

ER 3-13

急性心肌梗死心电图

2. 实验室检查

(1)**血液检查**:起病 24~48h 后白细胞计数增至(10~20)× 10^9/L,中性粒细胞增多;红细胞沉降率增快;C 反应蛋白增高可持续 1~3 周。

(2)**血清心肌坏死标志物**:对心肌坏死标志物的测定应进行综合评价,建议入院即刻、2~4h、6~9h、12~24h 测定血清心肌坏死标志物。①心肌肌钙蛋白 I(cTnI)或肌钙蛋白 T(cTnT)的增高,是诊断心肌坏死最特异和敏感的首选指标。起病后 2~4h 升高,cTnI 于 10~24h 达高峰,7~10d 降至正常;cTnT 于 24~48h 达高峰,10~14d 降至正常。②肌酸激酶同工酶(CK-MB),起病后 4h 内升高,16~24h 达高峰,3~4d 恢复正常。其增高的程度能反映梗死的范围,连续测定 CK-MB 还可判断溶栓治疗效果,如其峰值前移(14h 以内)提示梗死相关动脉开通。③肌红蛋白出现最早,有助于早期诊断,但特异性较差。起病后 2h 即升高,12h 内达高峰,24~48h 恢复正常。

3. 超声心动图　二维和 M 型超声心动图有助于了解心室壁的运动和左心室功能,判断有无室壁瘤和乳头肌功能失调等。

4. 放射性核素检查　PET 可观察心肌的代谢变化,显示 STEMI 的部位与范围,观察左心室壁的运动和左心室射血分数,有助于判定心室功能、有无室壁运动失调和心室壁瘤。

（五）治疗原则及主要措施

早期、快速并完全地开通梗死相关动脉是改善 STEMI 预后的关键。应及早发现、及早入院，并加强入院前的就地处理。其治疗原则是尽快恢复心肌的血液灌注以挽救濒死心肌，防止梗死范围扩大或缩小心肌缺血范围，保护和维持心脏功能，及时处理严重心律失常、泵衰竭和各种并发症，防止猝死，注重二级预防。

1. 一般治疗

（1）**休息**：未进行再灌注治疗前病人应绝对卧床休息，保持环境安静；减少探视，防止不良刺激，解除焦虑。

（2）**氧疗**：当病人合并低氧血症（$SaO_2 < 90\%$ 或 $PaO_2 < 60mmHg$）时应吸氧。

（3）**监护**：急性期应入住冠心病监护病房（coronary care unit, CCU），进行心电、血压、呼吸等监测 3~5d，除颤器处于随时备用状态。

2. 解除疼痛 心肌再灌注治疗开通梗死相关血管、恢复心肌血供，是解除疼痛最有效的方法，但在再灌注治疗前应选用药物尽快缓解疼痛。①吗啡 2~4mg 静脉注射，必要时 5~10min 重复使用，注意观察有无低血压和呼吸抑制等不良反应。②硝酸甘油 0.5mg 或硝酸异山梨酯 5~10mg 舌下含服或静脉滴注，注意有无心率增快和血压降低。③β 受体拮抗药可缩小梗死面积，减少复发，防治恶性心律失常，从而降低急性期病死率。如无禁忌证，应在发病后 24h 内尽早服用，可选用阿替洛尔、美托洛尔等。

3. 心肌再灌注 血管开通时间越早、挽救的心肌越多。起病 3~6h、最多 12h 内，使闭塞的冠状动脉再通，心肌得到再灌注，濒临坏死的心肌可得以存活或使坏死范围缩小，可减轻梗死后心肌重塑，改善预后。

（1）**急诊 PCI**：有条件者应尽快实施 PCI，以获得更好的治疗效果。

（2）**溶栓疗法**：不能进行介入治疗者，如无禁忌证，应立即进行溶栓治疗。可用纤溶酶原激活物，激活血栓中的纤溶酶原而溶解冠状动脉内的血栓，常用药物有尿激酶（UK）、链激酶（SK）及重组组织型纤溶酶原激活物（rt-PA）等。

（3）**紧急主动脉 - 冠状动脉旁路移植术**（coronary artery bypass grafting, CABG）：介入治疗失败或溶栓治疗无效、有手术指征者，争取 6~8h 内施行 CABG。

4. 抗栓治疗

（1）**抗血小板治疗**：无禁忌证的 STEMI 病人 PCI 或溶栓前均应立即嚼服阿司匹林 150~300mg，即以 75~100mg/d 长期维持。亦可用替格瑞洛或氯吡格雷。

（2）**抗凝治疗**：常用普通肝素、低分子量肝素等。

5. 血管紧张素转换酶抑制药（ACEI）或血管紧张素受体阻滞药（ARB） ACEI 可改善血流动力学，减轻心肌重塑，减少心力衰竭，降低死亡率。如无禁忌证，应尽量使用，宜从小剂量口服开始，逐渐增加到目标剂量。如病人不能耐受 ACEI，可予 ARB。

6. 调脂治疗 他汀类药物能有效降低 TC 和 LDL-C，延缓斑块进展、稳定斑块和抗炎，应常规给予，并根据目标 LDL-C 水平调整剂量。

7. 消除心律失常 心律失常须及时消除，以免演变为严重心律失常甚至猝死。发现室性期前收缩或室性心动过速，立即静脉注射利多卡因，必要时重复或维持使用，室性心律失常反复发作者可使用胺碘酮；发生心室颤动者，立即电除颤；缓慢型心律失常者，阿托品肌内注射或静脉滴注；二度或三度房室传导阻滞、伴有血流动力学异常者，宜用临时心脏起搏器。

8. 抗休克治疗 发生心源性休克者，应在血流动力学监测下，及时补充血容量，合理使用升压药及血管扩张药，纠正酸中毒等。

9. 抗心力衰竭治疗 主要是治疗急性左心衰竭，以吗啡和利尿药为主，亦可选用血管扩张药，以减轻左心室负荷。心肌梗死发生 24h 内，尽量避免使用洋地黄制剂。右心室梗死者慎用利尿药。

10. 其他治疗

（1）**钙通道阻滞药**：地尔硫䓬可能有类似 β 受体拮抗药的治疗效果，如病人不能使用 β 受体拮抗药时可考虑使用。

（2）**极化液疗法**：氯化钾 1.5g、普通胰岛素 10U 加入 10% 葡萄糖溶液 500ml 中，静脉滴注，可促进心肌摄取和代谢葡萄糖，使钾离子进入细胞内，恢复心肌细胞膜的极化状态，有利于心肌的正常收缩、减少心律失常。

11. 康复和出院后治疗 提倡 STEMI 恢复后进行康复治疗，逐步进行适当的体育锻炼以增进体力和工作能力，但应避免过重体力劳动和精神过度紧张。

【**常见护理诊断 / 合作性问题**】

1. 疼痛：胸痛 与心肌缺血坏死有关。

2. 活动耐力下降 与心肌氧的供需失调有关。

3. 恐惧 与发作时的濒死感、监护室陌生环境及担心预后等有关。

4. 潜在并发症：猝死、心力衰竭、心律失常等。

【**护理目标**】

1. 胸痛减轻或消失。

2. 活动能力和耐力逐渐增强。

3. 情绪是否逐渐稳定，能配合治疗。

4. 未发生并发症；发生并发症能被及时发现并处理。

【**护理措施**】

（一）**一般护理**

1. 休息与体位 发病 12h 内绝对卧床休息，保持环境安静，谢绝探视。如无并发症，24h 内鼓励病人进行床上肢体活动；若无低血压，第 3 天可在病房内走动；第 4~5 天，逐渐增加活动量直至每天 3 次步行 100~150m。病情严重或有并发症者，适当延长卧床时间。

2. 吸氧 低氧血症时予鼻导管吸氧，氧流量 2~4L/min，或面罩吸氧。

3. 饮食 拟行急诊 PCI 或 CABG 者暂禁食，有恶心、呕吐等胃肠道症状者亦应禁食，其他病人发病后 4~12h 内，给予流质饮食，逐步过渡到低脂、低胆固醇、富含维生素、清淡饮食，要求饱和脂肪占总热量 <7%、胆固醇 <200mg/d，少量多餐，避免过饱。多进食新鲜蔬菜、水果，适量摄入粗纤维食物，保持大便通畅。

4. 预防便秘 向病人解释预防便秘的重要性，适量饮水，进行腹部按摩；急性期遵医嘱给予缓泻剂，必要时使用开塞露等辅助排便，严禁用力排便，以防猝死。

（二）**病情观察**

1. 所有 ACS 病人均应入住 CCU，必要时设专人床旁心电监护，连续监测心电图、血压和呼吸等，严密观察心率、心律和心功能情况，备好急救物品，如除颤器、体外临时起搏器、抗心律失常药等，保证静脉通路通畅，随时准备抢救。

2. 观察有无并发症，严密观察血压、脉搏、尿量，观察有无呼吸困难、咳嗽、咳痰、少尿、颈静脉怒张、低血压、心率加快等，听诊肺部有无湿啰音等，预防心律失常、心源性休克和心力衰竭；防止电解质紊乱或酸碱平衡失调，以免诱发心律失常。

（三）**用药护理**

1. 镇痛药物 遵医嘱使用吗啡或哌替啶止痛，注意观察有无呼吸抑制和低血压；静脉滴注硝酸酯类药物时，要定时监测血压，防止发生低血压。

2. 溶栓药物 ①溶栓前询问病人有无溶栓禁忌证，协助医生做好溶栓前血常规、出凝血时间和血型等检查。②迅速建立静脉通路,遵医嘱使用溶栓药物,观察药物的不良反应:过敏反应,表现为寒战、发热、皮疹等;低血压,收缩压<90mmHg;出血,包括皮肤黏膜出血、咯血、血尿、便血、颅内出血等,一旦出血,应紧急处理。③判断溶栓效果:可根据下列指标间接判断溶栓成功。心电图上抬高的 ST 段 2h 内回降>50%;胸痛 2h 内基本消失;2h 内出现再灌注性心律失常;cTnI 或 cTnT 峰值提前至发病后 12h 内,血清 CK-MB 峰值提前出现(14h 以内)。

(四)对症护理

进行 PCI 和 CABG 治疗者,按要求做好术前准备、术中配合和术后护理。

(五)心理护理

向病人介绍 CCU 的环境,简要解释疾病过程与治疗配合,减轻病人的心理负担,缓解恐惧心理。允许病人表达内心感受,给予目光交流、语言安慰等心理支持。妥善安排探视时间,给予亲情抚慰。医护人员应有序工作,避免忙乱,尽量调低监护仪器的报警声。烦躁不安者,遵医嘱使用镇静药如地西泮。

(六)健康指导

基本内容同"稳定型心绞痛",尚需注意:

1. 疾病知识指导　告知病人 ACS 的发病特点,指导病人及家属发生疑似 ACS 者尽早拨打"120"急救电话,及时就医,以免延误治疗。指导病人积极进行冠心病"二级预防",预防再梗死和其他心血管事件。

2. 饮食指导　所有病人均应调节饮食,以减少复发。宜低脂、低胆固醇、低盐饮食,戒烟限酒。

3. 心理指导　指导病人保持乐观、平和的心态,正确对待病情;合理安排工作与休息,避免过度劳累和情绪紧张。

4. 运动康复指导　鼓励病人适当参与运动,提高活动耐力。运动以有氧运动为主,运动强度循序渐进。经过 2~4 个月的康复训练后,可酌情恢复部分工作,避免重体力劳动、高空作业及其他精神紧张工作。

5. 用药指导　病人因用药多、药品贵、用药久,用药依从性较低。告知病人坚持用药的重要性,指导病人遵医嘱服药,熟悉药物的用法、疗效和不良反应。

6. 病情监测　指导病人及家属心肌梗死是心脏性猝死的高危因素,教会家属心肺复苏的基本技术,以备急用。

【护理评价】

1.胸痛是否减轻或消失。

2.活动能力和耐力是否逐渐增强。

3.情绪是否逐渐稳定,能否配合治疗。

4.是否发生并发症;发生并发症能否被及时发现并处理。

知识拓展

冠心病二级预防 ABCDE 原则

A:aspirin(阿司匹林或联合使用氯吡格雷)抗血小板聚集

　anti-anginal therapy 抗心绞痛治疗,如硝酸酯类药物

B:β 受体拮抗药

　blood pressure control 控制血压

C:cholesterol lowing 控制血脂水平

　cigarette quitting 戒烟

D: diet control 控制饮食

diabetes treatment 治疗糖尿病

E: exercise 鼓励病人有计划、适当的运动锻炼

education 病人及家属的健康教育，普及冠心病的有关知识

（魏麟懿）

第六节 心脏瓣膜病病人的护理

学习目标

1. 掌握风湿性心脏瓣膜病病人的身体状况及治疗原则。
2. 熟悉风湿性心脏瓣膜病的病因、病理生理改变及辅助检查结果。
3. 学会应用护理程序为风湿性心脏瓣膜病病人实施整体护理。
4. 具备尊重生命、关爱病人、严谨求实的职业精神。

情景导入

病人，女性，53 岁，活动后心慌反复发作、气促 5 年余，加重 1 周。病人 20 年前曾患风湿性关节炎，未正规治疗。5 年前出现劳累后心慌、气促，1 周前受凉后出现咳嗽，咳少量白色泡沫痰，痰中带血丝，动则心慌、胸闷、乏力，夜间不能平卧。身体评估：T 38.7℃，P 68 次 /min，R 26 次 /min，BP 92/60mmHg，神志清楚，口唇发绀，HR 126 次 /min，心律不齐，心尖部闻及舒张期隆隆样杂音，双下肢凹陷性水肿。

请思考：

1. 护士应着重观察病人哪些病情变化？
2. 为该病人制订健康指导方案的重点内容是什么？

心脏瓣膜病（valvular heart disease，VDH）是由炎症、缺血性坏死、退行性改变、创伤、黏液样变性、先天性畸形等原因引起的单个或多个瓣膜的功能或结构异常，导致瓣口狭窄和 / 或关闭不全的一类心脏病。其中，二尖瓣最常受累，其次为主动脉瓣。瓣膜损害通常为单个，如二尖瓣狭窄、主动脉瓣关闭不全等；亦可表现为多瓣膜病变，如二尖瓣狭窄伴主动脉瓣关闭不全、二尖瓣狭窄伴主动脉瓣狭窄等。

心脏瓣膜病是临床上常见的心脏病之一。风湿性心脏瓣膜病（rheumatic valvular heart disease，RHD）简称风心病，是风湿热引起的风湿性心脏炎症所致的心脏瓣膜损害。近年来，随着生活和医疗水平的提高，我国风心病人群的患病率虽有所下降，但其仍是最常见的心脏瓣膜病。本节重点介绍风心病。

【病因及发病机制】

风心病是由于 A 群乙型溶血性链球菌感染所致，其发病机制与继发于链球菌感染后异常免疫反应有关。主要累及 40 岁以下人群，女性病人占比 2/3。随着我国人口老龄化程度加深，老年退行性瓣膜病也受到极大的关注，其以主动脉瓣狭窄最为常见，其次是二尖瓣病变。

由于慢性、反复发作的风湿性心脏瓣膜炎症和结缔组织增生，使瓣叶增厚、变形，瓣叶间出现粘连，导致瓣膜口狭窄，早期呈隔膜型；晚期瓣叶明显增厚、纤维化、钙化，腱索及乳头肌粘连、缩

短，整个瓣膜口呈漏斗形，常伴有关闭不全。瓣膜口的狭窄和/或关闭不全均可引起血流动力学和心脏负荷的变化。

1.二尖瓣狭窄　二尖瓣狭窄的病理解剖改变可表现为瓣膜交界处粘连、瓣叶游离缘粘连、腱索粘连融合等，从而导致二尖瓣开放受限，瓣膜口面积减少，狭窄的瓣膜呈漏斗状，瓣口呈鱼口状。瓣叶钙化沉积可累及瓣环，使瓣环显著增厚。正常成人二尖瓣的瓣口面积为 $4\sim6cm^2$，当瓣口面积减少至 $1.5\sim2cm^2$（轻度狭窄）时，

ER 3-14

二尖瓣狭窄的
病因和病理
生理

左心房压力升高，左心房代偿性扩大、肥厚。此时病人多无症状，心脏为代偿期表现。当瓣口面积减少到 $1\sim1.5cm^2$（中度狭窄）甚至减少至 $1cm^2$ 以下（重度狭窄）时，左心房压力升高，导致肺循环淤血、肺动脉压力升高，即左心房失代偿期，临床上出现劳力性呼吸困难等表现。长期肺动脉高压，右心室压力负荷过重，引起右心肥大，三尖瓣和肺动脉瓣关闭不全，最终导致右心衰竭。

2.二尖瓣关闭不全　常与二尖瓣狭窄同时存在，亦可单独发生。风湿性损害是其最常见的原因。由于风湿性炎症，瓣叶发生僵硬、变性、瓣缘卷缩、瓣叶连接处及腱索融合缩短，导致心室收缩时两瓣叶不能紧密闭合。由于二尖瓣关闭不全，左心室收缩时血液从左心室反流至左心房，左心房容量负荷增加，而在心室舒张期，增多的血液又会流入左心室，使左心室容量负荷过重，进而引起左心室扩大、肥厚，导致左心衰竭。晚期，由于左心房压和左心室舒张末压明显上升，继而引起肺淤血、肺动脉高压和右心衰竭，最终导致全心衰竭。

3.主动脉瓣狭窄　主动脉瓣狭窄是由风湿性炎症引起瓣膜交界处粘连融合，瓣叶纤维化、僵硬、钙化和挛缩畸形所导致的。正常成人主动脉瓣口面积 $3\sim4cm^2$，当瓣膜口面积减少一半时，收缩期可仍无明显跨瓣压差；当瓣膜口面积 $\leq1cm^2$ 时，左心室收缩压明显升高，跨瓣压差显著。主动脉瓣狭窄使左心室射血阻力增加，左心室代偿性肥厚。最终因心肌缺血和纤维化等导致左心衰竭，心排血量减少，引起头晕、黑矇甚至晕厥等脑缺血表现。

4.主动脉瓣关闭不全　约 2/3 的主动脉瓣关闭不全为风心病所致。风湿性炎症导致瓣叶纤维化、增厚、缩短和变形，影响舒张期瓣叶边缘对合，进而造成关闭不全。当主动脉瓣关闭不全时，血液反流促使左心室舒张末期的容量负荷增加，导致左心室扩大和肥厚，每搏容量增加、主动脉收缩压增高，而有效每搏输出量降低；同时由于舒张期主动脉内压降低，冠状动脉灌注减少，引起心肌缺血，最终可导致左心衰竭。

【护理评估】

（一）健康史

询问病人有无风湿热、慢性咽炎、扁桃体炎等链球菌感染史；有无风湿活动、呼吸道感染、心律失常、过度劳累、情绪激动等诱发因素。

（二）身体状况

1.二尖瓣狭窄　当瓣口面积减少到 $1.5cm^2$ 以下（即中度狭窄）时，病人出现临床症状。其表现主要由左心衰竭引起，最终发展为全心衰竭。

（1）症状

1）呼吸困难：是最常见的早期症状，常因为精神紧张、劳累、感染或心房颤动等诱发或加重。早期表现为劳力性呼吸困难，随着病情进展，出现夜间阵发性呼吸困难和端坐呼吸，甚至发生急性肺水肿，表现为突发剧烈咳嗽，咳大量粉红色泡沫样痰。

2）咯血：表现为痰中带血或血痰，亦可咯鲜血。病人突然咯大量鲜血，是由于严重二尖瓣狭窄，左心房压力突然增高，肺静脉压力升高，支气管静脉破裂出血所致。咯血常为首发症状，如伴有突发剧烈胸痛，要警惕肺梗死。

3）咳嗽：较常见，冬季尤其明显。多在夜间睡眠时及劳动后出现，伴白色黏痰或泡沫样痰。可

能与支气管黏膜淤血、水肿有关,亦可因左心房增大压迫左主支气管所致。

4)其他症状:左心房显著增大、左肺动脉扩张,压迫左喉返神经可引起声音嘶哑,压迫食管则引起吞咽困难。发生右心衰竭时,可出现恶心、腹胀、食欲缺乏等消化道淤血症状。

(2)**体征**:①"二尖瓣面容",口唇轻度发绀,双颧绀红,见于重度二尖瓣狭窄者。②二尖瓣狭窄特征性的杂音为心尖区舒张中晚期隆隆样杂音,呈递增型,常伴舒张期震颤。③心尖区闻及第一心音亢进和开瓣音,提示瓣膜弹性尚好。④肺动脉瓣区第二心音亢进或伴分裂,提示肺动脉高压、右心受累。⑤右心室扩大时剑突下可触及收缩期抬举样搏动。右心衰竭时可出现颈静脉怒张、肝 - 颈静脉回流征阳性、肝大、双下肢水肿等。

ER 3-15
二尖瓣面容

(3)**并发症**

1)心律失常:心房颤动为二尖瓣狭窄最常见的心律失常,也是相对早期的常见并发症,可为病人就诊的首发症状。房颤时由于左心室充盈不足、心排血量减少,常可诱发或加重心衰,呼吸困难明显加重甚至发生急性肺水肿。

2)急性肺水肿:是重度二尖瓣狭窄的严重并发症,如不及时救治可致死。

3)血栓栓塞:20%的病人可发生体循环动脉栓塞,以脑栓塞最常见,亦可发生四肢、脾、肾及肠系膜动脉栓塞,栓子多来源于扩大的左心房伴房颤者。来源于右心房的栓子则导致肺栓塞。

4)右心衰竭:是风心病晚期常见并发症,也是主要的死亡原因。与继发性肺动脉高压有关,出现体循环淤血的症状和体征。

5)肺部感染:较为常见,是诱发或加重心力衰竭的常见原因。

6)感染性心内膜炎:较少见。

2. 二尖瓣关闭不全

(1)**症状**:轻度关闭不全者可终身无症状,严重反流时由于心排血量减少,表现为疲乏无力、心悸、胸闷;晚期因肺淤血可导致呼吸困难。随着病情的发展,出现腹胀、食欲缺乏、肝淤血肿大、水肿和胸腔积液、腹水等右心衰竭的症状,而左心衰竭的症状此时则有所缓解。

(2)**体征**:心尖搏动向左下移位,第一心音减弱,心尖区可闻及全收缩期高调吹风样杂音,向左腋下和左肩胛下区传导,伴震颤。右心衰竭时有颈静脉怒张、肝 - 颈静脉回流征阳性、肝大、双下肢水肿等体征。

(3)**并发症**:与二尖瓣狭窄相似,但感染性心内膜炎较多见,而体循环栓塞较少见。

3. 主动脉瓣狭窄

(1)**症状**:劳力性呼吸困难、心绞痛和晕厥是主动脉瓣狭窄典型的三联征。①呼吸困难:劳力性呼吸困难见于95%的有症状病人,常为晚期肺淤血的首发症状;逐渐发生夜间阵发性呼吸困难、端坐呼吸,甚至急性肺水肿。②心绞痛:见于60%的有症状者,是重度主动脉瓣狭窄病人最早出现、最常见的症状。常由活动引起,休息可缓解。③晕厥:见于1/3有症状者,多发生于直立、运动中或运动后即刻,少数在休息时发生,由脑缺血引起。

(2)**体征**:胸骨右缘第2肋间可闻及粗糙而响亮的收缩期吹风样杂音,向颈动脉传导,常伴震颤,是主动脉瓣狭窄最重要的体征。

(3)**并发症**:常见心房颤动、房室传导阻滞、室性心律失常、左心衰竭等。

4. 主动脉瓣关闭不全

(1)**症状**:早期无症状,重者可有心悸、心前区不适、头部强烈搏动感。常出现体位性头晕,心绞痛发作较主动脉瓣狭窄时少见,晕厥较为罕见。晚期因持续容量负荷增加导致左心衰竭,可出现不同程度的心源性呼吸困难。

(2)**体征**:心尖搏动向左下移位,呈抬举型搏动。特征性体征为胸骨左缘第3、4肋间可闻及高调叹气样舒张期杂音，坐位前倾和深呼气时易听到。重度反流者，常在心尖区听到舒张中晚期隆隆样杂音（Austin Flint 杂音）。周围血管征常见，包括点头征、水冲脉、毛细血管搏动征、股动脉枪击音等。

（3）并发症：感染性心内膜炎、室性心律失常和心力衰竭较常见，心脏性猝死少见。

5. 多瓣膜病 又称联合瓣膜病，是指两个或两个以上瓣膜病变同时存在。最常见的多瓣膜病为二尖瓣狭窄伴主动脉瓣关闭不全，多由风湿性心脏瓣膜病所致。

（三）心理 - 社会状况

风湿性心脏病受环境因素和社会因素影响明显，好发于低收入群体、女性和寒冷潮湿季节。病人因病程长、反复发作、并发症困扰、社会支持差等，易出现焦虑、压抑、敏感、多疑等心理问题。

（四）实验室检查及其他检查

1. X 线检查 中、重度二尖瓣狭窄时，左心房显著增大，心影呈梨形（"二尖瓣型"心脏）。重度二尖瓣关闭不全时，左心房、左心室增大。单纯主动脉瓣狭窄时，心影正常或轻度增大，常见主动脉根部狭窄后扩张。主动脉瓣关闭不全时，左心室增大，升主动脉扩张明显，外观呈靴形（"主动脉型"心脏）。

2. 心电图检查 二尖瓣狭窄时，左心房扩大，出现"二尖瓣型 P 波"，P 波宽度 > 0.12s，伴切迹；晚期常合并心房颤动。二尖瓣关闭不全伴左心房增大者多伴心房颤动，部分有左心室肥大及非特异性 ST-T 改变。主动脉瓣狭窄和关闭不全时，出现左心室肥大，伴继发性 ST-T 改变。

ER 3-16

二尖瓣型 P 波

3. 超声心动图检查

（1）二尖瓣狭窄：M 型超声显示二尖瓣前叶活动曲线 EF 斜率降低，双峰消失，前后叶同向运动，呈"城墙样"改变。二维超声心动图可显示狭窄瓣膜的形态和活动度，并可测量瓣口面积。超声心动图是明确和量化二尖瓣狭窄的可靠方法。

（2）二尖瓣关闭不全：二维超声心动图可显示二尖瓣的形态特征，有助于明确病因；而脉冲多普勒超声和彩色多普勒血流成像明确诊断的敏感性较高，且可判断反流程度。

（3）主动脉瓣狭窄：为明确诊断和判断狭窄程度的重要方法。二维超声心动图可显示瓣膜结构，多普勒超声可测出主动脉瓣瓣口面积及跨瓣压差。

（4）主动脉瓣关闭不全：超声心动图可显示瓣膜和主动脉根部的形态改变，判断其严重程度。

4. 其他检查 放射性核素检查有助于判断心腔大小、心脏各腔室的舒张功能，评估反流程度；心导管检查可同步测定左心室与主动脉内压力，并计算压差。

（五）治疗原则及主要措施

早期主要为内科治疗，治疗原则是预防风湿活动，控制病情进展，改善心功能，减轻症状，防治并发症。外科手术是治疗本病的根本方法，如二尖瓣分离术、瓣膜修补术和人工瓣膜置换术等。对于中、重度单纯二尖瓣狭窄、瓣叶无钙化、瓣下组织无病变、左房无血栓者，亦可应用经皮瓣膜球囊扩张成形术介入治疗。

1. 一般治疗

（1）有风湿活动者，给予抗风湿治疗。预防风湿热复发至关重要，既往有风湿热发作或有风心病征象者，应预防链球菌感染，一般应坚持至病人 40 岁甚至终身应用苄星青霉素 120 万 U、每 4 周肌内注射 1 次。

（2）预防感染性心内膜炎。

（3）无症状者避免剧烈体力活动，定期（6~12 个月）复查。

（4）如有呼吸困难、心慌等，应减少体力活动，注意休息，限制钠盐摄入，必要时遵医嘱口服利尿药。

（5）避免和控制诱发急性肺水肿的因素，如急性感染、贫血等。

2.防治并发症

（1）**右心衰竭**：限制钠盐摄入，应用利尿药等。

（2）**大量咯血**：应取坐位，用镇静药，静脉注射利尿药以降低肺静脉压。

（3）**急性肺水肿**：处理原则与急性左心衰竭所致的肺水肿相似。但应注意：①应选用扩张静脉系统、减轻心脏前负荷为主的硝酸酯类药物，避免使用以扩张小动脉为主、减轻心脏后负荷的血管扩张药。②正性肌力药物对二尖瓣狭窄所致的肺水肿无益，仅在心房颤动伴快速心室率时可静脉注射毛花苷 C，以减慢心室率。

（4）**心律失常**：心房颤动者应控制心室率，争取恢复和维持窦性心律，预防血栓栓塞；如行电复律或药物转复，恢复窦性心律后需长期口服抗心律失常药物，以避免或减少复发。复律前 3 周和复律成功后 4 周，需口服抗凝药，如华法林或新型抗凝药物，以预防栓塞。如病人不宜复律或复律失败、心室率过快，遵医嘱口服 β 受体拮抗药，如美托洛尔、阿替洛尔，以减慢心室率，使心室率控制在静息时 70 次 /min、日常活动时 90 次 /min 左右，必要时加用地高辛 0.125~0.25mg/d。

（5）**预防栓塞**：慢性心房颤动者，如无禁忌证，应长期服用华法林，调整国际标准化比值（international normalization ratio, INR）水平 2.0~3.0。

【常见护理诊断 / 合作性问题】

1.活动耐力下降　与心排血量减少有关。

2.体温过高　与风湿活动、并发感染有关。

3.潜在并发症：心力衰竭、心律失常、血栓栓塞、感染性心内膜炎等。

4.知识缺乏：缺乏风心病的预防保健知识。

【护理目标】

1.活动耐力逐渐增加。

2.风湿活动与感染能得到控制，体温逐渐降至正常。

3.未发生并发症，或并发症能被及时发现并处理。

4.能复述本病的预防保健知识。

【护理措施】

（一）**一般护理**

1.休息与体位　保持室内清洁、舒适，风湿活动期卧床休息，限制活动量，协助做好生活护理，病情好转后逐渐增加活动量。有血栓者，应绝对卧床休息，以防脱落造成栓塞；病情允许时，鼓励并协助病人翻身、活动下肢、用温水泡脚或下床活动，防止下肢深静脉血栓形成。活动时出现不适，应立即停止活动并给予吸氧 3~4L/min。

2.饮食护理　给予病人高热量、高蛋白、高维生素、清淡易消化饮食，少食多餐，避免过饱，有心衰者予低盐饮食；多食新鲜蔬菜、水果，保持大便通畅。

（二）**病情观察**

1.监测生命体征　定时测量体温并观察热型，以协助诊断。体温超过 38.5℃时，给予物理降温或遵医嘱药物降温，半小时后测量体温并记录其效果。注意观察心率、心律、呼吸，警惕心房颤动、心力衰竭等并发症。

2.观察并发症　观察有无风湿活动的表现，如皮肤环形红斑、皮下结节、关节红肿及疼痛不适等。风湿活动时应注意休息，病变关节应制动、保暖，避免受压和碰撞，可局部热敷，以增加血液循环、减轻疼痛，必要时遵医嘱使用镇痛药，口服非甾体抗炎药（nonsteroidal ant-inflammatory drug, NSAID）如阿司匹林等。观察有无呼吸困难、乏力、食欲缺乏、少尿等症状，检查有无肺部湿啰音、肝大、下肢水肿等心衰体征。积极预防和控制感染，纠正心律失常，避免劳累和情绪激动，以免诱发或加重心力衰竭。密切观察心房颤动者有无栓塞征象，防止和及时发现血栓栓塞，脑栓塞者言语不清、肢体活动受限、偏瘫，四肢动脉栓塞可引起肢体剧烈疼痛、皮肤颜色温度改变，肾动脉栓塞者剧烈腰痛，肺动脉栓塞者突然剧烈胸痛、呼吸困难、咯血、发绀甚至休克。

（三）用药护理

防治风湿活动常用苄星青霉素（又称长效青霉素），使用前询问青霉素过敏史、常规青霉素皮试，注射后注意观察有无过敏反应、注射局部有无疼痛及压痛。预防血栓栓塞，遵医嘱正确使用抗血小板聚集药物（如阿司匹林）和抗凝药物（如华法林），密切观察药物疗效及不良反应。阿司匹林的主要不良反应有胃肠道反应及出血倾向，如皮肤黏膜出血、牙龈出血、血尿、柏油样便等；华法林的吸收及代谢受多种因素影响，在合并用药、饮食或病情变化时，应及时 INR，同时注意观察病人有无皮肤黏膜及内脏出血，必要时遵医嘱给予维生素 K。

（四）心理护理

向病人解释风心病的原因、诱因及预后，消除病人的疑虑；告诉病人情绪稳定、积极配合治疗、加强自我保健可控制病情进展，提高生活质量；鼓励家属与病人多交流、多陪伴，为病人提供心理支持。

（五）健康指导

1. **疾病知识指导**　向病人及家属介绍本病的基本知识，鼓励病人树立信心。告诉病人坚持遵医嘱用药，定期门诊复查。有手术适应证者，尽早择期手术，以提高生活质量。

2. **预防感染**　改善居住环境，避免潮湿、阴暗，保持室内空气流通、温暖干燥、阳光充足；适当进行锻炼，加强营养，提高机体抵抗力；防寒保暖，预防感冒，避免与上呼吸道感染病人接触，一旦发生感染立即用药；在拔牙、内镜检查、导尿术、分娩、人工流产等手术操作前，告诉医生自己有风心病史，便于预防性使用抗生素，防止发生感染性心内膜炎。

3. **避免诱因**　避免重体力劳动、剧烈运动或情绪激动。遵医嘱长期坚持使用青霉素能控制链球菌感染、预防风湿活动。育龄妇女病情较重不能妊娠者，做好病人及家属的思想工作。

4. **日常活动指导**　注意休息，劳逸结合，在心功能允许的情况下，进行适量的轻体力活动或工作。与病人及家属讨论、制订活动计划，鼓励病人积极活动，增强自信。

【护理评价】

1. 活动耐力是否逐渐增加。

2. 风湿活动与感染是否得到控制，体温是否逐渐降至正常。

3. 是否发生并发症；发生并发症能否被及时发现并处理。

4. 能否复述本病的预防保健知识。

（魏麟懿）

第七节　感染性心内膜炎病人的护理

学习目标

1. 掌握感染性心内膜炎病人的身体状况及护理措施。

2. 熟悉感染性心内膜炎病人的心理 - 社会状况、实验室检查及其他检查及治疗要点。

3. 了解感染性心内膜炎的定义、病因及分类。

4. 学会应用护理程序为感染性心内膜炎病人实施整体护理。

5. 具备良好的沟通能力和团队合作意识，能对感染性心内膜炎病人进行健康教育。

病人，女性，31岁。既往有心脏杂音。2月前不明原因持续发热，体温波动在37.5~38.5℃，伴疲乏、胸闷、气促。身体评估：T 38.3℃，P 92次/min，R 19次/min，BP 102/70mmHg。病人神志清楚，精神差。睑结膜略苍白，心尖部可闻及收缩期吹风样杂音。实验室检查：白细胞计数 $12.8×10^9/L$。心脏彩色超声检查显示：二尖瓣前叶见一个大小约7mm×6mm赘生物。病人因担心病情，十分焦虑。

请思考：

1. 该病人可能的临床诊断是什么？为明确诊断，还需做何检查？
2. 该病人目前主要的护理诊断/合作性问题有哪些？应采取哪些护理措施？

感染性心内膜炎（infective endocarditis，IE）是心脏内膜表面的微生物感染，伴赘生物形成。赘生物为大小不等、形状不一的血小板和纤维素团块，内含大量微生物和少量炎性细胞。瓣膜为最常受累部位。

根据病程可将IE分为急性IE和亚急性IE，临床以亚急性IE者常见。急性IE的特征为：①中毒症状明显。②病程进展迅速，数天至数周引起瓣膜破坏。③感染迁移多见。④病原体主要为金黄色葡萄球菌。亚急性IE特征为：①中毒症状轻。②病程数周至数月。③感染迁移少见。④病原体以甲型溶血性链球菌多见，其次为肠球菌。根据受累瓣膜材质，可将IE分为自体瓣膜心内膜炎和人工瓣膜心内膜炎。本节主要介绍自体瓣膜心内膜炎。

【病因及发病机制】

（一）亚急性感染性心内膜炎

主要发生于器质性心脏病，常见于心脏瓣膜病和先天性心脏病。其发病与以下因素有关：

1. 血流动力学因素　赘生物常位于血流从高压腔经病变瓣膜口或先天缺损处至低压腔产生高速射流和湍流的下游，可能与处于湍流下方的内膜灌注压力下降、有利于微生物沉积和生长有关；此外，高速射流冲击心脏或大血管内膜可致局部损伤，使之易于感染。

2. 非细菌性血栓性心内膜炎　内膜内皮受损，血小板聚集，形成血小板微血栓和纤维蛋白沉着，成为结节性无菌性赘生物，是细菌定居瓣膜表面的重要因素。

3. 短暂性菌血症及感染性赘生物形成　各种感染或皮肤黏膜创伤常导致短暂性菌血症，循环中的细菌如定植在无菌性赘生物上，感染性心内膜炎即可发生。

（二）急性感染性心内膜炎

其发病机制不清楚，主要累及正常心瓣膜，常见主动脉瓣。病原菌来自皮肤、肌肉、骨骼或肺等部位的活动性感染灶，循环中的细菌数量大、毒力强，具有高度侵袭性和黏附能力。

【护理评估】

（一）健康史

评估病人有无心脏瓣膜病、先天性心脏病等病史；有无上呼吸道及其他部位的感染，如咽峡炎、喉炎、扁桃体炎等；有无静脉药瘾史；近期是否经历过拔牙或扁桃体切除术、心脏手术、器械检查等。

（二）身体状况

1. 症状

（1）发热：是最常见的症状。亚急性感染性心内膜炎起病隐匿，可有全身不适、乏力、食欲缺乏和体重减轻等，多为弛张热，一般不超过39℃，午后和晚上体温较高，常伴头痛、背痛和肌肉关节痛。急性者呈暴发性败血症过程，有高热、寒战。

（2）感染的非特异性症状：部分病人可见贫血、脾大及杵状指（趾）。

（3）**动脉栓塞**：赘生物引起动脉栓塞占 20%~40%，栓塞可发生于机体任何部位，如脑、心脏、脾、肺、肾、肠系膜和四肢。脑栓塞发生率最高，表现为突发意识和精神的改变、视野缺失、失语、偏瘫等；肺栓塞者表现为突发咳嗽、呼吸困难、胸痛、咯血等。

2. 体征

（1）**心脏杂音**：80%~85% 的病人可闻及心脏杂音，由基础心脏病和 / 或心内膜炎导致瓣膜损害所致。急性者比亚急性者更易出现杂音强度和性质的变化，或出现新的杂音。

（2）**周围体征**：多为非特异性，近年已不多见。①瘀点，可出现在任何部位，以锁骨以上皮肤、口腔黏膜和睑结膜多见。②指（趾）甲下线状出血。③Osler 结节，在指（趾）垫出现的豌豆大紫色或红色痛性结节，常见于亚急性 IE。④Roth 斑，为视网膜的卵圆形出血斑，其中心呈白色，多见于亚急性 IE。⑤Janeway 损害，为手掌和足底处直径 1~4mm 的无痛性出血红斑，主要见于急性 IE。

3. 并发症

（1）**心脏并发症**：心力衰竭为最常见并发症，主要由瓣膜关闭不全所致，主动脉瓣受损者最常发生，其次为二尖瓣和三尖瓣；瓣膜穿孔或腱索断裂导致急性瓣膜关闭不全时，可诱发急性左心衰竭。亦可发生心肌脓肿、急性心肌梗死、心肌炎和化脓性心包炎等。

（2）**细菌性动脉瘤**：亚急性细菌性心内膜炎多见，一般见于病程晚期。全身动脉均可受累，依次为近端主动脉（包括主动脉窦）、脑、内脏和四肢动脉。多无症状，发生在周围血管表现为搏动性肿块，发生在脑及其他深部组织动脉时，往往直至动脉瘤破裂方可确诊。

（3）**迁移性脓肿**：多发生于肝、脾、骨髓和神经系统，急性 IE 者多见。

（4）**神经系统并发症**：约 1/3 病人有神经系统受累的表现，如出现脑栓塞、脑细菌性动脉瘤、脑出血、中毒性脑病、脑脓肿和化脓性脑膜炎。

（5）**肾脏并发症**：大多数病人有肾损害，包括肾动脉栓塞和肾梗死、肾小球肾炎和肾脓肿等。

（三）心理 - 社会状况

本病病情严重，由于发热、感染不易控制，病程长且易复发，并发症多见，病人往往情绪低落，易产生焦虑、烦躁、恐惧等心理问题。评估病人及家属对疾病的认识程度，家庭及社会对病人的支持程度等。

（四）实验室检查及其他检查

1. 常规检查　血常规检查进行性贫血较常见，白细胞计数正常或轻度升高，红细胞沉降率增快。尿液检查可见镜下血尿和轻度蛋白尿，肉眼血尿提示肾梗死。

2. 血培养　是最重要的诊断方法，且药物敏感试验尚可为治疗提供依据。近期未接受过抗生素治疗的病人阳性率高达 95% 以上。2 周内用过抗生素或采血、培养技术不当，常降低血培养的阳性率。

3. 免疫学检查　80% 的病人可出现循环免疫复合物，25% 的病人有高丙种球蛋白血症，病程 6 周以上的亚急性病人中 50% 类风湿因子阳性。

4. 超声心动图　如发现赘生物、瓣周并发症等支持心内膜炎的证据，可帮助明确 IE 诊断（图 3-28）。经胸超声心动图可检出 50%~75% 的赘生物；经食管超声心动图可检出 <5mm 的赘生物，敏感性高达 95% 以上。

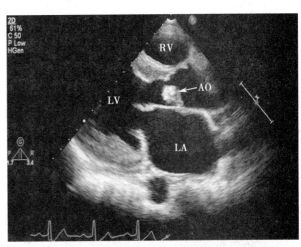

图 3-28　感染性心内膜炎经胸超声心动图
左心室长轴切面，主动脉瓣可见赘生物附着（箭头所指）；AO：主动脉；LA：左心房；LV：左心室；RV：右心室。

5. 其他 X 线检查可了解心脏外形、肺部表现等；心电图检查可发现心律失常；聚合酶链反应能够确定是否存在致病菌，是目前鉴别血培养阴性的心内膜炎的唯一方法。

（五）治疗原则及主要措施

1. 抗微生物药物治疗 是本病最重要的治疗措施。

（1）**用药原则**：①早期应用，在连续 3~5 次血培养后即可开始治疗。②足量用药，大剂量和长疗程，以彻底消灭藏于赘生物内的致病菌。③联合应用不同机制的抗生素，以快速杀菌。④静脉用药为主，保持高而稳定的血药浓度。⑤病原微生物不明时，急性者选用针对金黄色葡萄球菌、链球菌和革兰氏阴性杆菌均有效的广谱抗生素，亚急性者选用针对大多数链球菌（包括肠球菌）的抗生素。⑥已培养出病原微生物时，应根据药物敏感试验结果选择用药。

（2）**药物选择**：本病大多数致病菌对青霉素敏感，可作为首选药物。联合用药以增加杀菌能力，如氨苄西林、万古霉素、庆大霉素等，真菌感染者选用两性霉素 B。

2. 手术治疗 有严重心脏并发症或抗生素治疗无效者，应及时外科手术治疗。

【常见护理诊断／合作性问题】

1. **体温过高** 与感染有关。

2. **营养失调：低于机体需要量** 与食欲下降、长期发热导致机体消耗过多有关。

3. **焦虑** 与病情严重、病程较长、发热等有关。

4. **潜在并发症**：栓塞、心力衰竭。

【护理目标】

1. 体温逐渐降至正常。

2. 进食量逐渐增加。

3. 情绪稳定，能积极主动配合治疗。

4. 未发生并发症，或并发症能被及时发现并处理。

【护理措施】

（一）一般护理

1. 休息与活动 急性 IE 者卧床休息，病室空气新鲜、温度和湿度适宜，保持安静，减少探视；亚急性者可适当活动，但应避免剧烈运动及情绪激动；心脏瓣膜有巨大赘生物者，应绝对卧床休息，防止赘生物脱落导致栓塞。

2. 饮食护理 给予高热量、高蛋白、高维生素、低胆固醇、清淡易消化的饮食，做好口腔护理，增进病人食欲。心力衰竭者低盐饮食，少食多餐，避免过饱；贫血者，多食含铁丰富的食物，必要时遵医嘱口服铁剂。

（二）病情观察

1. 观察体温及皮肤黏膜变化 动态监测体温，准确绘制体温曲线，判断病情进展及治疗效果；观察病人有无皮肤瘀点、指（趾）甲下线状出血、Osler 结节和詹韦损害（Janeway lesion）等。

2. 观察栓塞征象 出现意识和精神改变、失语、吞咽困难、肢体活动受限、瞳孔大小不等、抽搐或昏迷时，应警惕脑栓塞；如病人突发胸痛、气急、发绀和咯血等，要警惕肺栓塞；出现腰痛、血尿等，应考虑肾栓塞；肢体突发剧烈疼痛、局部皮肤温度改变、动脉搏动减弱或消失，应考虑外周动脉栓塞。凡出现可疑征象，应及时报告医生并协助处理。

（三）用药护理

遵医嘱使用抗生素，密切观察药物疗效，发现不良反应及时报告；严格按时间用药，确保维持有效血药浓度；告知病人抗生素是治疗本病的关键，需坚持大剂量、长疗程的抗生素治疗才能杀灭病原菌；注意保护静脉，可使用静脉留置针，避免多次穿刺增加病人痛苦。

（四）对症护理

高热者卧床休息，每4小时测体温1次，必要时行物理降温；出汗较多时可在衣服与皮肤之间垫以柔软毛巾以便及时更换，避免因频繁更衣导致病人受凉。做好口腔护理以增进食欲，鼓励进食以补充营养、维持水电解质平衡。

（五）正确采集血培养标本

告知病人及家属，为提高血培养结果准确性，需采血多次且采血量较多，必要时需暂停抗生素，以取得理解与合作。①未经治疗的亚急性病人，应在第1天每间隔1h采血1次，共3次。如次日未见细菌生长，重复采血3次后，开始抗生素治疗。②已用过抗生素者，停药2~7d后采血。③急性病人应在入院后3h内，每隔1h采血1次，共取3次血标本后，按医嘱开始治疗。④本病的菌血症为持续性，无需在体温升高时采血。⑤每次采血10~20ml，同时做需氧和厌氧菌培养，至少应培养3周。

血培养标本的采集

（六）心理护理

加强与病人的沟通，了解病人的心理状态，告知病人本病的基本知识，耐心向病人解释各种治疗与护理措施的意义，安慰和鼓励病人，给予心理支持，使其积极配合治疗。

（七）健康指导

1. 疾病知识指导 向病人和家属介绍本病的相关知识，告知病人坚持足够剂量和足够疗程抗生素治疗的重要性；在施行口腔手术及泌尿、生殖、消化道侵入性诊治或其他外科手术治疗前，应预防性使用抗生素；教会病人自我监测体温，观察有无栓塞表现，定期门诊随访。

2. 生活指导 嘱病人注意防寒保暖，加强营养，增强机体抵抗力；保持口腔和皮肤清洁，少去公共场所，减少病原体入侵的机会；指导家属照顾病人，给病人提供心理支持，鼓励病人积极治疗。

【护理评价】

1. 体温是否逐渐降至正常。

2. 营养状况是否得到改善。

3. 情绪是否稳定，能否积极主动配合治疗。

4. 并发症是否发生；发生并发症能否被及时发现并处理。

（余红梅）

第八节 心肌疾病病人的护理

学习目标

1. 掌握心肌病病人的身体状况及护理措施。

2. 熟悉心肌病的病因、实验室检查及其他检查、治疗要点。

3. 了解心肌病的定义、分类及病人的心理-社会状况。

4. 学会应用护理程序为心肌疾病病人实施整体护理。

5. 具备良好的沟通能力，责任心强，能对心肌疾病病人进行健康教育。

情景导入

病人，男性，69岁。诊断为"扩张型心肌病"，长期服用美托洛尔、贝那普利和呋塞米等药物。病人2周前无明显诱因胸闷、气喘加重，伴咳嗽、咳白痰，痰量较多。身体评估：T 36.6℃，

P 76 次/min, R 22 次/min, BP 102/62mmHg, 神志清楚, 精神差。口唇发绀, 双侧颈静脉怒张, 双肺呼吸音减弱, 双肺底可闻及细湿啰音。HR 85 次/min, 心律不齐, 第一心音强弱不等。腹部膨隆, 移动性浊音(+)。双下肢凹陷性水肿, 四肢末梢温度低。心电图示: 心房颤动。

请思考:

1. 该病人是左心衰竭还是右心衰竭?

2. 该病人目前主要的护理诊断/合作性问题有哪些?

3. 该病人目前应采取哪些护理措施?

心肌病(cardiomyopathy, CM)是由不同病因(遗传性病因较多见)引起的心肌病变,导致心肌机械和/或心电功能障碍,常表现为心室扩张或肥厚。由其他心血管疾病继发的心肌病理性改变不属于心肌病范畴,如心脏瓣膜病、高血压心脏病、先天性心脏病、冠心病等所致的心肌病变。目前心肌疾病的分类具体如下:

遗传性心肌病:肥厚型心肌病、右心室发育不良心肌病、左心室致密化不全、离子通道病(长QT间期综合征、Brugada综合征、短QT间期综合征、儿茶酚胺敏感性室速等)。

混合型心肌病:扩张型心肌病、限制型心肌病。

获得性心肌病:感染性心肌病、心动过速心肌病、心脏气球样变、围产期心肌病。

本节重点阐述扩张型心肌病、肥厚型心肌病和心肌炎。

一、扩张型心肌病

扩张型心肌病(dilated cardiomyopathy, DCM)是一类以左心室或双心室扩大伴收缩功能障碍为特征的心肌病。该病较常见,我国发病率为(13~84)/10万。临床表现为心脏扩大、心力衰竭、心律失常、血管栓塞及猝死。本病预后差,确诊后5年存活率约50%。

【病因及发病机制】

多数扩张型心肌病的病因及发病机制未明,可能与遗传、感染、非感染性炎症、中毒、内分泌和代谢紊乱、精神创伤等有关。

1. 遗传 25%~50%的DCM病例有基因突变或家族遗传背景,遗传方式主要为常染色体显性遗传,目前已发现超过60个基因的相关突变与家族遗传性或散发的DCM有关。

2. 感染 病原体直接侵袭和由此引发的慢性炎症及免疫反应,均可造成心肌损害。病毒感染常见,最常见为柯萨奇病毒B,其他如ECHO病毒、脊髓灰质炎病毒、流感病毒、腺病毒等亦常见。部分细菌、真菌、立克次体和寄生虫等也可引起心肌炎并发展为DCM。

3. 炎症 肉芽肿性心肌炎见于结节病和巨细胞性心肌炎,多肌炎和皮肌炎可伴发心肌炎,其他多种结缔组织病如系统性红斑狼疮、系统性血管炎亦可累及心肌引起获得性DCM。

4. 其他 嗜酒是我国DCM的常见原因之一,化疗药物和某些心肌毒性药物、淀粉样变性等亦可引起DCM。此外,围产期心肌病临床也较常见。

【护理评估】

(一)健康史

询问病人有无造成心肌损害的因素,如是否患过病毒性心肌炎;有无使用对心肌损害的药物,如化疗药物、抗精神病类药物等;询问病人家族中有无类似的疾病。

(二)身体状况

1. 症状 起病隐匿,早期可无症状。主要表现为活动时呼吸困难和活动耐量下降,随着病情加重可出现夜间阵发性呼吸困难、端坐呼吸等左心衰竭症状,并逐渐出现食欲下降、腹胀及下肢水肿等右心衰竭表现。合并心律失常时可出现心悸、头晕、黑矇甚至猝死。发生栓塞时可表现为相应脏器受累。血压持续降低提示 DCM 晚期。

2.体征 主要体征为心界扩大,听诊心音减弱,可闻及第三心音或第四心音,心率快时呈奔马律,心尖部有时可闻及收缩期杂音。心衰时可见肺循环和体循环淤血的体征。

(三)心理-社会状况

病人常因反复出现心力衰竭、心律失常等症状,活动受到限制,影响正常生活,或由于家庭经济条件限制,不能得到及时有效的治疗,而产生抑郁、焦虑等不良情绪。评估病人及家属对疾病的认识程度,家庭及社会对病人的支持程度等。

(四)实验室检查及其他检查

1.胸部 X 线检查 心影增大,心胸比例>50%,可出现肺淤血征。

2.心电图检查 心电图改变以心脏肥大、心肌损害和心律失常为主。ST 段压低、T 波平坦或倒置。各类期前收缩、非持续性室性心动过速、心房颤动等常见。

3.超声心动图 是诊断和评估扩张型心肌病最常用的检查手段。早期仅左心室轻度扩大,晚期各心腔均增大,以左心室扩大最显著,室壁运动减弱,左心室射血分数(LVEF)明显降低,提示心肌收缩功能下降(图 3-29);彩色多普勒显示二尖瓣、三尖瓣反流;可见附壁血栓。

4.其他 心脏 MRI 检查对于心肌病诊断及预后评估均有很高价值。心肌核素显像、心内膜心肌活检、心导管检查和心血管造影等亦有助于诊断或鉴别诊断。基因检测和免疫学检查,对明确病因有一定意义。

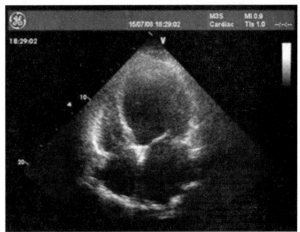

图 3-29　扩张型心肌病超声心动图表现

(五)治疗原则及主要措施

治疗原则包括阻止基础病因介导的心肌损害,控制心力衰竭和心律失常,预防栓塞和猝死,提高生活质量,延长生存时间。

1.病因治疗 应积极寻找病因及诱因,给予相应处理,如控制感染、严格限酒或禁酒、治疗相应的内分泌疾病或自身免疫病,维持水、电解质及酸碱平衡,改善营养等。

2.防治心力衰竭 疾病早期(虽已出现心脏扩大但尚未出现心衰症状)即开始积极药物干预治疗,包括血管紧张素转换酶抑制药(ACEI)或血管紧张素受体阻滞药(ARB)、β 受体拮抗药等,以减缓心室重塑、延缓病情发展;以上药物均需从小剂量开始,逐步加量,直至达到目标剂量。随着病情进展,病人出现心衰表现时,应按慢性心衰治疗指南进行治疗。

3.抗凝治疗 对已有心房颤动、附壁血栓形成或血栓栓塞病史者,须长期口服华法林或其他新型口服抗凝药进行治疗。

4.防治心律失常和心脏性猝死 房颤的防治请参阅本章第三节"心律失常病人的护理"。植入型心律转复除颤器(implantable cardioverter defibrillator,ICD)可预防心脏性猝死,其适应证包括:①有持续性室速史。②有室速、室颤导致的心搏骤停史。③LVEF≤35%,美国纽约心脏病协会(New York Heart Association,NYHA)心功能分级为Ⅱ~Ⅲ级,预期生存时间>1 年,且有一定生活质量。

二、肥厚型心肌病

肥厚型心肌病(hypertrophic cardiomyopathy,HCM)是一种遗传型心肌病,以心室非对称性肥厚为解剖特征。根据左心室流出道有无梗阻分为梗阻性肥厚型心肌病与非梗阻性肥厚型心肌病。调查显示我国患病率为 180/10 万。

【病因及发病机制】

本病为常染色体显性遗传，具有遗传异质性。目前已发现至少 18 个疾病基因和 500 种以上变异，约占肥厚型心肌病病例的一半，其中最常见的基因突变是 β- 肌球蛋白重链和肌球蛋白结合蛋白 C 的编码基因。肥厚型心肌病表现呈多样性，不仅与致病的突变基因有关，还与修饰基因及不同的环境因子有关。

【护理评估】

(一) 健康史

询问病人家族中是否有人被确诊为肥厚型心肌病，是否有猝死的先例；评估病人本身的疾病情况，是否有猝死的危险及有无并发症出现。

(二) 身体状况

不同类型肥厚型心肌病病人的临床表现差异较大，半数病人可无症状或体征，尤其是非梗阻病人。临床上以梗阻性病人的表现较为突出。

1. 症状 最常见劳力性呼吸困难和乏力，约 40% 病人有胸痛不适，头晕常在劳累时加重，心悸多与心功能减退或心律失常有关。肥厚型心肌病最常见的持续性心律失常是房颤，其次为室性期前收缩、室速。15%~25% 的病人出现运动时晕厥或先兆晕厥，伴有晕厥的病人猝死风险增加。本病是青少年和运动员猝死的主要原因。

2. 体征 体格检查可见心脏轻度增大，梗阻性肥厚型心肌病胸骨左缘第 3~4 肋间可闻及较粗糙的喷射性收缩期杂音，心尖部亦常闻及收缩期杂音。增加心肌收缩力或减轻心脏后负荷，如应用正性肌力药、含服硝酸甘油、Valsalva 动作或取站立位等，可使杂音增强；相反，减弱心肌收缩力或增加心脏后负荷，如使用 β 受体拮抗药、取下蹲位，则可使杂音减弱。

(三) 心理 - 社会状况

病人起病缓慢，多有家族史，且有猝死的危险。一旦确诊，医生会建议病人的其他直系亲属进行筛检，由此给病人及其家人带来很大的心理压力，病人担心自己的疾病，同时也担心自己的亲人患上此病。

(四) 实验室检查及其他检查

1. 胸部 X 线检查 心影正常或左心室增大。

2. 心电图 最常见左心室高电压、ST 段压低、T 波倒置和异常 Q 波，可同时伴有其他各种心律失常。

3. 超声心动图 是临床最主要的诊断手段。心室非对称性肥厚而无心室腔增大为其特征（图 3-30）。舒张期室间隔厚度达 15mm，伴流出道梗阻者可见室间隔流出道部分向左心室内突出、二尖瓣前叶收缩期前移、左心室顺应性降低致舒张功能障碍等。

4. 其他检查 通过心脏 MRI 检查、心导管检查、心血管造影及心内膜心肌活检等可进一步明确诊断；采用基因检测可对常见致病基因突变进行筛查。

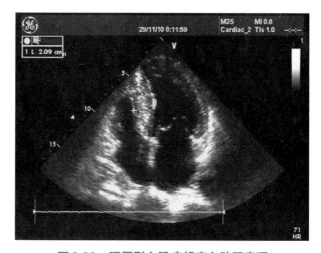

图 3-30 肥厚型心肌病超声心动图表现

(五) 治疗原则及主要措施

基本原则为减轻流出道梗阻、改善心室顺应性、防治血栓栓塞、识别猝死高危者，从而改善症状、减少并发症、预防猝死。

1. 药物治疗 药物治疗是基础。最常用的药物是 β 受体拮抗药及非二氢吡啶类钙通道阻滞药，以减慢心率，降低心肌收缩力，减少流出道梗阻。应避免使用增强心肌收缩力的药物（如洋地黄）及减轻心脏后负荷的药物（如硝酸甘油），以免加重左心室流出道梗阻。

2. 非药物治疗 室间隔部分心肌切除术适用于药物治疗无效、存在严重流出道梗阻、心功能 Ⅲ~Ⅳ 级的病人。无水乙醇化学消融术是经冠状动脉间隔支注入无水乙醇，造成该供血区域心室间隔心肌坏死，从而减轻左心室流出道梗阻。放置右心室心尖部起搏可减轻左心室流出道梗阻，ICD 能有效预防猝死。

知识拓展

HCM 的生活管理和随访

《中国成人肥厚型心肌病诊断与治疗指南 2023》指出：改变生活方式不能治愈 HCM，但可以改善 HCM 病人的健康程度和预期寿命。应从运动、饮食、心理支持、就业等方面，加强对 HCM 病人的指导。同时强调，随访是 HCM 管理的重要部分，应根据病人实际情况，定期进行随访和检查，如心电图、超声心动图、动态心电图、心肺运动试验及心脏磁共振成像（cardiac magnetic resonance imaging，CMR）检查等，以及时发现各种危险因素，避免心脏性猝死（sudden cardiac death，SCD）的发生。

三、心肌炎

心肌炎（myocarditis）是心肌的炎症性疾病。病毒感染是最常见病因，细菌、真菌、螺旋体、立克次体、原虫、蠕虫等感染也可引起心肌炎。非感染性心肌炎的病因有放射、药物、毒物、结缔组织病等。本病起病急缓不一，病程多为自限性，也可进展为扩张型心肌病，少数呈暴发性导致急性泵衰竭或猝死。本节重点阐述病毒性心肌炎。

【病因及发病机制】

多种病毒可引起心肌炎，常见柯萨奇 B 组病毒、ECHO 病毒、脊髓灰质炎病毒，其中柯萨奇 B 组病毒为最常见致病原因，占 30%~50%。此外，流感、风疹、单纯疱疹、肝炎病毒、HIV 等均可引起心肌炎。

病毒性心肌炎的发病机制包括：①病毒直接作用，造成心肌损害。②病毒介导的免疫损伤。③多种细胞因子和一氧化氮（NO）等介导的心肌损害和微血管损伤。这些变化均可损害心脏组织结构和功能。

【护理评估】

（一）健康史

询问病人发病前 1~3 周有无上呼吸道或肠道病毒感染史，有无细菌感染、剧烈运动、过度劳累、酗酒等诱发因素。

（二）身体状况

病人的临床表现取决于病变的部位及广泛程度，轻者可无任何症状，重者出现心源性休克甚至猝死。本病任何年龄均可发病，但好发于年轻人。

1. 症状 多数病人在发病前 1~3 周有病毒感染前驱症状，如发热、全身倦怠感和肌肉酸痛，或消化道症状如恶心、呕吐、腹泻等。随后出现心悸、胸闷、胸痛、呼吸困难、水肿，甚至晕厥、猝死。临床确诊者绝大部分以心律失常为主诉或首见症状就诊。

2. 体征 心率可增快且与体温不相称。听诊可闻及第三、第四心音或奔马律，部分病人心尖部可闻及收缩期吹风样杂音。心衰者可有肺部湿啰音、颈静脉怒张、肝大、心脏扩大、下肢水肿等，重者出现血压降低、四肢湿冷等心源性休克体征。

（三）心理 - 社会状况

本病起病较急，发病者多为年轻人，易产生紧张、焦虑情绪；症状明显、病情严重者，则因担心留下后遗症而恐惧。评估病人及家属对疾病的认识程度，家庭及社会对病人的支持程度等。

（四）实验室检查及其他检查

1. 血液检查 血沉增快、C 反应蛋白阳性；心肌损伤标志物检查可见肌酸激酶同工酶（CK-MB）及肌钙蛋白增高。

2. 胸部 X 线检查 可见心影扩大或正常。

3. 心电图 常见 ST 段轻度移位和 T 波倒置。可出现多种心律失常，尤其是室性心律失常和房室传导阻滞。

4. 心内膜心肌活检 除可确诊本病外，还有助于病情及预后的判断。

5. 其他检查 超声心动图、心脏 CMR 等对本病的诊断亦有一定价值。

（五）治疗原则及主要措施

病毒性心肌炎尚无特异性治疗，最核心的治疗原则是处理好心衰和心律失常。

1. 一般治疗 急性期应限制体力活动直至完全恢复，一般为发病后 6 个月。无并发症者可考虑恢复学习或轻体力活动。适当锻炼身体，增加机体抵抗力，6 个月至 1 年内避免剧烈运动或重体力劳动、妊娠等。

2. 对症治疗 出现心力衰竭可使用利尿药、血管扩张药、血管紧张素转换酶抑制药（ACEI）或血管紧张素受体阻滞药（ARB）等。快速型心律失常时选用抗心律失常药物；高度房室传导阻滞或窦房结功能损害时，可考虑使用临时心脏起搏器。病情严重者应尽快入住 ICU，对伴有心源性休克或严重心室功能障碍的急性 / 暴发性心肌炎病人，必要时需心室辅助装置或体外膜氧合器（extracorporeal membrane oxygenator，ECMO）作为心脏移植或疾病恢复的过渡。

3. 免疫调节治疗 酌情选择抗病毒药物如阿昔洛韦、更昔洛韦等或干扰素治疗。

4. 其他治疗 应用促进心肌代谢的药物，如三磷酸腺苷、辅酶 A 等。

【常见护理诊断 / 合作性问题】

1. 急性疼痛：胸痛 与肥厚心肌需氧增加而供血供氧不足有关。

2. 活动耐力下降 与劳力负荷下肥厚的心肌氧的供需失调有关。

3. 有受伤的危险 与梗阻性肥厚型心肌病所致头晕及晕厥有关。

4. 恐惧 与疾病本身预后较差，且有猝死的危险有关。

5. 潜在并发症：心力衰竭、栓塞、心律失常、猝死。

【护理目标】

1. 胸痛减轻或消失。

2. 能主动参与制定活动计划并按要求进行活动，活动后无不适。

3. 未因晕厥而受伤。

4. 恐惧程度减轻或消失。

5. 未发生并发症，或并发症能被及时发现并处理。

【护理措施】

（一）一般护理

1. 休息与活动 根据心功能情况安排休息与活动，无明显呼吸困难者，可在护士指导下适当活动，以不加重呼吸困难为宜；有呼吸困难、咳嗽、咳痰者，给予坐位或半坐位休息，减少回心血量，减轻肺淤血。卧床期间，让病人经常变换体位，活动四肢，以防压疮、深静脉血栓及肺部感染的发生。

2. 吸氧　一般给予低流量氧气吸入，1~2L/min；严重呼吸困难或有胸痛者，给予高流量氧气吸入。

3. 饮食护理　给予低盐低脂、高蛋白、富含维生素、清淡易消化饮食，急性心肌炎注意补充富含维生素 C 的食物，如新鲜蔬菜、水果，以促进心肌代谢与修复。戒烟酒及刺激性食物。盐的摄入量不超过 5g/d 为宜，适量摄入粗纤维素，保持大便通畅。

（二）病情观察

密切观察病人的精神状态、食欲及尿量，原有症状是否加重或减轻；观察有无脑、肺和肾等内脏及周围动脉栓塞；监测血压、心率、心律及心电图，及时发现心律失常；水肿严重者，观察尿量及水肿消退情况；胸痛者注意评估疼痛的部位、性质、程度、持续时间、诱因及缓解方式。

（三）用药护理

1. 强心剂　扩张型心肌病病人对洋地黄耐受性差，应用时要注意病人有无恶心、呕吐、腹胀、心律失常等中毒表现。

2. 利尿药　注意有无低血钾的表现，如疲乏无力、恶心、呕吐、腹胀、心律失常等。

3. β 受体拮抗药　使用卡维地洛、美托洛尔、比索洛尔时，观察有无心动过缓、低血压、心功能恶化等不良反应。

4. 血管紧张素转换酶抑制药　观察病人有无低血压、咳嗽等不良反应，监测血钾水平和肾功能。

5. 抗凝制剂　如阿司匹林、华法林，观察病人有无牙龈、皮下等部位的出血表现。

（四）对症护理

1. 胸痛　发作时立即停止活动，卧床休息；给予吸氧，氧流量 1~2L/min；安慰病人，解除紧张情绪；遵医嘱使用 β 受体拮抗药或钙通道阻滞药；避免诱因，如劳累、情绪激动、提取重物、饱餐、寒冷刺激、突然起立或屏气等，以免诱发心绞痛。梗阻性肥厚型心肌病禁用硝酸酯类药物。

2. 晕厥　请参阅第三章第一节"循环系统疾病常见症状或体征的护理"。

（五）特殊或危重者护理

重症或暴发性心肌炎病人，急性期应严密心电监护，注意心率、心律、心电图变化，密切观察有无心衰症状或体征。准备好抢救仪器及药物，一旦发生严重心律失常或急性心力衰竭，立即配合急救。

（六）心理护理

了解病人的心理状态、性格特征及家庭支持系统，给予关心和支持；发生病情变化时，尽量陪伴病人，稳定病人情绪；根据病人对疾病知识的了解情况给予相应的指导，使其能充分认识疾病，解除思想顾虑和紧张，积极配合治疗。

（七）健康指导

1. 疾病知识指导　根据心功能情况参加适宜的活动，避免劳累；保持居住环境空气流通、阳光充足，防寒保暖，预防呼吸道感染；避免情绪激动、持重、屏气用力、剧烈运动等，以免发生晕厥和猝死；有晕厥史及家族史的病人，避免独自外出，以免发生意外。

2. 用药指导　指导病人坚持遵医嘱服药，不擅自增减药量，并告知药物名称、剂量、用法、作用及不良反应。

3. 定期复诊　嘱病人定期门诊随访，一般出院后每月复诊 1 次，之后根据病情复诊；症状加重时应立即就诊，以防止延误病情。

【护理评价】

1. 胸痛是否减轻或消失。

2. 活动耐力是否逐渐增加。

3.晕厥是否发生，并因此而受伤。

4.恐惧程度是否减轻或消失。

5.有无并发症发生；发生并发症能否被及时发现并处理。

（余红梅）

第九节　心包疾病病人的护理

学习目标

1.掌握心包疾病病人的身体状况及主要护理措施。

2.熟悉心包疾病病人的心理 - 社会状况及治疗原则。

3.了解心包疾病的病因、发病机制及辅助检查。

4.学会应用护理程序为心包疾病病人实施整体护理。

5.具备良好的敬业精神和职业道德。

情景导入

　　病人，男性，55 岁。因"发热、胸痛 6d，胸闷、憋气 1d"入院。6d 前无明显诱因出现发热，体温为 38℃，胸痛呈持续性剧痛，咳嗽时加重。就诊于当地社区诊所，诊断不明，给予抗生素治疗，体温降至 36.8℃，胸痛减轻。1d 前出现胸闷、憋气，进行性加重，就诊于医院急诊科，急诊 B 超：心包大量积液。遂以"急性心包炎"收入院。

　　请思考：

　　1.针对该病人应采取的主要治疗措施是什么？

　　2.该病人目前主要的护理诊断 / 合作性问题有哪些？应采取哪些护理措施？

　　心包疾病是由感染、病毒、代谢性疾病、尿毒症、自身免疫病、外伤等引起的心包病理性改变。临床上可按病程分为急性（病程＜6 周）、亚急性（病程 6 周~3 个月）及慢性（病程＞3 个月），按病因分为感染性、非感染性。

一、急性心包炎

　　急性心包炎（acute pericarditis，AP）是心包脏层和壁层的急性炎症性疾病。可以单独存在，也可以是某种全身疾病累及心包的表现。

　　【病因及发病机制】

　　1.病因　最常见病因为病毒感染，其他包括细菌、自身免疫病、肿瘤、尿毒症、急性心肌梗死后心包炎、主动脉夹层、胸壁外伤及心脏手术后。有些病人无法明确病因，称为特发性急性心包炎或急性非特异性心包炎。约 1/4 病人可复发，少数甚至反复发作。

　　2.发病机制　急性心包炎分为纤维蛋白性和渗出性两种。

　　（1）**纤维蛋白性心包炎**：急性期心包壁层和脏层之间出现纤维蛋白、白细胞及少许内皮细胞渗出，此时无明显液体积聚，为纤维蛋白性心包炎，也称急性"干性"心包炎。

　　（2）**渗出性心包炎**：随着渗出液体增加，逐渐变为渗出性心包炎。常为浆液纤维蛋白性，液体量由 100ml 至 2 000~3 000ml，多呈黄色清亮，偶可混浊不清或呈血性。积液一般在数周至数月内吸收，部分病人积液吸收后心包腔内可残存纤维蛋白性粘连、局灶性瘢痕，心包增厚。若渗液短时间内大量增多，心包腔内压力迅速上升，可引起心脏受压，导致心舒张期充盈受限，并使周围静脉压升高，最终使心排血量降低，血压下降，构成心脏压塞的临床表现。

【护理评估】

(一) 健康史

评估病人近期有无各种原因引起的全身感染，以前是否患过结核；有无风湿性疾病、系统性红斑狼疮、类风湿关节炎等免疫系统疾病；有无心肌梗死、尿毒症、肿瘤以及创伤、过敏、邻近器官疾病等病史。

(二) 身体状况

1. 纤维蛋白性心包炎

(1) 症状：心前区疼痛为纤维蛋白性心包炎的主要症状，多见于急性非特异性心包炎和感染性心包炎。疼痛常位于心前区，呈尖锐性，与呼吸运动有关，因咳嗽、深呼吸或变换体位而加重，坐位前倾时减轻。心前区疼痛也可为压榨性，且伴有 ST 段抬高(aVR 导联除外)，应注意与急性心肌梗死鉴别。病程缓慢的结核性、尿毒症性及肿瘤性心包炎疼痛多不明显。部分病人伴有其他非特异症状，如发热、全身不适、呼吸浅快、咳嗽、乏力等。

(2) 体征：典型体征为心包摩擦音，呈抓刮样、粗糙、刺耳的高频音。心包摩擦音多位于心前区，以胸骨左缘第 3、4 肋间最明显；坐位前倾、深吸气或将听诊器胸件加压更易听到。心包摩擦音可持续数小时或持续数天、数周，当积液增多将两层心包分开时，摩擦音即消失。

2. 渗出性心包炎　渗出性心包炎的临床表现取决于心包积液的量及其对心脏的压塞程度，轻者血流动力学改变不明显，重者则出现循环障碍或衰竭。

(1) 症状：主要表现为呼吸困难，与支气管、肺受压及肺淤血有关。严重时可为端坐呼吸，伴身躯前倾、呼吸浅快、面色苍白、发绀等。当喉返神经受压时出现声音嘶哑，食管受压时出现吞咽困难及膈神经受牵拉出现的呃逆等。部分病人可有发热、乏力、烦躁、上腹部饱胀等不适。

(2) 体征：心尖搏动减弱或消失，心脏绝对浊音界向两侧扩大，心率加快，心音低而遥远。大量心包积液时，心包压迫左肺底，在左肩胛下角可出现浊音及支气管呼吸音，称心包积液征(Ewart 征)。大量心包积液时收缩压降低，而舒张压变化不大，故脉压变小；同时可累及静脉回流，表现为颈静脉怒张、肝大、下肢水肿及腹水等。

3. 渗出性心包炎合并心脏压塞　当炎性渗出快速增加或有大量心包积液时，出现急性心脏压塞征象，表现为心率加快、血压下降、脉压变小和静脉压明显上升，若心排血量显著下降，可导致急性循环衰竭、休克等；若积液积聚较慢，出现亚急性或慢性心脏压塞，产生体循环淤血征象，表现为颈静脉怒张、Kussmaul 征(吸气时颈静脉充盈更明显)、奇脉等。

(三) 心理-社会状况

病人因心前区疼痛、呼吸困难而出现精神紧张、烦躁不安；因急性心脏压塞出现晕厥而感到恐慌；尤其是诊断不明、病情重、病程长时，病人担心急性心包炎转为慢性，而产生焦虑、消极悲观等心理反应。

(四) 实验室检查及其他检查

1. 实验室检查　取决于原发病，由感染引起者，常有白细胞计数增加、血沉增快、C 反应蛋白增高等炎症反应。

2. 胸部 X 线检查　当心包内积液量超过 300ml 时，可见心影向两侧扩大呈烧瓶样，肺部无明显充血现象，是心包积液的有力证据。

ER 3-18

心包积液 X 线检查

3. 心电图　具有典型的动态变化过程。常规导联(除 aVR 外)ST 段弓背向下型抬高；数日后，ST 段回到基线，并伴 T 波低平及倒置；持续数周至数月后，T 波可恢复正常。

4. 超声心动图　是诊断心包积液最简单、可靠的方法，并可在超声引导下行心包穿刺引流。

5. 心脏磁共振显像　能清晰显示心包积液容量和分布情况，帮助分辨积液的性质，测量心包厚度等。延迟增强扫描可见心包强化，对诊断心包炎较敏感。

6. 心包穿刺　具有诊断和治疗双重价值。对穿刺液进行生物学（细菌、真菌等）、生化、细胞分类、病理等检查有助于明确病因；同时抽取一定量的积液也可快速解除心脏压塞症状，必要时可置管引流，并可进行心包腔内药物治疗。

（五）治疗原则及主要措施

1. 病因治疗　针对病因，应用抗生素、抗结核药物、化疗药物等治疗。

2. 对症治疗　疼痛者应用镇痛药，首选非甾体抗炎药（NSAID），必要时给予吗啡类药物。其他药物治疗效果不佳者可给予糖皮质激素。

3. 心包穿刺　可解除心脏压塞和减轻大量渗液引起的压迫症状。

二、缩窄性心包炎

缩窄性心包炎（constrictive pericarditis）是指心脏被致密厚实的纤维化或钙化心包所包围，使心室舒张期充盈受限而产生一系列循环障碍的疾病，多为慢性。

【病因及发病机制】

我国缩窄性心包炎的病因以结核性最常见，其次为急性非特异性心包炎、化脓性或创伤性心包炎演变而来。近年来放射性心包炎和心脏手术后引起者逐渐增多；少数与肿瘤、自身免疫性疾病、尿毒症等有关。炎症后随渗出液逐渐吸收可有纤维组织增生，心包增厚粘连、钙化，最终形成坚厚的瘢痕，使心包失去伸缩性，心脏舒张期扩张受阻、充盈减少，每搏输出量下降而产生血液循环障碍。

【护理评估】

（一）健康史

询问病人既往有无心包炎病史；有无结核病史；有无肿瘤、自身免疫性疾病、尿毒症病史。

（二）身体状况

1. 症状　心包缩窄多于急性心包炎后 1 年内形成，少数长达数年。常见症状为劳力性呼吸困难，主要与心排血量降低有关。可伴有疲乏、活动耐力下降、上腹胀满或疼痛等症状。

2. 体征　颈静脉怒张、肝大、腹水、下肢水肿、Kussmaul 征；心尖搏动不明显，心浊音界正常或轻度增大，心音减低，心率增快，可闻及心包叩击音，胸骨左缘第 3、4 肋间最明显，是由于心包缩窄导致心室在舒张期血流充盈受阻而引起的心室壁振动所产生。可出现奇脉。

（三）心理 - 社会状况

病人患病后由于病程长，病情重，导致生活不能完全自理且由于需要做心包切开等治疗，产生焦虑不安甚至恐惧等心理反应。

（四）辅助检查

1. 胸部 X 线检查　心影偏小、正常或轻度增大，左右心缘变直，主动脉弓小或难以辨认，多数病人可见心包钙化。

2. 心电图检查　表现为 QRS 低电压、T 波低平或倒置。

3. 超声心动图　诊断价值较心包积液低，可见心包增厚、室壁活动减弱、室间隔矛盾运动等。

4. 右心导管检查　血流动力学有相应改变。

（五）治疗原则及主要措施

早期施行心包切除术，是治疗慢性缩窄性心包炎的唯一有效的治疗措施。切开指征取决于临床症状、超声心动图、右心导管检查等。

【 常见护理诊断 / 合作性问题 】

1. 气体交换受损 与心包积液致心脏受压、肺淤血有关。

2. 疼痛：胸痛 与心包炎性渗出有关。

3. 体液过多 与渗出性心包炎有关。

4. 体温过高 与心包炎症有关。

5. 活动耐力下降 与心排血量减少有关。

【 护理目标 】

1. 呼吸困难减轻或消失。

2. 胸痛减轻或消失。

3. 水肿逐渐减轻或消失。

4. 体温逐渐下降至正常。

5. 活动耐力增加。

【 护理措施 】

（一）一般护理

1. 休息与活动 协助病人取舒适卧位，如半坐卧位或坐位，出现心脏压塞时，病人往往被迫采取前倾位；胸痛时指导病人卧床休息，勿用力咳嗽、深呼吸或突然改变体位，以免引起疼痛加重。

2. 饮食护理 给予高热量、高蛋白、高维生素饮食。水肿时予低盐饮食。

3. 其他 输液时控制输液速度，防止加重心脏负荷；病人衣着应宽松，以免妨碍胸廓运动；根据缺氧程度给予氧气吸入；发热病人应做好口腔护理。

（二）病情观察

1. 观察病人呼吸困难的程度，有无呼吸浅快、发绀等；监测血气分析结果；观察疼痛的部位、性质及其变化情况；评估是否可闻及心包摩擦音。

2. 记录液体出入量，定期测量体重、腹围、下肢周径，观察利尿效果，并评估营养状况。

3. 定时测量体温并记录，观察热型。由结核引起的心包炎多为不规则热，常在午后或劳动后出现体温升高，伴有盗汗；由化脓感染引起的心包炎为弛张热，有白细胞计数增加及血沉增快等炎性反应。

（三）用药护理

1. 镇痛药 遵医嘱给予非甾体抗炎药（NSAID），观察病人有无胃肠道反应、出血等不良反应。若疼痛加重，应用吗啡类药物，但应注意药物的量及给药途径。

2. 利尿药 除观察利尿效果外，应观察有无低钠、低钾的表现，如恶心、呕吐、乏力、腹胀、痉挛性肌痛等，必要时监测血钠、血钾水平。

3. 强心剂 一般不用洋地黄制剂，若病人合并心房颤动，心室率明显增快，可使用洋地黄制剂，用药期间注意观察洋地黄药物的不良反应；若静脉用药，速度宜慢，且注意监测心率变化。

4. 其他 应用抗生素、抗病毒或抗肿瘤等药物治疗时，做好相应的观察与护理。

（四）心包穿刺术护理

1. 术前准备 备齐物品，向病人说明手术的意义和必要性，进行心理护理；询问病人是否咳嗽，必要时给予镇咳治疗；保护病人隐私，并注意保暖；操作前开放静脉通路，准备好急救药品；进行心电、血压监测；术前需行超声检查，以确定积液量和穿刺部位，并在最佳穿刺点做好标记。

2. 术中配合 嘱病人勿剧烈咳嗽或深呼吸；严格无菌操作，抽液过程中随时夹闭胶管，防止空气进入心包腔；抽液要缓慢，每次抽液量不超过 1 000ml，以防急性右心室扩张，一般第 1 次抽液量不宜超过 200ml，若抽出新鲜血液，应立即停止抽吸，密切观察有无心脏压塞症状；术中密切观察病人的反应，如病人有心率加快、出冷汗、头晕等异常情况，应立即停止操作，及时协助医生处理。

3. 术后护理 穿刺部位覆盖无菌纱布并固定；穿刺后 2h 内继续心电、血压监测，嘱病人休息，并密切观察生命体征变化；心包引流者需做好引流管的护理，待每天心包抽液量＜25ml 时拔除引流管；记录引流液的量、颜色、性质，按要求及时送检。

（五）心理护理

多与病人沟通，了解病人的心理状态；告诉病人急性心包炎经积极治疗，大多数可以痊愈，仅少数会演变成慢性缩窄性心包炎，解除病人的思想顾虑，使其积极配合治疗。

（六）健康指导

1. 疾病知识指导 嘱病人注意休息，防寒保暖，防止呼吸道感染。心包炎病人机体抵抗力下降，应给予高热量、高蛋白、高维生素、易消化饮食，限制钠盐摄入。对缩窄性心包炎病人，讲解心包切除术的重要性，解除思想顾虑，尽早接受手术治疗。

2. 用药指导 告知病人坚持按疗程服药的重要性（如抗结核治疗），不可私自减量或停药，防止复发；观察药物不良反应，定期检查肝、肾功能及随访。

【护理评价】

1. 呼吸困难是否减轻或消失。

2. 胸痛是否减轻或消失。

3. 水肿是否逐渐减轻或消失。

4. 体温是否逐渐下降或恢复正常。

5. 活动耐力是否增加。

（张桃艳）

思考题

1. 病人，女性，75 岁。因"呼吸困难、气促 1d"入院。2d 前因天气转凉而感冒，昨日自觉呼吸困难、不能平卧加重，遂来院就诊。既往有冠心病病史 20 年，无糖尿病病史，无吸烟饮酒史。身体评估：T 37℃，P 84 次/min，BP 138/65mmHg。神志清，端坐位，能回答问题，但不成句，面色发绀，精神紧张。听诊双肺底闻及湿啰音，心界向左侧扩大，心率 84 次/min，交替脉。腹软无压痛，肝脏略肿大，双足水肿。心电图：窦性心律，心律规整；超声心动图：左心室肥大，LVEF 为 35%。入院诊断为"冠心病、全心衰竭"。

请思考：

(1) 目前病人最主要的护理诊断/合作性问题有哪些？

(2) 针对该病人呼吸困难，值班护士可以采取哪些措施进行缓解？

(3) 如何对病人进行饮食指导？

2. 病人，男性，56 岁。"高血压"病史 10 年，间断服用抗高血压药物。近来停服抗高血压药 4d 后，突感头痛、眩晕，伴恶心、胸闷。身体评估：T 36.8℃，P 110 次/min，BP 200/125mmHg。烦躁不安，HR 110 次/min，节律规整，无杂音，双肺呼吸音清，未闻及干湿性啰音。腹软，无压痛、反跳痛。四肢肌力正常，无感觉异常。余无异常。入院诊断为"高血压急症"。

请思考：

(1) 根据现有资料，该病人目前主要的护理诊断/合作性问题是什么？

(2) 针对该病人的治疗原则及主要措施有哪些？

(3) 如何护理该病人？

3. 病人，男性，50 岁。突发心前区剧烈疼痛 1h，伴冷汗、恐惧，有精神紧张和濒死感。既往有高血压病史 10 余年。入院时身体评估：神志模糊，烦躁不安，BP 110/70mmHg，HR 66 次/min，心电图显示：Ⅱ、Ⅲ、aVF 导联出现宽而深的 Q 波，ST 段抬高呈弓背向上的单向曲线。

请思考：

（1）给出目前主要护理诊断 / 合作性问题。

（2）根据目前的护理诊断 / 合作性问题，提出首先采取的护理措施和病情观察的要点。

思考题
思路解析

练习题

第四章 ｜ 消化系统疾病病人的护理

消化系统是人体拥有最多脏器的系统，由消化道、消化腺以及腹膜、肠系膜、网膜等脏器组成。消化道包括口腔、咽、食管、胃、小肠和大肠，消化腺包括唾液腺、肝脏、胰腺、胃腺、肠腺等。

胃分为贲门、胃底、胃体、幽门四部分。胃壁由黏膜层、黏膜下层、肌层和浆膜层组成。胃的主要功能为暂时贮存食物，通过胃蠕动将食物与胃液充分混合，以利于形成食糜，并促进胃内食物进入十二指肠。胃的分泌功能主要由胃的外分泌腺完成，由壁细胞、主细胞和黏液细胞 3 种细胞组成，其中壁细胞分泌盐酸和内因子，主细胞分泌胃蛋白酶原，黏液细胞分泌碱性黏液。盐酸、胃蛋白酶原、黏液和碳酸氢盐是胃液的主要组成成分，其中黏液和碳酸氢盐具有胃黏膜保护作用，胃蛋白酶原变成活性的胃蛋白酶与胃酸一起能够损害胃黏膜，胃酸对胃黏膜的损害尤其突出，在慢性胃炎和消化性溃疡的发病中起着重要作用。

肝脏是人体最大的腺体器官，具有重要的生理功能包括：①物质代谢，参与蛋白质、脂类、糖类和维生素类等物质的合成代谢。②解毒作用，肝脏是人体内主要的解毒器官，毒素、细菌、血氨及化学药物需经过肝脏分解后排出体外；雌激素、醛固酮和抗利尿激素在肝脏灭活。③生成胆汁，胆汁可促进脂肪的消化和吸收。代谢酶缺乏、肝细胞损害、血供不足等因素均可引起各种肝病。

胰腺位于腹膜后，具有内分泌和外分泌两种功能。胰腺的外分泌结构为腺泡和导管，分泌胰液，胰液富含碳酸氢盐，可中和进入十二指肠的胃酸；胰液中的消化酶主要有胰淀粉酶、胰脂肪酶、胰蛋白酶和糜蛋白酶，分别水解淀粉、脂肪和蛋白质。胰腺的内分泌结构散在于胰腺组织中的胰岛，胰岛 A 细胞产生胰高血糖素，促进糖原分解和葡萄糖异生，升高血糖；胰岛 B 细胞产生胰岛素，促进糖原合成，抑制葡萄糖异生，降低血糖。若胰液分泌受阻或分泌过多，使胰液中各种消化酶溢出胰管，会发生胰腺组织自身消化的化学性炎症。

人体主要的营养物质如糖、脂肪、蛋白质等，均在消化道消化吸收。消化道与外界相通，消化道黏膜接触病原体、致癌物质、毒性物质的机会较多，容易发生感染、炎症和损伤，消化系统肿瘤发病率较高可能也与此有关。因此，正常的胃肠道结构和功能对维持人体健康状况、抵御外来微生物侵害具有重要意义。

消化系统疾病主要包括食管、胃、肠、肝脏、胆及胰腺等脏器的器质性或功能性病变，病变可局限于消化系统内，亦可累及其他系统，而其他系统疾病或全身性疾病也可引起消化系统的症状和体征。临床上，消化系统疾病常见且相互关联，发病机制和临床表现较复杂，多数消化系统疾病呈慢性过程，易导致严重的消化吸收障碍，在某些因素作用下，容易发生出血、穿孔甚至器官功能衰竭等而危及生命。

第一节　消化系统疾病常见症状或体征的护理

学习目标

1. 掌握消化系统疾病常见症状或体征的概念、护理评估和护理措施。

2. 熟悉消化系统疾病常见症状或体征的常见护理诊断/合作性问题。

3. 了解消化系统疾病常见症状或体征的护理目标和护理评价。

4. 学会应用护理程序为消化系统疾病常见症状或体征实施整体护理。

5. 具备对窒息、消化道大出血等急危重症的判断及配合医生抢救的能力。

一、恶心与呕吐

恶心（nausea）为上腹部不适、紧迫欲吐的感觉，伴有迷走神经兴奋的症状，如皮肤苍白、出汗、流涎、血压降低、心动过缓等。呕吐（vomit）是通过胃的强烈收缩，迫使胃或部分小肠的内容物经食管、口腔而排出体外的现象。

【护理评估】

（一）健康史

询问病人恶心与呕吐发生的时间、频率、原因或诱因，与进食的关系，呕吐的特点及呕吐物的性质、颜色、量。询问病人呕吐的伴随症状，如是否伴有腹痛、腹泻、发热、头痛、眩晕等。询问病人的精神状态，有无疲乏无力，有无焦虑、抑郁，呕吐是否与精神因素有关。

（二）身体状况

1. 恶心　常伴有面色苍白、出汗、流涎、血压下降、心动过缓等迷走神经兴奋症状。恶心通常是呕吐的先兆，也可以只有恶心不伴呕吐，或仅有呕吐无恶心。

2. 呕吐　因病因不同，呕吐发生的时间、频率、呕吐物的量与性状、与进食的关系等方面各有其特点。

（1）**呕吐发生的时间**：晨起呕吐常见于早孕反应、尿毒症、慢性乙醇中毒或功能性消化不良；夜间呕吐常见于幽门梗阻。

（2）**呕吐的特点**：喷射状剧烈呕吐，多无恶心先兆，伴剧烈头痛和不同程度的意识障碍，多为颅内高压性疾病所致；呕吐与头部位置改变密切相关，伴眩晕、眼球震颤及恶心，多为前庭功能障碍性疾病所致。

（3）**与进食的关系**：进食过程中或餐后即刻呕吐，可能为精神因素所致；餐后1h以上呕吐，提示胃张力下降或胃排空延迟；餐后较长时间或数餐后呕吐，呕吐物有隔夜宿食，常见于幽门梗阻；餐后近期出现呕吐，特别是集体发病者，多由食物中毒所致。

（4）**呕吐物的性质**：上消化道出血时，呕吐物呈咖啡色，甚至鲜红色；消化性溃疡并发幽门梗阻时，呕吐量大，呕吐物为酸性宿食；梗阻平面在十二指肠乳头以上者呕吐物不含胆汁，在此水平以下者呕吐物含有胆汁；低位肠梗阻时，呕吐物有粪臭味；有机磷农药中毒者呕吐物有大蒜味。

3. 评估要点　评估恶心与呕吐的特点，起病缓急、持续时间、频率、呕吐方式；呕吐物的量、颜色、性状、气味等；有无伴随症状。评估有无与恶心、呕吐相关的病史，如消化系统疾病、中枢神经系统疾病、其他系统疾病等；有无服用洋地黄、抗肿瘤药物等；有无妊娠或晕动病等。评估病人有无水、电解质、酸碱平衡失调；有无营养不良。评估病人的诊疗与护理过程，包括采用的治疗方法和护理措施。评估病人的生命体征、神志和营养状况；观察有无失水表现；肠鸣音是否正常。

（三）心理-社会状况

一般疾病引起的恶心与呕吐，病人不会表现出明显的心理反应，可能仅出现紧张；病情严重，尤其是长期反复恶心与呕吐，病人往往出现烦躁不安、焦虑和恐惧等心理反应；癌症病人化疗期间，由于化疗药物对胃肠道的刺激作用，出现不同程度的恶心与呕吐，病人要承受疾病和治疗双重痛苦，常常会出现焦虑、恐惧、抑郁和悲观等心理反应。

（四）实验室检查及其他检查

了解呕吐物毒物分析、细菌培养和机体水、电解质、酸碱平衡等各项检查结果有无异常。

【常见护理诊断/合作性问题】

1. 有体液不足的危险 与大量呕吐导致失水有关。

2. 活动耐力下降 与频繁呕吐导致水、电解质丢失有关。

3. 营养失调：低于机体需要量 与长期频繁呕吐和食物摄入不足有关。

4. 焦虑 与频繁呕吐，不能进食有关。

5. 潜在并发症：窒息。

【护理目标】

1. 呕吐减轻或停止，逐渐恢复进食。

2. 生命体征在正常范围，未发生水、电解质和酸碱紊乱。

3. 活动耐力恢复或有所改善。

4. 焦虑程度减轻。

5. 未发生窒息，或窒息能被及时发现并处理。

【护理措施】

（一）一般护理

1. 休息与体位 呕吐时协助病人坐起或取侧卧位，头偏向一侧，以免误吸。呕吐后协助病人漱口，及时做好口腔护理。对于意识障碍的病人，尽可能清除口腔内的呕吐物，避免误吸而发生窒息。告知病人突然起身可能出现头晕、心悸等不适，坐起时动作应缓慢，以免发生直立性低血压。

2. 环境护理 保持室内整洁、安静、空气清新，为病人营造舒适而轻松的病室环境；条件允许可为病人安排单独的房间，避免相互影响而加重病情。

3. 饮食护理 鼓励病人进食高热量、高蛋白、富含维生素、清淡易消化的流质或半流质饮食，避免油腻及辛辣食物，少量多餐，并注意补充水分，保持水、电解质及酸碱平衡。如果营养严重失调且不能经口进食者，酌情给予肠内或肠外营养支持。

（二）病情观察

1. 密切观察呕吐的时间、次数、方式；呕吐物的量、颜色、气味及成分等；观察病人有无软弱无力、口渴、皮肤黏膜干燥、弹性下降等失水征象。

2. 严密监测生命体征，血容量不足时，可发生心动过速、呼吸急促、血压下降。监测24h液体出入量、尿比重及体重；动态观察血清电解质、酸碱平衡。

（三）心理护理

与病人和家属及时沟通和交流，了解其心理状态；耐心解答病人和家属提出的问题，认真倾听病人及家属的主诉和要求；向病人说明紧张、焦虑不利于呕吐的缓解，还会影响食欲和消化功能，而战胜疾病的信心和情绪稳定有利于症状的缓解。

（四）健康指导

指导病人通过深呼吸、交谈、听音乐、阅读喜爱的书籍和文章等方法转移注意力，减少呕吐的发生。

【护理评价】

1. 呕吐是否减轻或停止，是否能恢复进食。

2. 生命体征是否在正常范围，是否发生水、电解质和酸碱紊乱。

3. 活动耐力是否恢复或有所改善。

4. 焦虑程度是否减轻，是否能运用适当的应对技术。

5. 有无窒息发生；发生窒息能否被及时发现并处理。

二、腹痛

腹痛（abdominal pain）是腹部的感觉神经纤维受到炎症、缺血、损伤及理化因子等因素刺激后，产生冲动传至痛觉中枢所产生的疼痛感。多由腹部疾病引起，也可由腹部以外疾病或全身性疾病引起。临床上按起病缓急和病程长短，将腹痛分为急性腹痛（acute abdominal pain）和慢性腹痛（chronic abdominal pain）两种。

【护理评估】

（一）健康史

询问病人有无消化系统疾病，如胃炎、胰腺炎及胃、十二指肠溃疡、胆石症、胆囊炎、胃癌、肝癌等；了解是否存在腹外脏器疾病，如急性心肌梗死、下叶肺炎及泌尿系统结石梗阻等；询问有无全身性疾病，如糖尿病酮症酸中毒、腹型过敏性紫癜、尿毒症等；了解有无精神紧张、焦虑不安等心理反应。

（二）身体状况

1. 腹痛的特点　腹痛可表现为隐痛、钝痛、灼痛、胀痛、刀割样痛、钻痛或绞痛等，可呈持续性或阵发性。腹痛的部位、性质和程度既受病变性质和病变严重程度影响，也受神经和心理因素影响。

（1）**消化系统疾病**：胃肠道、肝胆、胰腺等疾病。

1）胃肠道疾病：胃、十二指肠疾病引起的腹痛多位于中上腹部，呈隐痛、灼痛、胀痛甚至剧痛，伴厌食、恶心、呕吐、嗳气、反酸等；小肠疾病所致的腹痛多位于脐部或脐周，并伴有腹泻、腹胀等表现；大肠病变所致的腹痛位于腹部一侧或双侧疼痛；阑尾炎腹痛多位于右下腹。

2）肝胆疾病：肝癌引发的腹痛多位于右上腹或中上腹，疼痛呈持续性钝痛、胀痛或刺痛；急性胆囊炎、胆石症引发的腹痛多位于右上腹部，疼痛呈阵发性加剧，发作常与饱餐或进食油腻食物有关；胆道蛔虫引起的腹痛表现为阵发性剑突下钻顶样疼痛，可伴恶心、呕吐等。

3）胰腺疾病：急性胰腺炎引发的腹痛常位于正中偏左，呈持续性钝痛、钻痛或绞痛，阵发性加剧，向腰背部呈带状放射，常在暴饮暴食、大量饮酒后突然发作；胰腺癌常见的首发症状为上腹痛，呈隐痛、胀痛或钝痛。

（2）**泌尿系统疾病**：常见于结石移位、肾肿瘤血凝块、坏死的肾乳头等因素引起的肾及输尿管绞痛。肾绞痛多位于腰部或上腹部，呈突发性钝痛或隐痛，阵发性加剧，多在深夜或凌晨发作，可伴有恶心、呕吐、面色苍白、冷汗，甚至休克。

（3）**其他**：胸腔疾病所致的腹部牵涉痛；妇科疾病引起的下腹痛；全身疾病引起的腹痛；中毒与代谢障碍引起的腹痛。

2. 评估要点　评估腹痛的部位、程度、性质及其与体位和进食的关系；评估病人的生命体征、意识、面容与表情、体位、营养状况；评估腹痛的伴随症状及相关疾病，如腹痛伴黄疸提示胰腺、胆道系统疾病，腹痛伴休克提示腹腔脏器破裂、急性胃肠道穿孔、急性出血坏死型胰腺炎、急性心肌梗死等。

（三）心理-社会状况

急性腹痛起病急、病情重，病人缺乏心理准备，常会出现紧张、焦虑和恐惧，而紧张、焦虑和恐惧又会加重腹痛；慢性腹痛疼痛时间长，病人由于担心疾病的治疗效果和预后，往往出现焦虑、抑郁、悲观等心理问题。

（四）实验室检查及其他检查

了解血、尿、便常规及血液生化、X线、CT、超声、内镜等检查有无异常，有助于病因判断。

【常见护理诊断/合作性问题】

1. 疼痛：腹痛　与胃肠道炎症、溃疡及肿瘤等病变累及脏器包膜、腹膜壁层或内脏的感觉神经有关。

2.焦虑 与剧烈腹痛、反复或持续腹痛不易缓解有关。

【护理目标】

1.疼痛得到控制或逐渐减轻、消失。

2.焦虑程度减轻。

【护理措施】

（一）一般护理

1.休息与体位 急性剧烈腹痛病人应卧床休息，协助病人采取适当的体位，以减轻腹痛并有利于休息。急性胰腺炎病人取弯腰屈膝侧卧位，胃炎和消化性溃疡病人取屈曲位，急腹症病人应取半卧位。对于腹痛伴烦躁不安的病人，应加强安全防护，防止坠床，加强巡视。

2.饮食护理 急性腹痛病人未明确诊断前应禁食，必要时遵医嘱胃肠减压。根据病情指导病人合理饮食，如消化性溃疡病人应禁食辛辣刺激性食物；胆结石病人禁食油腻食物等。

（二）病情观察

密切观察腹痛的部位、性质及程度、发作的时间、频率和持续时间，如腹痛性质突然发生改变，经一般对症处理，腹痛反而加重，应警惕出现并发症，立即报告并配合医生处理；观察腹痛的伴随症状；监测病人的生命体征、意识状态、病情变化及并发症表现；观察非药物和/或药物止痛治疗的效果。

（三）非药物性缓解疼痛

对于一些慢性腹痛的病人，可以通过非药物方法达到缓解疼痛的目的。①行为疗法：指导式想象，让病人回忆一些有趣的往事转移对疼痛的注意；深呼吸、冥想、音乐疗法、生物反馈等。②局部热疗法：除急腹症以外，可采用热水袋等进行局部热敷，缓解肌肉痉挛而达到止痛效果。③针灸止痛：根据病因和疼痛部位选择不同的针灸穴位。

（四）用药护理

镇痛药物种类甚多，应根据病情、疼痛性质和程度遵医嘱给予解痉、止痛、镇痛药物，如阿托品、盐酸吗啡、盐酸哌替啶等。用药过程中应密切观察药物的疗效和不良反应，如口干、恶心、呕吐和便秘，以及用药后的镇静状态。癌性腹痛要遵循按需给药的原则。急性剧烈腹痛病人在诊断未明确之前，切忌盲目使用任何镇痛药物，以免掩盖病情。

（五）心理护理

加强急性腹痛病人的心理护理，稳定其情绪，有针对性地进行心理疏导，使其减轻紧张、恐惧的心理，精神放松，以增强对疼痛的耐受性；对慢性腹痛病人，鼓励病人树立战胜疾病的决心和信心，通过自我暗示、听音乐、读书、肌肉松弛训练等方法，分散病人对疼痛的注意力。

（六）健康指导

腹痛病因较复杂，一旦出现腹痛应及时就医明确诊断。指导病人非药物性缓解疼痛的方法，特别是慢性疼痛的处理方法，包括行为疗法、局部热疗法、针灸止痛等。镇痛药物种类繁多，指导病人合理选择。癌性疼痛应遵循按需给药的原则，有效控制病人的疼痛。

【护理评价】

1.疼痛是否逐渐减轻或消失。

2.焦虑程度是否减轻。

三、便秘

便秘（constipation）是指排便次数少，一般每周少于 3 次（每 2~3 天或更长时间排便 1 次），伴排便困难、粪便干结。

【护理评估】

（一）健康史

询问病人是否有结肠、肛门疾病，如慢性结肠梗阻、肿瘤、肠麻痹、肛裂、痔等；是否有神经精神疾病，如脑梗死、截瘫、抑郁症等；是否有内分泌与代谢性疾病、腹部疾病等；询问病人是否长期服用刺激性泻药或其他引起肠道应激下降的药物；了解病人生活习惯，是否存在进食量少或食物缺乏纤维素、水分，久坐、卧床、不良排便习惯等；了解病人近期是否有人际关系紧张、生活规律改变、突发事件影响等。

（二）身体状况

1. 便秘的特点　排便次数＜3次/周，严重者长达2~4周排便1次。表现为排便困难、排便时间长，粪质硬、量少。长期便秘者因痔加重及肛裂而有大便带血或便血。

便秘伴有呕吐、腹胀、肠绞痛多见于各种原因引起的肠梗阻；伴腹部包块多见于粪块或结肠肿瘤、肠结核及克罗恩病等；伴精神紧张多见于功能性便秘；便秘和腹泻交替出现多见于肠易激综合征、肠结核、溃疡性结肠炎。

2. 评估要点　详细询问便秘的症状、病程、特点及排便时间；了解病人是否有呕吐、腹痛、乏力等伴随症状；有无胃肠道疾病或胃肠道手术史；有无代谢性疾病、内分泌疾病、慢性铅中毒等；有无使用可致便秘的药物或长期服用导泻药物；是否存在不良饮食习惯、饮水量少或活动量少等诱发因素；询问以往已经接受的诊断性检查及结果；询问采用的治疗或护理措施效果，包括是否使用导泻药物，药物的名称、给药途径及效果。

（三）心理-社会状况

慢性长期便秘者治疗效果不明显时，病人往往对预后感到担忧，可出现排便紧张或焦虑；原有冠心病或高血压病人可因用力排便诱发意外，因此病人有担心、恐惧等心理反应。

（四）实验室检查及其他检查

做粪便常规、血常规、细菌学、血生化检查等；了解水、血清电解质、酸碱平衡情况；了解X线、CT、超声和内镜检查结果有无异常。

【常见护理诊断/合作性问题】

1. 便秘　与肠蠕动减慢或药物不良反应引起排便不畅有关。

2. 慢性疼痛　与粪便过于干硬、排便困难有关。

3. 知识缺乏：缺乏有关预防便秘及促进排便的知识。

4. 焦虑　与长时间排便困难有关。

【护理目标】

1. 便秘改善，排便次数恢复正常。

2. 排便时没有疼痛感。

3. 了解有关预防便秘及促进排便的知识。

4. 焦虑减轻或消失。

【护理措施】

（一）一般护理

1. 休息与活动　全身状况欠佳或体质衰弱的便秘病人，应鼓励其适量活动，身体状况允许的病人应适当增加运动量如散步、做操等，可促进肠蠕动，有利于排便。卧床病人可床上活动，定时腹部按摩，每日2~3次，每次15~20min。

2. 饮食护理　根据病情制订合理的饮食计划。鼓励病人多饮水，睡前喝蜂蜜水或清晨空腹饮淡盐水有助于通便。多进食蔬菜（如芹菜、白菜、韭菜等）、水果（如香蕉、火龙果等）、笋类、麦片等富含纤维素食物，可促进排便。忌食烈酒、浓茶、咖啡、蒜、辣椒等刺激性食物。

（二）病情观察

观察便秘的伴随症状、肛周皮肤、身体活动情况等；监测排便情况、血生化指标、生命体征变化等。

（三）用药护理

便秘病人应严格遵医嘱用药，不得随意使用泻药；发热、恶心或腹痛时，禁用止泻药，以防肠蠕动变慢。

（四）心理护理

鼓励病人积极参加社会活动和运动锻炼，护士要关心和安慰病人，向病人讲解有关疾病知识，消除紧张、焦虑和恐惧的心理状态，使病人能正确对待，精神放松，积极配合治疗和护理。

（五）健康指导

指导病人预防便秘：①避免进食过少或过于精细、无残渣食物，每天至少饮水 1 500ml。②避免排便习惯受到情绪紧张等因素的干扰；避免生活规律改变、久坐、久卧等容易引起便秘的因素；养成良好的排便习惯，每日定时排便。③避免滥用泻药，泻药可导致肠道的敏感性减弱，形成对药物的依赖性，导致便秘。④合理安排生活和工作，做到劳逸结合，根据身体状况做不同强度的锻炼，特别是腹肌训练有利于改善胃肠功能。⑤及时治疗肛裂、肛周感染等疾病，不宜用灌肠等强烈刺激方法排便。

【护理评价】

1. 便秘是否改善，排便次数是否恢复正常。
2. 排便时疼痛感是否消失。
3. 是否了解有关预防便秘及促进排便的知识。
4. 焦虑是否减轻或消失。

四、腹泻

腹泻（diarrhea）是指排便次数较平时增加，且粪质稀薄，容量及水分增加，可含有未消化的食物、黏液、脓血及脱落的肠黏膜等异常成分。根据病程腹泻分为急性腹泻和慢性腹泻，病程不足 4 周者为急性腹泻，超过 4 周或长期反复发作者为慢性腹泻。

【护理评估】

（一）健康史

询问病人是否存在器质性疾病，如溃疡性结肠炎、细菌性痢疾、肠结核、克罗恩病等；有无胃、胰腺及肝胆疾病，如慢性萎缩性胃炎、胰腺炎、肝硬化、胆囊切除术等；是否伴有全身性疾病，如甲状腺功能亢进症、尿毒症及神经功能性腹泻；询问是否存在引起腹泻的全身性感染，如败血症、伤寒或副伤寒等；是否存在全身急性中毒，如毒蕈、鱼胆、河豚等食物中毒，或砷、磷、汞等化学物质中毒；是否服用某些药物，如利血平、新斯的明或洋地黄类药物；有无不洁饮食史。了解病人的排便、饮食习惯；评估病人有无紧张或焦虑情绪。

（二）身体状况

1. 腹泻的特点 急性感染性腹泻常伴有腹痛，进食后 24h 内发病，每天排便次数可多达 10 次以上，呈糊状或水样便，少数为脓血便；慢性腹泻表现为每天排便次数增多，呈稀便，也可带黏液和脓血。

细菌性痢疾呈黏液血便或脓血便；阿米巴痢疾的粪便呈暗红色或果酱样；小肠病变引起的腹泻粪便呈糊状或水样；结肠病变引起的腹泻粪便量少、黏液多。

2. 评估要点 详细询问腹泻起病缓急、病程长短，粪便的性状、次数、量、气味和颜色；有无使腹泻加重的因素及里急后重、恶心、呕吐、发热等伴随症状；有无口渴、疲乏无力等脱水表现；询问已经接受的检查及其结果,是否使用过止泻药物,包括药物的名称、剂量、给药途径;了解有无不洁或有毒食物摄入史;有无化学毒物和传染病接触史。

(三)心理 - 社会状况

频繁腹泻会影响正常的工作和社会活动,使病人产生自卑心理;严重腹泻还会影响病人的休息和睡眠,慢性腹泻治疗效果不明显时,病人往往对预后感到担忧。因此,病人会表现紧张、焦虑等心理反应。

(四)实验室检查及其他检查

了解粪便常规、显微镜及细菌学检查结果;了解 X 线、CT、超声、内镜检查结果有无异常;急性腹泻者注意监测水、血清电解质、酸碱平衡情况。

【常见护理诊断 / 合作性问题】

1. 腹泻 与肠道疾病或全身性疾病有关。

2. 有体液不足的危险 与大量腹泻引起失水有关。

【护理目标】

1. 腹泻次数减少,不适感减轻或消失。

2. 能保证机体所需水分、电解质、营养素的摄入。

【护理措施】

(一)一般护理

1. 休息与活动 急性腹泻或全身症状明显者应卧床休息。注意腹部保暖,可用热水袋热敷腹部,以减弱肠道运动,减少排便次数,并有利于腹痛等症状减轻;慢性或症状较轻的腹泻病人可以适当活动。对肠道传染病所致腹泻,应严格进行消化道隔离。

2. 饮食护理 腹泻病人以营养丰富、少纤维素、低脂肪、易消化食物为主,适当补充水分和食盐,避免生冷、多纤维、产气及刺激性强的食物;急性腹泻病人根据病情和医嘱给予禁食、流质、半流质或软食,待病情好转后鼓励病人逐渐增加食量。

(二)病情观察

观察并记录排便的次数、量、粪便性状的变化;注意有无腹痛、里急后重、恶心与呕吐等伴随症状;记录 24h 液体出入量;观察有无肛周皮肤的糜烂与感染;急性腹泻病人密切观察生命体征、神志、尿量等;注意有无水、电解质、酸碱平衡失调。慢性腹泻应注意观察有无消瘦、贫血和营养不良。

(三)用药护理

腹泻的治疗以病因治疗为主。使用止泻药时,观察病人的排便情况,腹泻控制后及时停药;使用解痉镇痛药如阿托品时,注意观察药物不良反应,如口干、视物模糊、心动过速等。

(四)心理护理

加强与病人的沟通,了解病人的心理状况和情绪反应,耐心解释有关病因和诊疗措施,使病人和家属对疾病有一定的认识。鼓励病人积极参加社会活动和运动锻炼,消除紧张、焦虑的心理状态,保持情绪稳定,积极配合相关检查和治疗,树立治疗的信心。

(五)健康指导

腹泻病人排便频繁时,因粪便刺激,肛周皮肤容易损伤,引起糜烂及感染。因此,排便后用温水清洗肛周皮肤,保持皮肤清洁干燥,必要时涂无菌凡士林或抗生素软膏,保护肛周皮肤。

【护理评价】

1. 腹泻及伴随症状是否减轻或消失。

2. 机体是否获得足够的热量、水、电解质、各种营养物质,营养状态是否改善。

五、黄疸

黄疸（jaundice）是由于血清中胆红素浓度增高，巩膜、皮肤、黏膜以及其他组织和体液发生黄染的现象。正常血清中胆红素浓度为 3.4~17.1μmol/L。胆红素在 17.1~34.2μmol/L 时，临床上不易察觉黄疸，称为隐性黄疸；胆红素超过 34.2μmol/L 时出现的黄疸，称为显性黄疸。根据病因和发病机制不同，黄疸分溶血性黄疸、肝细胞性黄疸和胆汁淤积性黄疸三种类型。

【护理评估】

（一）健康史

询问病人是否患有消化系统疾病，如病毒性肝炎、肝硬化、胆道阻塞；是否存在溶血性疾病，如地中海贫血、新生儿溶血、不同血型输血导致溶血等；了解有无家族性遗传疾病。

（二）身体状况

1. 黄疸特点 与病因及发病机制密切相关，包括皮肤、黏膜黄染的程度和颜色，有无皮肤瘙痒，尿液、粪便的颜色及实验室检查等。

（1）**溶血性黄疸**：一般为轻度黄疸，皮肤黏膜呈浅柠檬色，不伴皮肤瘙痒。主要症状为原发病表现，如急性溶血时，出现寒战、高热、头痛及腰背痛，伴有明显贫血和血红蛋白尿，尿液呈酱油色或茶色，严重者出现急性肾衰竭。实验室检查血清总胆红素增加，以非结合胆红素增高为主。尿结合胆红素定性实验阴性，尿胆原增加，尿液颜色加深。粪胆原增高，粪便颜色加深。

正常胆红素代谢 　溶血性黄疸发生机制

（2）**肝细胞性黄疸**：皮肤、黏膜呈浅黄至深金黄色，有皮肤瘙痒。伴有肝脏原发病表现，如乏力、食欲缺乏、肝区不适或疼痛等症状，重者有出血倾向、昏迷、腹水等表现。实验室检查血清结合胆红素与非结合胆红素均增高。尿结合胆红素定性实验阳性，有胆红素尿，尿液颜色加深，呈深黄色。

（3）**胆汁淤积性黄疸**：黄疸较严重，皮肤、黏膜呈暗黄色，完全梗阻者颜色更深，呈深黄色，甚至黄绿色，并有皮肤瘙痒和心动过缓。实验室检查血清总胆红素增加，以结合胆红素增高为主。尿结合胆红素定性实验阳性，尿液呈浓茶色。尿胆原和粪胆原减少或缺如，粪便颜色变浅，典型表现为白陶土色。

肝细胞性黄疸发生机制 　胆汁淤积性黄疸发生机制

2. 评估要点 评估病人起病缓急、持续时间；皮肤、黏膜和巩膜黄染的程度和范围；尿液和粪便的颜色；询问病人是否有皮肤瘙痒；有无溶血性贫血、肝胆胰病史；了解有无进食过多胡萝卜、橘子等富含胡萝卜素的食物，或长期服用含黄色素的药物（呋喃类、米帕林）等；询问已接受的检查及结果、已采用的治疗或护理措施及效果。

（三）心理 - 社会状况

黄疸严重时，影响病人的工作和社会活动，其外貌易使病人产生自卑感、紧张、焦虑等心理反应；由溶血或肝脏疾病引起黄疸，病人因担心治疗效果和预后，易出现抑郁、恐惧等。

（四）实验室检查及其他检查

了解肝功能血清总胆红素、结合胆红素、非结合胆红素，以及血常规、尿常规中尿胆红素、尿胆原，腹部 B 超、CT 或 MRI、MRCP 等检查结果；了解有关溶血性疾病的各种血液学检查，如红细胞脆性试验、自身溶血试验、抗人球蛋白试验等。

【常见护理诊断 / 合作性问题】

1. 有皮肤完整性受损的危险 与皮肤瘙痒有关。

2. **体象障碍** 与黄疸所致皮肤、黏膜和巩膜黄染有关。

3. **焦虑** 与黄疸所致皮肤、黏膜和巩膜黄染有关。

【护理目标】

1. 黄疸程度减轻或消失。

2. 皮肤瘙痒感减轻或消失，皮肤完整性良好。

3. 焦虑减轻或消失。

【护理措施】

（一）一般护理

1. **休息与活动** 肝炎所致黄疸者，应卧床休息直至黄疸消退。对于躁动不安的病人，应设保护性床栏，遵医嘱准确及时地给予镇静药，减少各种环境刺激，增加舒适感。

2. **饮食护理** 针对不同病因给予合理饮食。

（1）**肝脏疾病**：除肝性脑病限制蛋白质外，原则上给予高蛋白、高热量、高维生素、低脂肪饮食。蛋白质以含必需氨基酸丰富的优质蛋白，如蛋、乳、鱼、瘦肉类为主；多食富含维生素 C 与维生素 B 族的水果和蔬菜；避免进食过多脂肪，禁烟酒；伴有腹水者，限制钠盐和水的摄入。

（2）**胆道疾病**：给予低脂饮食，防止因进食脂肪后，胆囊收缩引起腹痛或因脂肪消化不良导致腹胀、腹泻。

（二）病情观察

密切观察黄疸的分布、深浅以及尿液颜色、粪便颜色、皮肤瘙痒程度等；观察黄疸的伴随症状及其程度变化；动态监测实验室检查结果，如肝功能血清总胆红素、非结合胆红素、结合胆红素等。

（三）心理护理

向病人及家属说明黄疸形成的原因，告知随着疾病逐渐康复，肤色也会逐渐恢复，鼓励病人树立战胜疾病的信心。认真倾听病人主诉，分散其注意力，指导病人皮肤护理的方法。

（四）健康指导

黄疸伴皮肤瘙痒时，常常难以忍受。瘙痒部位多见于手掌及跖部，夜间及温暖时加重。每天可用温水洗浴或擦浴，选择清洁、柔软、吸水性强的棉质衣裤，剪短指甲，必要时戴手套，预防搔抓引起继发感染；严重瘙痒者，可用 2%~3% 碳酸氢钠溶液外涂，或遵医嘱口服抗组胺类止痒药物。

【护理评价】

1. 黄疸程度是否减轻或消失。

2. 皮肤瘙痒感是否减轻或消失，皮肤完整性是否良好。

3. 焦虑是否减轻或消失。

（邹春杰）

第二节　胃炎病人的护理

学习目标

1. 掌握慢性胃炎的主要病因、实验室检查及其他检查和护理措施。

2. 熟悉急、慢性胃炎的身体状况及其异同点。

3. 了解引起急性胃炎的主要病因和治疗原则。

4. 学会用护理程序对急、慢性胃炎病人实施整体护理。

5. 具备为急、慢性胃炎病人进行制订健康指导方案和组织实施的能力。

病人,男性,29岁。同事聚餐后2h出现上腹部剧痛,呕吐咖啡样胃内容物量约250ml,伴头晕、乏力就诊。两天前曾因"感冒"发热服用对乙酰氨基酚,既往无"胃溃疡、十二指肠溃疡"病史。

请思考:

1. 责任护士应着重观察病人哪些变化?

2. 为该病人制订健康指导方案的重点内容是什么?

胃炎(gastritis)是胃黏膜对胃内各种刺激因素的炎症反应,显微镜下表现为组织学炎症。根据病理生理和临床表现,胃炎分为急性胃炎、慢性胃炎和特殊类型胃炎。特殊类型胃炎种类很多,临床较少见。急性胃炎和慢性胃炎临床最常见。

一、急性胃炎

急性胃炎(acute gastritis)是由多种病因引起的急性胃黏膜炎症。临床上急性发病,主要表现为上腹部疼痛、腹胀、恶心、呕吐和食欲下降等。胃镜检查可见胃黏膜充血、水肿、出血、糜烂及浅表溃疡等表现,组织学上通常可见中性粒细胞浸润。急性胃炎包括幽门螺杆菌(helicobacter pylori,Hp)感染引起的急性胃炎、除Hp之外的其他病原体感染引起的急性胃炎、急性糜烂出血性胃炎,其中急性糜烂出血性胃炎是临床最常见的急性胃炎。

【病因及发病机制】

(一)药物

常引起胃黏膜炎症的药物是非甾体抗炎药(NSAID),如阿司匹林、吲哚美辛、布洛芬等,这些药物可通过抑制前列腺素的合成,削弱前列腺素对胃黏膜的保护作用。此外,某些抗肿瘤化疗药、铁剂或氯化钾口服液等,破坏黏膜屏障,也可引起胃黏膜糜烂。

(二)急性应激状态

多脏器衰竭、严重创伤、手术、颅脑病变、败血症、精神紧张等急性应激状态,可致胃黏膜微循环障碍,造成黏膜缺血、缺氧、黏液分泌减少和局部前列腺素合成不足,导致胃黏膜屏障破坏;也可增加胃酸分泌,大量H^+反渗,弥散进入黏膜,损伤血管和黏膜,引起胃黏膜糜烂和出血。

(三)乙醇

长期大量饮酒,由于乙醇的亲脂和溶脂性能,破坏胃黏膜屏障,引起上皮细胞损害、黏膜出血和糜烂。

(四)创伤和物理因素

大剂量放射线照射等可导致胃黏膜糜烂、出血甚至溃疡。

【护理评估】

(一)健康史

询问病人是否服用过非甾体抗炎药、抗肿瘤药、铁剂和氯化钾口服液等;是否有严重的脏器病变、严重创伤、大手术、不良精神刺激等;有无大量饮酒、大剂量射线照射等致病因素。

(二)身体状况

1. 症状 轻者无明显症状;有症状者,表现为上腹痛、饱胀不适、恶心、呕吐、食欲缺乏等。急性糜烂出血性胃炎者,表现为突发呕血/黑便,多为咖啡样呕吐物,是上消化道出血常见病因之一。持续少量出血可导致贫血,大出血引起晕厥或休克者相对多见。

2. 体征 上腹部可有不同程度的压痛。

（三）心理 - 社会状况

因起病急，上腹部不适，或有呕血和黑便，易使病人紧张不安，尤其是急性应激出血，病人及家属常出现焦虑、恐惧等心理反应。

（四）实验室检查及其他检查

1. 粪便检查　粪便隐血试验呈阳性。

2. 血常规　观察有无贫血及白细胞、血小板的变化。

3. 胃镜检查　是诊断的主要依据，当临床提示本病时，应尽早行胃镜检查。镜下可见胃黏膜多发性糜烂、出血灶和浅表溃疡，表面附有黏液和炎性渗出物。一般应激所致的胃黏膜病损以胃底、胃体为主，而非甾体抗炎药或乙醇所致者以胃窦为主。

（五）治疗原则及主要措施

针对病因和原发疾病采取防治措施。处于急性应激状态者在积极治疗原发病的同时，应使用抑制胃酸分泌或具有胃黏膜保护作用的药物，以预防急性胃黏膜损害；药物引起者，应立即停药，遵医嘱服用 H_2 受体拮抗药或质子泵抑制剂等抑制胃酸分泌，或服用硫糖铝和米索前列醇等保护胃黏膜。发生上消化道大出血时，积极配合医生采取综合性抢救治疗措施。

二、慢性胃炎

慢性胃炎（chronic gastritis）是由各种病因引起的胃黏膜慢性炎症。发病率一般随年龄增长而增加，中年以上病人常见。慢性胃炎分为慢性非萎缩性（浅表性）、慢性萎缩性和特殊类胃炎三类。慢性非萎缩性胃炎最常见，病理表现为胃黏膜充血、水肿、渗出，偶尔有出血，胃黏膜无萎缩性改变，Hp 感染是其主要病因；慢性萎缩性胃炎，病理表现为胃腺体萎缩，常伴有肠上皮化生和不典型增生，有癌变风险；特殊类胃炎如感染性胃炎、化学性胃炎等，临床上较少见。

【病因及发病机制】

1. Hp 感染　目前认为 Hp 感染是慢性胃炎最主要的病因，临床常见胃窦胃炎。Hp 感染引起慢性胃炎的机制：①Hp 具有鞭毛结构，依靠其黏附在胃黏膜上皮细胞，直接侵袭胃黏膜。②Hp 分泌尿素酶，能分解尿素产生 NH_3 而中和胃酸，既形成了利于 Hp 生存的中性环境，又损伤了上皮细胞。③Hp 分泌空泡毒素蛋白，在损伤上皮细胞的同时，引起强烈的炎症反应。④Hp 菌体胞壁作为抗原，诱导自身免疫反应，损伤胃上皮细胞。

2. 十二指肠胃反流　与各种原因引起的胃肠动力异常、肝胆道疾病及远端消化道梗阻有关。长期反流，可导致胃黏膜慢性炎症。

3. 药物和毒物　服用非甾体抗炎药可破坏胃黏膜屏障。许多毒素也可能损伤胃，其中乙醇最常见。乙醇和非甾体抗炎药两者联合作用对胃黏膜损伤更强。

4. 自身免疫　慢性胃体胃炎常发生在自身免疫基础上，故称自身免疫性胃炎，我国少见。病人血液中存在壁细胞抗体和内因子抗体。壁细胞抗体可破坏壁细胞，使胃酸分泌减少乃至缺失；内因子抗体破坏内因子，影响维生素 B_{12} 的吸收而导致恶性贫血。

5. 年龄因素和其他　老年人胃黏膜可出现退行性改变，加上 Hp 感染率较高，使胃黏膜修复再生功能下降、炎症慢性化、上皮增殖异常及胃腺体萎缩。长期进食高盐食物，饮浓茶、咖啡，食用过热、过冷、过于粗糙的食物，缺少新鲜蔬菜、水果等均与慢性胃炎的发生密切相关。

【护理评估】

（一）健康史

询问病人是否长期饮浓茶、烈酒、咖啡，食用过热、过冷及过于粗糙的食物，是否高盐饮食；是否经常服用非甾体抗炎药；有无其他自身免疫性疾病，如桥本甲状腺炎、白癜风等；有无慢性右心衰竭、肝硬化门静脉高压症等引起胃黏膜淤血的疾病。

（二）身体状况

1. 症状 慢性胃炎病程迁延，进展缓慢。70%~80% 的病人无任何症状，部分病人表现为非特异性的消化不良症状，如上腹痛或不适、食欲缺乏、饱胀、嗳气、反酸、恶心和呕吐等，症状可能与进食不当有关。少数有胃黏膜糜烂者，可出现少量上消化道出血；自身免疫性胃炎病人，出现明显畏食、贫血和体重减轻；极少数慢性多灶萎缩性胃炎，经长期演变发展为胃癌，可出现食欲缺乏、体重减轻及上腹痛等症状。

2. 体征 多不明显，有时上腹部轻压痛。

（三）心理 - 社会状况

因病程迁延，症状持续存在，易使病人产生烦躁、焦虑等不良情绪；部分病人因出现明显畏食、贫血、体重减轻及害怕"癌变"而存在抑郁、恐惧心理。

（四）实验室检查及其他检查

1. 胃镜及胃黏膜活组织检查 是诊断慢性胃炎最可靠的方法。通过胃镜在直视下观察黏膜病损。慢性非萎缩性胃炎可见红斑，黏膜粗糙不平，出血点 / 斑；慢性萎缩性胃炎可见黏膜呈颗粒状，黏膜血管显露，色泽灰暗，皱襞细小。两种胃炎皆可伴有糜烂、胆汁反流。

2. Hp 检测 侵入性方法，包括快速尿素酶测定、组织学检查等；非侵入性方法，常用 ^{13}C- 尿素或 ^{14}C- 尿素呼气试验。

3. 血清学检查 自身免疫性胃炎，抗壁细胞抗体和抗内因子抗体呈阳性，维生素 B_{12} 水平降低，血清促胃液素水平明显升高；多灶萎缩性胃炎时，血清促胃液素水平正常或偏低。

4. 胃液分析 Hp 感染引起的胃炎，胃酸增多；自身免疫性胃炎，胃酸缺乏；多灶萎缩性胃炎，胃酸分泌正常或偏低。

（五）治疗原则及主要措施

治疗原则是消除病因、缓解症状、控制感染、防治癌前病变。

1. Hp 感染引起的慢性胃炎 尤其有活动性者应给予根除 Hp 治疗，单独应用（表 4-1）所列药物，均不能有效清除 Hp。目前倡导联合治疗方案，四联疗法即 1 种质子泵抑制剂（pronton pump inhibitor，PPI）＋ 2 种抗生素 ＋ 1 种铋剂，疗程 10~14d。

表 4-1　具有杀灭和抑制 Hp 作用的药物

种类	药物名称
抗生素	克拉霉素、阿莫西林、甲硝唑、替硝唑、喹诺酮类抗生素、呋喃唑酮、四环素
PPI	奥美拉唑、埃索美拉唑、兰索拉唑、泮托拉唑、雷贝拉唑
铋剂	枸橼酸铋钾、果胶铋、碱式碳酸铋

2. 对症处理 根据病因给予对症处理。因非甾体抗炎药引起者，应停药，并给予抗酸药；因胆汁反流者，服用氢氧化铝凝胶来吸附，或服用硫糖铝及胃动力药物以中和胆盐，防止反流；自身免疫性胃炎伴有恶性贫血者，遵医嘱注射维生素 B_{12}。有胃动力学改变者，服用多潘立酮、西沙必利等。

【常见护理诊断 / 合作性问题】

1. 疼痛：腹痛 与胃黏膜炎性病变有关。

2. 营养失调：低于机体需要量 与畏食和消化吸收不良等有关。

【护理目标】

1. 疼痛减轻或消失。

2. 养成规律的饮食习惯，体重恢复正常。

【护理措施】

（一）一般护理

1. 休息与活动 指导病人规律生活,注意劳逸结合。胃炎急性发作或伴有消化道出血者,应卧床休息,病情缓解后进行适当运动和锻炼,避免过度劳累,增强机体抵抗力。

2. 饮食护理 指导病人养成良好的饮食习惯,定时定量,少量多餐,细嚼慢咽。原则为高热量、高蛋白、高维生素、易消化饮食,避免摄入过咸、过甜、过冷、过热及辛辣刺激性食物。胃酸低者,酌情食用浓肉汤、鸡汤、山楂及食醋等,以刺激胃酸分泌;高胃酸或有少量出血者,可食用牛奶、米汤等中和胃酸,避免进食酸性、多脂肪食物。

（二）病情观察

观察并记录病人每天进餐次数、量、品种;定期测量体重;观察病人腹痛的部位、性质,呕吐物和粪便的颜色、量及性状,用药前后其症状是否改善;监测有无上消化道出血的征象,如呕血和/或黑便等;监测粪便隐血试验检查结果,及时发现病情变化。

（三）腹痛护理

腹部疼痛或不适者,指导病人卧床休息,避免精神紧张,采取转移注意力、深呼吸等方法缓解疼痛;或用热水袋局部热敷、按摩、针灸,解除痉挛,减轻腹痛。必要时遵医嘱给予镇痛药物。

（四）用药护理

禁用或慎用非甾体抗炎药等对胃黏膜有刺激作用的药物。遵医嘱应用根除 Hp 感染药物、抑酸剂及胃黏膜保护剂时,注意观察药物疗效及不良反应。硫糖铝在餐前 1 小时服用与睡前服用效果最好,如同时使用抑酸剂,抑酸剂应在服用硫糖铝前半小时或服后 1 小时给予。多潘立酮或西沙必利应在饭前服用,不宜与阿托品同服。

（五）心理护理

关心和安慰病人,耐心解释胃炎的疾病知识及治疗方法,使其了解坚持合理治疗的重要性,树立治疗信心,积极配合治疗,消除焦虑、紧张、恐惧等心理。对于中度以上不典型增生的病人,应定期随访,定期进行胃镜检查,及时发现病情变化并处理。

（六）健康指导

1. 疾病知识指导 向病人及家属介绍胃炎的病因、诱因、防治方法和自我护理措施。

2. 生活指导 指导病人养成良好的生活方式,劳逸结合,合理安排工作和休息时间。规律饮食,注意饮食卫生和营养,饮食多样化。不吃霉变食物,少吃腌制、熏制等富含硝酸盐或亚硝酸盐食物。避免长期大量饮酒、吸烟。

3. 用药指导 根据病人的病因、具体发病类型进行正确指导用药。向病人介绍常用药物的名称、作用、剂量、用法、不良反应及注意事项,遵医嘱服药,坚持定期门诊复查。避免服用非甾体抗炎药等对胃黏膜有刺激作用的药物。

【护理评价】

1. 疼痛是否减轻或消失。

2. 是否养成规律的饮食习惯,体重是否恢复正常。

（邹春杰）

第三节　消化性溃疡病人的护理

学习目标

1. 掌握消化性溃疡的病因、身体状况和护理措施。

2. 熟悉消化性溃疡的发病机制和治疗要点。

3. 了解消化性溃疡的健康指导。

4. 学会应用护理程序为消化性溃疡病人实施整体护理。

5. 具备对消化性溃疡病人合并大出血或穿孔等急危重症的判断及配合医生抢救的能力。

情景导入

病人，男性，45 岁。以"间歇性上腹疼痛 2 年，加重 1 周"住院。病人 2 年前出现间歇性饭后上腹部灼痛，伴恶心、嗳气。自服"胃药"后症状有所缓解。此后经常在秋冬、冬春交替季节发病，饭后腹痛，疼痛持续 2~3h 后缓解。1 周前因过度劳累再次出现上述症状，较前加重，为进一步诊治到医院就诊，拟诊"消化性溃疡"收入院。待进一步检查明确诊断。

请思考：

1. 为明确诊断，需要指导病人做哪些实验室检查及其他检查？

2. 病人目前主要的护理诊断/合作性问题是什么？相应的护理措施有哪些？

消化性溃疡（peptic ulcer，PU）主要指发生在胃肠道黏膜的炎性缺损，因溃疡形成与胃酸/胃蛋白酶的消化作用有关，故称为消化性溃疡。胃溃疡（gastric ulcer，GU）和十二指肠溃疡（duodenal ulcer，DU）最常见。

消化性溃疡是全球性常见病，可发生于任何年龄，临床上十二指肠溃疡多于胃溃疡，两者之比是 3:1，十二指肠溃疡多见于青壮年，胃溃疡多见于中老年人，男性患病率多于女性。秋冬和冬春之交是本病的好发季节。

【病因及发病机制】

消化性溃疡是一种多因素疾病，溃疡发生的基本原理是由于黏膜自身防御/修复因素与黏膜侵袭因素之间失去平衡。黏液/碳酸氢盐、黏膜屏障等是胃、十二指肠黏膜自身防御/修复因素；胃酸和胃蛋白酶对黏膜产生自身消化作用，是胃肠黏膜的侵袭因素。胃溃疡主要是防御/修复因素减弱，十二指肠溃疡则主要是侵袭因素增强。

1. 胃酸和胃蛋白酶　消化性溃疡的最终形成是由于胃酸和胃蛋白酶的自身消化所致。胃蛋白酶是胃黏膜主细胞分泌的胃蛋白酶原经盐酸激活后转变而来，它能降解蛋白质分子，对黏膜有侵袭作用。胃蛋白酶的活性取决于胃液 pH，当胃液 pH 上升到 4 以上时，胃蛋白酶失去活性。因此，胃酸的存在是发生溃疡的决定因素。

2. 幽门螺杆菌（Hp）感染　大量研究表明 Hp 感染是消化性溃疡的主要病因。其致病机制包括：①Hp 感染通过直接或间接作用于 G 细胞、D 细胞和壁细胞，增加胃酸分泌，导致十二指肠的酸负荷增加。②十二指肠胃上皮化生，为 Hp 在十二指肠定植提供了条件，Hp 感染导致十二指肠炎症，黏膜屏障破坏而发生十二指肠溃疡。③Hp 感染减少十二指肠碳酸氢盐分泌，导致黏膜屏障削弱而发生十二指肠溃疡。④Hp 感染引起的胃黏膜炎症，削弱了胃黏膜的屏障功能，导致胃溃疡。

3. 药物因素　长期服用非甾体抗炎药（NSAID）、糖皮质激素、某些抗肿瘤药物等可发生溃疡，其中以 NSAID 最常见，可直接作用于胃、十二指肠黏膜，损害胃黏膜屏障。此外，NSAID 还可通过抑制前列腺素合成，削弱其对黏膜的保护作用。溃疡发生的危险性与 NSAID 的种类、剂量大小及疗程长短有关。

4. 黏膜的防御/修复异常　胃黏膜的防御/修复功能对维持黏膜的完整性、促进溃疡愈合非常重要。防御功能受损、修复能力下降，都对溃疡的发生和转归产生影响。

5. 遗传易感性　部分消化性溃疡的病人有明显的家族史，存在遗传易感性。流行病学调查显示，

Hp 感染有家族聚集现象。

6.其他因素 大量饮酒、长期吸烟、高盐饮食、应激、长期精神紧张、焦虑或过度劳累等是消化性溃疡的常见诱因。胃石症病人因胃石的长期机械摩擦刺激而产生胃溃疡；放疗可引起胃或十二指肠溃疡。

【护理评估】

（一）健康史

询问病人有无长期服用非甾体抗炎药、糖皮质激素、某些抗肿瘤化疗药物的用药史；是否遭受严重的创伤、烧伤、颅内疾病及不良精神刺激；有无长期饮浓茶、咖啡，食用过冷、过热及过于粗糙的食物；是否抽烟酗酒；有无家庭聚集现象。

（二）身体状况

临床特点为慢性过程、周期性发作、节律性上腹部疼痛，其发作有明显的季节性，秋冬和冬春之交发病较常见。

1.症状

（1）**腹痛**：上腹部疼痛是本病的主要症状，性质可为钝痛、灼痛、胀痛、剧痛、饥饿样不适感。疼痛部位多位于上腹中部、偏右或偏左。多数病人疼痛有典型的节律性，胃溃疡疼痛多在餐后 1h 内出现，持续 1~2h 后逐渐缓解，至下次进餐后再次出现疼痛，称"饭后痛"；十二指肠溃疡餐后 2~4h 出现疼痛，进食或服用抗酸剂后缓解，称"空腹痛"或"午夜痛"。胃溃疡和十二指肠溃疡上腹痛的特点及鉴别比较（表 4-2）。

表 4-2 胃溃疡与十二指肠溃疡的特点及鉴别

鉴别点	胃溃疡	十二指肠溃疡
常见部位	胃角或胃窦、胃小弯	十二指肠球部
发病机制	主要是防御/修复因素减弱	主要是侵袭因素增强
胃酸分泌	正常或降低	增多
发病年龄	中老年	青壮年
疼痛部位	中上腹或剑突下偏左	中上腹或剑突下偏右
疼痛时间	餐后 1/2~1h 发生，直至下次进餐前自行缓解	餐后 2~4h，至下次进餐后缓解，部分病人可发生午夜痛
疼痛性质	烧灼感或痉挛感	烧灼感或饥饿感
疼痛节律	进食-疼痛-缓解	疼痛-进食-缓解

（2）**其他**：消化性溃疡除上腹痛外，常伴有反酸、嗳气、上腹胀、食欲缺乏等消化不良症状，以及失眠、缓脉、多汗等自主神经功能失调的表现。

2.体征 溃疡活动期上腹部、剑突下有局限性轻压痛，缓解期无明显体征。

3.并发症

（1）**出血**：是消化性溃疡最常见的并发症。消化性溃疡所致出血也是上消化道出血最常见的病因。胃溃疡比十二指肠溃疡更容易发生，常因服用非甾体抗炎药而诱发。出血引起的表现取决于出血的速度和量，轻者仅表现为黑便和呕血，重者引起周围循环衰竭，甚至发生低血容量性休克，应积极抢救。

（2）**穿孔**：溃疡穿透胃、十二指肠壁时则发生穿孔，是消化性溃疡最严重的并发症，常发生于十二指肠前壁或胃前壁。饮酒、劳累、服用非甾体抗炎药等可诱发急性穿孔，主要表现为突发的剧烈腹痛、大汗淋漓、烦躁不安，疼痛多自上腹开始迅速蔓延至全腹，腹肌紧张，有明显压痛和反跳痛，肝浊音界缩小或消失，肠鸣音减弱或消失，部分病人出现休克。

（3）**幽门梗阻**：主要由十二指肠溃疡或幽门管溃疡引起。溃疡急性发作时，引起幽门部痉挛和炎性水肿，形成暂时性幽门梗阻，随炎症好转而缓解；溃疡多次复发，愈合后瘢痕收缩则形成持久性幽门梗阻。幽门梗阻使胃排空延迟，病人表现为上腹饱胀不适，餐后疼痛加重，反复大量呕吐，呕吐物为酸性宿食，呕吐后疼痛可暂时缓解。严重频繁呕吐可致脱水和低钾、低氯性碱中毒，常继发营养不良。上腹部空腹振水音、胃蠕动波及空腹抽出胃液量＞200ml是幽门梗阻的特征性表现。

（4）**癌变**：少数胃溃疡病人可发生癌变，十二指肠溃疡则极少见。对长期慢性胃溃疡病史、年龄在45岁以上、溃疡顽固不愈、腹痛节律性消失、粪便隐血试验持续阳性者，应警惕癌变，需进一步检查和定期随访。

（三）心理 - 社会状况

消化性溃疡有周期性发作和节律性疼痛的特点，易使病人产生紧张、急躁情绪；当合并上消化道出血、穿孔等并发症时，病人表现为焦虑、恐惧；慢性过程、反复发作及担心溃疡癌变，病人也会产生焦虑、抑郁、恐惧等心理反应。

（四）实验室检查及其他检查

1. 胃镜和胃黏膜活组织检查　是确诊消化性溃疡的首选检查方法。胃镜检查可直视溃疡的部位、病变大小、性质，并取黏膜组织做病理学检查和Hp检测。胃镜下消化性溃疡多呈圆形、椭圆形或线形，边缘光滑，底部有灰黄色或灰白色渗出物，溃疡周围黏膜充血、水肿，可见皱襞向溃疡集中。

2. X线胃肠钡餐检查　适用于胃镜检查有禁忌或不接受胃镜检查者。溃疡的X线直接征象为龛影，对溃疡有确诊价值。

3. Hp检测　是消化性溃疡的常规检测项目。侵入性方法，包括快速尿素酶测定、组织学检查等；非侵入性方法，常用 ^{13}C- 尿素或 ^{14}C- 尿素呼气试验。^{13}C- 尿素或 ^{14}C- 尿素呼气试验检测Hp感染敏感性和特异性均较高，其结果可作为选择性根除Hp治疗方案的依据和治疗后复查的首选方法。

4. 粪便隐血试验　隐血试验阳性提示溃疡活动，如胃溃疡病人持续阳性，提示有癌变可能。

5. CT检查　对于穿透性溃疡或穿孔，CT检查很有价值。另外对幽门梗阻也有鉴别诊断的意义。

（五）治疗原则及主要措施

消化性溃疡的治疗原则是消除病因、缓解症状、促进溃疡愈合、防止复发和避免并发症。针对不同病因和发病机制，给予相应处理。

1. 药物治疗

（1）**根除Hp**：促进溃疡愈合，预防溃疡复发。Hp阳性的消化性溃疡病人，无论初发或复发、活动或静止、有无并发症，均应根除Hp。目前提倡的联合治疗方案为含铋剂的四联方案，即1种PPI＋2种抗生素和1种铋剂，疗程10~14d。

（2）**抑制胃酸分泌**：临床上常用抑制胃酸分泌的药物有 H_2 受体拮抗药（H_2 receptor antagonist，H_2RA）和质子泵抑制剂（proton pump inhibitor，PPI）两大类。H_2RA 主要通过选择性竞争结合抑制 H_2 受体，使壁细胞分泌胃酸减少。常用药物包括法莫替丁、雷尼替丁、西咪替丁等。PPI 使壁细胞膜 H^+-K^+ATP 酶失去活性，从而抑制胃酸分泌，是目前临床上作用最强的、首选的胃酸抑制剂，常用药物包括奥美拉唑、兰索拉唑等。

（3）**保护胃黏膜**：①弱碱性抗酸剂，中和胃酸，迅速缓解疼痛症状。由于治疗溃疡需长期、大量应用，不良反应较大，故已不作为治疗消化性溃疡的主要或单独用药。常用药物有氢氧化铝、碳酸氢钠、铝碳酸镁等。②硫糖铝、枸橼酸铋钾和前列腺素类药物。硫糖铝和枸橼酸铋钾目前已少用作治疗消化性溃疡的一线药物。枸橼酸铋钾因兼有较强的抑制Hp作用，可在根除Hp联合治疗时使用。前列腺素类药物具有增强胃、十二指肠黏膜的黏液/碳酸氢盐分泌、增加黏膜血流和抑制胃酸分泌的作用，主要用于非甾体抗炎药相关溃疡的预防，但其可引起子宫收缩，孕妇禁用。

ER 4-7

抑酸剂的
作用机理

2. 内镜治疗 根据溃疡出血病灶的内镜下特点,选择 PPI 结合内镜治疗,提高溃疡活动性出血的止血成功率。消化性溃疡合并幽门变形或狭窄引起梗阻,也可选择内镜下治疗。

3. 手术治疗 对于大出血经内科治疗无效、急性穿孔、瘢痕性幽门梗阻、胃溃疡疑有癌变及正规治疗无效的顽固性溃疡可选择手术治疗。

知识拓展

妊娠期消化性溃疡的治疗

有些治疗消化性溃疡的药物对胎儿有潜在的致畸作用,不可用于妊娠期妇女消化性溃疡的治疗,如西咪替丁、雷尼替丁、法莫替丁、甲氧氯普胺、多潘立酮、米索前列醇等。临床上可选用氧化酶、三硅酸镁、胃膜素、蒙脱石散、谷维素、胃蛋白酶及多酶片等。

【常见护理诊断/合作性问题】

1. 疼痛:腹痛 与胃酸刺激溃疡面引起化学性炎症反应有关。

2. 营养失调:低于机体需要量 与疼痛致摄入量减少及消化吸收障碍有关。

3. 潜在并发症:上消化道出血、穿孔、幽门梗阻、癌变。

【护理目标】

1. 上腹部疼痛减轻或消失。

2. 能够养成良好饮食习惯,体重恢复正常。

3. 未发生并发症,或并发症能被及时发现并处理。

【护理措施】

(一)一般护理

1. 休息与活动 溃疡活动期、症状较重或有并发症者,应卧床休息,以缓解疼痛。溃疡缓解期,鼓励病人适当活动,劳逸结合,以不感到劳累和诱发疼痛为原则,避免餐后剧烈活动;避免劳累、情绪激动、精神紧张、吸烟、饮酒等诱发因素。夜间疼痛者,遵医嘱夜间加服 1 次抑酸剂,以保证睡眠。

2. 饮食护理 指导病人规律进食,溃疡活动期应少食多餐、定时定量、细嚼慢咽,避免餐间零食和睡前进食。选择营养丰富、清淡、易于消化的食物,以面食为主,或软饭、米粥;两餐之间适量摄入脱脂牛奶,但牛奶中的钙质有刺激胃酸分泌的作用,不宜多饮。避免生、冷、硬及粗纤维多的食物,避免浓肉汤、咖啡、浓茶和辣椒、酸醋等调味品。

(二)病情观察

监督病人采取合理的饮食方式和结构,定期测量体重;密切观察病人上腹部疼痛的规律及特点,包括腹痛的部位、程度、持续时间、诱发因素,与饮食的关系;观察有无呕血、黑便的发生;对突发性腹部剧痛者,考虑是否合并穿孔;监测生命体征、意识状态及腹部体征,及时发现和处理并发症。

(三)并发症护理

合并急性穿孔伴有休克者,应平卧,禁食水、胃肠减压、输液、应用抗生素,为手术做准备。合并出血者,护士应观察和记录呕血、便血、循环血量不足的表现,安置病人取平卧位,暂时禁食,输血、输液,遵医嘱应用止血药物。若经止血、输血而持续出血者,紧急手术。合并幽门梗阻者,非完全性梗阻者可进食无渣半流质饮食,抗酸、输液。完全性梗阻者,需手术治疗,术前 3d,每晚 300~500ml 温等渗盐水洗胃。

(四)用药护理

遵医嘱用药,并观察药物疗效及不良反应。治疗消化性溃疡的各类药物不良反应及护理措施(表4-3、表4-4、表4-5)。

表 4-3 根除 Hp 药物的不良反应及护理措施

常用药物	不良反应	护理措施
克拉霉素	周围神经炎和溶血性贫血	观察下肢皮肤的颜色、温度和尿色
阿莫西林	皮疹	用药前询问有无青霉素过敏史
甲硝唑	恶心、呕吐等胃肠道反应	餐后 0.5h 服用

表 4-4 抑制胃酸分泌药物服药时间及不良反应

药物种类	常用药物	服药时间	不良反应
H₂RA	法莫替丁、雷尼替丁、西咪替丁	餐中或餐后立刻服用	乏力、头昏、嗜睡、腹泻；静脉给药会出现心律失常、血压下降
PPI	奥美拉唑、兰索拉唑、泮托拉唑	餐前 0.5h 或 1h 服用	头晕、皮疹、瘙痒、口苦、肝功能异常

注：H₂RA 指 H₂ 受体拮抗药（H₂ receptor antagonist）；PPI 指质子泵抑制剂（proton pump inhibitor）。

表 4-5 胃黏膜保护药物的不良反应及护理措施

药物种类	常用药物	不良反应	护理措施
抗酸剂	氢氧化铝凝胶、铝碳酸镁	较少	餐后 1h 和睡前服用；避免与牛奶同服；与 H₂RA 同时服药，需间隔 1h 以上
硫糖铝	硫糖铝	便秘、口干、皮疹、眩晕、嗜睡	宜在进餐前 1h 服用；不能与多酶片同服；不宜与碱性药物合用
铋剂	枸橼酸铋钾	齿舌发黑、便秘、粪便变黑	服药前后 1h 内不宜进食；不宜与抗酸剂同服；肾功能不良者忌用铋剂
前列腺素类	米索前列醇	腹泻、子宫收缩	孕妇忌用

（五）心理护理

评估病人的心理反应，有针对性地对病人和家属进行健康教育。关心病人，主动与病人沟通，帮助病人减轻紧张焦虑心理，向其说明紧张焦虑的心理，可增加胃酸分泌，诱发和加重溃疡。指导病人使用放松技术，缓解紧张情绪。

（六）健康指导

1.疾病知识指导 向病人及家属讲解消化性溃疡的病因及诱发因素，指导病人养成良好的生活方式，规律生活，劳逸结合，避免过度紧张和劳累，选择合适的锻炼方式，提高机体抵抗力；指导病人了解消化性溃疡及其并发症的临床表现，若上腹部节律性疼痛发生变化甚至加剧，或出现呕血和/或黑便时，立即就诊。

2.生活方式指导 指导病人建立良好的饮食习惯和饮食结构，戒烟酒，避免摄入刺激性食物。避免食用洋葱、芹菜、韭菜等粗纤维食物和油炸食物；避免浓咖啡、浓茶等饮料；忌食生姜、生蒜、辣椒等辛辣食物；饮食不宜过酸、过甜、过咸，烹调方法以蒸、煮、炖、烩为主。

3.用药指导 指导病人遵医嘱正确服药，并学会观察药物疗效和不良反应，不要随意停药或减量，避免复发。指导病人慎用或勿用致溃疡的药物，如阿司匹林、泼尼松、咖啡因及利血平等药物。定期复诊。

【护理评价】

1.腹部疼痛是否减轻或消失。

2.是否养成良好饮食习惯，营养状态是否良好。

3.有无并发症发生；发生并发症能否被及时发现并处理。

（邹春杰）

第四节 胃癌病人的护理

学习目标

1. 掌握胃癌病人的身体状况和护理措施。
2. 熟悉胃癌的病因和辅助检查。
3. 了解胃癌的发病机制。
4. 学会应用护理程序为胃癌病人实施整体护理。
5. 具备为胃癌病人进行健康指导的能力。

情景导入

病人，男性，68岁。6年来餐后1h左右剑突下隐痛，常感上腹部饱胀、嗳气，多于秋季复发，服用抑酸药后症状缓解。近2个月来上腹部疼痛加重，节律性消失，且服药无效，食欲缺乏，明显消瘦，四肢无力，粪便隐血试验持续阳性。入院时病人神志清楚，贫血貌，BP 110/75mmHg、HR 78次/min，上腹部轻度压痛，无肌紧张及反跳痛，未触及包块，移动性浊音阴性。

请思考：

1. 消化性溃疡病人一旦节律性疼痛消失，应考虑并发了什么问题？
2. 应该为病人实施哪些护理措施？

胃癌（gastric cancer，GC）是指源于胃黏膜上皮细胞的恶性肿瘤，主要是胃腺癌。胃癌是最常见的恶性肿瘤之一，发病率居消化道肿瘤的首位，我国男性和女性胃癌发病率居全部恶性肿瘤的第2位和第5位。世界上不同国家与地区胃癌的发病率有明显差别，60%胃癌病例分布在发展中国家，日本、中国等东亚国家为高发区。我国以西北地区发病率较高，男性胃癌的发病率与死亡率均高于女性。发病以中老年居多，55~70岁为高发年龄段。全国平均年死亡率约为16/10万，近年来我国胃癌发病率有所下降，但死亡率下降并不明显。

【病因及发病机制】

（一）病因

正常情况下，胃黏膜上皮细胞的增殖和凋亡之间保持动态平衡，这种平衡的维持有赖于癌基因、抑癌基因及一些生长因子的共同调控。多种因素共同影响上述平衡，参与胃癌的发生。

1. 饮食因素 流行病学研究结果表明，长期食用霉变粮食、咸菜、烟熏和腌制食品及过多摄入食盐，能增加患胃癌的危险性。

2. 感染因素 1994年WHO宣布幽门螺杆菌（Hp）是人类胃癌的Ⅰ类致癌原。此外，EB病毒和其他感染因素等也可能参与胃癌的发生。

3. 遗传因素 胃癌发病有明显的家族聚集倾向，尤其浸润型胃癌有更高的家族发病倾向，提示该型与遗传因素有关。

4. 癌前状态 胃癌的癌前状态分为癌前疾病和癌前病变。癌前疾病指与癌症相关的胃良性疾病，有发生胃癌的危险性，如慢性萎缩性胃炎、胃息肉、残胃炎、胃溃疡；癌前病变指较容易转变为癌组织的病理学变化，如肠型化生和异型增生。

（二）发病机制

1. 饮食因素的致病机制 长期食用含硝酸盐较高的食物，硝酸盐可在胃内受细菌硝酸盐还原酶的作用形成亚硝酸盐，再与胺结合形成致癌的亚硝胺。高盐饮食致胃癌危险性增加的机制尚不清楚,可能与高浓度盐导致胃黏膜损伤,使黏膜易感性增加而协同致癌作用有关。

2. Hp 感染的致病机制　Hp 导致的慢性炎症有可能成为一种内源性致突变原; Hp 是一种硝酸盐还原剂,具有催化亚硝化作用而起致癌作用; Hp 分泌毒素促使上皮细胞变异。

【护理评估】

(一) 健康史

询问病人有无长期食用霉变粮食、咸菜、烟熏和腌制食品以及高盐饮食习惯;有无慢性萎缩性胃炎、胃息肉、残胃炎、胃溃疡等病史;有无家族聚集倾向。

(二) 身体状况

1. 症状　早期胃癌多数无症状,随着病情发展出现上腹不适、反酸、嗳气等非特异性消化道症状,时隐时现。进展期胃癌最早出现的症状是上腹痛,伴有食欲缺乏、厌食、进行性体重下降。腹痛可急可缓,开始仅有上腹饱胀不适,餐后加重,继之隐痛不适,偶呈节律性溃疡样疼痛,但进食和服药不能缓解。

2. 体征　早期无明显体征。进展期胃癌有腹部肿块,多位于上腹部偏右,有压痛;肝脏转移时可出现肝大,常伴黄疸,甚至出现腹水;腹膜转移时可发生腹水,移动性浊音阳性;远处淋巴结转移时可在左锁骨上内侧触到质硬而固定的淋巴结,称为 Virchow 淋巴结。直肠指诊时,在直肠膀胱间凹陷可触及肿块。

3. 并发症　可并发出血、贲门或幽门梗阻、穿孔等。当发生并发症或转移时,出现特殊症状,如贲门癌累及食管下段出现吞咽困难;胃窦癌引起幽门梗阻时出现严重的恶心、呕吐;溃疡型胃癌出血时引起呕血和 / 或黑便,继之发生贫血;肝脏转移可引起右上腹痛、黄疸和 / 或发热;侵及胰腺则会出现背部放射性疼痛等。

(三) 心理 - 社会状况

一旦确诊,病人易产生焦虑和恐惧情绪;出现上消化道出血等并发症时,容易加剧病人的紧张和恐惧;晚期病人疼痛明显,以及放疗、化疗的不良反应,病人表现悲观,甚至有轻生念头。

(四) 实验室检查及其他检查

1. 血液检查　常见缺铁性贫血的检查结果。

2. 粪便隐血试验　呈持续阳性,有辅助诊断的意义。

3. 内镜检查　内镜直视下可见病变部位及性质,结合黏膜活检,是目前最可靠的诊断手段。

4. X 线和 CT 检查　当病人有胃镜检查禁忌证时,X 线钡剂检查可能发现胃内的溃疡及隆起型病灶,分别呈龛影或充盈缺损,但难以鉴别其良恶性;如有黏膜皱襞破坏、消失或中断,邻近胃黏膜僵直,蠕动消失,则胃癌可能性大。CT 技术的进步提高了胃癌临床分期的精确度,有助于肿瘤转移的判断。

(五) 治疗原则及主要措施

1. 手术治疗　手术切除及区域淋巴结清扫,是目前根治胃癌的方法。

2. 胃镜下治疗　早期胃癌可在胃镜下行高频电凝切除术、激光或微波凝固及光动力治疗等。如有淋巴结转移,胃镜下治疗不如手术治疗可靠。

3. 化疗　有淋巴结转移的早期及进展期胃癌可在术前、术中及术后辅以化疗,可使癌灶局限、消灭残存癌灶及防止复发和转移。晚期胃癌的化疗主要是缓解症状,改善生存质量及延长生存期。常用药物有氟尿嘧啶(5-FU)、丝裂霉素(MMC)、替加氟(FT-207)、表柔比星(ADM)等。

4. 支持治疗　应用高能量静脉营养疗法,增强病人体质,使其耐受手术和化疗;使用免疫增强剂,如香菇多糖、沙培林等,提高病人免疫力。

【常见护理诊断 / 合作性问题】

1. 疼痛　与癌细胞浸润有关。

2. **营养失调：低于机体需要量**　与吞咽困难、消化吸收障碍等有关。

3. **预感性悲哀**　与病人预感疾病的预后不良有关。

【护理目标】

1. 疼痛程度减轻或缓解。

2. 能够保证营养摄入，减缓体重下降。

3. 能够了解疾病相关知识，并积极配合治疗。

【护理措施】

（一）一般护理

1. 休息与活动　病情轻者，适当参加日常活动，进行身体锻炼，以病人不感到劳累、不适为原则；重者应卧床休息，采取舒适体位，避免诱发疼痛。

2. 饮食护理　给予蛋白质、碳水化合物和维生素丰富的饮食，保证足够热量，改善病人的营养状况。能进食者，鼓励其进食易消化、营养丰富的软食或半流质饮食；食欲不佳者，为病人提供良好的进食环境，避免不良刺激，选择适合病人口味的食品和烹调方法，变换食物的色、香、味，以增进食欲。定期测量体重，检查血清白蛋白和血红蛋白等，监测病人的营养状态。

3. 静脉营养支持　有吞咽困难者和中、晚期胃癌病人，遵医嘱静脉输入高营养物质，以维持机体代谢需要，提高免疫力。发生幽门梗阻时，立即禁食，行胃肠减压，遵医嘱静脉输液。

（二）病情观察

密切观察病人疼痛的性质、部位，是否伴有严重的恶心和呕吐、吞咽困难、呕血及黑便等症状；监测病人的生命体征、血常规及生化等检查。

（三）用药护理

遵医嘱化疗，用药过程中观察药物的疗效及不良反应，如骨髓抑制、胃肠道反应，包括恶心、呕吐、肝功能异常等。

（四）对症护理

胃癌病人末期主要症状为疼痛，针对疼痛主要采取以下措施：

1. 药物止痛　遵医嘱给予相应的镇痛药，目前治疗癌性疼痛的主要药物有：①非麻醉镇痛药（阿司匹林、吲哚美辛、对乙酰氨基酚等）。②弱麻醉性镇痛药（可待因、布桂嗪等）。③强麻醉性镇痛药（吗啡、哌替啶等）。④辅助性镇痛药（地西泮、异丙嗪、氯丙嗪等）。给药时应遵循 WHO 推荐的三阶梯疗法，即选用镇痛药必须从弱到强，先以非麻醉药为主，当其不能控制疼痛时依次加用弱麻醉性及强麻醉性镇痛药，并配以辅助用药，采取复合用药的方式达到镇痛效果。

2. 病人自控镇痛（patient-controlled analgesia，PCA）　该方法是用计算机化的注射泵，经由静脉、皮下或椎管内连续性输注镇痛药，病人可自行间歇性给药。该方式用药灵活，可根据病人需要提供合适的镇痛药物剂量、增减范围、间隔时间，从而做到个体化给药。可在连续性输注中间歇性地增加药，从而控制病人突发的疼痛，克服了用药的不及时性，减少了病人对镇痛药的总需要量和对专业人员的依赖性，增加了病人自我照顾和对疼痛自主控制的能力。

（五）心理护理

与病人建立良好的护患关系，运用倾听、解释、安慰等技巧与病人沟通，关心与体贴病人；取得家属配合，稳定病人情绪，避免发生意外。化疗所致脱发及晚期病人，应尊重、维护病人尊严，认真听取病人叙述自身感受，并给予支持和鼓励；介绍胃癌治疗进展等信息，取得家庭和社会的支持，帮助病人树立战胜疾病的信心，用积极的心态面对疾病。

（六）健康指导

1. 疾病知识指导　有癌前状态者，定期检查，以便早期诊断、早期治疗。指导病人定期复诊，监测病情变化，及时调整治疗方案。

2. 生活方式指导 指导病人多食富含维生素 C 的新鲜水果、蔬菜,多食鱼类、豆制品和乳制品;避免高盐饮食,少食咸菜、烟熏和腌制食品;科学贮存食品,不食霉变食物。指导病人生活规律,保证充足睡眠,根据病情和体力适量活动,增强机体抵抗力;注意个人卫生,特别是体质衰弱者,做好口腔、皮肤黏膜的护理,防止继发性感染。

【护理评价】

1. 疼痛程度是否减轻或缓解。

2. 营养摄入是否得到保证,机体消耗是否减缓。

3. 是否能了解疾病相关知识,能否配合治疗。

(梁小利)

第五节　炎症性肠病病人的护理

学习目标

1. 掌握炎症性肠病病人的身体状况和护理措施。

2. 熟悉炎症性肠病的健康指导和治疗方法。

3. 了解炎症性肠病的病因及发病机制。

4. 学会应用护理程序为炎症性肠病病人实施整体护理。

5. 具备为炎症性肠病病人进行健康指导的能力。

情景导入

病人,男性,38 岁。3 年来反复发作腹泻、腹痛,3~6 次 /d,大便稀软、不成形,含有黏液及脓血便。近半年来稍进凉食或饮酒后腹泻即加重,到医院做肠镜检查,诊断为 "溃疡性结肠炎"。

请思考:

1. 该病人目前主要的护理诊断 / 合作性问题有哪些?

2. 护士如何为该病人实施饮食护理?

炎症性肠病(inflammatory bowel disease,IBD)指一组病因尚未阐明的慢性非特异性肠道炎症性疾病,包括溃疡性结肠炎(ulcerative colitis,UC)和克罗恩病(Crohn disease,CD)。IBD 的发病率有明显的地域差异及种族差异,近年来 IBD 的发病率在世界范围有持续增高的趋势。我国 UC 较 CD 多,且病情较轻。UC 可发生在任何年龄,多见于 20~40 岁,亦可见于儿童或老年人。CD 发病年龄多在 15~30 岁,但首次发作可出现在任何年龄组。UC 和 CD 的男女发病率均无明显差异。

【病因及发病机制】

(一)病因

IBD 病因及发病机制尚不明确,与环境、遗传及肠道微生态等多种因素相互作用导致肠道免疫失衡有关。

1. 环境因素 饮食、吸烟、卫生条件、生活方式等都是可能的环境因素。近几十年来,全球 IBD 的发病率持续增高,这一现象首先出现在经济社会高度发达的北美及欧洲。以往该病在我国少见,现已成为常见疾病,这一变化提示环境因素所发挥的重要作用。

2. 遗传因素 IBD 病人一级亲属的发病率显著高于普通人群,而其配偶的发病率不增加。CD

发病率单卵双胎显著高于双卵双胎，均证明本病的发生与遗传因素有关。目前认为，IBD 不仅是多基因病，还是遗传异质性疾病，即不同人由不同基因引起，病人在一定的环境因素作用下由于遗传易感而发病。

3. 肠道微生态 IBD 病人的肠道微生态与正常人不同，用转基因或敲除基因方法造成免疫缺陷的 IBD 动物模型，在肠道无菌环境下不发生肠道炎症，但在肠道正常菌群状态下，则出现肠道炎症，抗生素治疗对某些 IBD 病人有效，说明肠道微生物在 IBD 发生发展中起重要作用。

4. 免疫失衡 各种原因引起辅助性 T 细胞 1（Th1）、辅助性 T 细胞 2（Th2）及辅助性 T 细胞 17（Th17）炎症通路激活，炎症因子如白细胞介素 -1（IL-1）、白细胞介素 -6（IL-6）、白细胞介素 -8（IL-8）和肿瘤坏死因子 -α（TNF-α）等分泌增多，炎症因子 / 抗炎因子失衡，导致肠黏膜持续炎症，屏障功能损伤。

（二）发病机制

目前认为，IBD 发病为环境因素作用于遗传易感者，在肠道微生物的参与下引起肠道免疫失衡，损伤肠黏膜屏障，导致肠黏膜持续炎症损伤。UC 和 CD 被认为是 IBD 的不同亚类，组织损伤的基本过程相似，由于致病因素、发病环节不同，导致组织损害的表现不同，但其治疗原则相似。

【护理评估】

（一）健康史

询问病人有无长期不良的饮食习惯；是否吸烟；有无肠道炎症性疾病病史；有无家族聚集倾向。

（二）身体状况

1. 溃疡性结肠炎 多为亚急性起病，少数急性起病，偶见急性暴发起病。病程长，呈慢性经过，常有发作期与缓解期交替，少数症状持续并逐渐加重。病情轻重与病变范围、临床分型及病期等有关。

（1）**症状**：包括消化系统表现、全身表现和肠外表现。

1）消化系统表现：主要表现为反复发作的腹泻、黏液脓血便与腹痛。①腹泻和黏液脓血便：见于绝大多数病人。黏液脓血便是本病活动期的重要表现。排便次数和便血程度可反映病情程度，轻者每天排便 2~4 次，粪便呈糊状，可混有黏液、脓血，便血轻或无；重者腹泻每天可达 10 次以上，大量脓血，甚至呈血水样粪便。病变限于直肠和乙状结肠的病人，偶有腹泻与便秘交替的现象，此与病变直肠排空功能障碍有关。②腹痛：轻者或缓解期病人多无腹痛或仅有腹部不适，活动期有轻或中度腹痛，为左下腹或下腹的阵痛，亦可涉及全腹。有疼痛 - 便意 - 便后缓解的规律，多伴有里急后重。若并发中毒性巨结肠或腹膜炎，则腹痛持续且剧烈。③其他症状：可有腹胀、食欲缺乏、恶心、呕吐等。

2）全身表现：中、重型病人活动期有低热或中等度发热，高热多提示有并发症或为急性暴发型肠病。重症病人可出现衰弱、消瘦、贫血、低白蛋白血症、水和电解质平衡紊乱等表现。

3）肠外表现：本病可伴有一系列肠外表现，包括口腔黏膜溃疡、结节性红斑、外周关节炎、坏疽性脓皮病、虹膜睫状体炎等。

（2）**体征**：病人呈慢性病容，精神状态差，重者呈消瘦贫血貌。轻者仅有左下腹轻压痛，有时可触及痉挛的降结肠和乙状结肠。重症者常有明显腹部压痛和鼓肠。若有反跳痛、腹肌紧张、肠鸣音减弱等应注意中毒性巨结肠和肠穿孔等并发症。

（3）**并发症**：可并发中毒性巨结肠、直肠结肠癌变、大出血、急性肠穿孔等。

2. 克罗恩病 多数起病隐匿、缓慢。病程呈慢性、长短不等的活动期与缓解期交替以及有终身复发倾向。少数急性起病，可表现为急腹症。腹痛、腹泻和体重下降三大症状是本病的主要临床表现。

（1）**症状**：包括消化系统表现、全身表现和肠外表现。

1) 消化系统表现：主要表现为腹痛和腹泻。①腹痛：为最常见的症状，多位于右下腹或脐周，间歇性发作。多为痉挛性阵痛伴肠鸣音增强，常于进餐后加重，排便或肛门排气后缓解。若腹痛持续，则提示腹膜炎症或腹腔内脓肿形成。②腹泻：亦常见，早期腹泻为间歇性，后期可转为持续性。粪便多为糊状，一般无脓血和黏液。病变累及下段结肠或直肠者，可有黏液血便和里急后重。

2) 全身表现：主要包括发热和营养障碍。①发热，呈间歇性低热或中度热，少数呈弛张高热多提示有毒血症，少数病人以发热为首发和主要症状。②营养障碍，表现为消瘦、贫血、低蛋白血症和维生素缺乏等。

3) 肠外表现：与溃疡性结肠炎的肠外表现相似，但发生率较高。以口腔黏膜溃疡、皮肤结节性红斑、关节炎及眼病常见。

（2）**体征**：病人可呈慢性病容，精神状态差，重者呈消瘦贫血貌。轻者仅有右下腹或脐周轻压痛，重症者常有全腹明显压痛。部分病例可触及包块，以右下腹和脐周多见。瘘管形成是克罗恩病的特征性表现。部分病人可见肛门直肠周围瘘管、脓肿形成及肛裂等肛门周围病变，有时这些病变可为本病的首发或突出的表现。

（3）**并发症**：肠梗阻最常见，其次是腹腔内脓肿，可有吸收不良综合征，偶可并发急性穿孔或大量便血，累及直肠结肠者可发生癌变。克罗恩病与溃疡性结肠炎的临床特点及鉴别（表4-6）。

表4-6 克罗恩病与溃疡性结肠炎的临床特点及鉴别

鉴别点	克罗恩病	溃疡性结肠炎
症状	有腹泻，但脓血便较少见	脓血便多见
病变分布	呈节段性	连续
范围	全层	黏膜层及黏膜下层
部位	回盲部	直肠、乙状结肠
内镜	纵行溃疡，周围黏膜正常，即呈鹅卵石改变，病变间黏膜外观正常（非弥漫性）	溃疡浅，黏膜弥漫性充血、水肿、颗粒状炎性息肉
穿孔	少	少
瘘管	多	无
脓血便	少	多
肠腔狭窄	多见	少见

（三）心理-社会状况

由于病因不明，容易反复发作，易使病人产生焦虑和紧张情绪；当病情严重或出现并发症时，尤其是排便次数增加，给日常生活带来很多困扰，病人容易产生自卑、忧虑，甚至恐惧等心理反应。

（四）实验室检查及其他检查

1. 粪便检查 溃疡性结肠炎病人粪便肉眼观常有黏液脓血，显微镜检见红细胞和脓细胞，急性发作期可见巨噬细胞。粪便病原学检查有助于排除感染性结肠炎，是本病诊断的一个重要步骤。克罗恩病病人粪便隐血试验常为阳性，有吸收不良综合征者粪脂排出量增加，并可有相应吸收功能改变。

2. 血液检查 溃疡性结肠炎病人血常规可有红细胞和血红蛋白减少。活动期白细胞计数增高。血沉增快和C反应蛋白增高是活动期的标志。克罗恩病病人贫血常见且常与疾病严重程度平行，活动期白细胞计数增高，血沉增快，血清白蛋白下降。

3. 结肠镜检查 是诊断的最重要手段之一。镜检可直视肠黏膜病变状况，必要时取组织活检。溃疡性结肠炎病变呈连续性、弥漫性分布，从直肠开始逆行向近端扩展，内镜下见黏膜改变有：

①黏膜血管纹理模糊、紊乱或消失，黏膜充血、水肿、易脆、出血及脓性分泌物附着。②病变明显处见弥漫性糜烂和多发性浅溃疡。③慢性病变常见黏膜粗糙、呈细颗粒状，炎性息肉及桥状黏膜，在反复溃疡愈合、瘢痕形成过程中，结肠变形缩短，结肠袋变浅、变钝或消失。克罗恩病肠道病变成节段性分布，见纵行溃疡、鹅卵石样改变、肠腔狭窄、炎性息肉等。病变处活检有时可在黏膜固有层发现非干酪样坏死性肉芽肿或大量淋巴细胞。

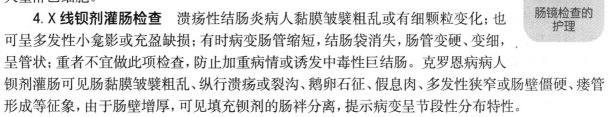

ER 4-8

肠镜检查的护理

4. X 线钡剂灌肠检查　溃疡性结肠炎病人黏膜皱襞粗乱或有细颗粒变化；也可呈多发性小龛影或充盈缺损；有时病变肠管缩短，结肠袋消失，肠管变硬、变细，呈管状；重者不宜做此项检查，防止加重病情或诱发中毒性巨结肠。克罗恩病病人钡剂灌肠可见肠黏膜皱襞粗乱、纵行溃疡或裂沟、鹅卵石征、假息肉、多发性狭窄或肠壁僵硬、瘘管形成等征象，由于肠壁增厚，可见填充钡剂的肠袢分离，提示病变呈节段性分布特性。

（五）治疗原则及主要措施

治疗目的是控制急性发作，缓解病情，减少复发，防治并发症。

1. 药物治疗

（1）氨基水杨酸制剂：包括 5- 氨基水杨酸（5-amino salicylic acid, 5-ASA）和柳氮磺吡啶（Sulfasalazine, SASP），适用于轻度、中度溃疡性结肠炎病人和病变局限在结肠的克罗恩病病人。

（2）糖皮质激素：用于对氨基水杨酸制剂疗效不佳的中度及重度溃疡性结肠炎病人的首选治疗，一般给予泼尼松口服，重症病人常用氢化可的松、地塞米松静脉滴注，病情好转后，改为泼尼松口服，之后逐渐减量直至停药。糖皮质激素也适用于活动期克罗恩病病人，是目前控制病情活动最有效的药物，初量要足、疗程充分。

（3）免疫抑制剂：硫唑嘌呤或巯嘌呤适用于对激素治疗效果不佳或对激素依赖的慢性活动性病人。

（4）生物制剂：近年来针对 IBD 炎症通路的各种生物制剂在治疗 IBD 方面取得良好疗效，如英夫利西单抗、阿达木单抗等。

2. 对症治疗　及时纠正水、电解质平衡紊乱；严重贫血者可输血；低蛋白血症者补充白蛋白。病情严重者应禁食，并予完全肠外营养治疗。腹痛、腹泻者必要时可酌情使用抗胆碱能药物或止泻药，重症溃疡性结肠炎病人因有诱发中毒性巨结肠的危险，故应禁用。继发感染者静脉途径给予广谱抗生素。

3. 手术治疗　发生结肠大出血、肠梗阻、肠穿孔、癌变及中毒性巨结肠等并发症，或经内科积极治疗无效者，需手术治疗。

【**常见护理诊断 / 合作性问题**】

1. **腹泻**　与结肠炎症有关。

2. **疼痛：腹痛**　与肠道炎症、溃疡有关。

3. **营养失调：低于机体需要量**　与长期腹泻及吸收障碍有关。

【**护理目标**】

1. 腹泻减轻或消失。

2. 腹痛减轻或缓解。

3. 体重恢复正常。

【**护理措施**】

（一）一般护理

1. 休息与活动　轻症者注意休息，减少活动量，防止劳累；重症者应卧床休息，保证睡眠，以减少肠蠕动，减轻腹泻和腹痛症状。

2. 环境　为病人提供相对私密的空间，尽量安排病人在有卫生间的单人病室，并保持病室舒适、安静、整洁。

3. 饮食护理　给予质软、易消化、少纤维素、富含营养、高热量的食物，以维持机体代谢所需；为病人提供良好的进餐环境，增进食欲；避免食用冷饮、水果、多纤维的蔬菜及其他刺激性食物，禁食牛奶和乳制品；急性发作期病人进流质或半流质饮食；病情严重者禁食，遵医嘱给予静脉高营养，改善全身症状。

（二）病情观察

观察腹痛的性质、部位及生命体征的变化，了解病情进展情况，如腹痛性质突然改变，警惕是否发生出血、肠梗阻、肠穿孔等并发症，应及时报告并配合医生抢救；观察病人每日排便的次数，粪便的量和性状，监测血红蛋白及电解质的变化；定期监测病人的营养状况，了解营养改善状况。

（三）用药护理

服用柳氮磺吡啶时，应嘱病人餐后服药，注意观察病人有无恶心、呕吐、皮疹、白细胞减少及关节痛等不良反应；应用 5- 氨基水杨酸灌肠时，应现用现配，防止降低药效；应用糖皮质激素者，注意激素用量，病情缓解后逐渐减量至停药，减药速度不要太快，防止反跳现象。

（四）对症护理

腹痛护理从一般护理、病情观察、非药物性缓解疼痛、用药护理、心理护理和健康指导六个方面进行对症护理，具体护理措施同"消化系统疾病常见症状或体征的护理"。

腹泻护理从一般护理、病情观察、用药护理、心理护理和健康指导五个方面进行对症护理，具体护理措施同"消化系统疾病常见症状或体征的护理"。

（五）心理护理

引导病人放松心情，稳定情绪，鼓励病人树立战胜疾病的自信心，使病人以平和的心态应对疾病，自觉积极配合治疗，缓解焦虑、恐惧心理。

（六）健康指导

1. 生活方式指导　指导病人合理休息与活动，注意劳逸结合；合理饮食，摄入足够的营养，避免多纤维、刺激性食物，忌生、冷、硬、辛辣食品；注重饮食卫生，避免肠道感染。

2. 用药指导　指导病人坚持治疗，向病人讲解药物的不良反应，强调不要随意更换药物或停药，服药期间需大量饮水；教会病人识别药物的不良反应，一旦出现异常情况，如疲乏、头痛、发热、手脚发麻、排尿不畅等症状，应及时就诊，以免耽误病情。

【护理评价】

1. 腹泻是否减轻或消失。

2. 腹痛是否减轻或缓解。

3. 营养状况是否得到改善，体重是否恢复正常。

（梁小利）

第六节　肝硬化病人的护理

学习目标

1. 掌握肝硬化病人失代偿期的身体状况、饮食和腹水的护理措施。

2. 熟悉肝硬化的概念、病因和治疗原则。

3. 了解肝硬化的发病机制、实验室检查及其他检查。

4. 学会应用护理程序为肝硬化病人实施整体护理。

5.具备为肝硬化病人进行健康指导的能力。

6.具备爱伤意识及团队协作精神。

情景导入

病人,男性,63 岁,既往有乙型肝炎病史 8 年,喜欢饮酒。"因半小时前晚餐进食鸡肉时突然呕出大量鲜红色血液,约 1 000ml,伴头晕、乏力"急诊入院。身体评估:T 37.2℃,P 110 次/min,R 25 次/min,BP 84/52mmHg。病人消瘦,神志清楚,精神差,面色灰暗,皮肤、黏膜黄染,面部和颈部可见蜘蛛痣 3 个。腹软隆起,移动性浊音(+),肝脏右侧肋弓及剑突下未触及,脾脏左侧肋弓下 3cm,质韧,无触痛。实验室检查及其他检查:肝功能:谷丙转氨酶 80U/L,谷草转氨酶 64U/L。初步诊断为"肝硬化、上消化道出血",给予止血、输血、补液等治疗,生命体征基本稳定,期间又呕血 1 次,量不多,暗红色,有血凝块,未现黑便。为进一步明确诊治,收入病房。

请思考:

1. 该病人目前主要的护理诊断/合作性问题有哪些?应采取哪些护理措施?

2. 如何对该病人进行健康指导?

肝硬化(liver cirrhosis)是一种由不同病因引起的慢性进行性弥漫性肝病,病理特点为广泛的肝细胞变性坏死,再生结节形成,纤维组织增生,正常肝小叶结构破坏和假小叶形成。临床早期症状不明显,后期可出现多系统受累,以肝功能损害和门静脉高压为主要表现,晚期常出现上消化道出血、肝性脑病、继发感染等并发症。肝硬化是一种全球性的常见病,好发年龄为 35~50 岁,多见于男性青壮年,出现并发症时死亡率高。

【病因及发病机制】

(一)病因

1.病毒性肝炎 是我国引起肝硬化最常见的病因,占 60%~80%。主要是乙型病毒性肝炎,其次是丙型和丁型病毒性肝炎,经过慢性肝炎阶段发展成肝硬化,或是急性或亚急性肝炎有大量肝细胞坏死和肝纤维化时直接演变为肝硬化。乙型和丙型或丁型肝炎病毒的重叠感染可加速病情进展。

2.慢性乙醇中毒 是西方国家肝硬化发病的主要原因,我国慢性乙醇中毒引起的肝硬化约占总数的 15%。长期大量饮酒,乙醇及其中间代谢产物(乙醛)直接引起肝脏损害,先引起脂肪性肝炎,继而发展成酒精性肝炎、肝纤维化,最后形成酒精性肝硬化。另外,酗酒引起的长期营养失调也对肝脏有损害作用。

3.药物或化学毒物 长期接触磷、砷、四氯化碳等化学毒物;或长期使用双醋酚丁、巴比妥类、盐酸氯丙嗪、磺胺嘧啶、氯霉素、甲基多巴、异烟肼等药物,可引起中毒性肝炎,最终导致肝硬化。

4.营养障碍 长期食物中营养摄入不足或不均衡、慢性疾病导致消化不良、肥胖或糖尿病等导致的脂肪肝都可发展为肝硬化。

5.胆汁淤积 各种原因引起持续的肝外胆管阻塞或肝内胆汁淤积时,高浓度的胆汁酸和胆红素的毒性作用可损害肝脏,导致胆汁性肝硬化。

6.寄生虫感染 长期或反复感染血吸虫,其虫卵及毒性产物沉积于肝脏汇管区,刺激纤维组织增生,最终导致肝纤维化和门静脉高压。此外,华支睾吸虫寄生于肝内、外胆管内,可引起胆道梗阻及炎症,可发展为肝硬化。

7.其他 循环障碍,如慢性心力衰竭、缩窄性心包炎等,可导致淤血性肝硬化;自身免疫性肝炎可进展为肝硬化;遗传性或代谢性疾病,如肝豆状核变性、血色病、半乳糖血症等,也可导致肝硬化；此外，尚有原因不明的隐源性肝硬化，占5%~10%。

（二）发病机制

各种病因引起的肝硬化病理变化和发展演变过程基本一致。肝脏在长期、反复的生物、物理、化学或免疫损伤等作用下，发生广泛的肝细胞变性坏死，正常肝小叶结构被破坏，残存肝细胞形成再生结节，纤维组织弥漫性增生，假小叶形成。上述病理变化造成肝内血管扭曲、受压、闭塞而致血管床缩小，肝内门静脉、肝静脉和肝动脉小分支之间发生异常吻合而形成短路，导致肝血循环紊乱，假小叶因无正常的血液循环供应系统，可发生缺血缺氧，进一步导致肝细胞变性坏死和纤维组织增生，陷入恶性循环。严重的肝内血循环障碍是形成门静脉高压的病理基础，促使肝硬化病变进一步发展。肝脏受损时，肝星状细胞转化成纤维细胞，合成过多的胶原，细胞外基质过度沉积，是肝纤维化的基础。早期纤维化是可逆的，再生结节形成后则不可逆。

【护理评估】

（一）健康史

询问病人有无肝炎、输血史，是否嗜酒；有无长期接触砷、磷、四氯化碳等化学毒物和使用损害肝脏的药物；有无胆道疾病、寄生虫感染、慢性心力衰竭、缩窄性心包炎等病史；有无家族遗传性疾病病史、免疫紊乱、消化不良等。

（二）身体状况

肝硬化起病隐匿，病程进展缓慢，可潜伏3~5年或更长时间。临床上根据有无出现腹水、上消化道出血、肝性脑病等并发症，将肝硬化分为代偿期和失代偿期，但两期界限并不明显。

1. 肝硬化代偿期 早期无症状或症状较轻，主要表现为低热、乏力、食欲缺乏，可伴恶心、厌油腻、腹胀、上腹隐痛或轻度腹泻等。常呈间歇性，在劳累或伴发其他疾病时出现，经休息或治疗后缓解。病人营养状态一般或消瘦，肝轻度增大，质地偏硬，可有轻压痛，脾轻度到中度肿大。肝功能正常或轻度异常。

2. 肝硬化失代偿期

（1）肝功能减退

1）全身症状：一般状况及营养状态较差，表现为消瘦、乏力、精神不振、肝病面容、皮肤巩膜黄染、舌炎、口角炎、皮肤干枯粗糙、水肿，部分病人有低热等症状。

2）消化系统症状：食欲缺乏为最常见的症状，进食后上腹饱胀、恶心、呕吐，进食油腻食物易出现腹泻。与肝硬化门静脉高压时胃肠道淤血水肿致消化吸收障碍、肠道菌群失调、腹水、肝脾肿大、胃肠积气、低钾血症等有关。半数以上病人有轻度黄疸，少数有中度或重度黄疸，提示肝细胞有进行性或广泛坏死，是肝功能严重减退的表现，常预后不良。

3）出血倾向及贫血：常有皮肤紫癜、鼻出血、牙龈出血、胃肠道出血及女性病人月经过多等症状，主要与肝脏合成凝血因子减少、脾功能亢进和毛细血管脆性增加导致凝血功能障碍有关。病人可有不同程度的贫血，与营养不良、肠道吸收障碍、胃肠失血和脾功能亢进、红细胞膜改变等有关。贫血与白细胞或血小板减少同时存在。

4）内分泌失调：由于雄激素转化为雌激素增加、肝对雌激素的灭活功能减退，导致体内雌激素增加，雄激素减少。男性病人常有女性化表现，如性功能减退、不育、乳房发育及毛发脱落；女性病人可出现月经失调、闭经和不孕等症状。在病人的上腔静脉引流区域可出现蜘蛛痣和/或血管扩张。在手掌鱼际、小鱼际和指腹部位出现皮肤发红称为肝掌。此外，由于肾上腺皮质功能减退，病人面部和其他暴露部位可出现皮肤色素沉着。抗利尿激素分泌增多，病人出现腹水和下肢水肿。

（2）门静脉高压：门静脉压正常值为13~24cmH$_2$O，肝硬化时门静脉血流量增多，门静脉阻力增高，导致门静脉压力升高。门静脉高压的三大临床表现是脾大、侧支循环的建立和开放、腹水。

1）脾大、脾功能亢进：门静脉高压可引起脾静脉压力升高，导致脾脏淤血、肿胀，一般为轻度或中度肿大,有时可为巨脾。晚期可伴有脾功能亢进,脾对血细胞破坏增加,使外周血中白细胞、红细胞和血小板减少。

2)侧支循环的建立和开放:正常情况下,门静脉系与腔静脉系之间的交通支很细小,血流量很少。当门静脉压力升高时,消化器官和脾脏的回心血液流经肝脏受阻,导致门-腔静脉交通支开放并扩张,血流量增加,建立了许多侧支循环(图4-1)。其中重要的侧支循环有:①食管下段、胃底静脉曲张:主要是门静脉系的胃冠状静脉和腔静脉系的食管静脉、奇静脉等通道开放,曲张静脉破裂出血时表现为呕血、黑便、休克等。②腹壁静脉曲张:由于脐静脉重新开放,与附脐静脉、腹壁静脉等连接,在脐周和腹壁可见弯曲的静脉,以脐为中心向上及下腹壁延伸。曲张明显者,外观可呈水母头状。③痔静脉曲张:门静脉系的直肠上静脉与下腔静脉系的直肠中、下静脉吻合扩张,破裂时引起便血。

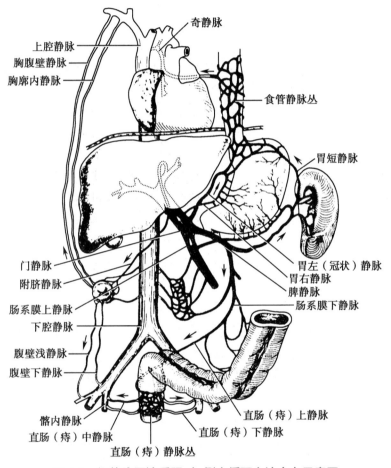

图 4-1　门静脉回流受阻时,侧支循环血流方向示意图

肝硬化门静脉高压时食管下段、胃底静脉曲张破裂出血

肝硬化病人的临床表现

腹水的形成机制

3)腹水:是肝硬化失代偿期最突出的临床表现。大量腹水时腹部膨隆,腹壁紧张发亮,病人可出现脐疝、呼吸困难、心悸、行动困难。病人常伴有腹胀,饭后明显,部分病人伴有胸腔积液、心包积液。

(3)**肝脏情况**:早期肝脏增大,表面尚平滑,质中等硬,肝大累及包膜时可出现肝区隐痛,腹痛;晚期肝脏缩小,质地坚硬,表面可呈结节状,一般无压痛,但在肝细胞进行性坏死或并发肝炎和肝周围炎时,可有压痛、叩击痛。

3.并发症

(1)**上消化道出血**:是肝硬化最常见的并发症,常由食管下段、胃底静脉曲张破裂出血所致。常因恶心、呕吐、咳嗽、负重致腹内压突然升高,或粗糙、坚硬的食物所致机械损伤、胃酸侵袭诱发,突然出现大量呕血或黑便,可引起失血性休克或诱发肝性脑病。

(2)**肝性脑病**:为晚期肝硬化最严重的并发症和最常见的死亡原因,常因摄入大量含蛋白质的食物、上消化道出血、感染、大量放腹水、使用排钾利尿药、贫血诱发。病人可出现性格改变、行为异常、扑翼样震颤、昏睡、精神错乱,甚至昏迷等临床表现。

(3)**感染**:由于病人抵抗力低、门静脉侧支循环开放等,病人常易并发感染,如自发性细菌性腹膜炎、肺炎、胆道感染、尿路感染等。自发性细菌性腹膜炎多为革兰氏阴性杆菌感染,是在腹腔内局部无感染源的情况下发生,主要表现为发热、腹痛、腹胀、腹膜刺激征、腹水迅速增长,严重者有低血压、中毒性休克、进行性肝衰竭等。

(4)**电解质和酸碱平衡紊乱**:常见低钠血症、低钾低氯性碱中毒等。低钠血症与长期低钠饮食、长期利尿和大量放腹水等因素有关;低钾低氯性碱中毒与进食少、呕吐、腹泻、长期使用排钾利尿药、继发性醛固酮增多等因素有关。

(5)**原发性肝癌**:若肝硬化病人短期内病情迅速恶化、肝区持续性疼痛、肝脏进行性肿大、不明原因发热、血性腹水等,应考虑并发原发性肝癌。

(6)**肝肾综合征**:又称功能性肾衰竭,是肝硬化终末期常见的并发症。由于大量腹水形成致有效循环血量减少,肾血管收缩,肾内血流重新分布引起肾皮质缺血,肾小球滤过率降低,发生肝肾综合征。临床主要表现为少尿或无尿、氮质血症、稀释性低钠血症或低尿钠,但肾脏无明显器质性损害。

(7)**肝肺综合征**:其定义为严重肝病伴肺血管扩张和低氧血症,晚期肝硬化病人中发生率为13%~47%。表现为呼吸困难和顽固性低氧血症。

(三)心理-社会状况

肝硬化病程漫长,随着病情加重,病人逐渐丧失劳动能力,住院治疗造成经济负担加重、家庭生活受影响等,病人及照顾者会出现各种心理问题和应对能力不足。特别在并发急性大出血时,病人容易出现焦虑、惊慌、恐惧的心理反应,甚至失去战胜疾病的信心。应评估病人及家属对疾病的认识程度、态度、家庭经济情况等。

(四)实验室检查及其他检查

1.**实验室检查** 失代偿期可出现红细胞或全血细胞减少,白/球蛋白比例降低或倒置,转氨酶多升高,一般谷丙转氨酶(GPT)升高较显著,但肝细胞坏死时,谷草转氨酶(GOT)常高于谷丙转氨酶。血清结合胆红素、总胆红素增高,凝血酶原时间延长、胆固醇低于正常,水、电解质、酸碱平衡紊乱,血氨升高等。血清IgG显著增高,T淋巴细胞数常低于正常。尿常规检查可有蛋白尿、血尿和管型尿,有黄疸时尿中出现胆红素,尿胆原增加。腹水检查一般为漏出液。

2.**影像学检查** X线胃肠钡餐造影有食管胃底静脉曲张者可显示虫蚀样或蚯蚓状充盈缺损,胃底静脉曲张显示菊花样充盈缺损;B超检查显示肝脾大、门静脉高压、腹水等;CT、MRI检查可显示肝、脾、肝内门静脉、肝静脉、侧支血管形态改变、腹水等。

3.**内镜检查** 上消化道内镜检查可直视食管和胃底静脉曲张的程度及范围,上消化道出血时,可判断出血部位和原因,并可通过内镜进行止血治疗;腹腔镜检查可直接观察肝、脾情况。

4.**肝脏活组织检查** B超引导下行肝脏活组织检查,若有假小叶形成,可作为代偿期肝硬化诊断的金标准。

(五)治疗原则及主要措施

目前尚无特效治疗,关键在于早期诊断,针对病因治疗,注重一般治疗和支持疗法,保护肝细胞,延长代偿期,预防肝癌。失代偿期主要是对症治疗,改善肝功能和防治并发症。

1.**病因治疗和支持疗法**

(1)**去除或减轻病因**:如乙型肝炎引起的肝硬化应长期口服阿德福韦、恩替卡韦、拉米夫定等核苷类药物抗乙型肝炎病毒治疗(失代偿期不宜使用干扰素)。丙型肝炎引起的肝功能代偿期肝硬化应在密切观察下使用聚乙二醇干扰素 α 联合利巴韦林或普通干扰素联合利巴韦林方案抗丙型肝炎病毒治疗，失代偿期不宜使用干扰素。酒精性肝硬化应戒酒，胆汁淤积性肝硬化应解除胆道梗阻。避免滥用疗效不明确的药物，包括护肝药物，以减轻肝脏负担。

（2）**支持疗法**：肝硬化病人应进食易消化的食物，以碳水化合物为主，蛋白质摄入量以病人耐受为宜，辅以多种维生素。失代偿期病人消化道反应严重、营养摄入不足，宜静脉输入葡萄糖 - 胰岛素 - 钾（GIK）溶液（极化液），同时加入维生素 B、C 等，以补充热量，促进肝细胞营养储备；注意水、电解质及酸碱平衡；营养不良、低蛋白血症、水肿及腹水长期不消退者，可给予支链氨基酸、血浆和人血白蛋白；贫血及凝血机制障碍者，输入新鲜血和维生素 K。

（3）**抗肝纤维化治疗**：代偿期病人可服用具有抗炎和抗肝纤维化作用的药物，如秋水仙碱、S-腺苷甲硫氨酸、还原型谷胱甘肽、肌苷及辅酶 A 等。某些中药，如虫草，也有抗纤维化的作用。

2. 腹水治疗

（1）**限制水钠摄入**：应摄入低盐饮食，以促进腹水消退。每天液体摄入量在 1 000ml 以内，如有低钠血症，需限制液体在 500ml 以内。

（2）**利尿药**：目前临床应用最广泛的治疗腹水的方法。常联合使用保钾利尿药（如螺内酯、氨苯蝶啶）和排钾利尿药（如呋塞米、氢氯噻嗪）以预防血钾紊乱。

（3）**提高血浆胶体渗透压**：定期输注血浆、新鲜血或白蛋白，不仅有助于促进腹水消退，也利于改善机体一般状况和肝功能。

（4）**难治性腹水的治疗**：经限钠、利尿药治疗达最大剂量，仍难以消退或很快复发的腹水。可选择以下治疗方法：

1）大量放腹水加输注白蛋白：病人如无感染、上消化道出血、肝性脑病等并发症，肝代偿功能尚可，凝血功能正常，可选用此法。一般每放腹水 1 000ml，输注白蛋白 8~10g。

2）经颈静脉肝内门体分流术（transjugular intrahepatic portosystemic shunt, TIPS）：通过介入手段，经颈静脉放置导管，建立肝静脉与肝内门静脉分支间的分流通道，降低门静脉系统压力，减少腹水形成。该方法具有微创、精准、有效的优点，适用于难治性腹水，但易发生肝性脑病。

3. 并发症治疗

（1）**食管 - 胃底静脉曲张破裂出血治疗**：积极预防食管 - 胃底静脉曲张破裂出血的诱因，积极采取措施进行抢救。迅速补充血容量，纠正水电解质失衡，预防和治疗失血性休克，给予药物止血、三（四）腔双囊管压迫止血、内镜直视下止血或手术治疗等。

（2）**继发感染**：加强全身支持疗法和应用肝毒性小的有效抗生素，首选第三代头孢菌素，可与喹诺酮类药物联用，以提高疗效。治疗自发性腹膜炎时还应注意保持大便通畅，控制腹水、维持肠道菌群。

（3）**肝性脑病**：治疗措施主要包括积极预防或去除感染等诱因，营养支持治疗，减少肠内毒物的生成和吸收，静脉滴注降氨药物和调节神经递质药物，人工肝支持治疗、肝移植等。

（4）**肝肾综合征**：在积极改善肝功能的同时，采取以下措施：①避免使用损害肝、肾功能的药物。②积极防治电解质紊乱、过度利尿、上消化道出血、感染等诱因。③静脉补充白蛋白、血浆等扩充有效血容量，改善肾灌注量。④在扩容的基础上，使用血管活性药物。⑤外科治疗：TIPS 及肝移植。

（5）**肝肺综合征**：轻型或早期病人可给予吸氧及高压氧舱治疗。肝移植可明显改善症状。

4. 手术疗法　包括治疗门静脉高压的断流术、分流术和消除脾功能亢进的脾切除术等。肝移植术是治疗晚期肝硬化的最佳方法。

【常见护理诊断 / 合作性问题】

1. 营养失调：低于机体需要量　与肝功能减退、门静脉高压引起食欲缺乏、营养物质摄入减少、消化和吸收障碍有关。

2. **体液过多** 与肝功能减退、门静脉高压引起水钠潴留有关。

3. **焦虑** 与担心疾病预后、经济负担等有关。

4. **有感染的危险** 与机体抵抗力低下、门静脉侧支循环开放等因素有关。

5. **潜在并发症**：上消化道出血、肝性脑病、肝肾综合征、继发感染。

【护理目标】

1. 能每天摄入所需的营养物质，营养状况得到改善。

2. 腹水和水肿程度减轻或消失。

3. 焦虑程度减轻，能积极配合治疗和护理。

4. 能积极配合采取措施预防或减少感染的发生。

5. 未发生并发症，或并发症能被及时发现和处理。

【护理措施】

（一）一般护理

1. **休息与活动** 休息可减少能量消耗，减轻肝脏代谢的负担，增加肝脏的血流量，有助于肝细胞修复。肝硬化病人应根据病情适当安排休息和活动，代偿期病人可参加轻体力劳动或工作；失代偿期应以卧床休息为主。为了避免长时间卧床引起消化不良，应适当活动，活动量以不加重疲劳或其他症状为宜。肝硬化并发感染时，应绝对卧床休息。

2. **饮食护理** 为改善肝功能、延缓病情进展，肝硬化病人的饮食既要保证营养，又要进行必要的限制。其饮食治疗的原则是：高热量、高蛋白、富含维生素、适量脂肪、易消化、产气少的饮食，禁酒。营养不良的肝硬化病人每天每千克体重能量摄入 126~147kJ（30~35kcal），以碳水化合物为主，并根据病情变化及时调整。要多食新鲜蔬菜、水果，减少动物脂肪的摄入，少喝浓茶、咖啡。血氨正常时，可适当进食豆制品、鸡蛋、牛奶、鱼、鸡肉等，保证蛋白质摄入，每天每千克体重摄入量 1.2~1.5g，以促进肝细胞修复和维持血浆白蛋白水平正常。血氨增高时，限制或禁食蛋白质，待病情好转后再逐渐增加摄入量，并应选择植物蛋白，如豆制品。有食管-胃底静脉曲张者应进食菜泥、肉末、软食等，避免进食粗糙、坚硬、带骨或刺、油炸或辛辣的食物，进食时应细嚼慢咽，以免诱发上消化道出血。如进食量不足以维持病人的营养，可遵医嘱静脉补充高渗葡萄糖溶液、复方氨基酸、白蛋白等。

（二）病情观察

观察生命体征、精神状态，有无腹痛、腹胀、腹膜刺激征，注意有无感染、休克、肝性脑病的发生；观察呕吐和排便情况，注意有无上消化道出血发生；观察有无肝脏进行性肿大、持续性肝区疼痛及腹水的增多等情况，注意有无并发肝癌；观察有无尿量、尿色异常，注意有无肝肾综合征；观察有无顽固性低氧血症和呼吸困难，注意有无肝肺综合征；动态监测血常规、肝肾功能、电解质、血氨等。

（三）腹水护理

1. **体位** 取平卧位，以增加肝、肾血流灌注，改善肝细胞营养；抬高下肢，以减轻水肿。阴囊水肿者用托带托起阴囊，有利于水肿消退。大量腹水者取半卧位，使膈肌下降，减少对胸腔压迫，有利于呼吸运动，减轻呼吸困难。

2. **限制水钠摄入** 食盐宜控制在 4~6g/d，少食咸肉、酱菜、罐头等；每天摄入水量在 1 000ml 内，如有低钠血症，每天需限制水在 500ml 以内。

3. **避免腹内压骤增的因素** 如剧烈咳嗽、打喷嚏、用力排便等。

4. **观察腹水和下肢水肿的消长情况** 监测腹围、体重，记录 24h 液体出入量，并注意监测水、电解质和酸碱平衡的变化。

5. **用药护理** 使用利尿药时，利尿速度不宜过快，以免诱发肝肾综合征或肝性脑病等，以每天体重减轻不超过 0.5kg 为宜，有水肿者每天体重减轻不超过 1kg，并注意维持水、电解质和酸碱平衡。遵医嘱少量多次静脉输注血浆或血清白蛋白，促进腹水消退；协助医生进行腹腔放液或腹水浓缩回输。

6. 皮肤护理 保持床铺清洁、平整、干燥，防止水肿部位皮肤受压和破损，定时翻身，按摩骨突部位，以免发生压力性损伤。

7. 腹腔穿刺放腹水的护理 术前说明注意事项，测量生命体征、体重、腹围，排空膀胱以免误伤；术中及术后监测生命体征，观察有无不适反应；术毕用无菌敷料覆盖穿刺部位，缚紧腹带，以免腹内压骤然下降；记录抽出腹水的量、性质和颜色，腹水培养接种应在床旁进行，每个培养瓶至少接种10ml腹水，标本及时送检。

（四）用药护理

1. 遵医嘱给予还原型谷胱甘肽、甘草酸二铵等保肝药物，避免使用红霉素、巴比妥类等损害肝脏的药物。

2. 上消化道出血应用垂体后叶素时，注意滴速，观察有无恶心、心悸、面色苍白等不良反应；防止药液外渗至血管外，造成组织坏死；高血压、冠心病病人及孕妇不宜使用。

3. 遵医嘱使用秋水仙碱进行抗肝纤维化治疗时，由于需长期服用，应注意观察有无胃肠道反应及中性粒细胞减少。

（五）心理护理

多与病人交谈，鼓励病人倾诉，给予病人安慰和支持；向病人解释情绪稳定的重要性，保持情绪稳定，减轻心理压力；向病人讲述成功病例，提高病人治疗的信心和依从性；及时向家属介绍病情，指导家属发挥支持系统的作用，给予病人生理和心理上的支持；当病人发生急性大出血时，医护人员要有条不紊地抢救，给予病人心理安慰，稳定病人情绪。

（六）健康指导

1. 疾病知识指导 肝硬化为慢性病，应向病人及家属讲解肝硬化的有关知识和自我护理方法；指导病人树立治病信心，积极配合治疗和护理，延缓疾病发展，提高生活质量。

2. 生活方式指导

（1）**休息与活动指导**：向病人说明身心休息对疾病康复的重要性，指导病人合理安排工作与生活，保持充足的睡眠，规律生活，不宜进行重体力劳动及高强度体育锻炼。代偿期病人无明显不适，可参加轻体力劳动或工作，注意劳逸结合，避免过度劳累；失代偿期病人，以卧床休息为主，并酌情进行适量活动，如散步、练太极拳、气功等，活动量以活动后不加重疲劳感和其他症状为度。

（2）**饮食指导**：嘱病人切实遵循饮食治疗原则和计划，并戒酒，指导病人摄入高热量、高蛋白、富含维生素、适量脂肪、易消化的饮食，并根据病情变化及时调整。

（3）**皮肤护理指导**：病人因黄疸、皮肤干燥、水肿易出现皮肤瘙痒；因长期卧床，皮肤受压，易发生皮肤受损。防止病人水肿部位受压，保持床单位清洁、干燥、整齐，必要时可用气垫床；沐浴时避免水温过高或使用有刺激性的皂液和沐浴液；皮肤瘙痒处给予止痒处理，叮嘱病人勿搔抓，以免皮肤破损。

（4）**预防感染**：居室要通风，注意良好的个人卫生，避免受凉和进食不洁饮食引起感染。

3. 用药指导 指导病人严格遵医嘱用药，禁忌盲目和滥用药物，以免加重肝脏负担；向病人及家属详细介绍所用药物的名称、剂量、给药时间和方法、药物疗效以及不良反应的观察和预防措施等；定期门诊随访。

4. 照顾者指导 指导照顾者理解和关心病人，告知上消化道出血等并发症的表现，如肝性脑病的前驱症状是性格、行为改变，以便发现病情变化，及时就诊。

【护理评价】

1. 能否保证每天所需的营养物质的摄入，营养状况是否改善。

2.腹水和水肿程度是否减轻或消失。

3.情绪是否平稳,能否积极配合治疗及护理。

4.能否积极配合预防或减少感染的发生。

5.是否发生并发症,或并发症发生时能否被及时发现并处理。

肝硬化病人 Child-Pugh 分级标准

肝硬化病人 Child-Pugh 分级(Child-Pugh classification)与肝硬化的预后密切相关,总分越高(C级),预后越差(表4-7)。

表 4-7 肝硬化病人 Child-Pugh 分级标准

临床或生化指标	1分	2分	3分
肝性脑病	无	1~2 期	3~4 期
腹水	无	轻度	中重度
总胆红素	<34μmol/L	34~51μmol/L	>51μmol/L
血清白蛋白	>35g/L	28~35g/L	<28g/L
凝血酶原时间延长	<4s	4~6s	>6s

注:总分:Child-Pugh A 级 5~6 分,B 级 7~9 分,C 级 10~15 分。

第七节 原发性肝癌病人的护理

1.掌握原发性肝癌的病因和身体状况。

2.熟悉原发性肝癌的相关检查和治疗原则。

3.了解原发性肝癌的病理分型和转移途径。

4.学会应用护理程序为原发性肝癌病人实施整体护理。

5.具备为原发性肝癌病人进行健康指导的能力。

6.培养学习者关心、爱护、尊重病人的职业素养及人文关怀精神。

病人,女性,71 岁。半年前无明显诱因出现右上腹持续性钝痛,有时向右肩背部放射,无恶心、呕吐。近 1 个月来,右上腹疼痛加重,自觉右上腹饱满,有包块,伴腹胀、食欲缺乏、恶心。既往有乙型肝炎病史多年。身体评估:T 36.8℃,P 76 次 /min,R 20 次 /min,BP 120/80mmHg,体形消瘦,神清合作,巩膜轻度黄染。右上腹饱满,右上腹压痛明显,肝脏肿大肋下 5cm,边缘钝,质韧,有触痛,脾未触及,腹部叩诊鼓音,移动性浊音阴性,肝区有叩击痛,听诊肠鸣音 9 次 /min。实验室检查及其他检查:血红蛋白 86g/L,红细胞 $3.4×10^{12}$/L,白细胞 $5.4×10^9$/L,血小板 $92×10^9$/L,谷丙转氨酶 20U/L,谷草转氨酶 38U/L,γ- 谷氨酰转移酶 106U/L,甲胎蛋白 1 200μg/L。彩色超声:肝右叶实质性占位性病变。

原发性肝癌（primary carcinoma of the liver）简称为肝癌，指肝细胞或肝内胆管上皮细胞发生的恶性肿瘤。是我国最常见的恶性肿瘤之一，其死亡率在恶性肿瘤中位居第二。本病多见于中年男性，以 40~49 岁多见，男女之比约为 5∶1。

【病因及发病机制】

原发性肝癌的病因及发病机制迄今尚未完全阐明，其发生可能是多种因素综合作用的结果。

1. 病毒性肝炎　在我国，乙型肝炎病毒（hepatitis B virus，HBV）感染是肝癌的主要病因，肝癌病人中 HBsAg 阳性率可达 90%。西方国家以丙型肝炎病毒（hepatitis C virus，HCV）感染常见。由此可见，乙型肝炎和丙型肝炎均为肝癌的诱发因素。肝癌病人常有急性病毒性肝炎→慢性肝炎→肝硬化→肝癌的病史。

2. 肝硬化　肝癌常与肝硬化并存（50%~90%），每年约 3% 的肝硬化病人发展成肝癌，肝硬化在肝癌的发生中起促进作用。在我国，肝癌常发生在 HBV、HCV 感染后的肝硬化。在欧美国家，肝癌常发生在酒精性肝硬化的基础上。

3. 饮食饮水因素　黄曲霉在自然界广泛存在，其代谢产生的黄曲霉毒素 B_1 有强烈的致癌作用。粮食受黄曲霉毒素 B_1 污染严重的地区，肝癌发病率较高。饮用水污染是我国部分地区发生肝癌的重要危险因素之一，池塘中生长的淡水藻所产生的毒素有明显的促肝癌作用。此外，长期饮酒、进食含有亚硝胺的食物、食物中缺乏微量元素等，均与肝癌发生有密切的关系。

4. 其他　遗传因素、寄生虫感染、长期接触有机氯类农药等可能是发生肝癌的危险因素。

【护理评估】

（一）健康史

询问有无肝炎、肝硬化及寄生虫感染病史；有无长期食用含黄曲霉、亚硝胺类的食品；有无长期饮用污染水；有无长期酗酒；有无长期接触有机氯类农药等化学物质；有无家族史等。

（二）身体状况

原发性肝癌起病隐匿，早期缺乏典型表现，或在慢性肝病随访、体检、普查时偶尔发现。经 AFP 普查出的早期病例无任何症状、体征，称为亚临床肝癌。因出现症状而就诊者，大多数已进入中晚期。

1. 症状

（1）**肝区疼痛**：是最常见、最早出现的症状，半数以上的病人有肝区疼痛，呈持续性胀痛或钝痛，疼痛由癌肿生长过快、肝包膜被牵拉或肿瘤坏死刺激被膜所致。若肿瘤生长缓慢，通常无痛或仅有轻微钝痛；病变侵犯膈肌时，右肩或右背部有牵涉痛；肝表面的癌结节破裂时，可突然出现剧烈肝区疼痛或腹痛，如出血量大可引起失血性休克。

（2）**消化系统症状**：如食欲缺乏、消化不良、恶心、呕吐、腹胀、腹泻等。

（3）**全身症状**：如发热、乏力、进行性消瘦，甚至恶病质等。发热为低热或中度热，与肿瘤坏死产物、代谢产物的吸收或合并感染有关。

（4）**转移灶症状**：肺转移和骨转移等多见。肺转移出现咳嗽和咯血；胸腔转移以右侧多见，出现胸痛和血性胸腔积液；骨转移出现局部压痛或神经受压、椎体破坏引起截瘫等。

2. 体征

（1）**肝脏肿大**：进行性肝脏肿大，为肝癌最常见的特征性体征之一。肝脏质地坚硬，表面凹凸不平，可触及大小不等的结节，边缘钝而不整齐，有不同程度的压痛。癌肿突出于右肋弓下或剑突下时,上腹呈现局部隆起或饱满;癌肿位于膈面,表现为膈抬高而肝下缘不下移。

（2）**黄疸**：肝癌晚期可出现黄疸。多数是由于癌肿压迫或侵犯胆管,或肝门转移性淋巴结肿大压迫胆管而引起阻塞性黄疸;少数是因合并慢性肝炎、肝硬化或癌组织肝内广泛浸润引起肝细胞性黄疸。

（3）**肝硬化征象**：在肝硬化基础上发生肝癌者,有脾大、静脉侧支循环形成、腹水等原有肝硬化的临床表现。原有腹水者,表现为腹水增加迅速且难治,腹水为漏出液或血性腹水。

3. 伴癌综合征 是由于癌肿本身代谢异常、癌组织对机体影响而引起内分泌代谢异常的一组综合征,以自发性低血糖症、红细胞增多症较常见。其他还有高钙血症、高脂血症、类癌综合征、异常纤维蛋白原血症等。

4. 分型和转移途径

（1）**分型**：按大体形态可分为：①块状型：最常见,癌肿直径在 5cm 以上。②结节型：直径一般不超过 5cm。③弥漫型：最少见,癌结节米粒或黄豆大小,与肝硬化不易区分。按组织学可分为：①肝细胞型：占 90% 以上,癌细胞由肝细胞发展而来。②胆管细胞型：少见,癌细胞由胆管细胞发展而来。③混合型：最少见,具有肝细胞型和胆管细胞型两种结构,或呈过渡形态,既不完全像肝细胞型,又不完全像胆管细胞型。

（2）**转移途径**：肝癌主要转移方式为血行转移、淋巴转移、种植转移。其中最早、最常见的转移方式是肝内血行转移,也是肝癌切除术后早期复发的主要原因。也可发生肝外血行转移,最常见的是转移至肺,也可转移至胸、肾、肾上腺、骨等部位。

5. 并发症

（1）**肝性脑病**：提示预后不良,是原发性肝癌终末期最严重的并发症,可致约 1/3 的病人死亡。

（2）**上消化道出血**：约占肝癌死亡原因的 15%。常因肝硬化或门静脉、肝静脉癌栓导致门静脉高压,引起食管 - 胃底静脉曲张破裂出血;晚期肝癌可因胃肠道黏膜糜烂及凝血功能障碍引起出血。

（3）**肝癌结节破裂出血**：约 10% 的肝癌病人因肝癌结节破裂出血致死。破裂局限于肝包膜下,可产生局部疼痛或压痛性血肿,如破入腹腔可引起急性腹痛和腹膜刺激征,甚至引起休克或死亡。

（4）**继发感染**：因长期肿瘤消耗、化疗或放疗后白细胞下降,导致抵抗力减弱,容易并发肺炎、肠道感染、泌尿系感染、压力性损伤等,甚至引起败血症。

（三）心理 - 社会状况

肝癌病人与其他癌症病人一样,常常出现否认、愤怒、磋商、抑郁、接受等几个心理反应阶段。病人疾病未确诊时,常因怀疑否认而存在焦虑心理;确诊后常出现恐惧、暴躁易怒或情绪低落、悲观失望,甚至因绝望而轻生。应评估病人及家属对疾病的认识,以及家庭和工作单位能否提供足够的生理、心理和经济支持。

（四）实验室检查及其他检查

1. 肿瘤标志物检查

（1）**甲胎蛋白**（α-fetoprotein, AFP）：是原发性肝癌的血清标志物,有助于发现无症状的早期肝癌,是目前诊断原发性肝癌最常用、最重要的方法。现已广泛用于普查,也是反映病情、判断疗效、预测复发的最敏感指标。AFP＞400μg/L 为诊断肝癌的条件之一。

（2）**其他**：血清甲胎蛋白异质体、异常凝血酶原和血浆游离微小核糖核酸也可作为肝癌早期诊断标志物,特别是对血清 AFP 阴性人群。

2. 影像学检查

（1）**B 超检查**：是目前肝癌筛查的首选检查方法。可发现直径为 1cm 以上的肿瘤。AFP 结合 B

ER 4-12

原发性肝癌的临床表现

超检查是早期诊断肝癌的主要方法。

（2）**增强 CT 检查 /MRI 检查**：是诊断和确定治疗方案的重要手段，可发现直径 1cm 左右的肿瘤。

（3）**选择性肝动脉造影**：用于怀疑肝癌而普通的影像学检查未能发现病灶者。

3. **肝活组织检查**　是确诊肝癌最可靠的方法。在 B 超或 CT 引导下行细针穿刺活组织学检查，有出血、癌肿针道转移或全身扩散等风险。

（五）治疗原则及主要措施

早发现、早治疗是改善肝癌预后的主要措施，也是提高肝癌生存率的关键。早期肝癌采取手术切除，不能切除者采取综合治疗措施。

1. **手术治疗**　手术切除是目前根治原发性肝癌的首选方法。对诊断明确，有手术指征者应尽早手术。

2. **局部治疗**

（1）**肝动脉化疗栓塞治疗**（transarterial chemoembolization，TACE）：是原发性肝癌非手术治疗的首选方案。TACE 是在 X 线透视下，将导管插至固有动脉或其分支后将抗肿瘤药物和碘化油等栓塞剂混合后注入肝动脉，发挥持久的抗癌作用。当癌肿明显缩小时，再行手术治疗。目前主张综合 TACE 治疗，即 TACE 联合其他治疗方法。

（2）**局部消融治疗**：是借助医学影像技术对肿瘤靶向定位，局部采用物理或化学的方法，如射频消融、微波消融、无水乙醇注射治疗、冷冻治疗、高强度超声聚焦消融、激光消融、不可逆电穿孔等，使肿瘤坏死。

3. **放射治疗**　主要适用于肝门区肝癌的治疗。

4. **全身化疗**　肝癌对化疗不敏感，可采用联合化疗方案，常用化疗药物有顺铂、5- 氟尿嘧啶、丝裂霉素 C、表柔比星等。

5. **生物和免疫治疗**　手术切除或放疗、化疗杀灭大量癌细胞后，使用生物和免疫治疗可巩固和增强疗效。目前单克隆抗体和酪氨酸激酶抑制剂类等各种靶向治疗药物已相继应用于临床。

6. **综合治疗**　综合治疗目前已成为中晚期肝癌主要的治疗方法，可改善预后，提高生存率。中医可调整机体的抗肿瘤能力，与手术、化疗、放疗合用，可起到改善症状、减少不良反应、提高疗效的作用。

原发性肝癌的
介入治疗

7. **肝移植**　是一种有效的治疗方法，主要适用于肝癌合并肝硬化，且未侵犯血管及发生远处转移者。

8. **并发症的治疗**　如肝性脑病、上消化道出血、感染等。

【**常见护理诊断 / 合作性问题**】

1. **慢性疼痛**　与肿瘤迅速增大引起肝包膜张力增高或手术、肝动脉栓塞术后产生栓塞综合征等有关。

2. **营养失调：低于机体需要量**　与恶性肿瘤对机体造成的慢性消耗、食欲下降、化疗所致的胃肠道反应等有关。

3. **预感性悲哀**　与担忧疾病预后不良有关。

4. **潜在并发症**：肝性脑病、上消化道出血、肝癌结节破裂出血、感染等。

【**护理目标**】

1. 疼痛减轻。

2. 营养状况改善，体重无继续下降。

3. 情绪稳定，能积极配合治疗和护理。

4. 未发生并发症，或并发症能被及时发现并处理。

【护理措施】

（一）一般护理

1. 休息与活动　根据体力情况，合理安排生活，注意休息，体力允许时可适当活动或参加部分工作，保证充足的睡眠，避免劳累。

2. 饮食护理　给予高蛋白、高维生素、适当热量、清淡易消化食物，避免高脂、高热量、刺激性食物，戒烟、酒；鼓励病人进食肉类、鱼、蛋、乳类等优质蛋白，以及富含维生素的蔬菜、水果等；如有食欲缺乏、恶心、呕吐者，加强口腔护理，遵医嘱给予止吐剂，呕吐后 30min 内勿进食。保持就餐环境安静、舒适，提供病人喜爱的食物，促进其食欲；若无法进食或进食量少，遵医嘱静脉补充营养。腹水严重者应限制水的摄入量，给予低钠饮食。伴有肝功能衰竭或肝性脑病的病人应限制蛋白质的摄入量，甚至禁食。

3. 疼痛护理　轻度疼痛者，保持环境安静、舒适，减少不良刺激，缓解心理压力；根据病人的年龄、职业、兴趣、爱好等，教会病人放松和转移注意力的技巧，如深呼吸、与人聊天、听音乐等。中、重度疼痛者，根据 WHO 疼痛三阶梯止痛法，遵医嘱使用镇静、镇痛药，或使用病人自控镇痛法（PCA）止痛。

（二）病情观察

观察肝区疼痛的部位、性质、程度、持续时间、伴随症状，以及有无腹水、发热、黄疸、恶心、呕吐等；观察肝脏的大小变化；有无肿瘤转移表现，如咳嗽、咯血、胸痛、血性胸腔积液、局部压痛、截瘫等；观察有无并发症征象，如意识状态的变化等肝性脑病征象，呕血、便血等上消化道出血征象。突发剧烈腹痛、急性腹膜炎和内出血表现应考虑癌结节破裂出血。

（三）肝动脉化疗栓塞治疗的护理

1. 化疗前护理

（1）向病人及家属解释肝动脉栓塞化疗的必要性、方法和效果，使其配合治疗。

（2）做好术前准备，如生命体征、血常规、出凝血时间、肝肾功能、心电图、B 超等检查；做碘过敏试验，如碘过敏试验阳性可用非离子型造影剂；备皮。

（3）术前 1d 给易消化饮食，术前 6h 禁食禁水，术前半小时遵医嘱给予镇静药。

（4）病人离开病房后，调节室内温、湿度，铺好麻醉床，备好心电监护仪。

2. 化疗中护理

（1）询问病人的感受，给予心理支持，使其放松。

（2）监测生命体征、血氧分压等；注射造影剂时，密切观察有无恶心、呕吐、心慌、胸闷、皮疹等过敏症状，出现异常及时报告医生。

（3）注射化疗药物后，观察有无恶心、呕吐，一旦出现，立即协助病人头偏向一侧，做深呼吸，如胃肠道反应明显，遵医嘱给予止吐药；观察上腹部腹痛，如出现轻微腹痛，安慰病人，转移注意力；如疼痛较为剧烈，病人不能耐受，遵医嘱给予对症处理。

3. 化疗后护理　术后由于肝动脉血供突然减少，可产生腹痛、发热、恶心、呕吐、人血白蛋白降低、肝功能异常等栓塞后综合征。

（1）压迫止血：穿刺部位压迫止血 15min 再加压包扎，沙袋压迫 6~8h，穿刺侧肢体保持伸直 24h。注意观察穿刺部位有无血肿及渗血，以及被压迫肢体远端皮肤的颜色、温度、动脉搏动及肢体活动情况等，防止包扎过紧、压迫过重引起缺血、缺氧。

（2）监测病情及对症护理：观察并记录生命体征，注意有无发热、呕吐、腹痛、肝性脑病等表现，发现异常及时报告医生并配合处理。多数病人由于机体对坏死肿瘤组织重吸收，手术后 4~8h 体温升高，持续 1 周左右。高热者采取降温措施，避免机体大量消耗。做好防寒保暖，预防肺部感染。肝动脉栓塞后 48h 内常因肝脏水肿、肝包膜张力增大出现腹痛，腹痛剧烈者可遵医嘱使用镇痛药物。

（3）**饮食及补液**：栓塞术1周后，因肝缺血影响肝糖原储存和蛋白质合成，遵医嘱静脉补充葡萄糖溶液和白蛋白。准确记录液体出入量，作为补液依据，注意维持水、电解质平衡。

（四）心理护理

与病人建立良好的护患关系，积极了解病人的情绪变化，鼓励其倾诉自己的想法和担忧，对病人进行心理疏导，稳定病人情绪，使其树立战胜疾病的信心。

（五）健康指导

1. **疾病知识指导**　指导病人建立健康积极的生活方式，合理饮食，劳逸结合，避免劳累、精神紧张和情绪激动，保持乐观情绪，以积极的态度配合治疗和护理。保持大便通畅。鼓励病人参加社会性抗癌组织的活动，以增加精神支持，提高机体的抗癌能力。

2. **定期复查**　指导病人定期复查AFP、肝功能、B超、CT检查等，以利于监测病情变化和调整治疗方案；嘱病人和家属注意观察，一旦出现体重减轻、出血倾向、黄疸或乏力等异常情况，及时就医。尤其对于肝动脉栓塞化疗术后的病人，强调CT检查的必要性和重要性，其检查结果不仅为判断治疗效果提供依据，而且对下次介入时间的选择及用药方案有指导作用。

3. **治疗指导**　指导病人遵医嘱服药，忌服对肝脏有损伤的药物，坚持化疗和其他后续治疗，定期随访。

4. **预防指导**　宣传及普及肝癌的预防知识：接种病毒性肝炎疫苗，预防肝炎；保护水源，防止污染；注意饮食卫生，粮食妥善保管，不吃霉变食品；不饮烈性酒，不酗酒；减少与各种有毒有害物质接触；对高发地区及高危人群（肝炎史5年以上，乙肝或丙肝病毒标记阳性，35岁以上者）定期进行普查，以做到早发现、早诊断、早治疗。普查方法多采用AFP和B超检查。

【护理评价】

1. 疼痛是否减轻。

2. 营养状况是否改善，体重有无继续下降。

3. 情绪是否稳定，能否积极配合治疗和护理。

4. 有无并发症发生；发生并发症能否被及时发现并处理。

（张俊玲）

第八节　肝性脑病病人的护理

学习目标

1. 掌握肝性脑病的概念、病因、诱因和临床分期及特点。

2. 熟悉肝性脑病的相关检查和治疗原则。

3. 了解肝性脑病的发病机制。

4. 学会应用护理程序为肝性脑病病人实施整体护理。

5. 具备为肝性脑病病人进行健康指导的能力。

6. 具备关心、爱护、尊重病人的职业素养及团队协作精神。

情景导入

病人，男性，64岁。1年前确诊为"病毒性肝炎，肝硬化"，间歇性乏力、食欲缺乏2个月。2d前进食红烧肉后，开始出现言语不清，答非所问，昼睡夜醒，行为异常，继而昏迷，家人将其送医院急诊。身体评估：T 36.9℃，P 82次/min，R 20次/min，BP 90/70mmHg，病人慢性肝病面容,消瘦,颈部和前胸部可见蜘蛛痣,腹壁静脉曲张,脾肋下 3cm,肝脏未触及,腹水移动性浊音(+)。初步诊断为"肝硬化、肝性脑病",为进行进一步治疗收入病房。

请思考:
1. 该病人目前主要的护理诊断/合作性问题有哪些?应采取哪些护理措施?
2. 病情稳定后,如何对该病人进行饮食指导?

肝性脑病(hepatic encephalopathy,HE)又称肝昏迷(hepatic coma),是由严重肝病或门静脉-体循环分流引起的、以代谢紊乱为基础的中枢神经系统功能失调综合征,临床表现轻者仅有轻微的智力损害,严重者有意识障碍、行为失常和昏迷。

【病因及发病机制】

(一)病因

1. 肝硬化 是引起肝性脑病的最常见原因之一,可发生于各种类型肝硬化,尤其病毒性肝炎后肝硬化最常见。

2. 门体分流术 是引起肝性脑病的另一常见的原因。

3. 其他 如重症病毒性肝炎、中毒性肝炎和药物性肝炎,暴发性肝衰竭,原发性肝癌,妊娠期急性脂肪肝,严重胆道感染等。

(二)诱发因素

1. 上消化道出血 是常见诱因,以肝硬化食管-胃底静脉曲张破裂多见。由于肠道内大量积血,血液中的蛋白质经肠道细菌作用生成大量氨,由肠壁扩散到血循环,引起血氨增高;出血导致血容量减少,门静脉血流量减少,肝细胞缺血缺氧,加重了肝细胞损害,并进一步增加脑细胞对毒物的敏感性。

2. 高蛋白饮食 大量蛋白质分解后使肠道内产氨增多,引起血氨升高。

3. 药物

(1)大量排钾利尿引起低钾性碱中毒,体液中 H^+ 减少,NH_4^+ 容易变成 NH_3,通过血-脑屏障,对大脑产生毒性作用;大量利尿引起血容量减少,加重了肝脏缺血,加速了肝性脑病。

(2)镇静催眠药和麻醉药直接抑制大脑和呼吸中枢,造成缺氧,加重了肝脏损害。

(3)含氮药物可引起血氨增高。

(4)抗结核等药物加重肝损害,诱发肝性脑病。

4. 感染 是最常见的诱因。感染使组织分解代谢增强,产氨增多,血氨升高;同时,发热致脑组织能量消耗增加,对氨及其他毒性物质的敏感性增加;此外,细菌和毒素也可直接损伤肝细胞。

5. 其他 如放腹水、便秘、尿毒症、外科手术、低血糖等,也可促使肝性脑病的发生。

(三)发病机制

其发病机制至今尚未完全明了。一般认为,肝性脑病的病理生理基础是在肝功能衰竭或门体静脉分流情况下,正常能被肝脏有效代谢的产物,未经肝脏解毒,直接进入大脑引起大脑功能紊乱。目前主要有以下几种假说:

1. 氨中毒 氨是促发肝性脑病最主要的神经毒素。血氨升高是肝性脑病的临床特征之一。临床资料表明,80%~90% 的肝性脑病病人血氨升高。

(1)氨的形成与代谢:消化道是氨产生的主要部位,氨以离子型(NH_4^+)和非离子型(NH_3)两种形式存在。NH_3 有毒性并能透过血脑屏障,而 NH_4^+ 相对无毒且不易透过血脑屏障。当结肠内 pH>6 时,NH_4^+ 转为 NH_3,极易经肠黏膜弥散入血;pH<6 时,相对无毒的 NH_4^+ 从血液转至肠道,随着粪便排出。此外,肾脏和骨骼肌也能少量产氨。机体清除氨的主要途径有:①合成尿素:绝大部分来自肠道的氨在肝中经鸟氨酸代谢循环转变为尿素经肾脏排出;②肝、脑、肾等组织消耗氨合成谷氨

酸和谷氨酰胺;③血氨过高时,可由肺少量呼出。

(2)**肝性脑病时血氨升高的原因**:正常情况下,血氨的产生和清除保持着动态平衡。当肝功能严重障碍时,肝脏利用氨合成尿素的能力降低,引起血氨升高。当有门体分流存在时,肠道的氨不经肝脏代谢而直接进入体循环导致血氨升高。

(3)**氨对中枢神经系统的毒性作用**:①干扰脑细胞三羧酸循环,脑细胞能量供应不足;②增加了脑对具有抑制脑功能的中性氨基酸(如酪氨酸、苯丙氨酸、色氨酸)的摄取;③脑内氨浓度升高,谷氨酰胺合成增加,神经元细胞肿胀,引起脑水肿;④氨直接干扰脑神经电活动。

2. 神经递质变化

(1)**假性神经递质**:神经冲动的传导是通过递质来完成的。肝功能衰竭时,来自食物的苯丙氨酸和酪氨酸等芳香族氨基酸,在肝内清除障碍,β-羟酪胺和苯乙醇胺进入脑组织,其化学结构与正常的兴奋性神经递质去甲肾上腺素和多巴胺极为相似,但无法传递神经冲动或作用很弱,故称为假性神经递质。假性神经递质竞争性地取代正常神经递质,使神经传导发生障碍,大脑皮质被异常抑制,最终发生意识障碍,甚至昏迷。

(2)**γ-氨基丁酸/苯二氮䓬**(γ-aminobutyric acid, GABA/benzodiazepines, BZ)**神经递质**:大脑神经元表面 GABA 受体、BZ 受体和巴比妥受体紧密相连,组成 GABA/BZ 复合体,共同调节氯离子通道。肝衰竭和门体分流时,弥散入脑的氨可使脑星形胶质细胞 BZ 受体表达上调,氯离子内流,神经传导被抑制而引起肝性脑病。

(3)**色氨酸**:正常情况下色氨酸和白蛋白结合不易透过血脑屏障,肝衰竭时白蛋白合成减少,游离色氨酸增多,透过血脑屏障,在大脑中代谢后生成抑制性神经递质(5-羟色胺、5-羟吲哚乙酸),参与肝性脑病的发生。

【**护理评估**】

(一)**健康史**

询问病人有无肝硬化、重症病毒性肝炎、中毒性肝炎、药物性肝炎、原发性肝癌、妊娠期急性脂肪肝、严重胆道感染等病史;有无行门体分流术,外科手术;有无上消化道出血、大量排钾利尿、放腹水;有无酗酒、进食高蛋白饮食;有无不恰当的使用镇静安眠、麻醉药、含氮药物及损肝药物;有无感染、严重创伤、低血糖、尿毒症、便秘等。

(二)**身体状况**

肝性脑病常因原有的肝病性质、肝细胞损害程度及诱因不同而临床表现不同。急性肝衰竭所致肝性脑病可无明显诱因,进展迅速。慢性肝性脑病常有诱因。一般根据意识障碍程度、神经系统表现和脑电图改变,将肝性脑病由轻到重分为5期(表4-8)。

表4-8 肝性脑病病人的临床分期

分期	意识障碍程度	神经系统表现	脑电图改变
0期(潜伏期)	无	心理或智力测试轻微异常	正常
1期(前驱期)	以轻度性格改变和行为失常为主:如焦虑、欣快、激动、淡漠、睡眠倒错、健忘,对答尚准确,吐词不清,反应较迟钝	有扑翼样震颤	多数正常
2期(昏迷前期)	以意识模糊、行为失常为主:嗜睡、言语不清、书写障碍、定向力障碍、昼睡夜醒、衣冠不整、随地大小便等	腱反射亢进、肌张力增高、踝阵挛及 Babinski 征阳性等,有扑翼样震颤	异常
3期(昏睡期)	以昏睡和严重精神错乱为主:多数时间呈昏睡状态,可以唤醒,偶可应答,常有神志不清和幻觉	上述各种神经体征持续或加重,肌张力增高,锥体束征阳性,扑翼样震颤仍可引出	明显异常

分期	意识障碍程度	神经系统表现	脑电图改变
4期(昏迷期)	昏迷,不能唤醒	浅昏迷时,对疼痛等强刺激和不适体位有反应,腱反射和肌张力仍亢进;深昏迷:各种反射消失,肌张力降低,扑翼样震颤无法引出	明显异常

肝性脑病各期的分界不很清楚,前后期可有重叠。肝功能严重受损的病人常有黄疸、出血倾向、肝臭、肝肾综合征、脑水肿等,且易并发各种感染,使病情更为严重和复杂。

(三)心理-社会状况

病人处于大脑抑制状态,需要对家属进行评估。肝性脑病前驱期病人有轻度精神异常,出现焦虑、欣快、淡漠、昼夜颠倒等表现时,家属往往不能及时发现,甚至责备病人;当确诊后,家属常出现焦虑、恐惧等心理问题和应对能力不足。应评估家属对病人当前所处健康状况的看法、应对能力,是否有照顾者角色困难等。

(四)实验室检查及其他检查

1. 血氨　慢性肝性脑病,特别是门体分流性脑病者,血氨多增高;急性肝性脑病者,血氨可正常。

2. 电生理检查　脑电图提示较明显的脑功能改变,对判断肝性脑病预后有一定价值。肝性脑病病人脑电图的典型改变为节律变慢,2期至3期病人每秒可出现4~7次δ波或三相波;昏迷时为高波幅的δ波,<4次/s。此外,可通过诱发电位或临床视觉闪烁频率检查来诊断轻微肝性脑病。

3. 心理智能测验　其方法多种,一般将木块图试验、数字连接试验及数字符号试验联合使用。对诊断早期肝性脑病或轻微肝性脑病最有价值。缺点是易受年龄、教育程度的影响。

4. 影像学检查　做CT或MRI检查,急性肝性脑病者可发现有脑水肿,慢性者可发现不同程度的脑萎缩。

(五)治疗原则及主要措施

目前本病尚无特效疗法,常采用综合治疗措施。

1. 及早消除诱因　及时清除上消化道出血后肠道内的积血;避免高蛋白饮食;预防和控制感染;避免快速利尿和大量放腹水;纠正低血糖;缓解便秘;停用镇静安眠、麻醉止痛及损伤肝功能的药物;纠正水、电解质和酸碱平衡紊乱等。

2. 减少肠内氮源性毒物的生成和吸收

(1)**乳果糖或乳梨醇**:口服乳果糖或乳梨醇,可以降低肠道内pH,抑制肠道细菌的生长,减少肠道细菌产氨,从而减少氨的吸收,促进氨的排出。

(2)**灌肠或导泻**:用生理盐水或弱酸性溶液灌肠,如生理盐水100~150ml加食醋30ml。急性门体分流性脑病病人首选66.7%的乳果糖溶液500ml加水500ml灌肠;或口服乳果糖或乳梨醇,从小剂量开始,达到排便2~3次/d,粪便pH维持在5~6为宜。禁忌用肥皂水等碱性溶液灌肠,以免增加氨的吸收。用25%硫酸镁溶液30~60ml口服或鼻饲导泻,可清除肠内积食、积血或其他含氮物,减少毒性物质的吸收。

(3)**抗生素**:口服新霉素、甲硝唑、利福昔明等肠道不易吸收的抗生素,抑制肠道产尿素酶的细菌的生成,减少氨的生成。

(4)**益生菌**:用含双歧杆菌、乳酸杆菌的微生态制剂维护肠道内正常菌群,抑制有害菌群,减少氨的生成。

3. 降氨药物

(1)**L-鸟氨酸-L-天冬氨酸**:是目前最常用的有效的降氨药,其作用是促进体内的鸟氨酸循环合成尿素,降低血氨。

（2）**鸟氨酸-酮戊二酸**：降氨机制同 L-鸟氨酸-L-天冬氨酸，但疗效稍差。

（3）**谷氨酸钠、谷氨酸钾、精氨酸**：曾在临床广泛使用，但疗效尚无肯定证据。

4. 调节神经递质　GABA/BZ 复合受体拮抗药（如氟马西尼）通过抑制 GABA/BZ 受体发挥作用。支链氨基酸制剂可竞争性抑制芳香族氨基酸进入大脑，减少假性神经递质生成，同时有助于恢复病人的正氮平衡。

5. 基础疾病治疗

（1）**人工肝**：常用血液灌流、血液滤过、血浆滤过透析、血浆置换联合血液透析、分子吸附再循环及生物人工肝等治疗方法。生物人工肝近年来研究进展较快，有望在体外代替肝的部分生物功能。

（2）**肝移植**：是治疗各种终末期肝病的有效手段，适用于肝衰竭引起的严重和顽固性肝性脑病且有肝移植指征者。

（3）**阻断肝脏外门-体分流**：对于肝硬化门静脉高压所致的严重侧支循环开放可通过经颈静脉肝内门腔静脉分流术（TIPS）联合曲张静脉的断流术，阻断异常的肝脏外门-体分流。极少部分的 TIPS 术后引起的肝性脑病可行减少分流道直径的介入术。

6. 对症治疗　纠正水、电解质和酸碱失衡，维持有效循环血容量；使用冰帽降低颅内温度，保护脑细胞功能；保持呼吸道通畅，深昏迷者，做气管切开；静脉输入高渗葡萄糖、甘露醇等脱水剂，防治脑水肿。

【常见护理诊断/合作性问题】

1. 意识障碍　与血氨增高对神经系统有毒性作用和影响神经传导有关。

2. 营养失调：低于机体需要量　与肝功能衰竭、消化吸收障碍及限制蛋白摄入等有关。

3. 有感染的危险　与长期卧床、营养不良、机体抵抗力下降有关。

4. 知识缺乏：缺乏预防、护理肝性脑病的有关知识。

【护理目标】

1. 意识状态逐渐恢复正常。

2. 营养状态得到改善，体重不下降。

3. 未发生感染，或感染能被及时发现并处理。

4. 能够复述预防、护理疾病的相关知识。

【护理措施】

（一）一般护理

1. 休息与安全　肝性脑病病人以卧床休息为主，昏迷病人应取仰卧位，头偏向一侧，保持呼吸道通畅，专人护理；意识恢复清醒者，加强巡视，去除病房内的不安全因素，及时发现异常，利用电视、报纸、探视者等环境刺激训练病人的定向力；烦躁不安者，加用床栏，必要时用约束带。

2. 饮食护理

（1）**高热量**：若热量不足，会增加蛋白分解代谢，产氨增多而诱发或加重肝性脑病，所以要保证充足的热量，每日每千克体重供给热量 147~167kJ（35~40kcal）。因脂肪可延缓胃排空，尽量减少脂肪类食物的摄入，而糖类可促使氨转变为谷氨酰胺，有利于降低血氨，应以糖类为主要食物。昏迷病人可鼻饲或静脉补充葡萄糖。低血糖时能量减少，脑内去氨能力下降，增加氨的毒性，所以禁食或限食者，要避免发生低血糖。

（2）**控制蛋白质**：①急性起病 1~2 期的病人可限制在 20g/d 之内，急性起病 3~4 期的病人发病数日内禁食蛋白质，以葡萄糖为主要热量来源，可口服或鼻饲蜂蜜、葡萄糖、果汁、稀饭等，神志清醒后可从 20g/d 开始逐步恢复蛋白质摄入；②慢性肝性脑病者无禁食蛋白质必要，蛋白质的摄入量为 1.0~1.5g/（kg·d）。以植物蛋白（如大豆蛋白）为主，因植物蛋白含支链氨基酸较多，含甲硫氨酸、芳香族氨基酸较少。此外，植物蛋白可提供纤维素，有利于维持结肠的正常菌群及酸化肠道，减少氨的吸收。

（3）**其他**：补充足够的维生素，如维生素 C、维生素 A、维生素 D、维生素 K、维生素 B_2，但不宜用维生素 B_6，因其使多巴在周围神经处转为多巴胺，影响多巴进入脑组织，减少中枢神经系统的正常传导递质。腹水者应限制摄入钠盐 4~6g/d；进水量 1 000ml/d 以内，如有低钠血症，应限制在 500ml/d 左右。

（二）**病情观察**

观察生命体征、瞳孔、尿量、意识及精神状态；观察有无肝性脑病的早期表现，如焦虑、欣快、激动、淡漠、睡眠倒错、不讲卫生、反应较迟钝、行为异常、理解力、记忆力减退，以及扑翼样震颤等征象；监测血氨、肝、肾功能、电解质的变化。

（三）**用药护理**

1. **葡萄糖** 大量输注后要密切观察有无低血钾、心力衰竭发生。

2. **乳果糖** 从小剂量开始，注意观察有无因产气较多，产生腹胀、腹绞痛、恶心、呕吐及电解质紊乱。

3. **新霉素** 长期服用可引起听力或肾损害，服药时间不宜超过 1 月，用药期间注意监测听力和肾功能。

4. **谷氨酸钾、谷氨酸钠** 碱中毒者禁用。使用前应先注射维生素 C。水肿明显、有腹水或脑水肿等症状的病人，禁用或慎用谷氨酸钠；肾功能不全、尿少者，禁用或慎用谷氨酸钾。

（四）**对症护理**

1. **昏迷病人护理** 病人取仰卧位，头偏向一侧，去除发夹、义齿等易脱落硬物；保持呼吸道通畅，必要时吸氧，深昏迷病人应气管切开；做好皮肤、口腔、眼部等基础护理；尿潴留病人做好导尿管护理；长期昏迷病人给予肢体被动运动，防止静脉血栓形成及肌肉萎缩等并发症；高热病人及时进行物理降温。

2. **预防和控制感染** 失代偿期病人易发感染，应密切观察病情，及时发现感染征象，遵医嘱及时、准确地应用有效抗生素。但防止大量输液，过多液体引起低血钾、稀释性低钠血症、脑水肿等，加重肝性脑病。

（五）**心理护理**

因病情重、病程长、久治不愈、经济压力重等原因病人常出现烦躁、焦虑、悲观等情绪，护士应本着理解的心态与病人及家属沟通，耐心解释、劝导，减轻其心理负担，增强战胜疾病的信心；注意观察病人是因疾病所产生的心理问题还是出现精神障碍的表现，尊重病人的人格，不嘲笑病人的异常行为，向家属解释病情经过，让其了解本病的特点，给予病人充分的关照和支持。

（六）**健康指导**

1. **疾病知识指导** 向病人和家属介绍肝性脑病的相关知识，当病人意识清醒后，指导病人和家属避免其诱发因素，如预防和控制上消化道出血；避免摄入高蛋白食物（肉、蛋、乳类等）；避免擅自使用镇静、安眠、麻醉、镇痛药和对肝功能损害的药物等；防寒保暖，预防上呼吸道感染；保证供给热量，避免发生低血糖；保持大便通畅；戒除烟酒等。

2. **生活方式指导**

（1）**休息指导**：①根据病情和体力，适当活动，保证充足的睡眠。提供舒适、安静的休养环境，保持室内清洁、通风、空气新鲜；病人以卧床休息为主，有利于肝细胞再生，减轻肝脏负担。②意识清醒者，根据病人的兴趣爱好，让病人看电视、听音乐等，鼓励家属多探视，陪伴和安慰病人，不责怪病人的异常行为。

（2）**饮食指导**：①供给充足的热量，选择口服蜂蜜、葡萄糖、果汁、米饭、稀饭、面包、小麦粉、通心面等食物。②选择摄入植物蛋白，在植物蛋白中最好是大豆，大豆中含 35% 的蛋白质，容易被吸收。③尽量少吃高脂肪的食物，如核桃、芝麻、花生、油炸食品、肥肉、动物内脏、奶油制品等。④不

宜多吃富含维生素 B_6 的食物,维生素 B_6 在酵母粉、米糠或白米中含量较多,其次是肉类、家禽、鱼、马铃薯、甜薯、蔬菜等,进食时要权衡利弊。

3. 用药指导　指导病人严格按医嘱服药,不能随便停药、减药、换药,了解药物的不良反应,注意观察,定期随访。

ER 4-14

如何对肝性
脑病进行
健康指导

4. 照顾者指导　让家属认识到肝性脑病的严重性,指导其识别肝性脑病的早期征象,如出现焦虑、欣快、激动、淡漠、睡眠倒错、不讲卫生、反应较迟钝、嗜睡、言语不清、定向力障碍、行为异常等,及时到医院就诊;指导家属给予病人精神支持和良好的生活照顾,帮助病人树立战胜疾病的信心,共同努力促进病人康复。

【护理评价】

1. 意识状态是否逐渐恢复正常。

2. 营养状况是否逐渐改善。

3. 是否发生感染等并发症,或并发症发生时能否被及时发现并处理。

4. 能否掌握预防肝性脑病的措施及保健措施。

(张俊玲)

第九节　急性胰腺炎病人的护理

学习目标

1. 掌握急性胰腺炎的病因、身体状况和治疗原则。

2. 熟悉急性胰腺炎的概念和辅助检查。

3. 了解急性胰腺炎的发病机制。

4. 学会应用护理程序为急性胰腺炎病人实施整体护理。

5. 具备爱伤意识及团队协作精神。

情景导入

病人,男性,21 岁。4h 前饮酒后突发中上腹持续性剧烈疼痛急诊入院,伴反复恶心、呕吐,呕吐物为胆汁,呕吐后腹痛不缓解。T 39℃,P 100 次 /min,BP 90/60mmHg。心肺检查未见异常。全腹压痛、肌紧张伴反跳痛,脐周皮肤呈青紫色。血清淀粉酶 1 000U/L。

请思考:

1. 该病人目前最主要护理诊断 / 合作性问题是什么?

2. 针对该病人的情况,目前最关键的抢救措施是什么?

3. 该病人不宜使用的镇痛药物是什么?

急性胰腺炎(acute pancreatitis,AP)是多种病因导致胰腺分泌的胰酶被激活后引起胰腺及其周围组织自身消化的化学性炎症,是消化系统常见急症之一。临床主要表现为急性腹痛、发热、恶心、呕吐和血、尿淀粉酶增高等,重症常继发感染、腹膜炎和休克等多种并发症。

【病因及发病机制】

(一)病因

急性胰腺炎的病因很多,常见的有胆道疾病、大量饮酒和暴饮暴食。

1. 胆道疾病　胆石症、胆道感染、胆道蛔虫是我国急性胰腺炎发病的主要原因,占 50% 以上,其中以胆石症最为常见。由胆道疾病引起的胰腺炎称为胆源性胰腺炎。

2. 酗酒、暴饮暴食 在西方国家,酗酒是急性胰腺炎的主要原因。暴饮暴食可刺激胰液与胆汁大量分泌,短时间内大量食糜进入十二指肠,引起 Oddi 括约肌痉挛和十二指肠乳头水肿,胰液排出受阻造成急性胰腺炎。

3. 胰管阻塞 胰管结石、肿瘤或蛔虫等均可引起胰管阻塞,胰管内压力升高,导致胰管小分支及胰腺腺泡破裂,胰液与消化酶渗入间质引起急性胰腺炎。

4. 其他 急性传染病,如急性流行性腮腺炎、传染性单核细胞增多症;腹部外伤及腹腔手术;内镜逆行胰胆管造影(endoscopic retrograde cholangiopancreatography,ERCP)检查后出现胰腺炎;噻嗪类利尿药、糖皮质激素、四环素、磺胺类等药物;内分泌疾病以及高脂血症或高钙血症等代谢异常也可引起急性胰腺炎。临床上有 5%~25% 的急性胰腺炎病因不明,称为特发性胰腺炎。

(二)发病机制

其机制尚未完全阐明,目前“胰腺自身消化理论”是比较共识的一种解释。正常胰腺分泌的消化酶有两种形式存在:一是具有生物活性的酶,如淀粉酶和脂肪酶;另一种则是以前体或酶原形式存在的不具活性的酶,如胰蛋白酶原、糜蛋白酶原。正常情况下,胰酶大部分是无活性的酶原,胰腺亦具有避免自身消化的生理性防御屏障。在上述各种致病因素作用下,胰管内高压、腺泡细胞内钙离子水平增高,导致胰腺腺泡内酶原被激活,大量活化的胰酶引起胰腺组织自身消化、水肿、出血甚至坏死的炎症反应。炎症向全身扩散可引起多器官炎症反应及功能障碍。

知识拓展

急性胰腺炎严重度分级诊断

修订后的亚特兰大分类标准将急性胰腺炎严重程度分为 3 级:轻症、中度重症和重症。

1. 轻症急性胰腺炎(mild acute pancreatitis,MAP) 无器官功能衰竭,也无局部或全身并发症,通常在 1~2 周内恢复。轻症占急性胰腺炎的 60%~80%,病死率低。

2. 中度重症急性胰腺炎(moderate severe acute pancreatitis,MSAP) 存在局部并发症或全身并发症。可伴有短暂性器官功能障碍(持续时间小于 48h),中度重症占急性胰腺炎的 10%~30%,病死率小于 5%。

3. 重症急性胰腺炎(severe acute pancreatitis,SAP) 伴有持续性器官功能衰竭(持续时间大于 48h)。重症占急性胰腺炎的 5%~10%。

【病理】

急性胰腺炎从病理上可分为急性水肿型胰腺炎和急性出血坏死型胰腺炎。急性水肿型约占急性胰腺炎的 90%。前者病变累及部分或整个胰腺,可见胰腺肿大、分叶模糊,间质充血、水肿及炎症细胞浸润,无明显的胰实质坏死和出血。后者病理表现为胰腺分叶结构消失,有新鲜出血区;可出现钙皂斑,即较大范围的脂肪坏死灶,散落在胰腺及胰腺周围组织。病程较长者可有假性囊肿、脓肿或瘘管形成。

【护理评估】

(一)健康史

询问病人有无胆石症、胆道感染或胆道蛔虫等病史;有无腹部手术或外伤;有无行 ERCP 检查;是否有内分泌疾病和代谢疾病,如糖尿病、妊娠、尿毒症、高钙血症或高脂血症等;有无急性传染病病史;发病前是否服用过噻嗪类利尿药、糖皮质激素、磺胺类、四环素等药物;是否存在酗酒和暴饮暴食等诱因。

（二）身体状况

急性胰腺炎因病情程度不同，病人临床表现不同。

1. 症状

（1）**腹痛**：为本病的主要表现和首发症状，常在暴饮暴食或大量饮酒后突然发生，疼痛剧烈且呈持续性、阵发性加剧，呈钝痛、绞痛或刀割样痛。腹痛部位多在中上腹，向腰背部呈带状放射，取弯腰屈膝位可减轻，进食后疼痛加重，一般胃肠解痉药不能缓解。轻症者腹痛 3~5d 即可缓解，重症者则腹痛剧烈，持续时间较长，并发腹膜炎时，可引起全腹痛。极少数高龄体弱病人仅有轻微腹痛，甚至无腹痛。

（2）**恶心、呕吐及腹胀**：多数病人起病后出现恶心、呕吐，有时频繁且持久，呕吐物为食物、胆汁或咖啡渣样液体，并且呕吐后腹痛不减轻，同时伴有腹胀，后期出现麻痹性肠梗阻。

（3）**发热**：多数病人有中度发热，一般持续 3~5d。如发热持续不退或逐日升高，伴有血白细胞升高，应怀疑有胆道炎症或胰腺脓肿等继发感染。

（4）**水、电解质及酸碱平衡紊乱**：有轻重不等的脱水、低血钾，呕吐频繁时，出现代谢性碱中毒；重症者有严重脱水和代谢性酸中毒，伴血镁、血钙降低。低钙血症是由于大量脂肪组织坏死分解产生脂肪酸，后者与钙离子结合形成不溶性的脂肪酸钙，消耗了大量的钙，出现手足抽搐，为预后不良的表现。部分病人伴有血糖增高，甚至发生糖尿病酮症酸中毒或高渗性昏迷。

（5）**低血压或休克**：常见于重症急性胰腺炎，与大量炎性渗出、严重炎症反应及感染等有关。少数病人可突然发生休克，甚至发生猝死。

2. 体征

（1）**轻症急性胰腺炎**：腹部体征较轻微，出现不同程度的肠鸣音减弱，上腹部轻压痛，无腹部肌紧张及反跳痛。

（2）**重症急性胰腺炎**：病人表情痛苦，脉搏加快，呼吸急促，血压下降，上腹部压痛明显。若并发急性腹膜炎，出现腹部肌紧张，全腹压痛、反跳痛明显，肠鸣音减弱或消失，可伴有血性腹水，出现移动性浊音。少数严重病人由于胰酶或坏死组织液沿腹膜后间隙与肌层渗入腹壁皮下，使两侧腰部皮肤呈暗灰蓝色，称 Grey-Turner 征；或使脐部周围皮肤青紫色，称 Cullen 征。若形成胰腺脓肿或假性囊肿，上腹可触及肿块。继发于胆道疾病或胰头水肿压迫胆总管时出现黄疸。

3. 并发症 急性胰腺炎的局部并发症为局部感染、假性囊肿和胰腺脓肿。全身并发症通常在起病后数天出现，如急性肾衰竭、急性呼吸窘迫综合征、消化道出血、心力衰竭、弥散性血管内凝血、败血症、高血糖、胰性脑病等，病死率极高。

（三）心理-社会状况

急性胰腺炎起病急，疼痛剧烈且一般镇痛药物治疗效果欠佳，病人易出现烦躁不安、情绪紧张等。出血坏死型病人因病情凶险，预后差，抢救时气氛紧张，易使病人及家属产生不良心理，表现为焦虑、恐惧等，甚至感到死亡的威胁。应评估病人紧张、焦虑、恐惧等不良情绪反应；评估病人及家属对疾病的认识程度、应对能力以及社会支持情况。

（四）实验室检查及其他检查

1. 血常规检查 白细胞计数多增高，中性粒细胞出现核左移。

2. 淀粉酶测定 血、尿淀粉酶常明显升高。血清淀粉酶于起病后 6~12h 开始升高，48h 后下降，持续 3~5d。血清淀粉酶超过正常值 3 倍即可确诊为本病，但淀粉酶的高低不一定反映病情轻重，重症病人由于胰腺组织的严重破坏，淀粉酶的生成减少，血清淀粉酶反而不升高，淀粉酶值可正常或低于正常。尿淀粉酶升高较血清淀粉酶稍晚，于发病后 12~14h 开始升高，持续 1~2 周，尿淀粉酶值测定易受病人尿量的影响。

3. 血清脂肪酶测定 常在起病后 24~72h 开始升高，持续 7~10d，对就诊较晚的病人有诊断价值，且特异性也较高。

4. 血液生化检查 重症急性胰腺炎病人有血钙降低和血糖增高，血钙降低的程度与临床严重程度相平行，若低于 2mmol/L，则预后不佳；若空腹血糖持久高于 11.2mmol/L，反映胰腺坏死。

5. C 反应蛋白（C-reactive protein，CRP） CRP 是组织损伤及炎症的非特异性标志物，胰腺坏死时明显升高，有助于判断急性胰腺炎的严重性。

6. 影像学检查 ①腹部彩超可见胰腺肿大，胰腺及胰腺周围回声异常，同时了解胆囊及胆道情况，以及帮助诊断有无并发胰腺脓肿或假性囊肿。②腹部平片可发现是否存在肠麻痹或麻痹性肠梗阻，若见"哨兵袢"和"结肠切割征"，为胰腺炎的间接指征。③腹部增强 CT 可明确胰腺坏死的部位与面积，有无腹水等。

（五）治疗原则及主要措施

其原则为解痉止痛、抑制胰液分泌、补充血容量，纠正水、电解质和酸碱平衡紊乱，防止和治疗并发症。多数病人为轻症急性胰腺炎，经 3~5d 积极治疗后多可治愈。重症者应积极抢救，采取综合治疗。

1. 轻症急性胰腺炎治疗措施

（1）**禁食**：有腹痛、呕吐时，短期禁食 1~3d，如果无恶心、呕吐，腹痛已经缓解，有饥饿感，可以尝试经口进食。

（2）**静脉输液**：积极补充血容量，维持水、电解质和酸碱平衡。

（3）**吸氧**：给予鼻导管吸氧或面罩吸氧，维持外周血氧饱和度大于 95%。

（4）**抑制胃酸和胰液分泌**：可用质子泵抑制药（PPI）或 H_2 受体拮抗药，通过抑制胃酸分泌而间接抑制胰腺分泌，还可以预防应激性溃疡的发生。

（5）**镇痛**：解痉止痛，肌内注射阿托品或山莨菪碱，但严重腹胀、肠麻痹者不宜使用抗胆碱能药；腹痛剧烈者，给予哌替啶 50~100mg 肌内注射，禁用吗啡，因其可引起 Oddi 括约肌痉挛，加重疼痛。

（6）**抗感染**：因我国多数急性胰腺炎的病因为胆道疾病，胆源性胰腺炎常合并胆道感染，故使用抗生素抗感染，可针对革兰氏阴性菌选用第 3 代头孢菌素（如头孢哌酮等）。

（7）**胃肠减压及通便**：对有明显腹胀者应胃肠减压，可用甘油、大黄水或者生理盐水灌肠，或口服大黄水、硫酸镁或乳果糖口服液促进排便。

2. 中度重症及重症急性胰腺炎治疗措施 中度重症急性胰腺炎早期应加强病情监测，防止重症急性胰腺炎的发生，重症急性胰腺炎治疗措施包括：

（1）有条件应转入重症监护室进行治疗。

（2）液体复苏。积极补充液体及电解质，维持有效循环血容量。如病人有慢性心功能不全或肾衰竭时应限液、限速，防止发生肺水肿；伴有休克者给予白蛋白、血浆等。

（3）使用生长抑素类药物。生长抑素具有抑制胰液和胰酶分泌，抑制胰酶合成的作用，生长抑素 250~500μg/h 或奥曲肽 25~50μg/h，持续静脉滴注，疗程 3~7d。

（4）营养支持。早期一般采用胃肠外营养，如无肠梗阻，尽快过渡到肠内营养。

（5）去除病因。对胆总管结石、急性化脓性胆管炎、胆源性败血症等胆源性急性胰腺炎，应尽早行内镜下 Oddi 括约肌切开术、取石术、放置引流管等，利于降低胰管内高压，还可快速控制感染。

（6）并发胰腺脓肿、假性囊肿、弥漫性腹膜炎、肠穿孔、肠梗阻及肠麻痹坏死时，需实施外科手术。

【常见护理诊断／合作性问题】

1. 急性疼痛 与胰腺及周围组织炎症、水肿或出血坏死有关。

2. 体温过高 与胰腺炎症、坏死和继发感染有关。

3. 有体液不足的危险 与禁食、呕吐、胃肠减压或胰腺出血有关。

4. 潜在并发症：休克、急性腹膜炎、急性呼吸窘迫综合征、急性肾衰竭等。

【护理目标】

1. 疼痛减轻或缓解。

2. 体温下降或恢复正常。

3. 体液摄入充足,无脱水征及休克征。

4. 未发生并发症,或并发症能被及时发现并处理。

【护理措施】

(一)一般护理

1. 休息与活动 绝对卧床休息,保证充足的睡眠,有利于减轻胰腺负担,增加对胰腺组织的供血,降低机体代谢率,促进组织修复与体力恢复,改善病情;提供安静舒适的环境,协助病人取弯腰屈膝侧卧位,以缓解疼痛;对于疼痛剧烈辗转不安者,应保证病人安全,防止坠床,避免周围放置危险物品。

2. 饮食护理 需禁食禁水 1~3d,必要时给予胃肠减压,防止食物与胃液进入十二指肠,刺激胰液分泌。当疼痛减轻,发热消退,即可先给予少量无脂流质饮食,再逐步恢复正常饮食,但应避免高脂油腻食物,防止复发。若病情严重,则延长禁食及胃肠减压时间,以减轻呕吐、腹胀与腹痛。禁食或胃肠减压期间,早期一般给予全胃肠外营养支持(total parenteral nutrition,TPN),如无梗阻,宜早期行空肠插管,过渡到肠内营养(enteral nutrition,EN)。补液 3 000ml/d 以上,同时补充电解质,维持水、电解质的平衡。若病人禁食、禁饮在 1 周以上,可以考虑在 X 线引导下经鼻腔置空肠营养管,实施肠内营养。

(二)病情观察

1. 密切观察病人体温、呼吸、脉搏、血压及神志变化,监测血氧情况,注意有无脉搏细速、呼吸急促、尿量减少等低血容量的表现。注意观察呕吐物的量及性质,行胃肠减压者,观察和记录引流量及性质,观察病人皮肤、黏膜的色泽与弹性有无变化,判断失水程度。准确记录 24h 液体出入量,作为补液的依据。定时留取标本,监测血淀粉酶、尿淀粉酶、血清电解质、血钙和血糖的变化,做好动脉血气分析的测定。

2. 若病人出现意识改变、脉搏细速、血压下降、尿量减少、面色苍白、皮肤湿冷等低血容量性休克的表现,应积极配合医生进行抢救。①迅速准备好抢救用物,如静脉切开包、人工呼吸器、气管切开包等。②病人取仰卧中凹卧位,注意保暖,给予氧气吸入。③尽快建立静脉通路,必要时中心静脉置管,按照医嘱输注液体、血浆或全血,补充血容量。根据血压调整给药速度,必要时测定中心静脉压,以决定输液量和速度。④如循环衰竭持续存在,遵医嘱给予升压药。注意病人血压、意识状态及尿量的变化。

(三)用药护理

使用抗生素时应注意有无过敏反应。腹痛者遵医嘱给予镇痛药,观察疗效及不良反应,哌替啶可致药物成瘾,避免反复使用。如使用阿托品时,注意有无心动过速、口干、尿潴留等表现。禁用吗啡,防止引起 Oddi 括约肌痉挛,加重病情。注意监测用药后病人疼痛有无减轻,疼痛的性质和特点有无改变。若疼痛持续存在伴高热,则应考虑可能并发胰腺脓肿;若疼痛剧烈,腹肌紧张,压痛和反跳痛明显,提示并发腹膜炎,应报告医生及时处理。

(四)对症护理

禁食期间应每日做好口腔护理,保持口腔清洁、舒适;口渴病人含漱或用水湿润口唇,以缓解不适与口腔干燥;发热病人给予物理降温,必要时遵医嘱使用药物降温,观察降温的效果并做好记录;指导病人应用减轻疼痛的各种方法,如皮肤针刺疗法、松弛疗法等。

(五)心理护理

经常巡视病人,了解并尽量满足病人的需要。耐心倾听病人的感受,向病人及家属解释疼痛的原因,指导缓解疼痛的方法,减轻病人的紧张焦虑情绪,树立战胜疾病的信心。抢救病人时,应做到有条不紊,减轻病人及家属的恐惧。

(六)健康指导

1. 疾病知识指导 向病人及家属详细介绍急性胰腺炎的主要病因、诱因、发生发展过程、治疗方法及预后,指导病人积极预防和治疗各种胆道疾病,如胆石症、胆道感染及胆道蛔虫等。

2. 生活方式指导 指导病人养成良好的生活方式和规律进食的习惯,注意饮食卫生。出院后半年内,以低脂软食为主,如较稠的稀饭、软面条、馒头等;用植物油炒青菜,限制动物油;进食少量含蛋白食物,如鸡蛋、豆制品、肉松等;餐后进食新鲜水果,每日控制主食量。半年后进普食,避免进食浓茶、咖啡、辣椒等刺激性食物,少吃产气或引起腹胀的食物,如红薯、大豆等;避免进食高脂食物及暴饮暴食,注意劳逸结合,戒烟戒酒,以防本病复发。

【护理评价】

1. 疼痛是否减轻或缓解。
2. 体温是否下降或恢复正常。
3. 液体摄入是否充足,有无脱水征及休克征象。
4. 有无并发症发生;发生并发症能否被及时发现并处理。

(南桂英)

第十节　上消化道出血病人的护理

> **学习目标**
>
> 1. 掌握上消化道出血的临床表现和抢救配合。
> 2. 熟悉上消化道出血的病因和治疗原则。
> 3. 了解上消化道出血的概念、辅助检查。
> 4. 学会应用护理程序为上消化道出血病人实施整体护理。
> 5. 具备关心、爱护、尊重病人的职业素养及人文关怀精神。

> **情景导入**
>
> 病人,男性,40岁,司机。饮食生活不规律,常感上腹部隐痛不适,多在餐后1h左右出现,曾到医院检查,诊断为消化性溃疡,给予药物口服治疗后好转。昨晚饮酒后一直感觉上腹部不适,恶心,呕血约1 000ml,并出现面色苍白、呼吸急促、烦躁不安,家人急忙送医院进行抢救。
>
> **请思考:**
> 1. 针对目前情况,你应该为该病人立即采取哪些措施?
> 2. 病情稳定后,指导该病人如何避免类似情况的发生?

上消化道出血(upper gastrointestinal massive hemorrhage)指十二指肠悬韧带(Treitz 韧带)以上的消化道,包括食管、胃、十二指肠、胰腺、胆道及胃空肠吻合术后的空肠病变引起的出血。上消化道大出血是指在数小时内失血量超过1 000ml或循环血容量的20%,主要表现为呕血和/或黑便,常伴有急性周围循环衰竭,甚至引起失血性休克而危及病人生命,是临床上的常见急症。因此,尽早识别出血征象,密切观察病情变化,及时有效的急救措施和认真细致的护理,是保障病人生命安全的重要原则。

【病因】

消化系统疾病及全身性疾病均可引起上消化道出血,常见病因有消化性溃疡、食管 - 胃底静脉曲张破裂、急性糜烂出血性胃炎和胃癌等,占上消化道出血的 80%~90%,其中消化性溃疡最为常见。

(一)上消化道疾病

1. 食管疾病和损伤 如食管炎(反流性食管炎、食管憩室炎)、食管癌和食管损伤(物理损伤、化学损伤)。

2. 胃十二指肠疾病和损伤 如消化性溃疡、急性糜烂出血性胃炎、慢性胃炎、胃癌、胃泌素瘤、胃黏膜脱垂、胃扭转、十二指肠憩室炎、胃手术后病变(吻合口溃疡、吻合口或残胃黏膜糜烂、残胃癌)以及诊疗操作引起的损伤等。

(二)门静脉高压引起的食管 - 胃底静脉曲张破裂或门静脉高压性胃病

(三)上消化道邻近器官或组织的疾病

1. 胰腺疾病累及十二指肠 如胰腺癌、急性胰腺炎并发脓肿破溃。

2. 胆道出血 胆囊或胆管结石、胆道蛔虫、胆囊或胆管癌等,以及术后胆总管引流管引起的胆道受压坏死、肝脓肿、肝血管瘤或肝癌破入胆道等。

3. 其他 如纵隔肿瘤破入食管,主动脉瘤破入食管、胃或十二指肠。

(四)全身性疾病

1. 血管性疾病 如遗传性出血性毛细血管扩张、过敏性紫癜。

2. 血液病 如原发性免疫性血小板减少性紫癜、白血病、血友病、弥散性血管内凝血。

3. 应激性溃疡 使用糖皮质激素、严重感染、大手术、脑血管意外、烧伤、休克等引起的应激状态,可导致急性胃黏膜损伤。

4. 其他 如系统性红斑狼疮等风湿性疾病、尿毒症、流行性出血热等。

【护理评估】

(一)健康史

询问病人有无服用糖皮质激素、非甾体抗炎药等损伤胃黏膜的用药史或酗酒史;有无消化性溃疡、肝硬化、胃癌、胆道、胰腺疾病等病史;出血前有无进食粗硬或刺激性食物、酗酒、过度劳累、精神紧张等;近期是否有重大创伤、脑血管意外、严重心力衰竭、休克等应激史;有无全身血液系统疾病、急性感染性疾病等。

(二)身体状况

临床表现主要取决于出血部位、量、性质及出血速度,并与病人的年龄、出血前的全身状况如有无贫血及心、肾、肝功能有关。

1. 呕血与黑便 是上消化道出血的特征性表现。

(1)上消化道大出血之后,既有黑便,也有呕血。出血部位在幽门以上者,常伴有呕血;幽门以下部位若出血量大、出血速度快,因血反流入胃而表现为呕血。出血量较少、出血速度慢者,仅见黑便。

(2)呕血与黑便的颜色与性状取决于出血量及血液在胃或肠道内停留的时间。①若出血量大,在胃内停留的时间短,则呕血颜色呈鲜红色或暗红色。②若在胃内停留时间长,因血红蛋白和胃酸作用生成酸化血红蛋白,则呕血颜色为棕褐色,呈咖啡渣样。③上消化道出血时,由于血红蛋白中的铁在肠道内与硫化物作用形成黑色的硫化铁,使粪便呈黏稠而发亮的柏油样。④当出血量大时,血液在肠道内停留时间短,粪便可呈暗红或鲜红色。

2. 失血性周围循环衰竭 急性大量失血时,由于循环血容量迅速减少,静脉回心血量相应不足,心排血量降低,导致周围循环衰竭,其程度轻重因出血量大小和失血速度快慢而异。病人可出现头晕、乏力、心悸、晕厥等一系列组织缺血的表现。失血性休克早期体征有脉搏细速、脉压变小，血压可因机体代偿作用而正常甚至一时偏高，此时应特别注意血压波动，并及时抢救，否则血压将迅速下降。呈现休克状态时，病人表现为面色苍白、口唇发绀、脉搏细速、血压下降、呼吸急促、烦躁不安或意识模糊等。

3. 氮质血症　可分为肠源性、肾前性和肾性氮质血症。上消化道大出血后，血中尿素氮浓度暂时增高，其原因是大量血液进入肠道后，血液中蛋白质的消化产物在肠道内被吸收，故称其为肠源性氮质血症。血尿素氮于大出血后数小时开始上升，24~48h 达高峰，一般不超出 14.3mmol/L，3~4d 后降至正常。失血导致周围循环衰竭，使肾血流量和肾小球滤过率减少，以致氮质潴留，是血尿素氮增高的肾前性因素。如无活动性出血的证据，且血容量已基本补足而尿量减少，血尿素氮不能降至正常，则应考虑是否因严重且持久的休克而发生急性肾损伤，或因失血加重原有肾脏疾病而发展为肾衰竭。

4. 发热　上消化道大出血后，多数病人在 24h 内出现低热，一般不超过 38.5℃，持续 3~5d。发热机制可能与循环血容量减少，急性周围循环衰竭，导致体温调节中枢功能障碍有关，失血性贫血亦为影响因素之一。

5. 血象变化　急性大量出血后均有失血性贫血，出血早期贫血表现不明显，3~4h 后，因组织液渗入血管内、血液稀释，才出现失血性贫血的血象改变。贫血程度取决于失血量、出血前有无贫血、出血后液体平衡状态等因素。出血 24h 内网织红细胞即见增高，出血停止后逐渐降至正常，如出血不止则可持续升高。白细胞计数在出血后 2~5h 升高，可达 (10~12)×10⁹/L，止血后 2~3d 恢复正常。但肝硬化合并脾功能亢进者，白细胞计数可不升高。

（三）心理 - 社会状况

由于呕血量大，黑便次数多，甚至出现周围循环衰竭，病人易产生烦躁、紧张、焦虑、恐惧等负性情绪；慢性病或全身性疾病导致反复出血者，易对治疗失去信心；部分病人家庭经济条件差，出现悲观、沮丧的心理反应；医护人员进行抢救时，也会引起病人及家属恐惧的心理。应评估病人紧张、焦虑、悲观、沮丧、恐惧等不良情绪反应；评估病人及家属的应对能力，以及社会支持情况。

（四）实验室检查及其他检查

1. 实验室检查　红细胞、血红蛋白、网织红细胞、白细胞及血小板计数、肝功能、肾功能、粪便隐血试验、血尿素氮等，对估计出血量及动态观察活动性出血、进行病因诊断等有帮助。

2. 内镜检查　是上消化道出血定位、定性诊断的首选检查方法。出血后 24~48h 内进行急诊内镜检查，可直接观察病灶的情况，判断有无活动性出血或评估再出血的危险性，明确出血的病因，同时对出血灶进行止血治疗。

3. X 线钡餐造影检查　对明确病因亦有价值。主要适用于有胃镜检查禁忌者及不愿行胃镜检查者。上消化道出血急性期不宜进行钡餐检查。

4. 其他　内镜检查无阳性发现或不宜做内镜检查者，行选择性动脉造影检查。

（五）治疗原则及主要措施

上消化道出血是临床急症，因病情急、变化快，严重者危及生命，应积极采取抢救措施。迅速补充血容量、纠正水电解质失衡，预防和治疗失血性休克，给予止血治疗，同时积极进行病因诊断和治疗。

1. 一般抢救措施　卧床休息，保持呼吸道通畅，避免呕血时误吸引起窒息，必要时吸氧。活动性出血期间禁止饮食。

2. 积极补充血容量　立即建立有效静脉通路，查血型及配血，迅速补充血容量，先输生理盐水或葡萄糖盐水、复方氯化钠注射液、右旋糖酐，必要时尽早输血，一般输浓缩红细胞；若为严重活动性大出血，则输全血，以尽早恢复和维持血容量及改善周围循环，防止微循环障碍引起脏器功能衰竭。紧急输注浓缩红细胞的指征为：①收缩压＜90mmHg，或较基础收缩压降低幅度＞30mmHg。②心率＞120次/min。③血红蛋白＜70g/L，或血细胞比容＜25%。输血量以使血红蛋白达到70g/L为宜。输液量可根据估计的失血量来确定。

3. 止血措施 药物治疗是急性上消化道出血的重要治疗手段。

（1）**非曲张静脉上消化道出血的止血措施**：指除食管-胃底静脉曲张破裂出血之外的其他病因所致的上消化道出血，以消化性溃疡出血最常见。

1）抑制胃酸分泌药：因血小板聚集及血浆凝血功能所诱导的止血过程需要pH＞6.0时方能起到有效作用，且新形成的凝血块在pH＜5.0的环境中会被胃液消化，故对消化性溃疡和急性胃黏膜损伤引起的出血，临床常用 H_2 受体拮抗药或质子泵抑制剂，以抑制胃酸分泌，提高和保持胃内较高的pH。如西咪替丁200~400mg，每6小时1次；雷尼替丁50mg，每6小时1次；法莫替丁20mg，每12小时1次；奥美拉唑40mg，每12小时1次。急性出血期均为静脉给药。

2）内镜直视下止血：约80%的消化性溃疡出血可自行止血，内镜止血适用于有活动性出血或暴露血管的溃疡，治疗方法包括高频电凝、激光光凝、微波、血管夹钳夹、局部用药等。

3）介入治疗：严重消化道大出血病人，不能进行内镜止血也不能耐受手术治疗时，可经选择性肠系膜动脉造影寻找出血病灶，给予血管栓塞治疗。

4）手术治疗：经积极的内科治疗仍出血不止，应及时选择手术治疗。

（2）**食管-胃底静脉曲张破裂出血的止血措施**

1）药物止血

①血管升压素及其类似物：血管升压素为常用药物，其作用机制是使内脏血管收缩，从而减少门静脉血流量，降低门静脉及其侧支循环的压力，以控制食管-胃底曲张静脉破裂出血。用法为血管升压素0.2U/min持续静脉滴注，根据治疗反应，可逐渐增加至0.4U/min，有冠心病、高血压者忌用。同时用硝酸甘油静脉滴注或舌下含服，以减轻较大剂量用血管升压素的不良反应，并且硝酸甘油有协同降低门静脉压力的作用。特利加压素是合成的血管升压素类似物，该药对全身血流动力学影响较小，起始剂量为每次2mg，每4小时1次，出血停止后可改为每次1mg，2次/d，维持5d。

②生长抑素及其类似物：为近年治疗食管-胃底静脉曲张破裂出血的最常用药物。此类药能减少内脏血流量。可用生长抑素250μg静脉缓慢注射，继以250μg/h的速度持续静脉滴注，由于此药半衰期短，应确保用药的持续性，如静脉滴注中断超过5min，应重新静脉注射首剂250μg。奥曲肽常用首剂100μg缓慢静脉注射，继以25~50μg/h的速度持续静脉滴注。

2）三腔二囊管压迫止血：用三腔二囊管对胃底和食管下端的曲张静脉进行气囊压迫止血，止血效果肯定，适用于药物止血失败者。由于并发症多、停用后早期再出血率高，已不作为首选止血措施，仅作为暂时止血措施，为急救治疗争取时间。

3）内镜直视下止血：食管-胃底静脉曲张破裂出血病人，在进行急诊胃镜检查的同时，可注射硬化剂或组织黏合剂至曲张静脉，或用皮圈套扎曲张静脉，既能达到止血目的，还可有效预防再出血。

4）手术治疗：大量出血内科治疗无效且危及生命时，行外科手术。

【常见护理诊断/合作性问题】

1. 体液不足 与上消化道出血有关。

2. 活动耐力下降 与上消化道出血引起失血性周围循环衰竭有关。

3. 有窒息的危险 与血液反流入气管有关。

4. 恐惧 与突然发生上消化道大出血及害怕其对生命有威胁有关。

5. 潜在并发症：休克。

【护理目标】

1.体液恢复，无继续出血征象。

2. 日常活动耐力能够增加。

3. 无误吸和窒息出现。

4. 恐惧感减轻或消失。

5. 未发生休克，或发生休克能被及时发现并处理。

【护理措施】

(一) 一般护理

1. 休息与体位 大出血时绝对卧床休息，取去枕平卧位，下肢略抬高，保证脑部供血，休克时取仰卧中凹卧位；呕血时头偏向一侧，避免误吸或窒息，床边备吸引器，及时清除气道内的血液及呕吐物，保持呼吸道通畅，必要时给予吸氧。

2. 饮食护理 大量出血者暂禁食；少量出血、无呕吐者，给予温凉、流质饮食，这对消化性溃疡病人尤为重要，因进食可减少胃收缩运动并可中和胃酸，促进溃疡愈合。待出血停止 24~48h 后，进食营养丰富、易消化的半流质饮食或软食，注意少量多餐，逐步过渡到正常饮食。嘱病人定时、定量进餐，避免食用生、冷、硬、粗糙、刺激性的食物，劝其戒烟戒酒。食管 - 胃底静脉曲张破裂出血者，止血后限制摄入钠和蛋白质食物，以免加重腹水及诱发肝性脑病。

(二) 病情观察

1. 观察生命体征 密切观察生命体征、神志、尿量、皮肤色泽及肢端温度的变化，准确记录 24h 液体出入量，若病人出现烦躁不安、血压下降、心率加快、脉搏细速、面色苍白、出冷汗、皮肤湿冷等，提示微循环血流灌注不足，应及时通知医生，并配合抢救。

2. 出血量估计 详细询问并观察呕血及黑便的颜色、性状、量及次数，正确估计出血量和速度。成人粪便隐血试验阳性提示每天出血量 >5ml；出现黑便表明每天出血量 >50ml，一次出血后黑便持续时间取决于病人排便次数，如每天排便 1 次，粪便色泽约在 3d 后恢复正常；胃内积血量在 250ml 以上引起呕血；一次出血量 <400ml 时，不会引起全身症状；若出血量 >400ml，可出现头晕、心慌、乏力等全身症状；若短时间内出血量 >1 000ml，可出现急性周围循环衰竭表现，甚至引起失血性休克。

3. 判断有无活动性或再次出血 以下表现提示有活动性出血或再次出血：①反复呕血，甚至呕吐物颜色由咖啡色转为鲜红色。②黑便次数及量增加且粪质稀薄，色泽转为暗红色甚至鲜红，伴肠鸣音亢进。③经积极补液、输血后，周围循环衰竭表现仍无改善，或好转后又恶化，血压、脉搏不稳定，中心静脉压仍在下降。④红细胞计数、血红蛋白量、血细胞比容继续下降，而网织红细胞计数持续增高。⑤在补充足够液体、尿量正常的前提下，血尿素氮持续或再次升高。⑥原有门静脉高压引起脾大病人，出血后脾暂时缩小，若不见脾恢复肿大，则提示出血未止。

4. 原发病观察 观察消化性溃疡病人腹部疼痛情况，肝硬化并发上消化道大出血病人有无出现肝性脑病。

(三) 用药护理

遵医嘱给予止血药物，观察药物疗效及不良反应。应用垂体后叶素后可出现面色苍白、恶心、头痛、心悸、腹痛等不良反应，应减慢输液速度，因其可引起冠状动脉及子宫平滑肌收缩，故高血压、冠心病、妊娠者禁用。

(四) 对症护理

1. 做好三腔二囊管压迫止血的护理 使用前仔细检查，确保胃管、食管囊管、胃囊管通畅并分别做好标记，检查两个气囊无漏气后抽尽囊内气体备用。清洁鼻腔，协助医生为病人作鼻腔、咽喉部局部麻醉，经鼻腔或口腔插管至胃内。将三腔管前端及气囊外面涂上液状石蜡，然后由病人鼻孔慢慢插入，管端到达咽喉部或喉部时嘱病人做吞咽动作。当三腔管插入 65cm 时，抽胃液证实已达胃腔，可暂做固定。先向胃气囊内注气 150~200ml，压力维持在 50mmHg(6.7kPa)并封闭管口，缓慢向外牵引管道,使胃囊压迫胃底部曲张静脉。如单用胃囊压迫已止血,则食管囊不必充气。如未能止血,继续向食管囊注气约 100ml,压力维持在 40mmHg(5.3kPa)并封闭管口,使气囊压迫食管下段的曲张静脉。管外段以绷带连接 0.5kg 沙袋,经牵引架作持续牵引。将胃管连接负压吸引器或定时抽吸,观察出血是否停止,并记录引流液的颜色、性状及量;经胃管冲洗胃腔,以清除积血,可减少氨在肠道的吸收,以免血氨增高而诱发肝性脑病。出血停止后,放松牵引,放出囊内气体,保留管道继续观察 24h,无再出血可考虑拔管,昏迷病人可继续留置管道用于注入流质食物和药液。拔管前口服液体石蜡 20~30ml,润滑黏膜及管、囊的外壁,抽尽囊内气体,以缓慢、轻巧的动作拔管。气囊压迫一般 3~4d 为限,继续出血者可适当延长。

2.补充血容量 迅速建立静脉通路,及时、准确补充血容量。输液开始时速度应快,必要时根据中心静脉压的测定结果调整输液量和速度,避免发生肺水肿,尤其是老年病人及心肺功能不全者。

(五)心理护理

经常与病人及家属沟通,关心安慰病人,了解并尽量满足病人需要。向病人及家属解释发病的原因、各种检查和治疗护理的目的,减轻其紧张、焦虑情绪。经常巡视病人,处理不适症状,使其有安全感。及时清除血迹和污物,减少对病人的不良刺激。抢救过程中应做到有条不紊,缓解病人及家属的恐惧心理。

(六)健康指导

1.疾病知识指导 向病人及家属详细介绍引起消化道出血的主要病因、诱因、治疗及预后,降低再次出血的风险。鼓励病人积极治疗原发病,如消化性溃疡病人应遵医嘱抗溃疡治疗,避免服用对胃黏膜有刺激的药物(阿司匹林、激素类药物等);食管-胃底静脉曲张破裂出血病人应遵医嘱进行降低门脉压力治疗。教会病人及家属早期识别出血征象及紧急处理方法。

2.饮食指导

(1)**消化性溃疡引起出血者**:饮食应规律,多进食营养丰富、易消化的食物,避免过饱及进食粗纤维、坚硬、刺激性食物及饮料,如浓鸡汤、肉汤、咖啡、浓茶、酸辣及油煎食物等,以及过冷、过热、产气多的食物,忌烟酒。

(2)**食管-胃底静脉曲张破裂出血者**:给予高热量、高蛋白质、高维生素、低脂肪、低盐、易消化、产气少的、无刺激性的半流质饮食或软食,如鱼、虾、蛋、奶、肉末、豆制品、新鲜蔬菜、水果等。忌食煎、炸、炒食物和油腻食物;避免进食各种含铅、添加剂的食品和不洁食物以及粗糙、生硬食物和粗纤维多的食物,如芹菜、韭菜、黄豆芽、花生、瓜子、带骨刺食物、核桃、苹果等。禁饮酒。

【护理评价】

1. 是否有继续出血征象。
2. 活动耐力是否增加。
3. 是否有误吸和窒息出现。
4. 恐惧是否减轻或改善。
5. 有无休克发生,或休克能被及时发现并处理。

(南桂英)

思考题

1. 病人,男性,58 岁。胃部隐痛不适半年。近 2 个月来病人进食明显减少,体重减轻 6kg,近日感胃胀,有时呕吐隔夜宿食,无呕血、黑便。既往有"慢性胃病"史。入院时检查:神志清楚,消瘦,腹部平坦,无明显压痛,胃镜检查显示胃窦部增生性病灶。临床初步诊断为"胃窦部癌"。

请思考：

（1）该病人目前主要的护理诊断/合作性问题有哪些？

（2）结合病人的护理诊断/合作性问题，首先应采取的护理措施和健康指导要点有哪些？

2.病人，男性，52岁。乙型肝炎病史13年，肝功能反复异常。乏力、食欲缺乏2月余，腹胀、尿少10d。身体评估：T 36.8℃，P 82次/min，R 20次/min，BP 108/68mmHg。体形消瘦，神志清楚，问答合理，肝病面容，巩膜轻度黄染，肝掌征(+)，胸前可见2个蜘蛛痣，腹部膨隆，腹壁可见静脉曲张，肝脏无肿大，脾肋下3cm可及，质韧，无触痛，移动性浊音(+)，肠鸣音4次/min，双下肢水肿。实验室检查：血常规：血红蛋白78g/L，红细胞 $3.2×10^{12}$/L，白细胞 $3.9×10^9$/L，血小板 $92×10^9$/L，血细胞比容35%。

请思考：

（1）该病人目前主要的护理诊断/合作性问题有哪些？

（2）就目前的主要护理诊断/合作性问题应采取哪些护理措施？

3.病人，男性，50岁。5年前曾患急性肝炎，经住院1个月保肝治疗，肝功能正常后出院。近半年来，常感全身乏力、食欲缺乏、右上腹不适。3周前因干农活劳累后食欲缺乏更明显，伴有腹胀、失眠。5d前无明显诱因出现腹泻，稀便，每日9~10次，自服小檗碱无好转。2d后出现畏寒、发热，T 38℃左右。昨晚呕出血性胃内容物约800ml。今凌晨3时来医院就诊，急诊以"肝硬化、上消化道出血"收治入院。

请思考：

（1）急诊科护士在接诊后，针对病人的病情应配合医生采取哪些护理措施？

（2）病情稳定后，对该病人如何进行健康指导？

ER 4-16

思考题
思路解析

ER 4-17

练习题

泌尿系统由肾脏、输尿管、膀胱、尿道及相关的血管和神经等组成,其主要功能包括滤过功能(生成和排泄尿液,排除人体多余的水和代谢废物)、重吸收和排泌功能(调节机体内环境稳态、保持水电解质及酸碱平衡)、内分泌功能(调节血压、红细胞生成和骨骼生长等)。

肾实质分为皮质和髓质,皮质位于表层,主要由肾小体和肾小管曲部构成;肾髓质位于深部,由 10 余个肾锥体组成,主要为髓袢和集合管,锥体的尖端终止于肾乳头。肾小体和肾小管组成肾单位,是肾脏结构和功能的基本单位,它与集合管共同完成尿的生成过程。每个肾脏约有 100 万个肾单位。肾脏不能再生新的肾单位,肾脏损伤、疾病或正常衰老情况下,肾单位的数量将逐渐减少。肾单位和集合管生成的尿液,经集合管在肾乳头开口处流入肾小盏,再进入肾大盏和肾盂,经输尿管进入膀胱(图 5-1)。

肾小体是由肾小球和肾小囊构成的球状结构,肾小球为肾单位的起始部分,包括入球小动脉、毛细血管丛、出球小动脉及系膜组织。肾小囊包绕肾小球,分为脏、壁两层,脏层与肾小球毛细血管共同构成滤过膜,壁层则延续至肾小管。脏层、壁层间为肾小囊腔,与近曲小管相通。当血流流经肾小球时,除血细胞和大分子蛋白质外,几乎所有的血浆成分均可通过肾小球滤过膜进入肾小囊,形成原尿。

肾小管包括近端小管、细段和远端小管三部分。近端小管、远端小管又各自分为曲段和直段两段,细段和近端小管、远端小管的直段组成 U 字形的髓袢。远端小管曲段与集合管相连接。集合管不属于肾单位的组成成分,但其功能与远端小管相近,在尿液浓缩过程中起重要作用(图 5-2)。

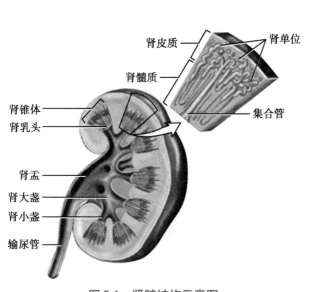

图 5-1　肾脏结构示意图

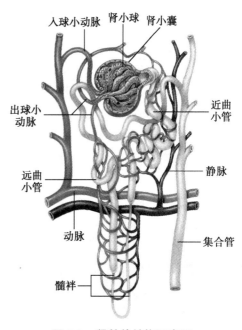

图 5-2　肾单位结构示意图

肾小球滤过膜由肾小球毛细血管的内皮细胞、基膜和肾小囊脏层上皮细胞（足细胞）的足突构成。滤过膜内层是毛细血管内皮细胞，上有许多小孔，称窗孔，可允许小分子溶质和小分子量蛋白质通过，但血细胞不能通过。基膜由Ⅳ型胶原构成网状超结构和一些带负电荷的蛋白质构成，是阻碍血浆蛋白滤过的重要屏障。滤过膜外层是肾小囊脏层上皮细胞，上皮细胞的足突相互交错，其间的裂隙是滤过膜的最后一道屏障。不同物质通过滤过膜的能力取决于被滤过物质分子的大小及其所带的电荷。病理情况下，滤过膜的面积和通透性可发生变化，从而影响肾小球的滤过（图5-3）。

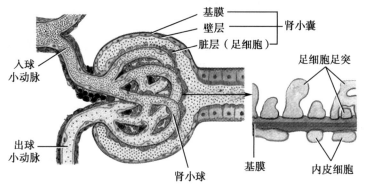

肾小球滤过

图5-3　肾小球滤过膜示意图

单位时间内双肾生成的超滤液量称为肾小球滤过率（glomerular filtration rate，GFR），正常成人平均值为（100 ± 10）ml/min。肾小球滤过率受肾血流量、有效滤过压及滤过膜的通透性和滤过面积等的影响。原尿中的绝大部分物质在流经肾小管时被近端小管重吸收进入血液循环，如大部分葡萄糖、氨基酸、维生素、钾、钙、钠、水、磷等，不能吸收的其他物质随尿液排出体外。肾小管通过上皮细胞自身分泌或将血液内的某些物质排泌到尿中，如 H^+、NH_3、肌酐和某些药物等，调节机体电解质、酸碱代谢平衡和排出废物。肾脏还具有内分泌功能，可分泌血管活性激素，如肾素、前列腺素、激肽释放酶等，主要调节肾脏血流动力学和水钠代谢；非血管活性激素，如1α-羟化酶、促红细胞生成素（erythropoietin，EPO）等，主要作用于全身。

第一节　泌尿系统疾病常见症状或体征的护理

学习目标

1. 掌握泌尿系统疾病常见症状或体征的概念、护理评估和护理措施。
2. 熟悉泌尿系统疾病常见症状或体征的护理诊断/合作性问题。
3. 了解泌尿系统疾病常见症状或体征的护理目标和护理评价。
4. 学会应用护理程序为肾性水肿、肾性高血压、尿路刺激征、尿异常、肾区疼痛病人实施整体护理。
5. 具备为泌尿系统疾病病人进行健康指导的能力；具备关心、爱护、尊重病人的职业素养及人文关怀精神。

情景导入

病人，男性，18岁。"感冒"后10d左右出现水肿，初起为颜面部，后逐渐蔓延至全身，就诊时病人眼睑、面部严重肿胀，不能睁眼，腹大如鼓，阴囊肿亮，伴有畏寒、无汗、腰痛、尿量少。尿液检查：尿蛋白（+++）、红细胞（+++）、白细胞（+）、颗粒管型（++）。

请思考：

1. 护士还应该收集该病人哪些资料内容？

2. 该病人最主要的护理诊断/合作性问题是什么？

3. 针对首优护理诊断/合作性问题，提出护理措施。

一、肾性水肿

肾性水肿（renal edema）是由肾脏疾病引起人体组织间隙过多液体积聚而导致的组织肿胀，其基本病理生理改变为水、钠潴留。见于各种肾炎和肾病病人，是肾小球疾病最常见的症状。

【护理评估】

（一）健康史

询问病人在发病前 1~3 周有无上呼吸道感染史。询问水肿出现的时间、始发部位、原因、诱因、程度、进展情况等；是否出现全身性水肿，有无尿量减少、头晕、乏力、呼吸困难、心悸、腹胀等伴随症状；水肿的治疗经过、治疗效果等，病人对疾病的认知情况，每天的饮水量、钠盐摄入情况等；有无疾病所造成的不良情绪。

（二）身体状况

1. 水肿特点　水肿多出现在组织疏松部位（如眼睑）以及身体下垂部位（如足踝、胫前部位），长期卧床者最易出现在骶尾部。按照发生机制可分为两类：①肾炎性水肿：主要由于肾小球滤过率降低，而肾小管重吸收功能基本正常，造成"球 - 管失衡"和肾小球滤过分数下降，导致水钠潴留产生水肿。水肿多从眼睑、颜面部开始，指压凹陷不明显。由于水钠潴留，血容量扩张，血压常可升高。②肾病性水肿：主要由于长期大量蛋白尿导致血浆蛋白降低，血浆胶体渗透压下降而产生水肿。水肿多从下肢部位开始，常为全身性、体位性、凹陷性，可无高血压表现，严重时伴有胸腔或腹水。

2. 评估要点　评估病人的精神状况、生命体征、尿量、体重的改变；检查水肿的范围、程度、特点及皮肤完整性；检查有无胸腔积液，腹部有无移动性浊音等。

（三）心理 - 社会状况

肾性水肿发展到中重度时会影响局部的皮肤营养以及病人的精神状况，尤其是出现胸腔或腹水时，病人会因呼吸困难而感到紧张、烦躁、焦虑等。病程较长、反复发作者，还会因治疗费用的增加造成经济负担加重、担心预后甚至对治疗丧失信心等。

（四）实验室检查及其他检查

尿常规、尿蛋白定性和定量检查、血清电解质、肾功能等有无异常，B 超、尿路平片、尿路造影、肾组织活检等检查结果有无异常。

【常见护理诊断/合作性问题】

1. 体液过多　与肾小球滤过功能下降致水钠潴留、大量蛋白尿导致血浆胶体渗透压下降有关。

2. 有皮肤完整性受损的危险　与皮肤水肿、营养不良有关。

【护理目标】

1. 水肿减轻或完全消退。

2. 无皮肤破损或感染发生。

【护理措施】

（一）一般护理

1. 休息与体位　重度水肿者应卧床休息，以增加肾血流量和尿量，缓解水钠潴留。卧床期间经常变换体位,用软垫支撑受压部位。眼睑面部水肿者,头部应稍高;下肢水肿者,休息时抬高下肢;阴囊水肿者,用吊带托起阴囊;胸腔积液者,宜取半卧位。

2. 饮食护理

(1)**限制水、盐摄入**:限制钠盐摄入,以 2~3g/d 为宜。轻、中度水肿,尿量 >1 000ml/d 者,不严格限水。严重水肿且少尿者,量出为入,即每天入液量不超过前一天 24h 尿量加上不显性失水量(约 500ml)。

(2)**调节蛋白质摄入**:严重水肿伴低白蛋白血症,如无氮质血症者,按每千克体重给予 0.8~1.0g/d 的优质蛋白,如牛奶、鸡蛋、鱼肉等,但不宜给予高蛋白饮食,因其可致尿蛋白增加而加重病情;有氮质血症者,则按每千克体重给予 0.6~0.8g/d 的优质蛋白。

(3)**补充足够热量**:低蛋白饮食者需补充足够的热量,以免引起负氮平衡。供给热量按每千克体重不应低于 126kJ/d(30kcal/d)。

(二)**皮肤护理**

保护好水肿部位的皮肤,应做到:①床单位整洁、干燥、内衣裤柔软、宽松、勤换洗。②清洗时动作轻柔,避免擦伤皮肤;活动时注意安全,避免撞伤、跌伤。③用热水袋取暖时,做好保护措施,避免烫伤皮肤。④协助长期卧床病人定时翻身,按摩受压部位,严重者使用气垫床,预防压疮。⑤已有皮肤破损渗液者,用生理盐水清洁皮肤或遵医嘱用药物涂抹,并用敷料覆盖避免感染。

(三)**病情观察**

1. 观察水肿消长情况,如有无胸腔、腹腔、心包积液,急性左心衰竭等表现;观察皮肤有无发红破溃等;观察有无剧烈头痛、恶心、呕吐、视物模糊,甚至神志不清、抽搐等高血压脑病表现。

2. 监测生命体征,尤其是血压变化;定期测量体重,监测 24h 液体出入量。监测尿常规、肾功能、血清白蛋白、血清电解质等。

(四)**用药护理**

遵医嘱使用利尿药、糖皮质激素或其他免疫抑制剂。观察药物的疗效及不良反应。①利尿药,不良反应主要为电解质失衡,尤其是低钾血症,用药期间准确记录 24h 液体出入量,定期监测电解质及血气分析结果。②糖皮质激素,不良反应主要为 Cushing 综合征表现,如满月脸、痤疮、多毛、向心性肥胖等;易激动、烦躁、失眠;出现血压升高、血糖升高、电解质紊乱,消化性溃疡、骨质疏松加重;对感染的抵抗力减弱等。

(五)**心理护理**

根据病人的病情及爱好鼓励其参加适当的社交娱乐活动,如听音乐、阅读、书法等,分散病人注意力,减少其不良情绪。

(六)**健康指导**

告知病人出现水肿的原因,教会病人根据病情调整饮水量、钠盐、蛋白质、热量的摄入量,教会病人正确计算液体出入量、测量体重等方法。向病人介绍常用药物的名称、作用、用法、剂量、不良反应等。

【护理评价】

1. 水肿是否减轻或消退。

2. 皮肤损伤或感染是否发生。

二、肾性高血压

肾性高血压(renal hypertension)是由肾脏疾病引起的高血压,是继发性高血压的主要组成部分,占高血压病因的 5%~10%。

【护理评估】

（一）健康史

询问病人发病前有无肾脏疾病病史，如原发性肾小球肾炎（急性肾炎、急进性肾炎、慢性肾炎）、继发性肾小球肾炎（狼疮性肾炎）、多囊肾、先天性肾发育不全、慢性肾盂肾炎、肾结核、肾结石、肾肿瘤等，了解有无肾动脉本身病变及肾动脉受压导致肾动脉狭窄。询问病人的发病年龄、血压水平，有无头晕、乏力、心悸、眼花、神志不清等表现，尿液有无变化。

（二）身体状况

1. 肾性高血压特点

（1）按病因不同分为肾实质性高血压和肾血管性高血压。前者主要由肾脏实质性疾病引起，在血压升高时已有蛋白尿、血尿、贫血、肾小球滤过功能减退、肌酐清除率下降等。后者多为肾动脉狭窄所致，大多有舒张压中、重度升高。

（2）按发病机制不同分为容量依赖性高血压和肾素依赖性高血压。肾小球疾病所致高血压80%以上为容量依赖性高血压，与水钠潴留致血容量增加有关，限制水钠摄入或增加水钠排出可降低血压，见于急、慢性肾炎和大多数肾功能不全者。仅10%左右为肾素依赖性高血压，是由肾素分泌增多，肾素-血管紧张素-醛固酮系统兴奋所致，限制水钠或使用利尿药后反而可使血压升高明显，可应用血管紧张素转换酶抑制药、血管紧张素受体阻滞药和钙通道阻滞药降压，多见于肾血管疾病和少数慢性肾衰竭晚期病人。

2. 评估要点　测量血压，评估血压分级，检查有无皮肤黏膜苍白、心率加快等贫血表现，评估有无眼底、心脏、脑、血管等并发症，有无蛋白尿、血尿；对肾血管性高血压者，注意病人上腹部或背部肋脊角处是否出现血管杂音。

（三）心理-社会状况

病人可因头痛、头晕等症状产生焦虑情绪，尤其当严重高血压出现心脏、脑、大血管等严重并发症时，容易出现恐惧心理。很多病人担心病情恶化和疾病预后，丧失对治疗的信心，产生抑郁。

（四）实验室检查及其他检查

肾功能、尿液检查、影像学检查、肾穿刺活体组织检查、肾动脉造影等结果有无异常。

【常见护理诊断/合作性问题】

疼痛：头痛　与肾性高血压有关。

【护理目标】

血压平稳，自觉头痛能够减轻或消退。

【护理措施】

（一）一般护理

肾脏疾病急性期以休息为主，慢性期可适当活动，养成良好的、健康的生活方式，保持良好心态，戒烟限酒；对终末期肾衰竭透析的病人，给予低钠、低脂饮食，调整水、盐摄入量，保持理想体重；避免迅速改变体位引起血压急剧波动。

（二）用药护理

避免应用损害肾脏的药物，抗高血压药物应从小剂量开始、联合用药。请参阅第三章第四节"原发性高血压病人的护理"。

（三）心理护理

加强沟通交流以缓解病人紧张焦虑情绪。当出现病情变化时，给予积极引导，配合治疗和护理。鼓励家属给予病人理解、宽容与支持。

【护理评价】

血压是否平稳，头痛是否减轻或消失。

三、尿路刺激征

尿路刺激征（urinary irritation symptom）指膀胱颈和膀胱三角区受炎症或机械刺激而引起的尿频、尿急、尿痛，伴有排尿不尽感及下腹坠痛。尿频指尿意频繁而每次尿量正常或减少；尿急指一有尿意即迫不及待，常伴有尿频和尿失禁；尿痛指排尿时会阴部、耻骨联合上区或尿道内疼痛或烧灼感。

【护理评估】

（一）健康史

询问病人近期有无留置导尿、尿路器械检查史，女性病人有无妇科炎症，是否处于妊娠期，个人卫生习惯、性生活卫生等。了解病人有无泌尿道感染、结核、结石、肿瘤、妇科炎症及前列腺增生等病史。

（二）身体状况

1. 尿路刺激征特点

（1）**膀胱炎**：可迅速出现排尿困难，伴有尿液混浊、异味或血尿，一般无全身感染症状。膀胱结核引起者，除尿频外，多伴有尿痛、脓尿、血尿等，后期随着膀胱挛缩及纤维化，症状逐渐加重。

（2）**肾盂肾炎**：①急性者多见于育龄期女性，全身症状明显，体温多在 38℃ 以上，腰部呈钝痛或酸痛，肋脊角或输尿管点可有压痛及肾区叩击痛。②慢性者症状不典型，半数以上有急性肾盂肾炎病史，后出现低热、间歇性尿频、排尿不适及夜尿增多、低比重尿等，有时仅表现为无症状细菌尿。

2. 评估要点 评估病人的排尿情况，有无排尿次数增多，排尿时疼痛及部位，是否尿急难忍等；有无伴随其他不适，如发热、腰痛等。评估病人的精神、营养状况，体温有无升高，肾区有无压痛、叩击痛，尿道口有无红肿、渗出物等。

（三）心理-社会状况

由于尿路刺激征反复发作出现不适，加之可能引起肾损害，病人容易出现紧张、焦虑等心理反应；部分病人由于尿失禁而产生自卑心理，出现社交障碍；或因工作忙、症状相对较轻而不予重视，导致症状迁延不愈转化为慢性。

（四）实验室检查及其他检查

尿液和尿细菌培养等检查有无异常；影像学检查有无肾脏结构异常。

【常见护理诊断/合作性问题】

排尿障碍：尿频、尿急、尿痛 与尿路感染所致的膀胱激惹状态有关。

【护理目标】

尿路刺激征能够减轻或消失。

【护理措施】

（一）一般护理

1. 休息与活动 急性发作期，尽量卧床休息，宜取屈曲位，尽量勿站立。缓解期，鼓励病人参与力所能及的活动。

2. 饮食护理 给予清淡、易消化、营养丰富的食物。嘱病人多饮水、勤排尿，饮水量在 2 000ml/d 以上，保证每天尿量在 1 500ml 以上，且每 2~3h 排尿 1 次，必要时通过静脉输液增加尿量，达到冲洗尿路、促进细菌和炎性分泌物排泄的目的。避免睡前饮水过多，以免影响休息。

（二）病情观察

观察体温变化、全身症状、营养状况等；观察排尿次数，尿急程度、尿痛部位、性质和程度有无改变；观察肾区、输尿管及尿道口有无疼痛及程度。定期行尿液监测，肾区 CT、B 超检查。

（三）缓解疼痛

指导病人进行膀胱区热敷或按摩，以缓解局部肌肉痉挛，减轻疼痛。必要时遵医嘱服用解痉镇痛药。

（四）用药护理

嘱病人按时、按量、按疗程服用抗生素药，切勿随意停药。结核病人需要早期全程抗结核治疗。治疗过程中观察药物疗效及不良反应。口服碳酸氢钠，可碱化尿液，缓解症状。尿路刺激征明显者，遵医嘱给予阿托品、普鲁苯辛等抗胆碱能药物。

（五）心理护理

向病人解释症状出现的原因，重视疾病发生发展，说明用药治疗可达临床治愈，鼓励其配合治疗和护理，解释多饮水的重要性，鼓励其表达内心感受，减少紧张、焦虑情绪。

（六）健康指导

指导病人每天多饮水，勤排尿；注意个人卫生，保持尿道口清洁，特别是女性月经期，应每日做好会阴部清洁；与性生活相关的反复发作者，应注意性生活后立即排尿。尿失禁者，外出时间过长或参加社交活动可使用成人尿垫，并及时更换。避免劳累，加强营养，经常参加运动，增强机体抵抗力。

【护理评价】

尿路刺激征是否减轻或消失。

四、尿异常

尿异常（abnormal urine）是指尿量异常和尿质异常。尿量异常包括多尿、少尿和无尿；尿质异常有蛋白尿、血尿、白细胞尿、脓尿、菌尿和管型尿等。

【护理评估】

（一）健康史

询问病人有无泌尿系统疾病，如急慢性肾炎、肾衰竭、肾盂肾炎、泌尿系统结核、结石、肿瘤，以及感染性疾病、药物不良反应等；有无全身性疾病，如糖尿病、尿崩症、血容量不足等，发病前是否有过剧烈运动。

（二）身体状况

1. 尿异常特点

（1）尿量异常：正常人平均尿量约为 1 500ml/d。①多尿：24h 尿量超过 2 500ml，肾性多尿见于各种原因所致的肾小管功能不全，非肾性多尿多见于糖尿病、尿崩症和溶质性利尿等。②少尿和无尿：少尿指 24h 尿量少于 400ml 或少于 17ml/h。无尿指少于 100ml/d 或 12h 无尿排出。少尿和无尿可因肾前性（如血流量不足或肾血管痉挛等）、肾性（如急性肾损伤、慢性肾衰竭等）和肾后性（如尿路梗阻等）因素所致。③夜尿增多：指夜间尿量超过白天尿量或夜间尿量超过 750ml。持续的夜尿增多，且尿比重低而固定，提示肾小管浓缩功能减退。

（2）尿质异常

1）蛋白尿：蛋白含量持续超过 150mg/d，蛋白质定性试验呈阳性反应，称为蛋白尿。每天持续超过 3.5g/1.73m² 体表面积或者每千克体重 50mg，称为大量蛋白尿。临床上以肾小球性蛋白尿最常见。

2）血尿：新鲜尿沉渣每高倍视野红细胞 >3 个或 1h 尿红细胞计数超过 10 万，称为镜下血尿；尿外观呈血样或洗肉水样为肉眼血尿。血尿可由泌尿系统疾病引起，如肾小球肾炎、肾盂肾炎、泌尿道结石、结核、肿瘤等；也可由全身性疾病如血液病、感染性疾病等以及药物不良反应引起；此外，剧烈运动后可发生功能性血尿。

3）白细胞尿、脓尿和菌尿：新鲜离心尿液每高倍视野白细胞 >5 个，或新鲜尿液白细胞计数超过 40 万，称为白细胞尿或脓尿。尿中白细胞明显增多常见于泌尿系统感染。菌尿指中段尿涂片镜检，每个高倍视野均可见细菌，或细菌培养菌落计数超过10^5/ml，仅见于尿路感染。

4）管型尿：尿中管型是由蛋白质、细胞或其碎片在肾小管内凝聚而成，包括细胞管型、颗粒管型、透明管型等。正常人尿中偶见透明管型及颗粒管型。白细胞管型是活动性肾盂肾炎的特征，上皮细胞管型可见于急性肾小管坏死，红细胞管型见于急性肾小球肾炎，蜡样管型见于慢性肾衰竭。若12h内尿沉渣计数管型超过5 000个，或镜检发现大量管型，称为管型尿。

2. 评估要点 评估尿异常的性质、特点及病因等；评估病人有无水肿、心悸、乏力、呼吸困难、腰痛及体重改变等；评估病人的营养状态和精神状态等；评估病人肺部有无湿啰音。

（三）心理-社会状况

尿量异常或尿质异常往往病程较长，且容易反复，可影响到病人日常生活，加重思想负担，出现焦虑、恐惧心理，甚至产生消极悲观情绪。

（四）实验室检查及其他检查

尿常规、肾功能、血清电解质、影像学等检查有无尿性质及肾脏功能异常。

【常见护理诊断/合作性问题】

1. 体液过多 与肾小球滤过功能下降致水钠潴留、大量蛋白尿导致血浆胶体渗透压下降有关。

2. 体液不足 与多尿和脱水有关。

【护理目标】

1. 水肿减轻或完全消退。

2. 无明显脱水迹象，尿量逐渐恢复到正常范围。

【护理措施】

（一）饮食护理

1. 限制水的摄入 少尿且严重水肿者，量出为入，每天入液量不超过前一天24h尿量加上不显性失水量（约500ml）。限制钠盐摄入，以2~3g/d为宜。多尿者液体摄入量为尿量的2/5，其中半量补充生理盐水，半量用5%~10%的葡萄糖溶液，当每日尿量超过2 000ml时，应补充钾盐。

2. 调节蛋白质摄入 严重水肿伴低白蛋白血症，如无氮质血症者，给予0.8~1.0g/（kg·d）的优质蛋白；有氮质血症者，则给予0.6~0.8g/（kg·d）的优质蛋白。多尿者如无氮质血症，给予0.5~0.8g/（kg·d）的优质蛋白；有氮质血症者，控制蛋白质摄入量<20g/d。

（二）病情观察

监测生命体征，尤其是血压变化；定期测量体重，监测24h液体出入量。监测尿常规、肾功能、血清白蛋白、血清电解质等。

【护理评价】

1. 水肿是否减轻或消退。

2. 有无明显脱水迹象，尿量是否恢复到正常范围。

五、肾区疼痛

肾区疼痛是指肾盂、输尿管内张力增高或包膜受牵拉所致，表现为肾区胀痛或隐痛、压痛和叩击痛阳性。

【护理评估】

（一）健康史

询问和了解病人有无肾脏或附近组织的炎症、肿瘤等疾病，如急慢性肾炎、肾盂肾炎、肾周围脓肿、肾血管栓塞或血栓形成、肾脏肿瘤等；肾区有无受过外力作用等。

（二）身体状况

1. 疼痛特点 肾组织本身病变不引起肾区疼痛，但因肾急剧增大，肾包膜受到牵拉或包膜本身炎症而导致疼痛。急慢性肾炎、肾盂肾炎、肾周围脓肿引起肾区钝痛或胀痛;肾结石、输尿管结石呈间歇性肾区疼痛或肾绞痛,疼痛常突然发作,向下腹、外阴及大腿内侧放射,同时伴有恶心、呕吐、面色苍白、大汗淋漓、肉眼血尿。

2. 评估要点 评估病人的精神状态、有无贫血等;评估肾区疼痛的起病缓急、病程、部位、性质、持续时间等,是否伴随全身表现或尿液的改变;评估肾区有无包块、压痛、叩击痛,输尿管走行区有无压痛等。

(三)心理-社会状况

持续的疼痛和不适,常影响病人的日常活动和睡眠,使病人产生紧张、不安、焦虑情绪,剧烈绞痛使病人产生恐惧心理。

(四)实验室检查及其他检查

尿常规、尿细菌培养、肾功能、影像学检查等有无异常。

【常见护理诊断/合作性问题】

疼痛:肾区疼痛 与肾炎、肾盂肾炎、结石、肿瘤等有关。

【护理目标】

肾区疼痛能够逐渐减轻或消失。

【护理措施】

(一)一般护理

疼痛时停止活动,卧床休息,日常生活中避免从事重体力劳动,保证充足的休息和睡眠。

(二)病情观察

观察体温变化和全身反应,密切观察肾区疼痛性质和部位、尿液变化及肾功能情况等。

(三)疼痛护理

肾区或膀胱区疼痛者,局部按摩或热敷以缓解疼痛;分散病人注意力,根据其兴趣爱好,选择娱乐活动,如听轻音乐、阅读小说、看电视、与室友聊天等;针灸肾俞、三阴交等穴位,起到止痛作用。对高热、头痛及腰痛者,遵医嘱给予退热镇痛药,用药过程中观察疗效及不良反应。

(四)心理护理

向病人做好解释工作,解除病人的紧张、焦虑情绪。疼痛剧烈时,紧握病人双手或轻抚、安慰病人,鼓励家属给予病人关心、安慰和支持。

【护理评价】

肾区疼痛是否逐渐减轻或消失。

(王正君)

第二节　肾小球疾病病人的护理

> **学习目标**
>
> 1. 掌握肾小球疾病病人的身体状况和护理措施。
> 2. 熟悉肾小球疾病的病因及治疗要点。
> 3. 了解肾小球疾病发病机制、相关的实验室检查及其他检查。
> 4. 学会应用护理程序为肾小球疾病病人实施整体护理。
> 5. 具备为肾小球疾病病人进行健康指导的能力;具备关心、爱护、尊重病人的职业素养及人文关怀精神。

病人,男性,67 岁。32 年前,因感冒后出现双眼睑轻度水肿,伴腰酸、乏力,到当地医院就诊,化验尿蛋白(+),红细胞(−),诊断为"慢性肾小球肾炎",给予抗炎等对症治疗,症状未见缓解。其后间断服药治疗,效果不显著,尿蛋白(+~++),检查肾功能示:血肌酐 163μmol/L,一直未予彻底治疗。半个月前因感冒劳累,病情加重,并出现头晕、头痛,视物模糊,收入肾内科病房。

请思考:
1. 该病人目前最主要的护理诊断/合作性问题是什么?
2. 应该采取哪些护理措施?

肾小球疾病是一组病变主要累及双肾肾小球的疾病,以血尿、蛋白尿、水肿、高血压和不同程度的肾功能损害等为主要临床表现。按发病原因分为原发性、继发性和遗传性,其中原发性肾小球病占肾小球疾病的绝大多数,是引起我国慢性肾衰竭的主要原因。本节主要介绍慢性肾小球肾炎和肾病综合征病人的护理。

【原发性肾小球疾病的分型】

1. 临床分型 ①急性肾小球肾炎。②急进性肾小球肾炎。③慢性肾小球肾炎。④隐匿性肾小球肾炎(又称无症状性血尿和/或蛋白尿)。⑤肾病综合征。

2. 病理分型 依据基本病变的性质和病变累及的范围可分为:①轻微肾小球病变。②局灶节段性病变。③弥漫性肾小球肾炎(又分为膜性肾病、增生性肾小球肾炎、硬化性肾小球肾炎三类)。④未分类的肾小球肾炎。

【原发性肾小球疾病的发病机制】

目前尚不完全明确。多数肾小球疾病属于免疫介导的炎症性疾病,免疫机制是肾小球疾病的始发机制,在此基础上引起的炎症反应最终导致肾小球损伤。在慢性进展过程中也有非免疫非炎症机制参与,有时可成为病变持续和恶化的重要因素。

1. 免疫反应 免疫系统功能异常导致肾小球损伤,既有体液免疫,又有细胞免疫。体液免疫在肾小球肾炎发病机制中的作用已被公认。主要发病机制有两类:①循环免疫复合物沉积:是最常见的损伤机制,系外源性抗原(如致病菌株的某些成分)或内源性抗原刺激机体产生相应抗体,抗原抗体结合形成免疫复合物,随着血液循环流动,沉积于肾小球系膜区和基底膜的内皮细胞下而导致肾小球损伤。②原位免疫复合物形成:是肾小球固有抗原(如肾小球基底膜抗原或足细胞抗原)或已种植于肾小球的外源性抗原(如系统性红斑狼疮病人体内的 DNA)刺激机体产生相应抗体,抗原与抗体在肾脏局部结合成原位免疫复合物而导致肾脏损伤。此外,细胞免疫如 T 淋巴细胞、单核细胞、肾小球固有细胞等在肾小球疾病的发病机制中也起重要作用。

2. 炎症反应 炎症介导系统分为炎症细胞(单核巨噬细胞、中性粒细胞、嗜酸性粒细胞、血小板及肾小球固有细胞等)和炎症介质(补体、白细胞介素、凝血及纤溶因子、活性氧等)两类,两者共同参与及相互作用,最终导致肾小球损害。

3. 非免疫非炎症损伤 在疾病慢性进展过程中,非免疫非炎症因素也是病变持续、恶化的重要机制,包括:①健存肾单位的高压力、高灌注及高滤过,促使肾小球硬化。②高血压引起肾小动脉硬化。③长期大量蛋白尿导致肾小球和肾小管慢性损伤。④高脂血症引起肾小球血管和肾小球硬化。

一、慢性肾小球肾炎

慢性肾小球肾炎(chronic glomerulonephritis, CGN)简称慢性肾炎,以蛋白尿、血尿、高血压和水肿为基本临床表现,病情迁延并缓慢进展,可有不同程度的肾功能损害,部分病人最终将发展至慢性肾衰竭。慢性肾炎可发生于任何年龄，以中青年为主，男性多见。

【病因及发病机制】

本病病因尚不清楚，多由各种原发性肾小球疾病迁延不愈发展而成，仅少数是由急性肾炎演变而来。一般认为本病的起始因素多为免疫介导性炎症，后在导致病程慢性化过程中，高血压、大量蛋白尿等非免疫非炎症因素也起了重要作用，造成进行性肾单位的破坏，最终进展为肾小球硬化和相应肾单位的肾小管萎缩、肾间质纤维化。

【护理评估】

（一）健康史

询问病人症状持续时间是否在 3 个月以上，有无急性肾小球肾炎及其他肾病史，有无糖尿病、过敏性紫癜、系统性红斑狼疮等病史，有无使用肾毒性药物；询问病人诊治经过，家族中有无同样或类似疾病的病人。

（二）身体状况

本病多数起病隐匿，可有一个相当长的无症状尿异常期，或仅有倦怠、食欲缺乏、腰膝酸软等非特异性症状。临床表现呈多样性，个体差异较大。蛋白尿和血尿出现较早，多为轻度蛋白尿和镜下血尿，部分病人可出现大量蛋白尿或肉眼血尿。早期水肿时有时无，且多为眼睑和 / 或双下肢的轻、中度水肿，晚期持续存在。此外，病人可有不同程度的高血压，部分病人以高血压为突出表现。随着病情的发展可逐渐出现夜尿增多，肾功能进行性减退，最后发展为慢性肾衰竭。

（三）心理 - 社会状况

随着病情发展、症状反复且肾功能逐渐受损，病人容易出现紧张、烦躁、悲观、沮丧情绪。评估病人社会支持状况，如家属的关心支持、医疗费用的来源等。

（四）实验室检查及其他检查

1. 尿液检查 尿蛋白 +~+++，尿蛋白定量 1~3g/d；尿中有多形性红细胞 +~++，以及红细胞管型和颗粒管型等。

2. 血常规检查 早期多正常或轻度贫血，晚期红细胞计数和血红蛋白明显下降。

3. 肾功能检查 晚期血尿素氮、血肌酐增高，内生肌酐清除率明显下降。部分病人血脂升高，血清白蛋白降低。

4. B超检查 晚期双肾缩小，结构紊乱，皮质变薄。

（五）治疗原则及主要措施

本病治疗原则为防止或延缓肾功能进行性恶化、改善或缓解临床症状及防治心脑血管并发症。一般采取综合治疗措施，强调休息，控制血压，避免剧烈运动，限制饮食，预防感染。

1. 一般治疗 避免加重肾损害的因素，如劳累、感染、妊娠、应用肾毒性药物（如含有马兜铃酸的中药、氨基糖苷类抗生素、两性霉素、磺胺类）等。限制食物中蛋白质及磷的摄入量，减轻肾小球内高压力、高灌注及高滤过状态，延缓肾小球硬化。

2. 药物治疗 高血压和蛋白尿是加速肾小球硬化、促进肾功能恶化的重要因素。因此，治疗目标为：血压控制在 130/80mmHg 以下，尿蛋白减少至 <1g/d。

（1）**抗高血压药物**：容量依赖性高血压，选用噻嗪类利尿药，如氢氯噻嗪。肌酐清除率 <30ml/min 时，噻嗪类无效，改用袢利尿药，但不宜过多、长期使用。肾素依赖性高血压，首选血管紧张素转换酶抑制药（ACEI）或血管紧张素受体阻滞药（ARB）。此两种药物除具有降压作用外，还有减少尿蛋白和延缓肾功能恶化的作用。

（2）**抗血小板聚集药**：大剂量双嘧达莫、小剂量阿司匹林等。

（3）**抑制免疫与炎症反应**：可选用糖皮质激素、细胞毒性药物、环孢素等药物，但鉴于慢性肾炎病理特征及肾功能变异较大，因此要区别对待，一般不主张积极应用。

【常见护理诊断/合作性问题】

1.体液过多 与肾小球滤过率下降致水钠潴留有关。

2.营养失调:低于机体需要量 与低蛋白饮食、长期蛋白尿致蛋白丢失过多有关。

3.潜在并发症:慢性肾衰竭。

【护理目标】

1.水肿程度能够减轻或消失。

2.营养状况能够逐步改善。

3.未发生并发症,或并发症能被及时发现并处理。

【护理措施】

(一)一般护理

1.休息与活动 病人应保证充分休息和睡眠,适度活动;肥胖者通过活动减轻体重,减少肾脏和心脏负担;病情加重或伴有血尿、心力衰竭及并发感染者,应限制活动。

2.饮食护理 ①给予优质低蛋白、低磷饮食,以减轻肾小球毛细血管高灌注、高压力和高滤过状态,延缓肾小球硬化和肾功能减退。肾功能不全病人应限制蛋白及磷的入量,根据肾功能的状况给予优质低蛋白饮食[$0.6\sim0.8$g/($kg\cdot d$)],同时控制饮食中磷的摄入。②高热量、高维生素:低蛋白饮食时,应适当增加碳水化合物的摄入,以满足机体生理代谢所需要的热量,避免因热量供给不足加重负氮平衡,同时补充必需氨基酸和α-酮酸,以防止负氮平衡。注意补充多种维生素及锌元素,因锌有刺激食欲的作用。

(二)病情观察

观察并记录进食情况,包括每天摄取的食物总量、种类,评估膳食中营养成分结构是否合适,总热量是否足够。监测病人的生命体征、尿量、肾功能、血清电解质及临床表现的变化。若出现食欲缺乏、恶心呕吐、并有内生肌酐清除率明显降低,血尿素氮、血肌酐升高等,提示慢性肾衰竭,应立即报告医生,配合处理。

(三)预防感染

慢性肾炎病人抵抗力下降,易感染。感染是病情恶化的主要诱因之一,应加强预防。①定期对病房消毒,保持病室内清洁和空气清新、流通,预防医院内感染。②避免与上呼吸道感染病人接触,减少感染机会。③注意个人卫生,保持口腔和皮肤清洁。④注意保暖,预防感冒。

(四)用药护理

1.利尿药 监测电解质、酸碱平衡,注意补钾,防止低钾血症,肾衰竭者禁用保钾利尿药。

2.血管紧张素转换酶抑制药 监测电解质,防止高钾血症,血肌酐>264μmol/L时务必在严密观察下谨慎使用。观察有无持续性干咳等不良反应,停药后即可消失。

3.抗血小板聚集药 观察有无出血倾向,监测血常规,凝血时间等,出现异常立即停药。

4.环孢素 服药期间监测血药浓度,观察有无肝肾毒性、高血压、高尿酸血症、高钾血症、多毛及牙龈增生等不良反应。

5.糖皮质激素 有无出现感染、药物性糖尿病、骨质疏松等,可采用全日量顿服,维持用药期间两日量隔日一次顿服,以减轻不良反应。

(五)心理护理

积极主动与病人沟通,鼓励其说出内心的感受,对疑难问题耐心解答。鼓励家属给予病人安慰、关心和支持,解决病人的后顾之忧,以良好的心态面对现实。

(六)健康指导

1.疾病知识指导 介绍本病的特点,指导病人避免感染、劳累、预防接种、妊娠和应用肾毒性药物等。

2. **饮食指导** 指导慢性肾功能不全病人优质低蛋白、高热量、高膳食纤维、低脂、低磷和低盐饮食。指导病人根据自己的病情选择合适的食物和量。

3. **用药指导与病情监测** 指导病人按时、规范用药，介绍各类治疗药物的疗效、不良反应及使用时的注意事项。指导病人定期随访疾病进展，包括肾功能、血压、水肿等的变化。

【护理评价】

1. 水肿程度是否减轻或消失。

2. 营养状况是否改善。

3. 有无并发症发生；发生并发症能否被及时发现并处理。

二、肾病综合征

肾病综合征（nephrotic syndrome，NS）是由各种肾脏疾病所致的一组临床综合征，其共同表现为：①大量蛋白尿（尿蛋白定量 > 3.5g/d）；②低白蛋白血症（血清白蛋白 < 30g/L）；③水肿；④高脂血症。

【病因及发病机制】

肾病综合征分为原发性和继发性。原发性肾病综合征是指原发于肾脏本身的肾小球疾病，约占肾病综合征的 75%，为免疫介导性炎症所致的肾损害。继发性肾病综合征指继发于全身性或其他系统疾病的肾损害，约占 25%，如系统性红斑狼疮、糖尿病、过敏性紫癜、肾淀粉样变性等。

【护理评估】

（一）健康史

询问病人有无与本病相关的病因，如原发性肾脏疾病、糖尿病、过敏性紫癜、系统性红斑狼疮等病史。有无感染、劳累等诱发因素，询问肾毒性药物使用情况。

（二）身体状况

1. **典型表现**

（1）**大量蛋白尿**：表现为大量蛋白尿（尿蛋白 > 3.5g/d），是本病最主要的诊断依据。由于肾小球滤过膜的屏障作用（尤其是电荷屏障）受损，导致对血浆蛋白尤其是白蛋白的通透性增高，当超过肾小管的重吸收量时，形成大量蛋白尿。

（2）**低白蛋白血症**：血清白蛋白低于 30g/L，是本病的核心特征。大量白蛋白从尿中丢失，如果肝代偿性合成血浆蛋白不足、胃肠黏膜水肿导致蛋白摄入不足、吸收不良等，则会加重低白蛋白血症。

（3）**水肿**：是本病最突出的体征。其发生与低白蛋白血症和血浆胶体渗透压下降有关。严重水肿者可出现胸腔、腹腔和心包积液。肾病综合征水肿呈指压凹陷性，与体位有关。以组织疏松及低垂部位明显，随重力作用而移动，卧位时多为眼睑、枕部或骶尾部水肿，起床活动后则下肢水肿明显。

（4）**高脂血症**：以高胆固醇血症最为常见。甘油三酯、低密度脂蛋白、极低密度脂蛋白和脂蛋白 a 也常可增加。其发生与肝脏合成脂蛋白增加和脂蛋白分解减少有关。

2. **并发症**

（1）**感染**：是本病最常见且严重的并发症，也是导致病情复发和疗效不佳的主要原因。其发生与蛋白质营养不良、免疫功能紊乱及免疫抑制剂的长期治疗有关。常见感染部位的顺序为呼吸道、泌尿道和皮肤等。

（2）**血栓、栓塞**：肾静脉血栓最为常见，此外有肺血管、下肢静脉、下腔静脉、冠状血管和脑血管等。其发生与血液浓缩（有效血容量减少）、高脂血症导致血液黏稠度增加，以及机体凝血、抗凝和纤溶系统失衡等因素有关。血栓形成和栓塞是直接影响治疗效果和预后的重要因素。

（3）**急性肾损伤**：是本病最严重的并发症。因有效循环血容量不足而致肾血流量下降，诱发肾前性氮质血症；肾间质高度水肿压迫肾小管和大量蛋白管型堵塞肾小管，诱发肾小管上皮细胞损伤、坏死，导致急性损伤。

（4）**其他**：长期低白蛋白血症导致营养不良、小儿生长发育迟缓等；长期高脂血症易引起动脉硬化、冠心病等并发症；金属结合蛋白丢失可致体内微量元素（铁、锌、铜等）缺乏；内分泌激素结合蛋白不足可诱发内分泌紊乱。

（三）心理 - 社会状况

首次确诊或经过一段时间治疗后尿蛋白仍未转阴时，病人怀疑诊断及检查结果的准确性，对医护人员的解释持怀疑态度，易产生焦虑、愤怒而又束手无策。因全身不同程度的水肿，或长期服用肾上腺皮质激素等药物引起容貌及体形变化，病人出现悲观情绪，少言寡语、社交障碍，对事业、人生失去信心。当病情较重或久治未愈，以及反复多次住院，病人感到害怕和恐惧，担心医疗费用难以支付。

（四）实验室检查及其他检查

1. 尿液检查　尿蛋白 +++~++++，尿蛋白定量 >3.5g/d；尿中有红细胞、颗粒管型等。

2. 血液检查　血清白蛋白 <30g/L，血中胆固醇、甘油三酯、低密度及极低密度脂蛋白增高。

3. 肾穿刺活体组织检查　明确其病理类型，指导治疗，判断预后。

4. B超检查　双肾正常或缩小。

5. 肾功能检查　内生肌酐清除率正常或降低，血肌酐、尿素氮可正常或升高。

（五）治疗原则及主要措施

以抑制免疫与炎症反应为主，防治并发症。

1. 利尿消肿　体重下降 0.5~1.0kg/d 为宜，不宜过快、过猛，以免引起有效循环血容量不足、加重血液高凝倾向，诱发血栓、栓塞。常合用噻嗪类利尿药和保钾利尿药，提高利尿效果，减少钾代谢紊乱。

2. 减少尿蛋白　应用血管紧张素转换酶抑制药（ACEI）或血管紧张素受体阻滞药（ARB），除有效控制血压外，还通过降低肾小球内压和直接影响肾小球基膜对大分子的通透性，达到减少尿蛋白的作用。

3. 降脂治疗　高脂血症可加速肾小球疾病的发展，增加心脑血管病的发生概率。因此，对于高脂血症者应降脂治疗。

4. 抑制免疫与炎症反应

（1）**糖皮质激素**：抑制免疫与炎症反应，抑制醛固酮和抗利尿激素分泌，影响肾小球基膜通透性而达到治疗作用。应用激素时注意以下几点：①起始足量；②缓慢减药；③长期维持，以最小有效剂量作为维持量，服半年至 1 年或更久。

（2）**细胞毒性药物**：最常用药物为环磷酰胺，用于"激素依赖型"或"激素抵抗型"肾病综合征，配合激素治疗可提高缓解率。一般不作为首选及单独应用。

（3）**环孢素**：作为二线药物，用于治疗激素及细胞毒性药物无效的难治性肾病综合征。

5. 防治并发症

（1）**感染**：用激素治疗时，不常规应用抗生素预防感染，否则可能诱发真菌二重感染。一旦出现感染，及时选用敏感、强效及无肾毒性的抗生素。

（2）**血栓及栓塞**：血液出现高凝状态时，给予抗凝剂，如肝素；辅以抗血小板药，如双嘧达莫。出现血栓或栓塞时，及早给予尿激酶或链激酶溶栓，配合应用抗凝药。

（3）**急性肾损伤**：利尿无效且达到透析指征时，进行血液透析。

6. 中医中药治疗　一般主张与激素及细胞毒性药物联合使用,不仅可降低尿蛋白,还能拮抗激素及细胞毒性药物的不良反应,常用雷公藤总苷等。

【常见护理诊断 / 合作性问题】

1. 体液过多　与低白蛋白血症致血浆胶体渗透压下降等有关。

2. 营养失调:低于机体需要量　与大量蛋白尿、摄入减少及吸收障碍有关。

3. 有感染的危险　与机体抵抗力下降、应用激素和 / 或免疫抑制剂有关。

4. 有皮肤完整性受损的危险　与水肿、营养不良有关。

5. 潜在并发症:血栓及栓塞。

【护理目标】

1. 水肿程度减轻或消失。

2. 营养状态能逐步改善。

3. 无感染发生,或能及时发现并控制感染。

4. 皮肤无损伤或发生感染。

5. 未发生并发症,或并发症能被及时发现并处理。

【护理措施】

(一)一般护理

1. 休息与活动　卧床时肾血流量增加,有利于排尿,故宜卧床休息,但长期卧床会增加血栓形成机会,故应保持适度的床上及床旁活动;全身严重水肿的肾病综合征病人应绝对卧床休息,取半坐卧位。水肿消退,一般情况好转后可起床活动,逐步增加活动量。尿蛋白下降到 2g/d 以下时,进行室外活动;恢复期病人在其体能范围内,适量活动,避免剧烈运动。

2. 饮食护理

(1) 给予正常量的优质蛋白(富含必需氨基酸的动物蛋白),按每千克体重 0.8~1.0g/g 供给;肾功能不全时,根据肾小球滤过率(GFR)调整蛋白质摄入量。

(2) 提供充足热量,按每千克体重不少于 126~147kJ/d(30~35kcal/d)。

(3) 少食富含饱和脂肪酸(动物脂肪)的食物,多吃富含多聚不饱和脂肪酸(如植物油、鱼油)的食物,以及富含可溶性纤维的食物(如燕麦、豆类等),控制高脂血症。

(4) 水肿时低盐(<3g/d)饮食,勿食腌制食品。

(5) 补充各种维生素及微量元素,如铁、锌等。

(二)病情观察

1. 密切观察生命体征、体重、腹围、液体出入量,观察水肿情况,以及胸闷、气急及腹胀等胸、腹水的征象。应用糖皮质激素者,密切观察咳嗽、咳痰、肺部湿啰音、尿路刺激征、皮肤破溃、体温升高等表现,以判断可能发生的呼吸道、泌尿道及皮肤感染。密切观察腰痛、下肢疼痛、胸痛、头痛等,判断血栓、栓塞等并发症。

2. 定期测量血清白蛋白、血红蛋白等,反映机体营养状态;监测血脂及血液黏稠度,判断发生血栓、栓塞的危险;监测病人少尿、无尿及血尿素氮、血肌酐升高等,判断肾衰竭。

(三)预防感染

1. 保持环境清洁　保持病房环境清洁,定时开门窗通风换气,定期进行空气消毒,并用消毒药水拖地、擦桌椅,保持室内温度和湿度合适。尽量减少病区的探访人次,限制上呼吸道感染者探访。避免到人群聚集的地方或与有感染迹象的病人接触。

2. 预防感染指导　告知病人预防感染的重要性;协助病人加强全身皮肤、口腔黏膜和会阴部护理,防止皮肤和黏膜损伤;女性病人注意会阴部清洁,每日用温水冲洗,男性病人应注意保持会阴局部清洁干燥。指导其加强营养和休息,增强机体抵抗力;遇寒冷季节,注意保暖。

（四）用药护理

1. 糖皮质激素　可引起水钠潴留、上消化道出血、精神症状、继发感染、骨质疏松等不良反应，少数病例还可能发生股骨头无菌性坏死。饭后服用以减少对胃黏膜的刺激；长期用药者应注意补充钙剂和维生素 D，以防骨质疏松；积极预防感染，指导病人做好口腔、皮肤、会阴部的清洁卫生。

2. 细胞毒性药物　环磷酰胺主要不良反应为骨髓抑制及肝功能损害，并可致脱发、出血性膀胱炎、胃肠道反应及性腺抑制（尤其是男性）。使用时应多饮水，以促进药物从肾脏排泄，对脱发病人应做好解释，以减少病人的思想顾虑。

3. 环孢素　常用剂量按每千克体重 3~5mg/d 分 2 次空腹口服，服 2~3 个月后缓慢减量，疗程至少 1 年。主要不良反应有肝肾毒性、高血压、高尿酸血症、多毛及牙龈增生等，在服药期间需监测血药浓度。

4. 利尿消肿药物　除常用的氢氯噻嗪、螺内酯、呋塞米等利尿药外，还可应用提高血浆胶体渗透压药物，如血浆或白蛋白，与呋塞米合用有明显的利尿效果。静脉输注血浆或白蛋白可提高血浆胶体渗透压从而利尿，但不可输注过多过频，因长时间输注后可导致肾小球高滤过和肾小管高重吸收，加重肾小球和肾小管的损伤。

5. 减少尿蛋白药物　用血管紧张素转换酶抑制药（ACEI）或血管紧张素受体阻滞药（ARB）降尿蛋白时，药物剂量要比降压剂量大。因此用药期间应严密监测生命体征，尤其是血压，以防出现低血压。

（五）心理护理

向病人介绍疾病相关知识，强调积极配合治疗的重要性。讲解影响预后的因素，如劳累、感染等对病情进展的影响。使病人及其家属树立对疾病的正确认识，增强信心，稳定情绪，积极配合治疗和护理。

（六）健康教育

1. 疾病知识指导　介绍本病的特点，指导病人避免感染、劳累、妊娠和应用肾毒性药物等，指导病人适当活动，以免发生肢体栓塞等并发症。

2. 饮食指导　指导病人优质蛋白、高热量、低脂、高膳食纤维和低盐饮食，指导病人根据病情选择合适的食物，并合理安排每天饮食。

3. 用药指导与病情监测　指导病人不可擅自减量或停用激素。介绍各类药物的使用方法、使用时注意事项以及可能的不良反应。指导病人学会对疾病的自我监测，监测水肿、尿蛋白、血压和肾功能的变化。本病病程长，需定期随访疾病进展。

【护理评价】

1. 水肿程度是否减轻或消失。
2. 营养状态是否改善。
3. 有无感染；发生感染能否被及时发现并处理。
4. 皮肤是否发生损伤或感染。
5. 有无并发症发生；发生并发症能否被及时发现并处理。

（王正君）

第三节　尿路感染病人的护理

学习目标

1. 掌握尿路感染病人的身体状况、护理措施和治疗原则。

2. 熟悉尿路感染的病因及治疗要点。

3. 了解尿路感染的发病机制、相关的实验室检查及其他检查。

4. 学会应用护理程序为尿路感染病人实施整体护理。

5. 具备为尿路感染病人进行健康指导的能力；具备关心、爱护、尊重病人的职业素养及人文关怀精神。

尿路感染（urinary tract infection，UTI）是指各种病原微生物在尿路中生长、繁殖而引起的尿路感染性疾病。根据感染部位可分为上尿路感染和下尿路感染。上尿路感染主要是肾盂肾炎，下尿路感染为膀胱炎和尿道炎。留置导尿管后或拔除导尿管 48h 内发生的感染称为导管相关性尿路感染。

本病多见于育龄女性、老年人、免疫力低下及尿路畸形者。

【病因及发病机制】

1. 致病菌　本病多为细菌直接引起的尿路炎症，最常见致病菌为大肠埃希菌（革兰氏阴性杆菌），占尿路感染的 80%~90%，其次为变形杆菌、克雷伯菌；5%~10% 尿路感染由革兰氏阳性菌引起，主要是肠球菌和葡萄球菌。

2. 感染途径

（1）**上行感染**：是指病原菌经尿道上行至膀胱、输尿管、肾盂引起感染，是最常见的感染途径，95% 尿路感染为上行感染。正常情况下，前尿道和尿道口周围定居着少量细菌，如链球菌、乳酸菌、葡萄球菌和类白喉杆菌等，但不致病；性生活、尿路梗阻、医源性操作、生殖器感染等，易导致上行感染。

（2）**血行感染**：是指病原菌通过血运到达肾脏和尿路引起的感染，此种感染途径少见，不足 3%，多见于慢性疾病或免疫抑制剂治疗者，常见病原菌为金黄色葡萄球菌、沙门菌属等。

3. 机体防御功能　正常情况下，进入膀胱的细菌很快被清除。发生尿路感染除与细菌的数量、毒力有关外，还取决于机体的防御功能：①尿液的冲刷作用；②尿道和膀胱黏膜的抗菌能力；③尿液中高浓度尿素、高渗透压和低 pH 等；④前列腺分泌物中含有的抗菌成分；⑤感染出现后，白细胞很快进入膀胱上皮组织和尿液中，起清除细菌的作用；⑥输尿管膀胱连接处的活瓣，具有防止尿液、细菌进入输尿管的功能。

4. 易感因素

（1）**性别与性活动**：女性尿道短而宽，距离肛门较近，尿道口开口于阴唇下方，尤其在月经期、妊娠期、绝经期和性生活后较易发生感染。前列腺增生导致的尿路梗阻，是中老年男性尿路感染的重要原因；包茎、包皮过长，是男性尿路感染的诱发因素。

（2）**尿路梗阻**：各种原因导致的尿路梗阻是尿路感染的最重要易感因素。任何使尿液流出不畅的因素，如结石、前列腺增生、狭窄、肿瘤等，均使尿液潴留，导致细菌在局部大量繁殖引起感染。尿路梗阻合并感染可快速破坏肾组织。

（3）**膀胱输尿管反流**：输尿管壁内段及膀胱开口处黏膜，形成阻止尿液从膀胱输尿管口反流至输尿管的屏障，当其功能或结构异常时，尿液从膀胱逆流到输尿管甚至肾盂，导致细菌在局部定植，发生感染。

（4）**机体免疫力低下**：长期使用免疫抑制剂、糖皮质激素等药物，慢性肾病、糖尿病，长期卧床的重症慢性疾病和艾滋病等可使机体抵抗力下降而易发生尿路感染。

（5）**医源性因素**：导尿或留置导尿管、膀胱镜和输尿管镜检查、逆行性尿路造影等，可致尿路黏膜损伤，亦可将细菌带入尿路，易引发尿路感染。

知识拓展

降低导管相关性尿路感染发生风险的措施

1. 置入无菌导尿管后，维持集尿系统为一密闭系统。

2. 仅在有明确适应证时留置导尿管，依据情况需要确定留置时间。

3. 对导管相关性尿路感染高风险人群，如女性、老年人、免疫功能低下的病人，应尽可能减少导尿管的使用及留置时间。

4. 确保医院工作人员、家属或病人本人必须经过正规培训掌握正确置入无菌导尿管及维护后，才可进行此操作。

5. 维持尿流通畅。

【护理评估】

(一) 健康史

询问病人有无尿路感染史，身体其他部位是否有感染病灶；有无泌尿系统结石、狭窄、肿瘤、畸形、前列腺增生等导致尿路梗阻的因素存在；有无导致膀胱输尿管反流的因素存在；有无长期使用免疫抑制剂、糖尿病、长期卧床、严重的慢性病和艾滋病等导致机体免疫力低下的情况；有无泌尿系统器械检查及留置导尿。

(二) 身体状况

1. **膀胱炎**　占尿路感染的 60% 以上。主要表现为尿频、尿急、尿痛、排尿不适、下腹部疼痛等，部分病人迅速出现排尿困难。一般无全身感染症状。尿液常混浊，有异味，约 30% 病人出现血尿。

2. **肾盂肾炎**

(1)**急性肾盂肾炎**：多数起病急。

1) 全身症状：发热、寒战、头痛、全身酸痛、恶心、呕吐等，体温在 38.0℃以上，多为弛张热，或呈稽留热、间歇热。部分病人出现革兰氏阴性杆菌败血症。

2) 泌尿系统症状：尿频、尿急、尿痛、排尿困难、下腹部疼痛、腰痛等。腰痛程度不一，多为钝痛或酸痛。可有脓尿和血尿。

3) 体征：一侧或两侧肋脊角或输尿管点压痛和/或肾区叩击痛。

4) 并发症：较少，但伴有糖尿病和/或存在复杂因素且未及时合理治疗时可发生肾乳头坏死和肾周脓肿。肾乳头坏死主要表现为高热、剧烈腰痛和血尿，可有坏死组织脱落随尿排出，发生肾绞痛；肾周脓肿除原有肾盂肾炎症状加重外，常出现明显单侧腰痛，向健侧弯腰时疼痛加剧。

(2)**慢性肾盂肾炎**：全身及泌尿系统局部表现均不典型，有时仅表现为无症状细菌尿。半数以上病人可有急性肾盂肾炎病史，后出现不同程度的低热、间歇性尿频、排尿不适、腰部酸痛及肾小管功能受损表现，如夜尿增多、低比重尿等。病情持续可发展为慢性肾衰竭。急性发作时病人症状明显，类似急性肾盂肾炎。

3. **无症状细菌尿**　又称隐匿型尿路感染。指病人有真性菌尿，而无尿路感染的症状，或仅有低热、易疲乏和腰痛，排除尿液污染后，连续 2 次清洁中段尿培养为真性菌尿且为相同菌株。致病菌多为大肠埃希菌。多见于老年人、孕妇、糖尿病病人、肾移植受者、留置导尿者。

(三) 心理-社会状况

部分病人症状较轻，对疾病重视程度不够；症状严重者，病人易产生紧张、焦虑心理。评估家属对病人心理、经济等方面的支持程度。

（四）实验室检查及其他检查

1. 尿液检查

（1）**尿常规检查**：尿液中有白细胞尿、血尿、蛋白尿。几乎所有尿路感染都有白细胞尿，对尿路感染诊断意义较大；部分病人尿中可见白细胞管型，提示肾盂肾炎；部分有镜下血尿，少数可有肉眼血尿；尿蛋白常为阴性或微量。

（2）**尿细菌学检查**：是诊断尿路感染的主要依据。①涂片细菌检查：未离心新鲜中段尿沉渣涂片，若平均每个高倍视野下可见 1 个以上细菌，提示尿路感染。检出率可达 80%~90%，并可初步确定是革兰氏阴性或阳性菌，对及时选择抗生素有重要参考价值。②细菌培养：采用清洁中段尿、导尿或膀胱穿刺尿做细菌培养，其中膀胱穿刺尿培养结果最可靠。新鲜清洁中段尿细菌定量培养菌落数 $\geq 10^5$CFU/ml（菌落形成单位 / 毫升），排除假阳性，则为真性菌尿；如临床上无尿路感染症状，则要求 2 次清洁中段尿定量培养均 $\geq 10^5$/ml，且为同一菌种。此外，膀胱穿刺尿定性培养有细菌生长也提示真性菌尿。

2. 血液检查
急性肾盂肾炎时，白细胞升高，中性粒细胞增多，核左移，血沉增快。慢性肾盂肾炎可出现肾功能异常。

3. 影像学检查
B 超、X 线腹部平片、静脉肾盂造影、排尿期膀胱输尿管反流造影、逆行性肾盂造影等检查，可发现尿路有无结石、梗阻、反流、畸形等致病因素。尿路感染急性期不宜做静脉肾盂造影，可做 B 超检查。

（五）治疗原则及主要措施

1. 一般治疗
急性期注意休息，多饮水，勤排尿。膀胱刺激征和血尿明显者，可口服碳酸氢钠，以碱化尿液、缓解膀胱痉挛症状、抑制细菌生长和避免血凝块形成。反复发作者，应积极寻找病因，及时去除诱发因素。

2. 抗菌治疗
药物治疗原则：①选用肾毒性小、不良反应少、致病菌敏感的抗生素。无病原学结果前，首选对革兰氏阴性杆菌有效的抗生素，治疗 3d 症状无改善，按药敏结果调整用药。②抗生素在尿和肾内的浓度要高。③单一药物治疗失败、严重感染、混合感染、耐药菌株出现时，联合用药。④对不同类型尿路感染，给予不同的治疗时间。

（1）**急性膀胱炎**：对女性非复杂性膀胱炎，甲氧苄啶 - 磺胺甲噁唑（SMZ-TMP，800mg/160mg，每日 2 次，疗程 3d），呋喃妥因（50mg，每 8 小时 1 次，疗程 5~7d），磷霉素（3g 单剂）被推荐为一线药物。由于细菌耐药情况不断出现，应根据当地细菌的耐药情况选择药物。其他药物如阿莫西林、头孢菌素类、喹诺酮类等也可选用，疗程一般 3~7d。停服抗生素 7d 后，需进行尿细菌定量培养。若结果阴性表示急性膀胱炎已治愈；若仍为真性菌尿，应继续给予 2 周抗生素。

（2）**肾盂肾炎**：首次发病者，致病菌 80% 为大肠埃希菌，在留取尿菌检查标本后，立即治疗。首选对革兰氏阴性杆菌有效药物，72h 显效者无需换药；否则应按药敏结果更改抗生素。

1）急性肾盂肾炎病情较轻者：可在门诊口服药物治疗，疗程 10~14d。常用药物有喹诺酮类（氧氟沙星、环丙沙星）、半合成青霉素类（阿莫西林）、头孢菌素类（头孢呋辛）等。治疗 14d 后，通常 90% 治愈。如尿菌仍阳性，参考药敏试验选用有效抗生素继续治疗 4~6 周。

2）急性肾盂肾炎严重感染全身中毒症状明显者：住院治疗，静脉给药。常用药物有青霉素类（氨苄西林）、头孢菌素类（头孢噻肟钠、头孢曲松钠）、喹诺酮类（左氧氟沙星）等，必要时联合用药。经过上述治疗好转者，于热退后继续用药 3d 再改为口服抗生素，完成 2 周疗程。治疗 72h 无好转，按药敏结果更换抗生素，疗程不少于 2 周。仍持续发热者，注意肾盂肾炎并发症，如肾盂积脓、肾周脓肿、感染中毒症等。

3）慢性肾盂肾炎：积极寻找并祛除易感因素。急性发作时治疗同急性肾盂肾炎。

（3）**无症状细菌尿**：对于非妊娠妇女和老年人无症状细菌尿，一般不予治疗。妊娠期女性的无症状细菌尿则必须治疗，选用肾毒性较小的抗生素，如头孢菌素类等，不宜用氯霉素、四环素、喹诺酮类，慎用复方磺胺甲噁唑和氨基糖苷类。学龄前儿童的无症状细菌尿也应予以治疗。

（4）**再发性尿路感染**：再发性尿路感染可分为复发和重新感染。

1）复发：指在停药 6 周内原来的致病菌再次引起感染。应积极寻找并去除易感因素如尿路梗阻等，并根据药敏选用有效的强力杀菌性抗生素，疗程不少于 6 周。

2）重新感染：指在停药 6 周后再次出现真性细菌尿，菌株与上次不同。80% 的再发性尿路感染为重新感染。重新感染提示病人的尿路防御功能低下，可采用长程低剂量抑菌疗法做预防性治疗，如每晚临睡前排尿后口服小剂量抗生素 1 次，常用药有复方磺胺甲噁唑、氧氟沙星、呋喃妥因，每 7~10d 更换药物，疗程半年。

（5）**导管相关性尿路感染**：全身应用抗生素、膀胱冲洗、局部应用消毒剂等均不能将其清除，最有效的方式是避免不必要的导管留置，并尽早拔除导尿管。

【常见护理诊断/合作性问题】

1. 排尿障碍：尿频、尿急、尿痛 与炎症刺激膀胱有关。

2. 体温过高 与急性肾盂肾炎发作有关。

3. 潜在并发症：肾乳头坏死、肾周脓肿、中毒性休克。

4. 知识缺乏：缺乏预防尿路感染的知识。

【护理目标】

1. 尿路刺激症状减轻或消失。

2. 体温逐渐恢复正常。

3. 未发生并发症，或并发症能被及时发现并处理。

4. 能够复述预防、护理疾病的相关知识。

【护理措施】

（一）**一般护理**

请参阅本章第一节"尿路刺激征的护理"。

（二）**病情观察**

严密监测病人体温、尿液性状、尿沉渣镜检以及尿细菌培养结果的变化。观察病人有无寒战、体温升高或高热持续不退，血尿及腰痛加剧，一旦出现，应考虑可能出现肾周脓肿、肾乳头坏死等并发症，需及时通知医生并配合治疗。

（三）**尿培养标本采集**

1. 尿沉渣检查 原则上留取晨起第一次尿液的中段尿，因晨尿较浓缩，有利于尿液有形成分的检出，且又可避免饮食因素的干扰。尿标本留取后宜立即送检，从标本采集到检验完成，夏天不应超过 1h，冬天不应超过 2h。若不能立即送检，应加防腐剂并于 4℃冰箱冷藏保存。收集标本的容器应清洁干燥，留尿前避免剧烈运动，女性病人应避开月经期，防止阴道分泌物或经血混入。

2. 尿细菌学培养 需用无菌试管留取清晨第一次清洁中段尿、导尿或膀胱穿刺尿。注意以下几点：①在应用抗菌药之前或停用抗菌药 7d 之后留取尿标本。②应确保尿液在膀胱内已停留至少4h。③留取尿液时要严格无菌操作，先充分清洁外阴，消毒尿道口，避免大便和白带污染。④尿标本必须在 1h 内做细菌培养，否则需冷藏保存。

（四）**用药护理**

口服 SMZ-TMP 期间，要多饮水，同时服用碳酸氢钠，以碱化尿液，减少磺胺结晶形成；口服易引起胃肠道反应，宜饭后服。喹诺酮类可引起轻度消化道反应、皮肤瘙痒等，儿童及孕妇忌用。氨基糖苷类抗生素，如妥布霉素或庆大霉素，对肾和听神经有损害，可引起耳鸣、听力下降，甚至耳聋及变态反应，肾功能减退者不宜使用。

（五）心理护理

加强与病人的沟通，提高对疾病的重视程度，鼓励坚持治疗；鼓励家人理解、配合和支持病人，配合治疗和护理。

（六）健康指导

1. 疾病知识指导 向病人及家属讲解本病的病因、预防、主要表现、治疗原则及可治愈性。急性感染者要坚持治疗，在症状消失、尿液检查阴性后，仍要服药 3~5d，并继续每周做尿液常规检查，连续 2~3 周。对反复发作者，寻找发作原因，有糖尿病、肝病者，积极治疗原发病，提高机体抵抗力。指导病人正确留取尿标本。泌尿系检查时，严格无菌操作，防止损伤，预防感染。

2. 生活方式指导 保持良好的卫生习惯，学会正确清洁外阴的方法，避免污染尿道口，每天清洗外阴；女性病人月经期间增加外阴清洗次数，保持外阴清洁干燥。多饮水、勤排尿（2~3h 排尿一次）、不憋尿是预防尿路感染最简便而有效的措施。保持规律生活，避免劳累，坚持体育运动，增加机体免疫力。注意营养均衡饮食，增强机体抵抗力。与性生活有关者，指导其性交后立即排尿。膀胱 - 输尿管反流者，养成"二次排尿"习惯，即每一次排尿后数分钟，再排尿一次。

【护理评价】

1. 尿路刺激症状是否改善和痊愈。

2. 体温是否逐渐恢复正常。

3. 有无并发症发生；发生并发症能否被及时发现并处理。

4. 是否掌握预防尿路感染的措施及保健措施。

（王正军）

第四节 急性肾损伤病人的护理

> **学习目标**
>
> 1. 掌握急性肾损伤病人的身体状况、护理措施。
> 2. 熟悉急性肾损伤的病因、治疗原则。
> 3. 了解急性肾损伤的发病机制、实验室检查及其他检查。
> 4. 学会应用护理程序为急性肾损伤病人实施整体护理。
> 5. 能熟练为急性肾损伤病人进行健康指导。
> 6. 具备良好的敬业精神和职业道德。

> **情景导入**
>
> 病人，男，68 岁。有肾结石病史 3 年，1 周前出现左侧腰痛，呈阵发性，无尿频、尿急、尿痛，无寒战、发热。2d 前疼痛加重就诊。肾脏 B 超显示右肾结石伴少量积水，右输尿管扩张。入院后行静脉肾盂造影术，术中使用 76% 泛影葡胺 20ml 静脉注射，返回病房后病人出现少尿。身体评估：T 36.8℃，P 88 次 /min，R 20 次 /min，BP 144/86mmHg。右肾区叩痛（+）。双下肢无水肿。尿常规：蛋白（++），红细胞 2 个 /HP，白细胞（++）。实验室检查：血红蛋白 118g/L，白细胞 $7.2×10^9$/L，血小板 $184×10^9$/L，钠 144mmol/L，钾 6.2mmol/L，尿素氮 17.78mmol/L，肌酐 485μmol/L。
>
> **请思考：**
>
> 1. 该病人出现少尿的主要原因是什么？
> 2. 该病人目前存在哪些风险？哪些问题需要紧急处理？

急性肾损伤（acute kidney injure，AKI）是由各种病因引起短时间内肾功能快速减退而导致的临床综合征，表现为肾小球滤过率（GFR）下降，伴氮质产物如肌酐、尿素氮等潴留，水、电解质和酸碱平衡紊乱，重者出现多系统并发症。急性肾损伤是常见危重病症，发病率在综合性医院为3%~10%，重症监护病房为30%~60%，危重急性肾损伤病人死亡率高达30%~80%。急性肾损伤以往称为急性肾衰竭，近年来证实轻度肾功能急性减退即可导致病人病死率明显增加，故目前趋向将急性肾衰竭改称为急性肾损伤（AKI），以期尽量在病程早期识别并有效干预。

【病因及发病机制】

急性肾损伤病因众多，根据病因发生的解剖部位可分为肾前性、肾性和肾后性三大类。

1. 肾前性急性肾损伤　指各种原因引起肾实质血流灌注减少，导致 GFR 降低，约占急性肾损伤的 55%。常见病因包括：①有效血容量不足，主要为各种原因导致的大出血、液体丢失或细胞外液重新分布。②心排血量降低，如充血性心力衰竭等。③全身血管扩张，如使用抗高血压药物、脓毒血症、过敏性休克等。④肾动脉收缩，常由药物、高钙血症、脓毒血症等所致。⑤肾血流自主调节反应受损，多由血管紧张素转换酶抑制药、非甾体抗炎药、环孢素等引起。在肾前性急性肾损伤早期，肾血流通过调节肾小球出球和入球小动脉血管张力等自我调节机制，维持 GFR 和肾血流量，使肾功能维持正常。如果不早期干预，肾实质缺血加重，引起肾小管细胞损伤，进而发展为肾性急性肾损伤。

2. 肾性急性肾损伤　指出现肾实质损伤，以急性肾小管坏死（acute tubular necrosis，ATN）最为常见，其他还包括急性间质性肾炎、肾小球疾病、血管疾病和肾移植排斥反应等五大类，约占急性肾损伤的 40%。引起 ATN 的主要原因为肾缺血和肾毒性物质。肾毒性物质包括外源性及内源性毒素，外源性肾毒性物质以药物最为常见，包括某些新型抗生素和抗肿瘤药物，其次为重金属、化学毒物、生物毒素（某些蕈类、鱼胆等）及微生物感染等。内源性肾毒性物质包括肌红蛋白、血红蛋白、骨髓瘤轻链蛋白等。不同病因、不同病理损害类型 ATN 可有不同始动机制和持续发展机制，但均涉及 GFR 下降及肾小管上皮细胞损伤两方面。

3. 肾后性急性肾损伤　系急性尿路梗阻所致，梗阻可发生在从肾盂到尿道的任何部位，约占急性肾损伤的 5%。常见病因有双侧尿路梗阻、孤立肾病人单侧尿路梗阻、尿路功能性梗阻（神经源性膀胱等）、尿路腔内梗阻（双侧肾结石、肾乳头坏死等）、尿路腔外梗阻（腹膜后纤维化、结肠癌、淋巴瘤等）、肾小管梗阻（尿酸盐、磺胺类、氨甲蝶呤等在肾小管内形成结晶）等。

【护理评估】

（一）健康史

询问有无导致血流灌注不足的疾病，有无接触毒素、药物、造影剂等可能导致肾小管损伤的因素，有无尿路梗阻，评估肾功能减退情况。

（二）身体状况

急性肾损伤临床表现差异大，与病因和所处临床分期不同有关。明显的症状常出现于肾功能严重减退时，常见症状包括乏力、食欲缺乏、恶心、呕吐、尿量减少和尿色加深，容量过多时可出现急性左心衰竭。急性肾损伤首次诊断常基于实验室检查异常，特别是血清肌酐（serum creatinine，Scr）绝对或相对升高，而不是基于临床症状与体征。

下面以急性肾小管坏死为例，介绍肾性急性肾损伤的临床病程。

1. 起始期　指肾脏受到缺血或肾毒性物质打击，但尚未发生明显肾实质损伤。在此阶段如能及时采取有效措施，急性肾损伤常可逆转。但随着肾小管上皮损伤加重，GFR 逐渐下降，进入进展期。

2. 进展期和维持期　一般持续 7~14d，但也可短至数天或长至 4~6 周。GFR 进行性下降并维持在低水平。部分病人可出现少尿和无尿，但也有些病人尿量在 400~500ml/d 或以上，后者称为非少尿型急性肾损伤,一般认为是病情较轻的表现。但不论尿量是否减少,随着肾功能减退,临床上出现一系列尿毒症表现,主要是尿毒症毒素潴留和水、电解质及酸碱平衡紊乱所致。

(1)全身表现

①消化系统:表现为食欲缺乏、恶心、呕吐、腹胀、腹泻等,严重者可发生消化道出血。②呼吸系统:主要为容量过多导致的急性肺水肿和感染。③循环系统:多因尿少和水钠潴留,出现高血压和心力衰竭、肺水肿表现,因毒素滞留、电解质紊乱、贫血和酸中毒引起心律失常及心肌病变。④神经系统:可出现意识障碍、躁动、谵妄、抽搐、昏迷等尿毒症脑病症状。⑤血液系统:可有出血倾向和贫血。⑥并发症:感染是急性肾损伤常见且严重的并发症。在急性肾损伤同时或疾病发展过程中还可并发多脏器功能障碍综合征,死亡率极高。

(2)水、电解质和酸碱平衡紊乱:表现为水过多、代谢性酸中毒、高钾血症、低钠血症、低钙血症和高磷血症等。

3. 恢复期 GFR逐渐升高,并恢复正常或接近正常。少尿型病人开始出现尿量增多,继而出现多尿,再逐渐恢复正常。与GFR相比,肾小管上皮细胞功能恢复相对延迟,常需数个月后才能恢复。部分病人最终遗留不同程度的肾脏结构和功能损伤。

(三)心理-社会状况

由于起病急、症状严重,病人难以接受,可有濒死感、恐惧感。部分病人需要透析治疗,经济和心理压力较大,易产生抑郁、绝望等负性情绪。评估家庭、社会对病人心理、经济等方面的支持度。

(四)实验室检查及其他检查

1. 血液检查 血清肌酐和尿素氮进行性上升,高分解代谢者上升速度较快。血钾浓度常高于5.5mmol/L。血pH常低于7.35,碳酸氢根离子浓度低于20mmol/L。血钠、血钙浓度降低,血磷浓度升高。可有轻度贫血。

2. 尿液检查 尿蛋白多为+~++,以小分子蛋白质为主,可见肾小管上皮细胞、白细胞、细胞管型、颗粒管型、结晶等。

3. 影像学检查 首选B超检查,排除尿路梗阻和慢性肾脏病,并了解急性肾损伤病因。CT、MRI、放射性核素检查有助于发现肾脏结构和功能以及肾血管有无异常。必要时行肾血管造影明确诊断。

4. 肾活组织检查 是重要的诊断手段。在排除肾前性及肾后性原因后,对于病因不明的肾性急性肾损伤,如无禁忌证,应尽早行肾活组织病理检查。

(五)诊断要点

根据原发病因,肾功能急剧减退,结合临床表现和实验室检查及影像学检查,一般不难作出诊断。

按照最新国际急性肾损伤临床实践指南,符合以下情况之一者即可临床诊断急性肾损伤:①血清肌酐48h内升高≥26.5μmol/L。②确认或推测7d内血清肌酐较基础值升高≥50%;③尿量<0.5ml/(kg·h)并持续≥6h。根据血清肌酐和尿量进一步分3期(表5-1)。单独采用尿量为诊断和分期依据时,须综合考虑影响尿量的其他因素,如利尿药使用、血容量状态、尿路梗阻等。

表5-1　急性肾损伤的分期标准

分期	血清肌酐标准	尿量标准
1期	绝对值升高≥26.5μmol/L 或较基础值相对升高≥50%,但<1倍	每千克体重<0.5ml/h(≥6h,但<12h)
2期	相对升高≥1倍,但<2倍	每千克体重<0.5ml/h(≥12h,但<24h)
3期	升高至≥353.6μmolL 或相对升高≥2倍 或开始时肾脏替代治疗 或<18岁病人估算肾小球滤过率下降至<35ml/(min·1.73m²)	每千克体重<0.3ml/h(≥24h) 或无尿≥12h

（六）治疗原则及主要措施

急性肾损伤并非单一疾病，不同病因、不同类型急性肾损伤，其治疗方法有所不同。总体原则是：尽早识别并纠正可逆病因，及时采取干预措施避免肾脏受到进一步损伤，维持水、电解质和酸碱平衡，适当营养支持，积极防治并发症，适时进行肾脏替代治疗。

1. 早期病因干预治疗 尽快纠正可逆性病因，包括扩容、维持血流动力学稳定、改善低蛋白血症、降低后负荷以改善心输出量、停用影响肾灌注药物等。继发于肾小球肾炎、小血管炎的急性肾损伤常需应用糖皮质激素和/或免疫抑制剂治疗。肾后性急性肾损伤应尽早解除尿路梗阻。

2. 营养支持治疗 优先通过胃肠道提供营养，酌情限制水分、钠盐和钾盐摄入，不能口服者需静脉营养；观察每日液体出入量和体重变化，每日大致进液量可按前一日尿量加 500ml 计算，肾脏替代治疗时补液量可适当放宽。

3. 纠正高钾血症 高钾血症是急性肾损伤的主要死亡原因，当血钾 >6mmol/L 或心电图有高钾表现或有神经、肌肉症状时需紧急处理。措施包括：①停用一切含钾药物和食物；②对抗钾离子心肌毒性：10% 葡萄糖酸钙稀释后静脉推注；③转移钾至细胞内：葡萄糖与胰岛素合用促进糖原合成，使钾离子向细胞内转移；伴代谢性酸中毒者补充 5% 碳酸氢钠 125~250ml 静脉滴注，既可纠正酸中毒又可促进钾离子向细胞内转移；④清除钾：紧急透析，以血液透析最为有效；利尿药缓慢静脉注射，以增加尿量促进钾离子排出；口服降钾药物，如离子交换树脂（聚磺苯乙烯磺酸钠、聚苯乙烯磺酸钙），或新型钾离子结合剂环硅酸锆钠，但口服降钾药物起效慢，不作为高钾血症的急救措施。

4. 急性左心衰竭处理 药物治疗多以扩血管为主，减轻心脏前负荷。通过透析超滤脱水，纠正容量负荷过重缓解心衰症状最为有效。

5. 控制感染 感染是急性肾损伤常见并发症，也是主要死亡原因之一。应尽早根据细菌培养和药物敏感试验选用对肾脏无毒或低毒的抗生素，并按内生肌酐清除率调整用药剂量。

6. 肾脏替代治疗 包括腹膜透析、间歇性血液透析和连续性肾脏替代治疗等，目前腹膜透析较少用于重症急性肾损伤治疗。紧急透析指征：预计内科保守治疗无效的严重代谢性酸中毒（动脉血 pH<7.2）、高钾血症（K^+>6.5mmol/L 或出现严重心律失常等）、积极利尿治疗无效的严重肺水肿以及严重尿毒症症状如脑病、心包炎、癫痫发作等。

7. 恢复期治疗 急性肾损伤恢复期早期治疗重点仍为维持水、电解质和酸碱平衡，控制氮质血症，治疗原发病和防止各种并发症。急性肾损伤存活病人需按照慢性肾脏病诊治相关要求长期随访治疗。

【常见护理诊断/合作性问题】

1. 体液过多 与 GFR 下降致水钠潴留、水摄入控制不严格引起的容量过多有关。

2. 营养失调：低于机体需要量 与病人食欲缺乏、恶心、呕吐、限制蛋白质摄入、透析和原发疾病等因素有关。

3. 有感染的危险 与机体抵抗力降低及透析等侵入性操作有关。

4. 潜在并发症：电解质、酸碱平衡失调。

【护理目标】

1. 水肿减轻或消退。

2. 能保持足够营养物质的摄入，身体营养状态有所改善。

3. 住院期间未发生感染。

4. 能维持机体电解质、酸碱平衡。

【护理措施】

（一）一般护理

1. 休息与体位 病人应绝对卧床休息以减轻肾脏负担。下肢水肿者请参阅"肾性水肿的护理"。昏迷者按昏迷病人护理常规进行护理。

2.饮食护理　告知病人及家属保证营养摄入的重要性,给予充足热量、优质蛋白饮食,少量多餐,以清淡流质或半流质食物为主,控制水、钠、钾的摄入量。每天每千克体重供给 84~126kJ(20~30kcal)热量,其中 2/3 由碳水化合物提供,1/3 由脂类提供,以减少机体蛋白质分解;蛋白质的摄入量应限制为每千克体重 0.8~1.0g/d,适量补充必需氨基酸和非必需氨基酸,高分解代谢、营养不良并接受透析的病人,蛋白质摄入量可放宽至每千克体重 1.0~1.5g/d。

(二)病情观察

1.监测与维持水平衡　坚持"量出为入"的原则。严格记录 24h 液体出入量,同时将出入量的记录方法、内容告知病人及家属,以便得到充分配合。每天监测体重。请查阅本章第一节中"肾源性水肿"的护理。

严密观察病人有无体液过多的表现:①皮肤、黏膜水肿;②体重每天增加 >0.5kg;③无失盐基础上血钠浓度偏低;④中心静脉压 >12cmH$_2$O(1.17kPa);⑤胸部 X 线显示肺充血征象;⑥无感染征象基础上出现心率快、呼吸急促、血压升高、颈静脉怒张。

2.监测及处理电解质、酸碱平衡　①监测血钾、钠、钙等电解质变化,如发现异常及时通知医生处理。②密切观察有无高钾血症的征象,如脉律不齐、肌无力,感觉异常、恶心、腹泻、心电图改变(T 波高尖、ST 段压低、PR 间期延长、房室传导阻滞、QRS 波宽大畸形、心室颤动甚至心搏骤停)等。血钾高者应限制钾摄入,少用或忌用富含钾的食物,如紫菜、菠菜、苋菜、薯类、山药、坚果、香蕉、香菇、榨菜等。预防高钾血症的措施还包括积极预防和控制感染,及时纠正代谢性酸中毒、禁止输入库存血、避免使用可能引起高钾血症的药物,如非甾体类药物、中药制剂等。③限制钠盐摄入。④密切观察有无低钙血症的征象,如指(趾)、口唇麻木,肌肉痉挛、抽搐,心电图改变(QT 间期延长、ST 段延长)等。如发生低钙血症,可摄入牛奶等含钙量较高的食物,并遵医嘱使用活性维生素 D 及钙剂等,急性低钙血症需静脉使用钙剂。

3.监测营养　监测反映机体营养状态的指标是否改善,如血清白蛋白等。

4.观察治疗效果　密切观察病人临床症状、尿量、血清肌酐和尿素氮,如病人临床症状改善、尿量增加、血清肌酐和尿素氮逐渐下降,提示治疗有效。

(三)心理护理

对于初次确诊和重症者,尽量减少应激状况。护理人员以热情、关切的态度照护病人,帮助病人争取家庭和社会的支持,减轻其焦虑和恐惧情绪,使病人保持良好心态,积极配合治疗护理。

(四)健康指导

1.疾病预防指导　老年人、糖尿病、原有慢性肾脏病史及危重病人,应注意避免肾毒性药物、造影剂、肾血管收缩药物的应用,及时维持血流动力学稳定以避免肾脏低灌注。高危病人如必须造影检查需予水化疗法。加强劳动防护,避免接触重金属、工业毒物等。误服或误食毒物时,应立即进行洗胃或导泻,并采用有效解毒药。

2.疾病知识指导　恢复期病人应加强营养,增强体质,适当锻炼;注意个人清洁卫生,注意保暖,防止受凉;避免妊娠、手术、外伤。教会病人测量和记录尿量的方法。指导病人定期复查尿常规、肾功能及双肾 B 超检查,了解急性肾损伤是否转变为慢性肾脏病。

【护理评价】

1.水肿是否减轻或消退。

2.营养状况是否改善和恢复。

3.机体电解质、酸碱平衡是否得到维持。

4.住院期间是否发生感染。

常见肾毒性药物

(1) 抗菌药物：氨基糖苷类（庆大霉素、卡那霉素、阿米卡星、妥布霉素、链霉素）、糖肽类抗生素（多黏菌素、万古霉素）、第一代头孢菌素、两性霉素B、磺胺类、利福平等。

(2) 造影剂：泛碘酸、泛影葡胺等。

(3) 肿瘤化疗药物：顺铂、卡铂、氨甲蝶呤、丝裂霉素。

(4) 免疫抑制剂：环孢素、他克莫司、青霉胺。

(5) 其他药（毒）物：利尿药（右旋糖酐、甘露醇、依他尼酸钠）、非甾体抗炎药、麻醉药（甲氧氟烷、氟甲氧氟烷、安氟醚、安非他明、海洛因等）、中药（马兜铃酸类、雄黄、斑蝥、蟾酥、生草乌、生白附子等）。

（吴林秀）

第五节　慢性肾衰竭病人的护理

学习目标

1. 掌握慢性肾衰竭病人的身体状况、护理措施。
2. 熟悉慢性肾衰竭的病因、治疗原则。
3. 了解慢性肾衰竭的发病机制、相关实验室检查及其他检查。
4. 学会应用护理程序为慢性肾衰竭病人实施整体护理。
5. 能熟练为慢性肾衰竭病人进行健康指导。
6. 具备积极主动的工作意识，具备良好的敬业精神和职业道德。

情景导入

病人，男，65岁，发现蛋白尿12年，高血压5年，一直未予系统治疗，近2周出现双下肢水肿，伴乏力、食欲缺乏、面色苍白、有皮肤瘙痒，每天尿量减少至300~400ml。身体评估：BP 176/106mmHg，R 20次/min，贫血貌，双肺散在湿啰音，HR 100次/min，心前区收缩期杂音3级，双下肢水肿。实验室检查：尿常规：蛋白++；血常规：血红蛋白67g/L；血生化：尿素氮38.4mmol/L，肌酐947μmol/L，钾5.5mmol/L。B超见双肾明显缩小。拟诊"慢性肾脏病（CKD5期）"收治肾内科。

请思考：

1. 如何解释该病人出现上述症状、体征及实验室检查异常？
2. 该病人最主要的护理诊断/合作性问题是什么？应采取哪些护理措施？

慢性肾衰竭（chronic renal failure，CRF）是各种慢性肾脏病持续进展至后期的共同结局。它是以代谢产物潴留，水、电解质及酸碱平衡失调和全身各系统症状为表现的一种临床综合征。

【定义和分期】

慢性肾脏病（chronic kidney disease，CKD）是指各种原因引起的肾脏结构或功能异常≥3个月，包括出现肾脏损伤标志（白蛋白尿、尿沉渣异常、肾小管相关病变、组织学检查异常及影像学检查异常）或有肾移植病史,伴或不伴肾小球滤过率下降;或不明原因的 GFR 下降[<60ml/(min·1.73m²)]≥3 个月。CKD 概念的提出强调了疾病早期识别和防治的重要性。我国 CKD 患病率为 10.8%,且在近年呈明显上升趋势,患病人数约 1.4 亿,其中 CRF 发病率约为 100/ 百万人口,患病人数有 100 多万,男性占发病人数的 55%,高发年龄为 45~50 岁。

目前国际公认的慢性肾脏病分期依据肾脏病预后质量倡议（K/DOQI）制定的指南分为 1~5 期,见表 5-2。慢性肾衰竭为慢性肾脏病中 GFR 下降 CKD4~5 期的群体。

表 5-2 K/DOQI 对慢性肾脏病的分期及防治计划

分期	特征	肾小球滤过率	防治目标—措施
1 期	GFR 正常或升高	≥90 ml/(min·1.73m²)	CKD 病因诊治,缓解症状;保护肾功能,延缓 CKD 进展
2 期	GFR 轻度降低	60~89 ml/(min·1.73m²)	评估、延缓 CKD 进展;降低 CVD(心血管病)风险
3a 期	GFR 轻到中度降低	45~59 ml/(min·1.73m²)	延缓 CKD 进展
3b 期	GFR 中到重度降低	30~44 ml/(min·1.73m²)	评估、治疗并发症
4 期	GFR 重度降低	15~29 ml/(min·1.73m²)	综合治疗;肾脏替代治疗准备
5 期	终末期肾脏病	<15 ml/(min·1.73m²)或透析	适时肾脏替代治疗

【病因和发病机制】

（一）病因与危险因素

慢性肾脏病的病因主要包括糖尿病肾病、高血压肾小动脉硬化、原发性与继发性肾小球肾炎、肾小管间质疾病(慢性间质性肾炎、慢性肾盂肾炎、尿酸性肾病、梗阻性肾病等)、肾血管疾病、遗传性肾病(多囊肾病、遗传性肾炎)等。在发达国家,糖尿病肾病、高血压肾小动脉硬化是慢性肾衰竭的主要病因;我国慢性肾衰竭的最常见病因仍是原发性肾小球肾炎,近年来糖尿病肾病导致的慢性肾衰竭明显增加,有可能成为我国慢性肾衰竭的首要病因。

慢性肾衰竭进展缓慢,但在某些诱因下短期内可急剧加重、恶化。引起慢性肾衰竭渐进性发展的危险因素包括高血糖、高血压、蛋白尿(包括微量白蛋白尿)、低蛋白血症、吸烟等。引起慢性肾衰竭急性加重、恶化的危险因素主要包括:①累及肾脏的疾病复发或加重。②有效血容量不足。③肾脏局部血供急剧减少。④严重高血压未能控制。⑤肾毒性药物。⑥泌尿道梗阻。⑦其他:严重感染、高钙血症、肝衰竭、心力衰竭等。在上述因素中,因有效血容量不足或肾脏局部血供急剧减少致残余肾单位低灌注、低滤过状态,是导致肾功能急剧恶化的主要原因之一;肾毒性药物特别是非甾体抗炎药、氨基苷类抗生素、造影剂、含有马兜铃酸的中草药等的不当使用,也是导致肾功能恶化的常见原因。

（二）发病机制

1. 慢性肾衰竭进展机制 尚未完全阐明,目前认为可能与下列因素有关:①肾单位高灌注高滤过导致肾小球硬化和残余肾单位功能进一步下降。②残余肾单位肾小管高代谢状况导致肾小管萎缩、间质纤维化和肾单位进行性损害。③肾组织上皮细胞、肾间质成纤维细胞等转分化为肌成纤维细胞导致肾间质纤维化、局灶节段性或球性肾小球硬化。④细胞因子和生长因子促肾小球硬化和间质纤维化。⑤肾脏固有细胞凋亡增多及醛固酮增多也参与肾小球硬化和间质纤维化的过程。

2. 尿毒症症状发生机制 ①肾脏排泄和代谢功能下降,导致水、电解质和酸碱平衡失调。②尿毒症毒素的毒性作用:尿毒症毒素是由于功能肾单位减少,不能充分排泄体内代谢废物或降解某些激素、肽类等而在体内蓄积并引起各种症状和体征的物质。③肾脏内分泌功能障碍：如促红细胞生成素（EPO）分泌减少引起肾性贫血、骨化三醇[1,25-(OH)$_2$D$_3$]产生不足引起肾性骨病等。

【护理评估】

(一) 健康史

慢性肾衰竭病人一般有多年的慢性肾脏病史，应询问病人的患病经过，包括首次起病有无明显的诱因，疾病类型、病程长短、病程中出现的主要症状、特点，既往有无慢性肾炎、高血压、糖尿病、痛风等病史。了解既往诊治情况，包括曾用药物的种类、用法、剂量、疗程、疗效及不良反应等，有无长期服用非甾体抗炎药或其他药物史。有无高血压或肾脏疾病家族史。

(二) 身体状况

慢性肾脏病起病缓慢，CKD1~3 期病人可无任何症状，或仅有乏力、腰酸、夜尿增多、食欲缺乏等轻度不适。进入 CKD3b 期以后，上述症状更趋明显。到 CKD5 期时，可出现急性左心衰竭、严重高钾血症、消化道出血、中枢神经系统障碍等多系统紊乱，甚至有生命危险。

1. 水、电解质和酸碱平衡紊乱 ①代谢性酸中毒：轻度多能耐受，重者可出现食欲缺乏、呕吐、虚弱、呼吸深长等症状。②水钠代谢紊乱：水、钠潴留导致稀释性低钠血症，可表现为皮下水肿、体腔积液，常伴血压升高。③钾代谢紊乱：肾脏排钾能力下降、钾摄入过多、酸中毒、感染、应用某些药物（血管紧张素转换酶抑制药、血管紧张素受体阻滞药、保钾利尿药）等可引起高钾血症。有时也可因钾摄入不足、胃肠道丢失过多、应用排钾利尿药等引起低钾血症。④钙磷代谢紊乱：肾脏排磷减少致高磷血症，钙摄入不足、活性维生素 D 缺乏、高磷血症、代谢性酸中毒等均可导致低钙血症。⑤镁代谢紊乱：肾脏排镁减少常可导致轻度高镁血症。

2. 蛋白质、糖类、脂类和维生素代谢紊乱 可表现为蛋白质代谢产物蓄积（氮质血症）、白蛋白下降、必需氨基酸水平下降、糖耐量减低、低血糖症、高甘油三酯血症、高胆固醇血症、血清维生素A 水平增高、维生素 B$_6$ 及叶酸缺乏等。

3. 各系统症状体征

(1) **心血管系统**：心血管病变是慢性肾脏病病人的常见并发症和最主要死因（占尿毒症死因的45%~60%）。①高血压和左心室肥大：大部分病人存在不同程度的高血压，多由水、钠潴留、肾素-血管紧张素增高所致。高血压可引起动脉硬化、左心室肥大和心力衰竭。②心力衰竭：多与水、钠潴留，高血压及尿毒症心肌病变有关。发生急性左心衰竭时可出现呼吸困难、不能平卧、肺水肿等症状。③尿毒症性心肌病：可能与代谢废物的潴留及贫血等因素有关，部分病人可伴有冠状动脉粥样硬化性心脏病。心肌损伤、缺氧、电解质紊乱、尿毒症毒素蓄积等也可致各种心律失常。④心包病变：心包积液常见，多与尿毒症毒素蓄积、低蛋白血症、心力衰竭等有关。⑤血管钙化和动脉粥样硬化：由于高磷血症、钙分布异常等引起血管钙化，动脉粥样硬化进展迅速，除冠状动脉外，脑动脉和全身周围动脉亦可发生动脉粥样硬化和钙化。

(2) **呼吸系统**：体液过多或酸中毒时均可出现气促，严重酸中毒可致呼吸深长。体液过多、心功能不全可引起肺水肿或胸腔积液。尿毒症毒素引起肺泡毛细血管通透性增加、肺充血，肺部 X线检查出现"蝴蝶翼"征，称"尿毒症肺水肿"。

(3) **消化系统**：通常是 CKD 最早的表现。主要表现为食欲缺乏、恶心、呕吐、口腔有尿味。消化道出血也较常见，多由胃黏膜糜烂或消化性溃疡所致。

(4) **血液系统**：主要为肾性贫血、出血倾向和血栓形成倾向。多数病人有轻至中度贫血，主要由 EPO 生成减少所致，称为肾性贫血，同时与缺铁、营养不良、红细胞寿命缩短等因素有关。晚期慢性肾衰竭病人有出血倾向，多与血小板功能降低有关。血栓形成倾向指透析病人动静脉瘘容易阻塞。

(5) **神经肌肉系统**：①中枢神经系统异常：早期表现为疲乏、失眠、注意涣散，其后出现性格改变、抑郁、记忆力减退、判断力降低。尿毒症严重时常有反应淡漠、谵妄、惊厥、幻觉、昏迷、精神异常等表现,称尿毒症脑病。②周围神经病变:以感觉神经障碍为主,最常见为肢端袜套样分布的感觉丧失,并可有神经肌肉兴奋性增加(如肌肉震颤、痉挛、不宁腿综合征)以及肌萎缩、肌无力等。

(6)**内分泌功能紊乱**:慢性肾衰竭时除肾脏产生的内分泌激素异常外,可出现性激素紊乱,女性病人常表现为闭经、不孕,男性病人表现为阳痿、不育等。由于血PTH升高,多数病人有继发性甲状旁腺功能亢进。部分病人甲状腺素水平降低,表现为基础代谢率下降。肾脏对胰岛素的清除减少、骨骼肌等外周组织器官摄取糖能力下降,导致糖耐量异常和胰岛素抵抗。

(7)**骨骼病变**:慢性肾脏病病人存在钙、磷等矿物质代谢及内分泌功能紊乱,导致矿物质异常、骨病、血管钙化等临床综合征,称为慢性肾脏病 - 矿物质和骨异常。慢性肾衰竭出现的骨矿化和代谢异常称为肾性骨营养不良,典型者表现为骨痛、行走不便和自发性骨折。

(8)**皮肤变化**:表现为皮肤瘙痒、皮肤干燥伴有脱屑,与继发性甲状旁腺功能亢进和皮下组织钙化有关。尿毒症病人因贫血出现面色苍白或色素沉着异常呈黄褐色,为尿毒症病人特征性面容。

(三)**心理 - 社会状况**

慢性肾衰竭病人的预后不佳,替代治疗费用昂贵,病人及其家属心理压力较大,会出现抑郁、恐惧、绝望等不良情绪。护士应细心观察以便及时了解病人及其家属的心理变化。评估病人的社会支持情况,包括家庭经济情况、是否有医疗保险、家庭成员对该病的认识及态度等。

(四)**实验室检查及其他检查**

慢性肾脏病进展至 GFR < 60ml/(min·1.73m²)后,可逐渐出现以下异常:

1.**尿液检查** 常见蛋白尿,其中白蛋白尿对 CKD 病情严重程度和预后判断有预测价值。常用尿白蛋白 / 肌酐比值(ACR)评价白蛋白尿程度。尿沉渣检查中可见红细胞、白细胞、颗粒管型和蜡样管型。尿比重或尿渗透压下降,至 CKD5 期可出现等比重尿和等渗尿。

2.**血常规检查** 红细胞计数下降,绝对网织红细胞计数减少,血红蛋白浓度降低,白细胞计数可升高或降低。

3.**肾功能检查** 肾功能减退,血肌酐、血尿素氮水平增高,肌酐清除率降低。

4.**血生化检查** 血清白蛋白降低;血钙降低,血磷增高,PTH 水平升高;血钾和血钠可增高或降低;可有代谢性酸中毒等。

5.**影像学检查** CKD 早期 B 超显示肾脏大小正常,回声增多不均匀,晚期显示皮质变薄,皮髓质分界不清,双肾缩小等。

(五)**治疗原则及主要措施**

CKD 的治疗原则:早期治疗原发病和加重因素,根据 CKD 分期所处的不同阶段采取不同的防治策略,以延缓肾功能减退,减少并发症,提高病人生活质量。

1.**早期防治对策和措施** 早期诊断,积极有效治疗原发疾病,避免和纠正造成肾功能进展、恶化的危险因素,是慢性肾衰竭防治的基础,也是保护肾功能和延缓慢性肾脏病进展的关键。

2.**营养治疗** 给予低蛋白、足量热量、低磷饮食。限制蛋白饮食是营养治疗的重要环节,能够减少含氮代谢产物生成,减轻症状及相关并发症,甚至可能延缓病情进展。为防止病人低蛋白饮食出现负氮平衡,必要时加用必需氨基酸治疗。

3.**慢性肾衰竭及其并发症的药物治疗**

(1)**纠正酸中毒和水、电解质紊乱**:纠正代谢性酸中毒主要为口服碳酸氢钠,必要时静脉输入。对有明显心力衰竭的病人,要防止碳酸氢钠输入量过多,输入速度宜慢,以免心脏负荷加重。为防止水钠潴留需适当限制钠摄入量,一般不应超过 6~8g/d,有明显水肿、高血压者,钠摄入量限制在 2~3g/d,必要时可应用袢利尿药治疗。积极预防高钾血症,CKD3 期以上病人适当限制钾摄入,当 GFR < 10ml/min 或血清钾水平 > 5.5mmol/L 时,则应更严格限制钾摄入。

（2）**高血压的治疗**：一般非透析病人控制血压 130/80mmHg 以下，维持透析病人不超过 140/90mmHg。以血管紧张素转换酶抑制药（ACEI）或血管紧张素受体阻滞药（ARB）、钙通道阻滞药（CCB）应用较为广泛。

（3）**贫血的治疗**：如排除失血、造血原料缺乏等因素，透析病人 Hb＜100g/L 可考虑应用重组人促红细胞生成素（rHuEPO）治疗，同时补充铁剂。口服铁剂有琥珀酸亚铁、硫酸亚铁等，但部分透析病人口服铁剂吸收效果较差，需通过静脉途径补充铁，常用蔗糖铁。其他纠正肾性贫血的口服药物还包括缺氧诱导因子脯氨酰羟化酶抑制剂罗沙司他。除非存在需要快速纠正贫血的并发症（如急性出血、急性冠脉综合征等），通常不建议输注红细胞治疗，因不仅存在输血相关风险，亦可导致致敏状态影响肾移植疗效。

（4）**钙、磷代谢失调和肾性骨营养不良的治疗**：GFR＜30ml/min 时，应限制磷的摄入并使用磷结合剂。肾性骨营养不良者血钙低、继发性甲状旁腺功能亢进明显时，可口服骨化三醇，同时监测血钙、磷、全段甲状旁腺激素（iPTH）浓度。

（5）**防治感染**：感染是导致慢性肾衰竭病人死亡的第二主要病因。平时注意预防各种病原体感染，抗感染治疗时，应结合细菌培养和药敏试验及时使用无肾毒性或肾毒性低的抗生素治疗，并根据 GFR 来调整药物剂量。

（6）**其他治疗**：①促进肠道清除尿毒症毒素：口服氧化淀粉、活性炭制剂或大黄制剂等增加毒素排出，主要应用于非透析病人。②皮肤瘙痒：口服抗组胺药物、控制高磷血症及强化透析，对部分病人有效。③高脂血症：可考虑服用他汀类或贝特类药物。

4. 肾脏替代治疗　包括血液透析、腹膜透析和肾脏移植。对于 CKD4 期以上或预计 6 个月内需接受透析治疗的病人，建议进行肾脏替代治疗准备。血液透析和腹膜透析疗效相近，各有优缺点，临床上可互为补充。但透析疗法仅可部分替代肾脏的排泄功能，且不能代替肾脏内分泌和代谢功能，透析病人仍需积极纠正肾性高血压、肾性贫血等。肾移植是目前最佳的肾脏替代疗法，成功的肾移植可恢复正常的肾功能，移植后需长期使用免疫抑制剂。

【常见护理诊断/合作性问题】

1. 营养失调：低于机体需要量　与食欲缺乏、消化吸收功能紊乱、长期限制蛋白质摄入等因素有关。

2. 潜在并发症：水、电解质、酸碱平衡失调。

3. 有皮肤完整性受损的危险　与皮肤水肿、瘙痒、凝血机制异常、机体抵抗力下降有关。

4. 潜在并发症：贫血。

5. 有感染的危险　与机体免疫功能低下、白细胞功能异常、透析等有关。

【护理目标】

1. 能保持足够的营养物质摄入，营养状态有所改善。

2. 维持机体水、电解质、酸碱平衡。

3. 水肿减轻或消退，瘙痒缓解，皮肤清洁、完整。

4. 贫血情况能被及时发现并得到纠正。

5. 住院期间未发生感染。

【护理措施】

（一）一般护理

1. 休息与活动　病人应卧床休息，避免过度劳累。能起床活动的病人，则应鼓励其适当活动，如室内散步、在力所能及的情况下自理生活等，但应避免劳累和受凉。活动时要有人陪伴，以不出现心慌、气促、疲乏为宜。一旦有不适症状应暂停活动。贫血严重时应卧床休息，并告知病人坐起、下床时动作宜缓慢，以免发生头晕。有出血倾向者活动时应注意安全，避免皮肤、黏膜受损。

2. **饮食护理**　饮食原则为优质低蛋白、充足热量、低盐、低钾、低磷饮食。

（1）蛋白质：CKD1~2期病人，无论是否有糖尿病，推荐蛋白质摄入量按每千克体重0.8~1g/d。从CKD3期起至没有进行透析治疗的病人，推荐蛋白摄入量按每千克体重0.6~0.8g/d。血液透析及腹膜透析病人蛋白质摄入量按每千克体重1.0~1.2g/d。在低蛋白饮食中，约50%的蛋白质应为高生物价蛋白，如蛋、瘦肉、鱼、牛奶等。在低蛋白饮食按每千克体重0.6g/d的基础上，同时补充适量α-酮酸制剂，其可减轻尿毒症毒素蓄积、改善蛋白质营养。

（2）热量：供给病人足够的热量，以减少体内蛋白质的消耗。一般每天供应热量按每千克体重126~147kJ（30~35kcal），摄入热量的70%由碳水化合物供给。可选用热量高、蛋白质含量低的食物，如麦淀粉、藕粉、薯类、粉丝等。

（3）其他

1）脂肪：摄入不超过总热量的30%，胆固醇摄入量＜300mg/d。

2）钠：一般每天钠摄入量不超过2g，水肿、高血压、少尿者需进一步限制。

3）钾：GFR＜10ml/（min·1.73m^2）、每天尿量＜1 000ml或血钾＞5.0mmol/L时，需限制饮食中钾的摄入，禁用含钾高的低钠盐、平衡盐等特殊食盐，少用酱油等调味品，慎食含钾高的食物，如蘑菇、海带、豆类、桂圆、莲子、卷心菜、榨菜、香蕉、橘子等，含钾高的蔬菜在烹饪前浸泡，过沸水捞出可有效减少钾的含量。

4）磷：低磷饮食，每天磷摄入量800~1 000mg。避免含磷高的食物，如全麦面包、动物内脏、干豆类、坚果类、奶粉乳酪、蛋黄、巧克力等。

5）补充水溶性维生素和矿物质，如维生素C、维生素B$_6$、叶酸、铁等。

（二）病情观察

1. **监测肾功能和营养状态**　定期监测病人的体重变化、血尿素氮、血肌酐、血清白蛋白和血红蛋白水平等，以了解其营养状态。

2. **监测感染征象**　监测病人有无体温升高。慢性肾衰竭病人基础代谢率较低，体温＞37.5℃时即提示存在感染。注意有无寒战、疲乏无力、食欲下降、咳嗽、咳脓性痰、肺部湿啰音、尿路刺激征、白细胞计数增高等。准确留取各种标本如痰液、尿液、血液等送检。

3. 监测水、电解质、酸碱平衡失调并及时处理。

（三）用药护理

1. 必需氨基酸有口服制剂和静脉滴注制剂，能口服者以口服为宜。静脉输入时应注意输液速度，如有恶心、呕吐，及时减慢输液速度，同时可给予止吐药。切勿在氨基酸溶液内加入其他药物，以免引起不良反应。高钙血症者慎用α-酮酸，需定期监测血钙浓度。

2. 使用促红细胞生成素纠正病人贫血时，每次皮下注射应更换注射部位。因EPO可使血压升高、促进血栓形成引发卒中的风险，血红蛋白升高过快可引起心血管事件发生，故治疗期间需严格控制血压，观察有无高血压、头痛、血管通路栓塞、肌病或流感样症状、癫痫、高血压脑病等不良反应。每月定期监测血红蛋白、血清铁、转铁蛋白饱和度、铁蛋白等。

3. 使用骨化三醇治疗肾性骨病时，随时监测血钙、磷的浓度，防止内脏、皮下、关节血管钙化和肾功能恶化。

4. 发生感染时，遵医嘱合理使用对肾无毒性或毒性低的抗生素，并观察药物的疗效和不良反应。

（四）预防感染

有条件时将病人安置在单人房间，病室定期通风并空气消毒；各项检查治疗严格无菌操作，避免不必要的侵入性治疗与检查，特别注意有无留置静脉导管和留置尿管等部位的感染；加强生活护理，尤其是口腔及会阴部皮肤的卫生。卧床病人应定期翻身，指导有效咳痰；病人应尽量避免去人多聚集的公共场所。

（五）皮肤护理

评估皮肤的颜色、弹性、温湿度及有无水肿、瘙痒，检查受压部位有无发红、水疱、感染、脱屑等。避免皮肤过于干燥，应以中性肥皂和沐浴液进行皮肤清洁，洗后涂上润肤剂，以避免皮肤瘙痒。指导病人修剪指甲，以防皮肤瘙痒时抓破皮肤，造成感染。必要时，按医嘱给予抗组胺类药物和止痒药，如炉甘石洗剂等。

（六）心理护理

护士应关爱病人，指导家属关心病人，给病人以情感支持，使病人感受到家人的爱与支持。尽力帮助病人寻求社会资源，建立社会支持网。提供心理咨询和治疗服务，减轻其焦虑和恐惧情绪，使病人保持良好心态，积极配合治疗护理。组织病友之间进行养病经验的交流，请一些长期维持稳定状态的病人进行现身说法，增强战胜病魔的信心。

（七）健康指导

1. 疾病预防指导 早期发现和积极治疗各种可能导致肾损害的疾病，如高血压、糖尿病等。老年、高血脂、肥胖、有肾脏疾病家族史是慢性肾脏病的高危因素，此类人群应每半年检查尿常规、肾功能，以早期发现慢性肾脏病。已有肾脏基础病变者，注意避免加速肾功能减退的各种因素，如血容量不足、肾毒性药物的使用、尿路梗阻等。

2. 疾病知识指导 向病人及家属讲解慢性肾衰竭的基本知识，使其理解本病虽然预后较差，但只要坚持积极治疗并避免加重病情的各种因素，可延缓病情进展，提高生存质量。指导病人根据病情和活动耐力适当运动，以增强机体抵抗力，但需避免劳累，做好防寒保暖。注意个人卫生，注意室内空气清洁。避免去公共场所及与呼吸道感染者接触。

3. 饮食指导 指导病人严格遵从慢性肾衰竭的饮食原则，强调合理饮食对治疗本病的重要性。教会病人在保证足够热量供给、限制蛋白质摄入的前提下，选择适合自己病情的食物品种及数量。指导病人在血压升高、水肿、少尿时，应严格限制水钠摄入。口渴时可采用漱口、含小冰块、嚼口香糖等方法缓解。有高钾血症时，应限制含钾量高的食物。

4. 病情监测指导 指导病人准确记录每天的尿量和体重，每天定时自我监测血压，合并糖尿病者定期监测血糖，定期复查血常规、尿常规、肾功能、电解质等，一般每1~3个月返院随访1次。若出现体重迅速增加超过2kg、水肿、血压显著增高、气促加剧或呼吸困难、发热、乏力或虚弱感加重、嗜睡或意识障碍时需及时就医。

5. 治疗指导 遵医嘱用药，避免使用肾毒性药物。向病人解释有计划地使用血管以及尽量保护前臂、肘等部位的大静脉，对日后进行血透治疗的重要性，使病人理解并配合治疗。护士应指导已行血液透析者保护好动静脉瘘管，腹膜透析者保护好腹膜透析管道。

【护理评价】

1. 营养状况是否得到改善和恢复。
2. 机体水、电解质、酸碱平衡是否得到维持。
3. 水肿是否减轻或消退，瘙痒是否缓解，皮肤是否清洁完整。
4. 贫血是否被早期发现并得到纠正。
5. 住院期间是否发生感染。

（吴林秀）

思考题

1. 病人，女性，29岁，畏寒、高热伴腰痛、尿频、尿急、尿痛2d，自述平时工作劳累、出汗多、饮水少，2d前感发热伴全身乏力，腰部疼痛，排尿时有明显尿急、尿痛，尿色混浊。身体评估：双肾区有压痛和叩击痛。尿常规示微量尿蛋白，白细胞满视野，红细胞 15~20 个 /HP，外周血白细胞总数 $14.2 \times 10^9/L$。

请思考：

（1）该病人最可能的诊断是什么？

（2）该病人目前主要的护理诊断 / 合作性问题是什么？

（3）针对该病人主要的健康指导内容有哪些？

2. 病人，男性，36 岁。最近无明显诱因出现乏力、厌食，伴有恶心、腹胀，自服多潘立酮症状不见好转，反而进行性加重，昨日收治入院。病人自述 5 年前无明显诱因出现水肿，以晨起眼睑部位较为显著，无腰痛、血尿等症状，自测 BP 150/90mmHg，未规律治疗。此后眼睑水肿间断出现，时有时无，时轻时重，偶尔出现双下肢水肿，未予以重视。近 2 年来出现夜尿增多，每夜 3~4 次，未诊治。

思考题
思路解析

练习题

请思考：

（1）根据病人目前的病情，最主要的护理诊断 / 合作性问题是什么？应采取哪些护理措施？

（2）如何为该病人做健康指导？

教学课件

思维导图

　　血液系统疾病简称血液病，是指原发或主要累及血液和造血器官的疾病，包括红细胞疾病、白细胞疾病、造血干细胞疾病、出血及血栓性疾病等。

　　血液系统由血液和造血器官组成。造血器官是指生成血细胞的组织器官，包括骨髓、肝、脾、淋巴结、胚胎及胎儿的造血组织。胚胎时期，造血干细胞主要在胎肝，胎肝是主要的造血器官；出生4周后，造血干细胞主要在骨髓，骨髓成为主要造血器官。5~7岁以前，全身骨髓均为红骨髓，造血功能活跃；随着年龄增长，20岁左右，除四肢长骨的骨骺端、扁骨、不规则骨，其余骨髓腔内的红骨髓逐渐被黄骨髓所取代，失去造血能力。但当大出血或溶血等机体需要造血功能代偿活跃时，肝、脾和长骨可恢复部分造血功能，即髓外造血。血液由血浆及悬浮在其中的血细胞组成，血浆约占血液容积的55%，为淡黄色的透明液体；血细胞成分约为45%。造血干细胞（hematopoietic stem cell，HSC）是各种血细胞与免疫细胞的起源细胞，具有自我复制和多向分化潜能，在骨髓造血微环境（基质细胞、细胞外基质及细胞因子）的支持下，可以增殖分化为各种淋巴细胞、红细胞、血小板、单核细胞及各种粒细胞等（图6-1）。

　　成熟红细胞呈双凹圆盘形，具有较大的表面积，胞质内充满具有结合与输送O_2和CO_2功能的血红蛋白（hemoglobin，Hb）；而网织红细胞是一种存在于外周血液中的尚未完全成熟的红细胞，其计数是反映骨髓红系造血的重要指标。白细胞具有变形、趋化、游走与吞噬等生理特性，是机体防

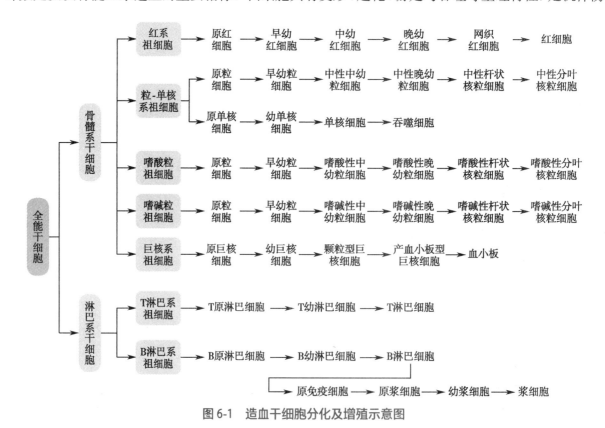

图6-1　造血干细胞分化及增殖示意图

御系统的重要组成部分。血小板主要参与机体的止血与凝血过程。血液与人体各种组织器官存在着特殊的解剖和生理关系，人体的各种组织器官内都有血液存在，并相互依存和相互影响，血液系统疾病可引起其他许多系统或器官的异常改变，而其他系统疾病也可导致血液和造血器官的异常。

血液系统疾病的常见致病因素有化学、物理、生物、遗传、免疫等，随着现代工业化进程的加快、环境污染的加重，血液系统疾病的发生率有逐年增高的趋势。

近年来，血液系统疾病的诊断和治疗进展较多，如形态学、免疫学、细胞遗传学、分子生物学和基因学等综合诊断法，已用于恶性白血病和淋巴瘤的分型诊断。化学疗法、诱导分化治疗、靶向治疗、造血干细胞移植、免疫治疗等的临床应用，提高了血液系统疾病的治疗效果。在配合新技术及新疗法开展过程中，血液病的专科护理水平也迅速提高，如症状护理（特别是预防和控制感染及出血的护理）、各种化疗及特殊治疗药物的配制与应用、成分输血的护理，特殊治疗导管与设备（如经外周静脉穿刺的中心静脉导管和输液港）的放置或植入、应用与维护等，对控制疾病发展、减少病患痛苦、降低死亡率、延长生存期及改善生存质量发挥了重要作用。

第一节　血液系统疾病常见症状或体征的护理

学习目标

1. 掌握血液系统疾病病人常见症状或体征的护理评估要点及常见护理诊断/合作性问题。
2. 熟悉贫血、出血倾向、发热的概念和护理措施。
3. 了解贫血、出血倾向、发热的护理目标和护理评价。
4. 学会运用护理程序对贫血、出血倾向和发热的病人实施整体护理。
5. 具备出血倾向急危重症的判断并配合医生抢救的能力；具备关心、爱护、尊重病人的职业素养及人文关怀精神。

一、贫血

贫血（anemia）是指人体外周血红细胞容量减少，低于正常范围下限，不能运输足够的氧至组织而产生的综合征。由于红细胞容量测定较复杂，临床上常以血红蛋白（Hb）浓度来代替。我国血液病学家认为在我国海平面地区，成年男性 Hb<120g/L，成年女性（非妊娠）Hb<110g/L，孕妇 Hb<100g/L，即为贫血。贫血不是一种独立的疾病，是由多种原因或疾病引起的一种病理状态。

【分类】

1. 按贫血的病因与发病机制分类　可将贫血分为红细胞生成减少性贫血、红细胞破坏过多性贫血和失血性贫血三大类。

(1)红细胞生成减少性贫血：红细胞生成主要取决于造血细胞、造血原料、造血调节。任一因素发生异常，均可导致红细胞生成减少而发生贫血。各种原因导致造血干/祖细胞受损、功能缺陷或质的异常均可致贫血，如再生障碍性贫血、白血病等；造血原料铁、叶酸和维生素 B_{12} 缺乏时，可导致红细胞成熟障碍、血红蛋白量减少，呈现缺铁性贫血和巨幼细胞贫血；造血调节因子水平异常也可导致贫血，如各种慢性病性贫血（包括慢性肾衰竭、重症肝病等），因促红细胞生成素（EPO）生成不足而导致贫血；另外，某些病毒感染或肿瘤性疾病会诱导机体产生较多的造血负调控因子（干扰素、肿瘤坏死因子）及炎性因子等也可诱发贫血。

(2)红细胞破坏过多性贫血：可见于各种原因引起的溶血。主要是由于红细胞本身的缺陷（包括细胞膜、红细胞能量代谢有关酶和血红蛋白分子异常），导致红细胞寿命缩短，如遗传性球形红细胞增多症、葡萄糖-6-磷酸脱氢酶缺乏、地中海贫血；也可由于免疫、化学、物理及生物等外在因素导致红细胞大量破坏，超过骨髓的代偿功能而发生，如自身免疫性溶血、人工瓣膜术后（特别是金属瓣）、脾功能亢进等。

（3）**失血性贫血**：常见于各种原因引起的急性和慢性失血。根据失血原因可分为：①出血性疾病，如原发免疫性血小板减少症、血友病等。②非出血性疾病，如外伤、肿瘤、消化道出血、痔出血及功能失调性子宫出血等。

2. 按血红蛋白的浓度分类　根据血红蛋白降低的严重程度将贫血分为轻度、中度、重度和极重度贫血（表6-1）。

表6-1　贫血的程度划分

贫血的程度	血红蛋白浓度/($g \cdot L^{-1}$)	临床表现
轻度	>90	无明显症状
中度	60~90	活动后可有心悸、气促、乏力
重度	30~59	静息状态下仍感心悸、气促、乏力
极重度	<30	各系统缺氧表现明显，常并发贫血性心脏病

3. 按红细胞形态学分类　根据平均红细胞体积（mean corpuscular volume，MCV）、平均红细胞血红蛋白浓度（mean corpuscular hemoglobin concentration，MCHC），可将贫血分为三类（表6-2）。

表6-2　贫血的细胞学分类

分类	平均红细胞体积/fl	平均红细胞血红蛋白浓度	常见疾病
大细胞性贫血	>100	32%~35%	巨幼细胞贫血、骨髓异常增生综合征
正常细胞性贫血	80~100	32%~35%	再生障碍性贫血、急性失血性贫血、溶血性贫血
小细胞低色素性贫血	<80	<32%	缺铁性贫血、铁粒幼细胞贫血

4. 按骨髓红系增生情况分类　可将贫血分为增生不良性贫血（如再生障碍性贫血）和增生性贫血（如缺铁性贫血、巨幼细胞贫血、溶血性贫血等）。

【护理评估】

（一）健康史

主要询问病人有无与贫血相关的病因或促成因素；询问及观察主要症状与体征，包括贫血的一般表现及其伴随症状与体征，如头晕、头痛、面色苍白、心悸、气促、呼吸困难等；个人或家族中有无相关病史；贫血后病人的心理反应等。

（二）身体状况

病人症状的轻重取决于组织器官的缺氧程度及其对缺氧的代偿和适应能力，主要与贫血的程度、进展速度、病人年龄及伴随疾病等有关。贫血程度重或进展快、年老体弱或有心肺疾病者症状较严重。

1. 贫血的主要特点

（1）**皮肤黏膜苍白**：是贫血最直观、最突出的体征，以睑结膜、口唇、甲床、手掌皮肤等部位较为明显而可靠。

（2）**骨骼肌肉系统**：疲倦、乏力是贫血最常见和最早出现的症状，与骨骼肌氧的供应不足有关。

（3）**神经系统**：可出现头痛、头晕、耳鸣、眼花、失眠、多梦、记忆力下降及注意涣散等症状，其中严重贫血者也可出现晕厥、意识模糊、精神异常等。

（4）**呼吸系统**：由于血氧含量降低和二氧化碳含量升高，中度和重度贫血病人可有呼吸增快及不同程度的呼吸困难。

（5）**循环系统**：缺氧使心脏代偿增强、循环加快而出现活动后心悸、气促，是循环系统最主要表现。其症状的轻重与贫血的严重程度和个体的活动量有关。轻度贫血多无明显表现，仅活动后出现心悸、气促。贫血越重，活动量越大，症状越明显。长期严重贫血，心脏超负荷工作且供氧不足会导致贫血性心脏病，此时不仅有心率加快，还可有心律失常、心脏扩大，甚至出现全心衰竭。

（6）**消化系统**：缺氧可使消化腺分泌减少，甚至腺体萎缩，导致消化功能减低，出现食欲缺乏、腹胀和便秘等。

（7）**泌尿生殖系统**：肾脏和生殖系统缺氧可出现多尿、低比重尿、蛋白尿和肾功能障碍，女性可有月经不调或闭经，男女均可出现性欲减退。

（8）**其他**：贫血可致皮肤干燥、毛发无光泽，部分病人可因免疫功能差，易并发各种感染。

2. **评估要点**　评估贫血的进展情况和严重程度；了解起病方式、发病时间、主要症状与体征；有无神经、精神症状，有无出血或感染的表现，尿液颜色是否改变；有无皮肤、黏膜苍白的特征性表现；评估有无组织器官缺氧表现。

（三）**心理-社会状况**

长期贫血病人，因诸多身体不适可出现焦虑、烦躁或萎靡不振。部分难治性贫血，由于治疗难度大、费用高及预后不良，病人及家属精神和经济负担较大。

（四）**实验室检查及其他检查**

1. **血液检查**　血红蛋白及红细胞计数是确定病人有无贫血及其严重程度的基本检查项目；MCV、MCHC 有助于贫血的形态学分类及其病因诊断；网织红细胞计数有助于贫血的鉴别诊断及疗效的观察与评价；外周血涂片可通过观察红细胞、白细胞及血小板的数量与形态的改变以及有无异常细胞等，为贫血的病因诊断提供线索。

2. **骨髓检查**　骨髓检查是贫血病因诊断的必查项目之一，可反映骨髓细胞的增生程度、造血组织的结构、细胞成分等。骨髓检查包括骨髓细胞涂片分类和骨髓活检等。需注意，一个部位骨髓增生、减低与血常规结果矛盾时，应行多部位骨髓检查。

3. **贫血的发病机制检查**　包括缺铁性贫血的铁代谢及引起缺铁的原发病检查；巨幼细胞贫血的血清叶酸和维生素 B_{12} 水平测定及导致此类造血原料缺乏的原发病检查；溶血性贫血的红细胞膜、酶、珠蛋白、自身抗体的检查，血液肿瘤性疾病和其他导致贫血的相关疾病筛查。

【**常见护理诊断/合作性问题**】

1. **活动耐力下降**　与贫血引起的组织缺氧有关。

2. **营养失调：低于机体需要量**　与各种原因导致造血物质摄入不足、消耗增加或丢失过多有关。

【**护理目标**】

1. 缺氧症状减轻或消失，活动耐力增强。

2. 造血物质缺乏得到纠正。

【**护理措施**】

（一）**一般护理**

1. **休息与体位**　指导病人合理休息与活动，减少机体的耗氧量。应根据贫血的程度、发生发展的速度及原发疾病等，与病人一起制订休息与活动计划，逐步提高病人的活动耐力水平。轻度贫血：无须太多限制，但要注意休息，避免过度疲劳。中度贫血，增加卧床休息时间，若病情允许，应鼓励病人生活自理，活动量应以不加重症状为度；指导病人于活动中进行自我监控，若活动中自测脉搏≥100 次/min 或出现明显心悸、气促时，应停止活动；必要时，在病人活动时给予协助，防止跌倒。重度贫血多伴有贫血性心脏病，缺氧症状明显，给予舒适体位（如半坐卧位）卧床休息，以达到减少回心血量、增加肺泡通气量的目的，从而缓解病人的呼吸困难或缺氧症状。待病情好转后可逐渐增加活动量。

2. 合理饮食　饮食宜高热量、高蛋白、高维生素、富于营养、易于消化，如瘦肉、动物内脏、大豆食品、蔬菜、新鲜水果等，以加强营养，改善病人的全身状况。根据不同的病因，有针对性地添加病人缺乏的营养成分，或避免进食某些特定的可能诱发或加重病情的食物，如缺铁性贫血病人宜多补充富含铁的食物，巨幼细胞贫血病人宜多补充富含叶酸和维生素 B_{12} 的食物，葡萄糖-6-磷酸脱氢酶缺乏症者应禁食新鲜蚕豆。

3. 保持口腔、皮肤、会阴部清洁，防止因缺氧、抵抗力低下而致皮肤黏膜感染。

（二）病情观察

观察病人原发病及贫血的症状和体征，特别是自觉症状有无加重或减轻；观察营养不良性贫血病人饮食疗法的依从性；观察用药情况和药物不良反应，监测实验室检查指标，如红细胞计数、血红蛋白浓度、网织红细胞计数等，以评价贫血程度及治疗效果。

（三）对症护理

1. 给氧　对严重贫血缺氧病人，应给予 2~4L/min 间断吸氧，以改善组织缺氧。

2. 输血　遵医嘱输注浓缩红细胞以减轻贫血和缓解机体缺氧症状；输血前必须认真做好查对工作；输血时应注意控制输注速度，严重贫血者输入速度每千克体重应低于 1ml/h，以防止心脏负荷过重而诱发心力衰竭，同时应密切观察病人的病情变化，及时发现和处理输血反应。

（四）心理护理

向病人解释有关贫血的知识及注意事项，增强病人自我保健意识和战胜疾病的信心。鼓励病人参加适宜的娱乐活动；指导家属理解和满足病人的心理需求，尤其是严重贫血者，应给予病人足够的精神和心理支持，避免焦虑等不良情绪。

（五）健康指导

指导病人避免贫血的诱因，养成合理的饮食习惯，避免挑食、偏食，及时治疗慢性失血性疾病。

【护理评价】

1. 日常活动耐力是否增强，贫血状况是否得到纠正和改善。

2. 造血物质缺乏是否得到纠正。

二、出血或出血倾向

出血（hemorrhage，bleeding）或出血倾向（hemorrhagic tendency，bleeding tendency），指止血和/或凝血功能障碍而引起自发性出血或轻微创伤后出血不止的一种表现。出血是血液病的常见表现，出血部位可遍布全身，以皮肤黏膜、齿龈及鼻出血最多见，还可发生关节腔、肌肉和眼底出血；内脏出血提示病情严重，病人可因颅内出血而死亡。

引起出血的常见原因包括：①血小板数量或功能异常：血管受损时，血小板通过黏附、聚集及释放反应参与止血过程，血小板数量改变和黏附、聚集、释放反应等功能障碍均可引起出血。如原发免疫性血小板减少症、再生障碍性贫血、白血病及骨髓增生异常综合征等，均为血小板数量异常所致的出血性疾病。血小板无力症则为血小板功能障碍所致的出血性疾病。②血管因素异常：包括血管壁先天性和获得性异常引起的出血。如遗传性毛细血管扩张症、过敏性紫癜、维生素 C 缺乏症等。③凝血功能异常：包括先天性和获得性凝血因子异常。如血友病、维生素 K 缺乏症等。

【护理评估】

（一）健康史

应询问病人出血的主要表现形式，发生的缓急，主要部位及范围；有无明确的原因或诱因；有无内脏出血及其严重程度；有无诱发颅内出血的危险因素（情绪激动、高热、高血压及便秘等）及颅内出血的早期表现；出血的主要伴随症状及体征；女性病人的月经情况；个人或家族中有无相关病史；出血后病人的心理反应。

（二）身体状况

1. 出血特点 轻度出血主要发生在皮肤、黏膜、齿龈，多表现为瘀点、紫癜及瘀斑，也可有关节腔出血和软组织血肿；消化道出血可有呕血、便血、头晕、乏力、心悸、出冷汗；泌尿系统出血可有血尿；严重者有颅内出血，表现为剧烈头痛、恶心、呕吐、视物模糊、意识障碍等。

2. 评估要点 观察皮肤黏膜瘀点和瘀斑的范围、大小与分布情况；评估有无鼻腔黏膜与牙龈出血，有无伤口渗血；观察关节有无肿胀、压痛、畸形及功能障碍等。怀疑颅内出血的病人，应注意观察瞳孔的大小、形状、对光反射，有无意识障碍、脑膜刺激征等。

（三）心理 - 社会状况

反复出血，尤其是大出血病人可出现焦虑、恐惧；而慢性出血病人因病情反复，影响正常的工作、生活，易产生抑郁、悲观等心理。

（四）实验室检查及其他检查

重点了解出血性疾病常用的实验室检查，如血常规检查、血小板计数、出血时间测定、凝血时间测定、凝血酶原时间测定和骨髓检查有无异常。通过筛选试验能对血管异常、血小板异常、凝血异常做出初步诊断。如血管因素异常所致出血时，可有毛细血管脆性试验阳性、出血时间延长；血小板数量或功能异常所致出血，可有凝血时间延长、血块收缩试验不良；凝血因素异常所致出血，可有凝血酶时间和活化部分凝血活酶时间延长。

【**常见护理诊断 / 合作性问题**】

1. **有出血的危险** 与血小板数量减少及其功能异常、凝血因子缺乏有关。

2. **恐惧** 与反复出血尤其是大出血有关。

3. **潜在并发症**：颅内出血。

【**护理目标**】

1. 未发生出血，出血能被及时发现并处理。

2. 恐惧感减轻或消失。

3. 未发生颅内出血，发生颅内出血能被及时发现并处理。

【**护理措施**】

（一）一般护理

1. 休息与活动 适当休息，保证充足睡眠，避免增加出血的危险或加重出血，根据病人血小板计数调整休息与活动。血小板 $< 50 \times 10^9$/L 时易出现自发性出血，应减少活动，增加卧床时间；严重出血或血小板 $< 20 \times 10^9$/L 时，应绝对卧床休息，协助病人做好日常生活护理。

2. 饮食护理 宜高热量、高蛋白、高维生素、易消化的软食或半流质，禁止过硬、粗糙的食物；大量呕血者遵医嘱给予禁食。

3. 保持大便通畅 避免排便用力诱发内脏出血或颅内出血，便秘时遵医嘱使用开塞露或缓泻剂。

4. 环境与清洁 病房环境应安静、温暖，保持皮肤清洁卫生，定期洗澡，不可用力揉搓皮肤。

（二）病情观察

密切观察生命体征和意识状态的改变，监测血红蛋白浓度、出凝血时间等。观察皮肤黏膜出血的部位、大小、时间、数目，及时观察有无新发出血点。观察病人有无内脏出血的表现，尤其应密切观察有无颅内出血的表现，以便及时处理。

（三）对症护理

1. 皮肤出血的预防与护理

（1）减少活动，避免过度负重、肢体碰撞或易致创伤的运动。

（2）定期检查皮肤出血部位及范围，剪短指甲，避免搔抓皮肤；使用刺激性小的沐浴液，保持皮肤清洁，水温不可过高，擦洗时不可用力；保持床单平整，被褥衣服松软，避免皮肤摩擦和肢体受压。

（3）尽可能减少注射次数，必须注射或穿刺时，应严格执行无菌操作，操作快速、准确，局部加压时间延长；静脉输液时，止血带结扎不宜过紧和过久，避免用力拍打皮肤，长期输液者宜经常更换注射部位，以防局部血肿形成。

（4）高热病人禁用乙醇擦浴降温。

2. 鼻出血的预防与护理

（1）保持室内空气湿度适宜；鼻腔干燥时使用棉签蘸少许液状石蜡或抗生素软膏轻轻涂擦，防止鼻黏膜干裂出血。

（2）嘱病人不要用手挖鼻痂，避免用力擤鼻。

（3）少量鼻出血时，用消毒棉球或 0.1% 肾上腺素棉球填塞鼻腔止血，也可局部冷敷或将冰袋放在后颈部，促进血管收缩止血。

ER 6-3
鼻腔填塞法

（4）鼻出血不止时，应协助医生用凡士林油纱条做后鼻腔填塞术，压迫出血部位。术后保持鼻腔黏膜湿润，定时用无菌液状石蜡油滴入，3d 后取出油纱条；若仍有出血，需更换油纱条再次填塞。由于行后鼻腔填塞术后病人常被迫张口呼吸，应加强口腔护理，保持口腔湿润，增加病人舒适感，并可避免局部感染。

3. 口腔出血的预防与护理

（1）嘱病人用软毛牙刷刷牙，忌用牙签剔牙，少吃坚硬食物，如煎炸食物、坚果、骨头、过硬的水果等，防止牙龈损伤。

（2）保持口腔清洁，定时使用生理盐水或 0.02% 醋酸氯己定溶液含漱。

（3）齿龈有渗血时，局部用 0.1% 肾上腺素棉片或明胶海绵贴敷止血，或局部涂抹三七粉、云南白药。

4. 关节腔出血或深部组织血肿的预防与护理　对局部深层组织血肿形成和关节腔出血病人，休息（制动）、局部压迫、冷敷及抬高患肢是最重要的非药物性治疗措施。可根据情况使用夹板、模具、拐杖或轮椅等，使病人出血的肌肉和关节处于休息位。局部予以冰敷或冷湿敷，每次 20min，每 4~6h 1 次，直至局部肿胀或疼痛减轻。肌肉出血常为自限性，不主张进行血肿穿刺，以防感染。

5. 内脏出血的预防与护理　根据出血部位安置病人于适宜的体位，遵医嘱应用止血药物或使用器械止血，并做好相应的护理；当发生内脏大出血时，应迅速建立静脉通路，配血并做好输血准备及输血的护理。

6. 颅内出血的预防与护理　保证充分的睡眠，避免情绪激动、剧烈咳嗽和屏气用力等；伴有高热病人需及时有效地降温；伴有高血压者需监测及控制血压。若病人突然出现头痛、视物模糊、喷射性呕吐甚至昏迷，双侧瞳孔变形不等大、对光反射迟钝，则提示有颅内出血。颅内出血是血液病病人死亡的主要原因之一，一旦发生，应立即告知医生，并积极配合抢救：①立即去枕平卧，头偏向一侧，头部放置冰袋或冰帽。②随时吸出呕吐物或口腔分泌物，保持呼吸道通畅。③吸氧：流量为 2~4L/min。④至少建立 2 条静脉通路，遵医嘱用药，给予脱水药物，如 20% 甘露醇、50% 葡萄糖、呋塞米等降低颅内压。⑤留置尿管。⑥对因颅内压增高而躁动不安者，应做好安全防护，防止摔伤、碰伤和舌咬伤。⑦密切观察并记录病人的病情变化，如生命体征、意识状态、瞳孔、尿量等，做好重病交接班。

（四）用药护理

1. 输血及血制品　遵医嘱输入浓缩血小板、新鲜冰冻血浆时，输注前严格进行查对；血小板取回后，应尽快输入。输注后注意观察有无输血反应及过敏反应。

2. 止血药物　遵医嘱合理使用止血药物，如血管壁异常所致出血者，常用维生素 C、卡络磺钠、垂体后叶素；凝血成分缺乏者，常补充维生素 K_1、凝血因子等；抗纤溶亢进药物有 6- 氨基己酸、抑肽酶等。

（五）心理护理

向病人及家属解释出血原因、减轻或避免出血加重的方法、目前治疗的配合和护理措施等，增强战胜疾病的信心，避免焦虑等不良情绪。出血突然加重时，应安抚病人，分散病人的注意力，说明紧张、恐惧会加重出血，不利于病情控制。

（六）健康指导

指导病人避免诱发或加重出血的相关因素，一旦发现出血点、瘀斑等，应减少活动，卧床休息，保持情绪稳定，必要时就医；对于慢性或易复发疾病，应定期复诊。

【护理评价】

1. 出血是否减轻。

2. 恐惧感是否减轻或消失。

3. 有无颅内出血；发生颅内出血能否被及时发现并处理。

三、发热

发热是血液病病人的常见症状之一，具有持续时间长、热型不一、一般抗生素治疗效果不理想的特点。血液病病人发热多由于感染所致，感染好发于呼吸道、泌尿道、口腔黏膜及肛周皮肤，重者发生败血症而危及生命。感染的易患因素有白细胞减少和/或功能缺陷、免疫抑制剂的应用以及贫血或营养不良等，导致机体抵抗力下降。此外，肿瘤细胞所产生的内源性致热因子，如肿瘤坏死因子（TNF）、白细胞介素 -1（IL-1）和白细胞介素 -6（IL-6）也是血液恶性肿瘤病人持续发热的原因之一。

【护理评估】

（一）健康史

了解病人发热出现的急缓、热度及其热型特点；询问病人有无白血病、再生障碍性贫血、粒细胞缺乏症、淋巴瘤等病史；有无感染的诱因如过度疲劳、受凉、与感染性疾病病人的接触史（如感冒等）；有无皮肤、黏膜损伤，排便困难及引发的肛裂，各种治疗与护理导管的留置（如导尿管、留置针或经外周静脉穿刺的中心静脉导管）等；有无常见感染灶相关的临床表现，如咽部不适或咽痛、牙痛、咳嗽、咳痰及痰液的性质、胸痛、呼吸困难、尿路刺激征、腹痛、腹泻、肛周疼痛、局部皮肤红肿与疼痛、女性病人外阴瘙痒及异常分泌物等。

（二）身体状况

1. **发热的特点** 观察病人的生命体征，尤其是体温；皮肤有无红肿、破损或溃烂，局部有无脓性分泌物；口腔黏膜有无溃疡，牙龈有无出血、溢脓；咽和扁桃体有无充血、肿大及其脓性分泌物；肺部有无啰音；腹部及输尿管行程压痛点有无压痛，肾区有无叩痛；肛周皮肤有无红肿、触痛，局部有无波动感；女性病人注意观察外阴情况等。

2. **评估要点** 评估发热的急缓、时间、程度、热型的特点；病人有无食欲和体重下降、脱水等营养状态的改变；有无意识障碍、惊厥等伴随症状。

（三）心理 - 社会状况

因反复发热及治疗效果不佳，常使病人忧心忡忡或对身体不适及发热极度敏感，产生抑郁和焦虑等心理问题。

（四）实验室检查及其他检查

血常规、尿常规及胸部 X 线检查有无异常；血培养加药物敏感试验的结果；不同感染部位分泌物、渗出物或排泄物的细菌涂片或培养加药敏试验的结果等。

【常见护理诊断/合作性问题】

1. 体温过高 与感染等因素有关。

2. 有感染的危险 与正常粒细胞或淋巴细胞减少、免疫功能下降有关。

【护理目标】

1. 体温下降至正常。

2. 感染能够得到有效的控制。

【护理措施】

（一）一般护理

1. 休息与活动 病人应卧床休息，采取舒适的体位，减少机体的消耗，必要时可吸氧。维持室温在20~24℃、湿度55%~60%，并经常通风换气。病人宜穿透气、棉质衣服，大量出汗后，及时更换衣裤，若有寒战应给予有效保暖。

2. 饮食护理 鼓励病人进食高热量、高维生素、营养丰富的半流质饮食或软食，以补充机体基本需要和因发热所造成的额外消耗。指导病人摄取足够的水分以防止脱水，每天至少2 000ml，必要时可遵医嘱静脉补液，维持水和电解质平衡。若为重症贫血、并发慢性心力衰竭的病人，则需限制液体摄入量并严格控制输液速度，以免诱发急性左心衰。

（二）病情观察

定时监测体温并记录；注意观察感染灶的症状、体征及其变化情况；做好各种检验标本的采集及送检工作；遵医嘱正确配制和输注抗生素等药物，并注意其疗效与不良反应的观察和预防。

（三）对症护理

高热病人可先给予物理降温，如冰敷前额及大血管走行的部位（如颈部、腋窝和腹股沟），有出血倾向者禁用乙醇擦浴，以防局部血管扩张而进一步加重出血。必要时，遵医嘱给予药物降温。降温过程中，要密切监测病人体温与脉搏的变化及出汗情况，及时更换衣物，保持皮肤清洁、干燥，防受凉，并观察病人降温后的反应，避免发生虚脱。

（四）心理护理

主动向病人及其家属讲解血液病易发生感染的原因，加深其对预防感染知识的理解，增强控制感染的信心。针对不同病因，进行心理疏导，采取积极有效的护理措施，缓解病人及家属的焦虑情绪。

（五）健康指导

指导病人及家属建立良好的生活方式，适当活动与锻炼，饮食起居规律，保证充足的营养和休息，增强体质，提高机体免疫力。增强自我防护意识，注意个人卫生，避免到人群聚集的地方，预防各种交叉感染。

【护理评价】

1. 体温是否逐渐下降或恢复正常。

2. 有无感染发生；发生感染能否被及时发现并处理。

（车　莹）

第二节　贫血性疾病病人的护理

学习目标

1. 掌握缺铁性贫血、巨幼细胞贫血、再生障碍性贫血病人的身体状况及饮食护理。

2. 熟悉缺铁性贫血、巨幼细胞贫血、再生障碍性贫血的病因及治疗原则。

3. 了解铁、叶酸和维生素 B_{12} 的代谢过程,再生障碍性贫血的发病机制。

4. 学会应用护理程序为不同类型贫血的病人实施整体护理。

5. 具备为不同类型贫血病人进行健康指导的能力;具备关心、爱护、尊重病人的职业素养及人文关怀精神。

情景导入

病人,女性,26 岁。平素月经量多,半个月来乏力、间断性鼻衄,昨日开始发热、咽部疼痛。身体评估:T 38.8℃,P 90 次 /min,R 22 次 /min,BP 126/76mmHg。口唇苍白,双侧鼻腔内均有残存血痂,咽部轻度充血,扁桃体不大。实验室检查:血红蛋白浓度 82g/L,红细胞计数 $2.8×10^{12}$/L,网织红细胞计数 0.018,白细胞计数 $6.2×10^9$/L,中性粒细胞 60%,淋巴细胞 40%,血小板计数 $182×10^9$/L。血清铁蛋白 9μg/L。

请思考:

1. 该病人存在哪些护理诊断 / 合作性问题?

2. 目前该病人病情观察重点是什么?

一、缺铁性贫血

缺铁性贫血(iron deficiency anemia,IDA)是指当机体对铁的需求与供给失衡,导致体内贮存铁耗尽,继之红细胞内铁缺乏,血红蛋白合成减少而引起的一种小细胞低色素性贫血,是各类贫血中最常见的一种。缺铁性贫血可发生于各个年龄组,以育龄妇女和学龄前儿童的发病率为高。

【铁的代谢】

(一)铁的分布

铁在体内大致可分为功能状态铁(包括血红蛋白、肌红蛋白、转铁蛋白及酶和辅因子结合的铁等)和贮存铁(包括铁蛋白和含铁血黄素)两部分。正常成人含总铁量,男性每千克体重为 50~55mg,女性每千克体重为 35~40mg。其中,血红蛋白铁约占 67%,贮存铁占 29%,4% 左右为组织铁,存在于肌红蛋白、转铁蛋白及细胞内某些酶类中。

(二)铁的来源及吸收

铁的来源包括内源性和外源性两种。内源性铁来自衰老破坏的红细胞,外源性铁主要来源于食物。正常成人每天造血需铁 20~25mg,主要来自体内衰老红细胞破坏释放的铁,食物中的铁也是重要来源。为维持体内铁平衡,成人每天需从食物中摄入铁 1~1.5mg,孕期、哺乳期妇女需摄入 2~4mg。动物食物含铁量高(可达 20%),植物食物含铁量低(1%~7%)。铁的吸收部位主要在十二指肠和空肠上段,吸收的主要形式是二价亚铁离子。食物中的铁以三价铁为主,不易吸收,维生素 C 能使三价铁还原成亚铁,胃酸可使亚铁稳定在溶解状态并防止再氧化为三价铁,可促进铁吸收。

(三)铁的转运、贮存和排泄

吸收进入血液的二价铁经铜蓝蛋白氧化为三价铁,与血浆转铁蛋白结合输送到组织或通过幼红细胞膜转铁蛋白受体胞引入细胞内,与转铁蛋白分离并还原成二价铁,二价铁与原卟啉结合成血红素,再与珠蛋白结合生成血红蛋白。多余的铁以铁蛋白和含铁血黄素形式贮存于肝、脾、骨髓等器官的单核吞噬细胞系统。成年男性贮存铁为 1 000mg,女性仅为 300~400mg。正常情况下,人体每日排铁不超过 1mg,主要是随肠黏膜脱落细胞由粪便排出;育龄妇女还会通过月经、妊娠、哺乳而丢失。

【病因及发病机制】

正常情况下，体内铁的吸收和排泄维持动态平衡，人体一般不会缺铁，贮存铁很少被动用。只有在铁的需要量增加、摄入不足及丢失过多的情况下，才会导致缺铁。

（一）病因

1. 铁需要量增加而摄入不足　多见于婴幼儿、青少年、妊娠和哺乳期妇女。尤其是早产儿、孪生儿体内储存铁量明显不足更易缺铁。妇女一次月经平均失血量 40~60ml，相当于 20~30mg 铁，因此需铁量比男性多，为 2mg/d。而妊娠中后期需铁量可达 4~6mg/d，如补充不足易引起 IDA。

2. 铁吸收障碍　胃大部切除术后或全胃切除术后，慢性萎缩性胃炎、小肠黏膜病变、肠道功能紊乱、服用抗酸药以及 H_2 受体拮抗药等，均可影响铁的吸收。

3. 铁丢失过多　慢性失血是成人缺铁性贫血最常见的原因。反复多次或持续少量的失血，如消化性溃疡、消化道肿瘤、肠息肉、钩虫病、月经过多等，是引起缺铁性贫血的常见病因。如按每毫升血含铁 0.5mg 计算，慢性长期失血即使每天失血量少至 3~4ml，也足以引起缺铁。

（二）发病机制

体内贮存铁逐渐减少至不足以补偿功能状态铁时，则可出现铁代谢指标的异常，包括贮铁指标（铁蛋白、含铁血黄素）、血清铁和转铁蛋白饱和度减低；总铁结合力、未结合铁的转铁蛋白升高。铁是主要的造血原料，红细胞内缺铁，血红素合成障碍，大量原卟啉不能与铁结合成为血红素，多以游离原卟啉的形式积累在红细胞内或与锌原子结合成为锌原卟啉，血红蛋白生成减少，从而发生红细胞胞质少、体积小的小细胞低色素性贫血。此外，缺铁可导致黏膜组织病变和外胚叶组织的营养障碍，从而引起缺铁性贫血的一些特殊临床表现。缺铁还可致组织细胞内含铁酶及铁依赖酶的活性降低，进而影响人的神经、精神、行为、体力、免疫功能、生长发育及其智力等。

【护理评估】

（一）健康史

询问病人有无导致铁丢失过多的基础疾病，有无影响铁吸收的消化系统疾病，有无偏食、挑食等不合理的饮食习惯；注意病人的年龄，是否处于特殊的生命周期，评估铁需求与铁摄入是否平衡。

（二）身体状况

缺铁性贫血多数起病缓慢，其临床表现包括原发病和贫血两个方面。

1. 缺铁原发病的表现　如消化性溃疡、肿瘤、痔等导致的黑便或鲜血便、腹部不适；肠道寄生虫感染所致的腹部疼痛、大便性状改变；血管内溶血导致的血红蛋白尿等。

2. 贫血共有的表现　主要有皮肤黏膜苍白、头晕、乏力、眼花、耳鸣、心悸、活动后气促等，长期严重贫血可引起贫血性心脏病，出现心脏增大甚至心力衰竭。

3. 缺铁性贫血的特殊表现

（1）组织缺铁表现：皮肤干燥、角化、萎缩、无光泽，毛发干枯易脱落，指（趾）甲扁平、不光整、有条纹、脆薄易裂，甚至呈勺状（匙状甲，也称反甲）。黏膜损害表现为口角炎、舌炎、舌乳头萎缩，严重时可引起吞咽困难。

（2）精神、神经系统异常：容易兴奋、注意涣散、易激惹、发育迟缓、体力下降等。少数病人有异食癖，喜食生米、泥土、石子等。严重者可出现智力发育障碍。

（三）心理-社会状况

幼儿及发育期青少年或部分严重病例，如出现发育迟缓、智力低下、记忆力减退等，可干扰日常生活、工作和学习。由于缺乏相关缺铁性贫血治疗和预防的知识，病人可不同程度地存在焦虑或恐惧心理。

（四）实验室检查及其他检查

1. 血象　典型血象呈小细胞低色素性贫血。血涂片可见红细胞体积小，中央淡染区扩大。网织红细胞计数正常或略增多,白细胞、血小板计数正常或略减少。

2. 骨髓象 增生活跃或明显活跃,以红系增生为主,尤以中幼和晚幼红细胞为主,其体积小,核染色质致密,胞质少且呈蓝色,边缘不整齐,呈"核老浆幼"现象。粒细胞系和巨核细胞系无明显变化。骨髓铁染色,细胞外铁消失,为缺铁的可靠诊断依据。

3. 铁代谢的生化检查 血清铁降低,常小于 8.95μmol/L;血清总铁结合力增高,通常大于64.44μmol/L;血清转铁蛋白饱和度降低,常小于 15%;血清铁蛋白降低,常小于 12μg/L,是反映缺铁的较灵敏指标。骨髓涂片用亚铁氰化钾染色后,骨髓小粒中无深蓝色的含铁血黄素颗粒;幼红细胞内铁小粒减少或消失,铁幼粒红细胞<15%。骨髓铁染色可作为诊断缺铁性贫血的金指标。

4. 血清转铁蛋白受体测定 血清可溶性转铁蛋白受体(soluble transferrin receptor, sTfR)是至今反应缺铁性红细胞生成的最佳指标。一般 sTfR 浓度>26.5nmol/L(>2.25μg/ml)可诊断为缺铁。

(五)治疗原则及主要措施

1. 病因治疗 积极寻找和针对病因的治疗是纠正缺铁性贫血、防止复发的关键措施。如患有慢性胃炎、消化性溃疡者,规律服用抑酸剂和抗生素;寄生虫感染者,进行驱虫治疗;月经过多者,调理月经;摄入不足或需求量增加的人群,增加摄入富含铁的食物等。

2. 铁剂治疗 治疗性铁剂有无机铁和有机铁两类。无机铁主要以硫酸亚铁为代表,不良反应较明显;有机铁包括富马酸亚铁、多糖铁复合物、右旋糖酐铁等。有口服和注射两种剂型。

(1)**口服铁剂**:口服给药安全方便,一般作为首选。常用制剂为硫酸亚铁(0.3g,每日 3 次)、富马酸亚铁(0.6~1.2g,每日 3 次)和右旋糖酐铁(50mg,每日 2~3 次)等。待血红蛋白正常后,仍应继续服用铁剂 3~6 个月,以补充贮存铁,铁蛋白正常后停药。

(2)**注射铁剂**:口服铁剂后胃肠反应严重无法耐受、严重消化道疾病致铁剂吸收不良、急需迅速纠正缺铁如妊娠晚期的病人等,可考虑选择注射铁剂。常选用右旋糖酐铁或蔗糖铁肌内注射。因注射铁剂不通过肠黏膜屏障而直接入血,所以必须精确计算注射剂量,以免过量导致铁中毒。右旋糖酐铁是最常用的注射铁剂,首次给药须用 0.5ml 作为试验剂量,1h 后无过敏反应可给足量治疗,密切关注不良反应。目前临床也有异麦牙糖酐铁(莫诺菲),其过敏发生率低,可一次性补充 1 000mg,方便病人补充铁剂。

【常见护理诊断/合作性问题】

1. 活动耐力下降 与贫血及组织缺铁有关。

2. 营养失调:低于机体需要量 与铁的需要量增加而摄入不足、铁吸收不良或丢失过多有关。

3. 潜在并发症:贫血性心脏病。

【护理目标】

1. 活动耐力增强。

2. 铁缺乏得到纠正。

3. 未发生并发症,或并发症能被及时发现并处理。

【护理措施】

(一)一般护理

1. 休息与活动 充分的休息可减少氧的消耗,减轻活动无耐力。对轻、中度贫血病人活动量以不感到疲劳、不加重症状为度,待病情好转后逐渐增加活动量。重度贫血伴显著缺氧病人应卧床休息,要协助病人取舒适卧位,妥善安排各种护理计划及治疗时间,使病人能充分休息,减少疲劳与体力消耗。指导病人学会在活动中自测脉率,当超过 100 次/min 时,应停止活动。

2. 饮食护理

(1)**应给予高铁、高热量、高蛋白、高维生素、易消化饮食**:含铁量丰富的食物主要有瘦肉、动物血、动物肝、蛋黄、鱼、豆类、海带、木耳、香菇、紫菜、芝麻酱、黄豆及其制品、韭菜、芹菜、香蕉、核桃、红枣等。食物中含铁量与铁的吸收率并不一定成正比，动物性食物较植物性食物铁吸收率高，鼓励病人多吃含铁丰富且吸收率较高的食物。

（2）纠正不良的饮食习惯：指导病人保持均衡饮食、荤素搭配，不挑食、不偏食；养成良好的进食习惯，定时、定量，细嚼慢咽；消化不良者应少量多餐，口腔炎或舌炎者，避免进食过热或辛辣刺激性食物。

（二）病情观察

主要监测病人原发病是否得到控制，缺铁的病因是否祛除；有无心悸、气促加重及心脏增大、心力衰竭等并发症出现；补铁后症状是否减轻，面色、口唇、甲床等颜色有无改善，铁剂治疗有无严重不良反应、能否耐受等。

（三）对症护理

对严重贫血缺氧病人，应给予 2~4L/min 间断吸氧，以改善组织缺氧；对重度贫血或急性大失血病人遵医嘱做好输血准备，缓解机体缺氧和减轻贫血症状，输血过程中需加强监测。

（四）用药护理

1. 口服铁剂治疗的护理

（1）正确指导服用铁剂：①铁剂不良反应及预防：口服铁剂对胃肠道黏膜有刺激性，易引起恶心、呕吐、腹痛、腹泻或便秘，严重者可致病人难以耐受而被迫停药。为预防或减轻胃肠道反应，建议病人进餐时或餐后服用，反应强烈者，可从小剂量开始服用。②避免铁剂与牛奶、茶水、钙盐及镁盐同服，以免影响铁的吸收，可口服维生素 C，增加铁剂的吸收。③为避免染黑牙齿，口服液体铁剂时需用吸管。④由于铁与肠道内硫化氢作用生成黑色的硫化铁，口服铁剂期间大便可呈黑色，要告知病人属正常现象，以消除病人的顾虑。⑤强调需按剂量、疗程服药，补充贮存铁，确保有效治疗。

（2）判断铁剂的疗效：铁剂治疗有效者于用药后 1 周左右外周血网织红细胞开始上升，10d 左右达高峰；2 周左右血红蛋白开始上升，2 个月左右恢复正常。在此期间，应注意观察病人皮肤黏膜苍白有无改善，询问自觉症状有无好转，定期监测血象、血清铁等，以判断药物的疗效。

2. 注射铁剂治疗的护理

（1）严格掌握注射剂量：遵医嘱严格掌握注射剂量，以免剂量过大致铁中毒。

（2）正确选择注射部位和注射方法：注射铁剂时宜深部肌内注射，经常更换注射部位，以促进吸收，避免硬结形成，有硬结形成时可进行局部热敷或理疗。为避免药液溢出引起皮肤染色，可采取以下措施：①避免在皮肤暴露部位注射。②抽取药液后更换针头。③采用 Z 形注射法或留空气注射法。

（3）观察处理注射铁剂的不良反应：主要不良反应有局部肿痛、面色潮红、恶心、头痛、腹痛、肌肉痛、荨麻疹、低血压等，严重者可发生过敏性休克，注射时应备好肾上腺素以便急救。

（五）心理护理

了解病人发病原因、心理问题、家庭和社会支持情况，针对病人不同心理问题予以解释及指导。向病人说明缺铁性贫血大多预后良好，去除病因及补充铁剂后多较快恢复正常，消除病人的思想顾虑。

（六）健康指导

1. 疾病预防指导 告知病人及其家属避免能引起缺铁性贫血的原因，及时根治各种慢性出血性疾病，不仅是治疗缺铁性贫血的关键，也是预防该病的重点。家庭烹饪建议使用铁制器皿。提倡均衡饮食，荤素结合，以保证足够热量、蛋白质、维生素及相关营养素（尤其铁）的摄入。婴幼儿要及时添加辅食，包括蛋黄、肝泥、肉末和菜泥等；生长发育期的青少年要注意补充含铁丰富的食物，避免挑食或偏食；妊娠与哺乳期的女性应增加食物铁的补充，必要时可考虑预防性补充铁剂。

2. 疾病知识指导 提高病人及家属对疾病的认识，如缺铁性贫血的病因、临床表现、治疗、护理等相关知识,让病人及家属主动参与疾病的治疗与康复。

3. 病情监测指导 监测原发病的症状、贫血的一般症状及缺铁性贫血的特殊表现等。一旦出现自觉症状加重,静息状态下呼吸、心率加快,不能平卧、下肢水肿或尿量减少,多提示病情加重、重症贫血或并发贫血性心脏病,应及时就医。

【护理评价】

1. 活动耐力是否增强。

2. 铁缺乏是否得到纠正。

3. 有无并发症发生;发生并发症能否被及时发现并处理。

二、巨幼细胞贫血

巨幼细胞贫血(megaloblastic anemia, MA)指由于叶酸、维生素 B_{12} 缺乏或某些影响核酸代谢药物的作用,导致 DNA 合成障碍所引起的贫血。其中 90% 是叶酸和 / 或维生素 B_{12} 缺乏引起的营养性巨幼细胞贫血。在我国,以叶酸缺乏为主,多见于进食新鲜蔬菜、肉类较少的人群。而欧美国家则以维生素 B_{12} 缺乏及体内产生内因子抗体所致的恶性贫血多见。

【叶酸及维生素 B_{12} 的代谢】

(一) 叶酸的代谢

1. 叶酸的来源 人体不能合成叶酸,所需叶酸只能由食物供给,每日需要约 200μg。

2. 叶酸的吸收与转化 叶酸的吸收部位在十二指肠及近端空肠,吸收的叶酸以 N^5- 甲基四氢叶酸的形式存在于血中,经运输被摄取进入细胞内,在维生素 B_{12} 依赖的甲硫氨酸合成酶作用下,形成四氢叶酸,在体内参与嘌呤核苷酸和嘧啶核苷酸的合成和转化。

3. 叶酸的储存 成人叶酸储存量 5~20mg,50% 在肝脏。

(二) 维生素 B_{12} 的代谢

1. 维生素 B_{12} 的来源 维生素 B_{12} 是一种由含钴的卟啉类化合物组成的 B 族维生素,主要来源于食物,如动物肝、肾、肉、鱼、蛋等。

2. 维生素 B_{12} 的吸收与转化 食物中的维生素 B_{12} 需与胃黏膜内因子(IF)结合后才能在回肠被吸收,在血液中与特异的 α 球蛋白相联结,到达肝脏、骨髓细胞、网状细胞及其他组织中备用。

3. 维生素 B_{12} 的贮存 量很少,2~5mg,主要贮存于肝脏。

【病因及发病机制】

(一) 病因

1. 叶酸缺乏

(1)需要量增加或摄入减少:婴幼儿、青少年、妊娠和哺乳期妇女对叶酸的需要量增加,如不及时补足则会导致叶酸缺乏;因食物加工不当(烹饪时间过长,温度过高等)、偏食等,导致叶酸的摄入减少。

(2)吸收障碍或利用障碍:消化系统疾病(如炎症、肿瘤、手术切除等)或某些药物(如抗癫痫药、异烟肼、柳氮磺吡啶等)可使叶酸吸收不良;抗核苷酸药物如甲氨蝶呤、氨苯蝶啶可干扰叶酸的利用。

2. 维生素 B_{12} 缺乏

(1)摄入减少:长期严格素食、偏食者。由于维生素 B_{12} 每天需要量极少且由肠肝循环再吸收,一般需 10~15 年才会发展为维生素 B_{12} 缺乏。

(2)吸收障碍:是维生素 B_{12} 缺乏最常见的原因。可见于先天性或后天性因素使内因子分泌减少或产生内因子抗体,导致内因子缺乏而使维生素 B_{12} 吸收减少,如胃大部切除术、慢性萎缩性胃炎、胃体癌肿破坏壁细胞等。此外,回盲疾病、外科手术后的盲袢综合征也可影响其吸收。

(3)利用障碍:先天性转钴蛋白缺乏引起维生素 B_{12} 输送障碍;麻醉药氧化亚氮可将钴胺氧化而

抑制甲硫氨酸合成酶。

（二）发病机制

四氢叶酸和维生素 B_{12} 是合成 DNA 的重要辅酶，当人体内维生素 B_{12} 及叶酸缺乏时，细胞核中的 DNA 合成速度减慢，细胞的分裂和增殖时间延长；但对细胞质内的 RNA 合成影响不大，出现细胞核质发育不平衡，细胞体积变大而核发育幼稚，形成巨幼红细胞，这种巨幼变也可发生在骨髓粒细胞和巨核细胞。巨幼变的细胞在骨髓内易被破坏，形成无效造血，可引起贫血，严重时全血细胞减少。DNA 合成障碍也可累及黏膜上皮细胞，产生消化道症状；维生素 B_{12} 缺乏亦使相关依赖酶的催化反应发生障碍，神经髓鞘合成受阻、功能障碍，出现神经精神症状。

【护理评估】

（一）健康史

询问病人有无叶酸需要量增加或摄入不足、导致叶酸和 / 或维生素 B_{12} 吸收及利用障碍的基础疾病；评估饮食及烹饪习惯，是否存在破坏叶酸和 / 或维生素 B_{12} 的情况等。

（二）身体状况

1. 血液系统表现　起病缓慢，除一般贫血表现外，严重者因全血细胞减少可致反复感染和 / 或出血；少数病人出现轻度黄疸。

2. 消化系统表现　早期因胃肠道黏膜萎缩引起食欲缺乏、恶心、腹胀、腹泻或便秘。口腔黏膜、舌乳头萎缩，舌面呈"牛肉样舌"，伴舌痛；部分病人发生口角炎、舌炎，出现局部溃烂、疼痛。

3. 神经精神症状　典型表现为四肢乏力，对称性远端肢体麻木，触、痛觉迟钝或消失；少数病人可出现肌张力增加、腱反射亢进和锥体束征阳性等；叶酸缺乏者有易怒、妄想等精神症状；维生素 B_{12} 缺乏者，有抑郁、失眠、记忆力下降、谵妄、幻觉，甚至精神错乱、人格变态等。

（三）心理 - 社会状况

营养性巨幼细胞贫血多见于儿童，常由于饮食不当导致摄入减少引起，预后良好。部分病人因消化道吸收面积减少或自身免疫性因素出现恶性贫血，治疗相对困难，病程较长，长期贫血导致病人活动耐力下降，甚至出现感知觉异常，影响其日常生活和工作，出现焦虑或抑郁心理。

（四）实验室检查及其他检查

1. 血象检查　典型血象呈大细胞性贫血。血涂片红细胞大小不等、以大椭圆形细胞为主，可见点彩红细胞，中性粒细胞呈多分叶现象。红细胞与血红蛋白减少不成比例（红细胞减少较血红蛋白减少更显著），网织红细胞计数正常或略高，重症者白细胞和血小板减少。

2. 骨髓象检查　骨髓增生活跃，以红细胞系增生显著；可见于各阶段巨幼红细胞，表现为胞体大，细胞核发育晚于细胞质，呈"核幼浆老"现象；粒细胞系、巨核细胞系也可见巨幼变。骨髓铁染色常增多。

3. 血清叶酸和维生素 B_{12} 浓度测定　是诊断叶酸和维生素 B_{12} 缺乏最重要的指标。血清叶酸低于 6.8nmol/L（3ng/ml），红细胞叶酸低于 227nmol/L（100ng/ml），血清维生素 B_{12} 低于 74pmol/L（100ng/ml），均有诊断意义。

4. 其他　胃液分析、胃壁细胞抗体及内因子抗体检测、维生素 B_{12} 吸收试验，均有助于恶性贫血的临床诊断。

（五）治疗原则及主要措施

1. 病因治疗　是治疗巨幼细胞贫血的关键。如积极治疗原发病，纠正偏食，改变不合理的饮食结构或烹饪方式；药物所致的巨幼细胞贫血，应酌情换药或停药。

2. 补充叶酸和 / 或维生素 B_{12}

（1）叶酸：叶酸缺乏者给予口服叶酸（5~10mg，每日 3 次），直至贫血表现完全消失，若无原发病，无需维持治疗。若伴维生素 B_{12} 缺乏，单用叶酸可加重神经系统症状，必须同时注射维生素 B_{12}。

(2) **维生素 B$_{12}$**：对于维生素 B$_{12}$ 缺乏者，可采取肌内注射维生素 B$_{12}$（500μg，每周 2 次）或口服维生素 B$_{12}$（500μg，每日 1 次），直至血象恢复正常。若有神经系统表现者，应维持治疗半年到 1 年；恶性贫血者，应终身治疗。

【常见护理诊断/合作性问题】

1. 营养失调：低于机体需要量　与叶酸、维生素 B$_{12}$ 的摄入不足、吸收不良或丢失过多等有关。

2. 活动耐力下降　与贫血引起组织缺氧有关。

3. 口腔黏膜完整性受损　与贫血引起舌炎、口腔溃疡有关。

【护理目标】

1. 叶酸、维生素 B$_{12}$ 缺乏得到纠正。

2. 活动耐力增强。

3. 舌炎、口腔溃疡减轻或消失。

【护理措施】

（一）一般护理

1. 休息与活动　对重度贫血缺氧的病人，应给予 2~4L/min 间断吸氧，以改善组织缺氧；必要时遵医嘱给予输注浓缩红细胞。

2. 饮食护理

（1）**给予富含叶酸、维生素 B$_{12}$ 饮食**：叶酸含量丰富的食物主要有绿叶蔬菜、水果、谷物和动物肉类等；维生素 B$_{12}$ 含量丰富的食物主要有动物肉类、动物肝肾、禽蛋及海产品等；应根据营养素缺乏的种类针对性地补充。

（2）**改变不良的饮食及烹饪习惯**：婴幼儿应及时添加辅食。青少年和妊娠妇女需多补充新鲜绿叶蔬菜。对于长期素食、偏食、挑食和酗酒者，应向病人及家属解释不良的饮食习惯与疾病的关系，从而劝导其纠正。注意烹饪方法，烹调时温度不宜过高、时间不宜过长，以减少营养素的破坏。提倡凉拌或加工成蔬菜沙拉后直接食用。

（3）**改善食欲**：对于胃肠道症状明显或吸收不良的病人，建议其少量多餐，细嚼慢咽，进食温凉、清淡的饮食。出现口腔炎或舌炎的病人，应注意保持口腔清洁，饭前、饭后用复方硼砂含漱液（朵贝液）或生理盐水漱口，以减少感染的机会并增进食欲。

（二）病情观察

主要监测病人原发病是否得到控制，叶酸、维生素 B$_{12}$ 缺乏的病因是否去除；消化系统表现是否明显，有无神经精神症状及并发症的出现等。

（三）用药护理

遵医嘱正确用药，注意药物疗效及不良反应的观察与预防。一般情况下，有效治疗后 1~2d，病人食欲好转，2~4d 后网织红细胞增加，1 周左右达到高峰并开始出现血红蛋白上升，4~6 周血红蛋白恢复正常，半年到 1 年后，病人神经症状得到改善。肌内注射维生素 B$_{12}$ 偶有过敏反应，甚至休克，应密切观察并及时处理；对老年人、心血管疾患、进食过少者在治疗过程中可出现低钾血症，应加强观察或遵医嘱预防性补钾。

（四）对症护理

1. 贫血的护理　请参阅本章第一节"血液系统疾病常见症状或体征的护理"。

2. 神经精神症状的护理　对伴有末梢神经炎、肢体麻木无力者，注意局部保暖；出现共济失调者，行走时应有人陪伴。

（五）心理护理

了解病人发病原因、心理问题、家庭和社会支持情况，针对病人不同心理问题予以解释与指导，消除病人的思想顾虑。

（六）健康指导

1. 疾病预防指导 采取科学合理的烹饪方式，纠正不良饮食习惯，高危人群或服用抗核苷酸合成药物的病人应预防性补充叶酸、维生素 B_{12}。

2. 疾病知识指导 告知病人及其家属引起叶酸和维生素 B_{12} 缺乏的病因，帮助其掌握本病的有关知识和护理方法，增强自我保健和家庭护理的有效性。

3. 用药指导 告知病人遵医嘱规律用药，定期门诊复查血象。

【护理评价】

1. 活动耐力是否增强。

2. 叶酸、维生素 B_{12} 缺乏是否得到纠正。

3. 舌炎、口腔溃疡是否减轻或消失。

三、再生障碍性贫血

再生障碍性贫血（aplastic anemia，AA）简称再障，是由多种原因导致造血干细胞的数量减少和 / 或功能障碍引起的骨髓造血功能衰竭症。临床主要表现为骨髓造血功能低下，全血细胞减少及其所致的进行性贫血、出血、感染。再障可发生于各年龄段，以青少年和老年人发病率较高；男、女发病率无明显差异。

【病因及发病机制】

（一）病因

据统计，目前 50% 以上的再障病人无法找到明确的发病原因，但大量临床观察与调查发现，再障的发生与下列因素有关：

1. 药物及化学物质 再障最常见的致病因素。已知具有高度危险性的药物有抗癌药、抗癫痫药、氯霉素、磺胺类药、保泰松、苯巴比妥、阿司匹林、吲哚美辛、甲巯咪唑、卡比马唑、异烟肼等。化学物质以苯及其衍生物最为常见，如染料、油漆、塑料、皮革制品黏合剂、杀虫剂等。氯霉素、磺胺类药及接触杀虫药是否引起再障，与个体的敏感性有关，而其他药物与化学物质对骨髓的抑制与剂量有关。

2. 病毒感染 各型肝炎病毒、EB 病毒、巨细胞病毒、微小病毒 B19 等均可引起再障。

3. 电离辐射 长期接触各种放射线（如 X 线、γ 射线）及其他放射性物质，可阻碍 DNA 的复制而抑制细胞的有丝分裂，干扰骨髓细胞生成，使造血干细胞减少。

（二）发病机制

尚未完全明了，近年来，多数学者认为再障的主要发病机制是免疫异常。造血微环境和造血干 / 祖细胞量的改变是异常免疫损伤所致的结果。

1. 造血干 / 祖细胞缺陷 包括造血干 / 祖细胞质与量的异常。相关研究表明，再障病人骨髓中 $CD34^+$ 细胞较正常人明显减少，减少程度与病情相关。

2. 造血微环境异常 再障病人骨髓活检发现除造血细胞减少外，还可出现"脂肪化"及局部结构的病理变化，如静脉窦壁水肿、出血、毛细血管坏死等。骨髓基质细胞受损的再障病人造血干细胞移植不易成功。

3. 免疫异常 再障病人外周血及骨髓中淋巴细胞比例增高，T 细胞亚群分布异常；T 细胞分泌的负调控因子（白细胞介素 -2、干扰素 -γ、TNF）明显增多，导致髓系细胞凋亡亢进。多数病人用免疫抑制治疗有效。

【护理评估】

（一）健康史

询问病人的居住和工作环境，是否接触有害物质，如苯类、放射线等；近期是否使用过易致再障的药物,如氯霉素、磺胺类药、阿司匹林等;近期是否患过病毒感染性疾病,如呼吸道感染、各型肝炎等。

(二)身体状况

再障的主要临床表现有进行性贫血、出血和反复继发感染,肝、脾、淋巴结多无肿大。根据病人的临床表现、血象、骨髓象及预后,可分为重型再障和非重型再障。

1. 重型再障（severe aplastic anemia,SAA） 起病急,进展快,早期主要表现为出血与感染,随着病程的进展出现贫血。重型再障少见而严重,治疗效果不佳,颅内出血和严重感染是重型再障病人的主要死亡原因。

(1)**贫血**:多进行性加重,皮肤黏膜苍白、头晕、乏力、心悸和气促症状明显。

(2)**感染**:多数病人有发热,体温39℃以上,甚至难以控制的高热。感染菌种以革兰氏阴性杆菌、金黄色葡萄球菌和真菌为主,以呼吸道感染最常见,其次有皮肤感染、口咽部、肛门感染、消化道和泌尿生殖道感染等,常合并败血症。

(3)**出血**:几乎所有病人均有出血倾向,出血部位较广泛,常见有严重的皮肤、黏膜出血,如大片皮肤瘀点、瘀斑,牙龈出血、鼻腔出血;可有消化道出血、持续阴道出血或月经量过多等,甚至可发生颅内出血而危及生命。

2. 非重型再障（non-severe aplastic anemia,NSAA） 较多见。起病及进展较缓慢,以贫血为首发和主要表现,出血症状较轻,多局限于皮肤黏膜,内脏出血少见,较少出现感染发热,经恰当治疗可长期缓解或完全恢复。个别病例可发展为重型再障,病情恶化,预后差。

(三)心理-社会状况

再障病人多数病情较重,病情复杂,躯体不适多,重型预后差,非重型病程迁延、反复发作,加之药物治疗过程中体形变化、输血或干细胞移植所需的高额医疗费用,均可使病人出现紧张、焦虑、自卑、抑郁,甚至悲观、绝望情绪;病人家属也会产生巨大的心理压力。

(四)实验室检查及其他检查

1. 血象 特点是全血细胞减少,可呈四少一多,即红细胞计数、网织红细胞计数、白细胞计数、血小板计数均减少,淋巴细胞比例相对增多。各系细胞减少的程度不一定呈平行关系,重型较非重型全血细胞减少程度更为严重。贫血多呈正细胞正色素性。重型再障的血象诊断指标应符合下列3项中的2项:①网织红细胞绝对值<15×10⁹/L;②中性粒细胞绝对值<0.5×10⁹/L;③血小板<20×10⁹/L。

2. 骨髓象 确诊再障的主要依据。重型再障多部位骨髓增生低下或极度低下,粒系、红系、巨核系三系细胞明显减少且形态正常;淋巴细胞及非造血细胞比例明显增高,骨髓小粒均空虚。非重型骨髓增生减低或有灶性增生,即使有灶性增生但巨核细胞仍明显减少。

3. 其他 外周血和骨髓细胞生物学及免疫学相关检查,有助于再障发病机制的临床判断、指导选择治疗方案及对预后的估计。

(五)治疗原则及主要措施

1. 去除病因 去除及避免周围环境中的致病因素,禁用对骨髓造血抑制的药物。

2. 对症及支持治疗

(1)**控制感染**:对于感染性高热的病人,应反复多次进行血液、分泌物和排泄物的细菌培养及药敏试验,并根据结果选择敏感的抗生素。必要时可先采用经验性广谱抗生素治疗,再根据药敏结果选择抗生素。对于重症病人,为控制病情,防止感染扩散,多主张早期、足量、联合用药。注意长期使用抗生素可诱发真菌感染和肠道菌群失调。

(2)**控制出血**:根据病情选用不同的止血方法或药物。合并血浆纤溶酶活性增高者,用抗纤溶药,如氨基己酸;月经过多者,用丙酸睾酮或达那唑;对有颅内出血、消化道出血、血尿等内脏出血者,或其他部位出血严重者,或血小板低于20×10⁹/L者,可输浓缩血小板或新鲜冰冻血浆等。

（3）**纠正贫血**：血红蛋白低于 60g/L 伴明显缺氧时，考虑输注浓缩红细胞。

3.免疫抑制疗法　常用药物有抗淋巴细胞球蛋白（ALG）和抗胸腺细胞球蛋白（ATG），两者均能够抑制 T 淋巴细胞或非特异性自身免疫反应，是治疗重型再障的主要药物。也可选用环孢素（CsA），选择性作用于 T 淋巴细胞，解除骨髓抑制，可用于治疗各型再障，疗程长于 1 年。也可使用 CD3 单克隆抗体、吗替麦考酚酯等治疗重型再障。

4.促进骨髓造血治疗

（1）**雄激素**：适用于各类再障，是治疗非重型再障的首选药物。雄激素可直接刺激骨髓造血干细胞，促进造血干细胞的增殖和分化，还可刺激肾脏产生更多的促红细胞生成素，促进红细胞和粒细胞的生成。雄激素必须在有一定量的造血干细胞基础上才能发挥作用，故对重型再障效果不佳。多选用口服制剂，常用药物有司坦唑醇、十一酸睾酮和达那唑；注射剂可选用丙酸睾酮。疗程至少6 个月以上，剂量应根据治疗效果和不良反应调整，切忌突然停药和减量过快，以免导致病情复发。

（2）**造血生长因子**：适用于各种类型的再障，尤其是重型再障。常用药物有粒系集落刺激因子（G-CSF）、粒 - 单系集落刺激因子（GM-CSF）、重组人促红细胞生成素（EPO）、重组人血小板生成素（TPO）和血小板生成素受体激动药（艾曲波帕）等。

（3）**造血干细胞移植**：60 岁以下、无感染及其他并发症、有合适供体的重型再障者，可考虑造血干细胞移植。

【常见护理诊断 / 合作性问题】

1.活动耐力下降　与贫血引起全身组织缺氧有关。

2.有感染的危险　与粒细胞减少有关。

3.有出血的危险　与血小板减少有关。

4.悲伤　与治疗效果差及经济负担重有关。

【护理目标】

1.活动耐力增强。

2.未发生感染，或感染能被及时发现并处理。

3.减少或避免出血。

4.减轻或消除悲伤情绪。

【护理措施】

（一）一般护理

1.休息与活动　根据病人病情制订活动计划，必要时卧床休息。

2.饮食护理　应给予高热量、高蛋白、高维生素、易消化饮食，以加强营养，提高机体免疫力。

3.保持个人和环境卫生　加强口腔、鼻咽部、皮肤和肛周护理；保持病室环境清洁，对白细胞明显减少或粒细胞缺乏者应行保护性隔离，加强室内消毒，减少人员流动，有条件者住层流洁净病房，防止交叉感染。

（二）病情观察

主要观察病人出血的部位、范围，有无颅内出血征象；监测生命体征，警惕败血症；观察有无皮肤黏膜苍白等贫血的表现及严重程度；了解有关实验室检查结果，观察治疗效果和各种治疗的不良反应。

（三）用药护理

1.应用免疫抑制剂的护理　用药期间应给予保护性隔离，加强支持疗法。ATG 和 ALG 均为异种蛋白，治疗过程中可出现超敏反应（寒战、发热、多型性皮疹等）、血清病（猩红热样皮疹、发热、关节痛等）、出血加重和继发感染等不良反应，用药前需做过敏试验，用药期间应遵医嘱联合给予小剂量糖皮质激素。应用环孢素应监测血药浓度及不良反应，常见多毛症及皮肤色素沉着，其次为牙龈增生,可在停药后自行消退;少数病人转氨酶及肌酐值升高,减量后可恢复,长期使用者应监测肝、肾功能。

2.应用雄激素的护理

（1）丙酸睾酮为油剂,不易吸收,注射处易形成硬结甚至发生无菌性坏死,故需深部缓慢分层肌内注射,并注意经常更换注射部位,必要时局部热敷或理疗。

（2）向病人说明雄性激素治疗可能出现的不良反应,如长期用药可出现痤疮、毛发增多、声音变粗、体重增加、女性闭经及男性化、肝功能损害等。用药过程中应密切观察并向病人解释清楚,定期监测肝功能。

（四）对症护理

贫血、出血、感染的护理请参阅本章第一节"血液系统疾病常见症状或体征的护理"。

（五）心理护理

与病人及其家属建立信任关系,了解病人的想法,同时鼓励病人与亲人、病友多交谈,争取社会支持系统的帮助,减少孤独感。让病人能正视现实,振作精神,增强康复的信心,积极配合治疗。

（六）健康指导

1.疾病知识指导 让病人及其家属了解本病的致病因素,避免接触能致本病的理化因素,不用对造血系统有损害的药物。注意个人卫生,不去人群聚集的地方,避免皮肤黏膜碰撞损伤,避免各种感染和出血。

2.休息与饮食指导 让病人明确本病治疗的长期性和艰巨性,注意营养和休息,增强体质。

3.用药指导 向病人及家属详细介绍免疫抑制剂、雄激素等药物的名称、剂量、用法及不良反应,严格遵医嘱按时用药,定期门诊复查血象,随时了解病情变化。

【护理评价】

1.活动耐力是否增强。

2.有无感染发生;发生感染能否被及时发现并处理。

3.出血症状是否减轻或缓解。

4.悲伤情绪是否减轻或消除。

（车　莹）

第三节　出血性疾病病人的护理

学习目标

1.掌握原发免疫性血小板减少症、过敏性紫癜、血友病病人的身体状况及饮食护理。

2.熟悉原发免疫性血小板减少症、过敏性紫癜、血友病的病因及治疗原则。

3.了解原发免疫性血小板减少症、过敏性紫癜、血友病的发病机制。

4.学会应用护理程序为不同类型出血性疾病的病人实施整体护理。

5.具备为出血性疾病病人进行健康指导的能力。具备关心、爱护、尊重病人的职业素养及人文关怀精神。

情景导入

病人,男性,35岁。因"皮肤紫癜 2d,鼻出血、尿血 1d"来诊。两周前曾患"感冒"。身体评估:T 36.4℃,皮肤散在大小不等出血点,以下肢明显,鼻腔黏膜有血痂。无皮肤黏膜苍白和黄染,肝、脾、淋巴结不大。血红蛋白 132g/L,血小板计数 24×10^9/L。

请思考:

1. 病人出血的原因是什么?

2. 病人存在哪些护理诊断/合作性问题?

3. 该病人护理的重点是什么?

出血性疾病是指由于多种因素导致止血机制缺陷或异常而引起的以自发性出血或轻微损伤后过度出血为特征的一组疾病。引起出血性疾病的因素主要有:毛细血管壁异常、血小板量或质异常、凝血功能障碍。

一、原发免疫性血小板减少症

原发免疫性血小板减少症(primary immune thrombocytopenia, ITP)既往称特发性血小板减少性紫癜,是一种复杂的多种机制共同参与的获得性自身免疫性疾病,也是临床最常见的血小板减少性疾病,其主要表现为广泛的皮肤黏膜或内脏出血、血小板减少及骨髓巨核细胞发育成熟障碍。

【病因及发病机制】

病因未明,发病机制与自身免疫功能紊乱有关。大多数病人体内出现了特异性自身抗体,自身抗体致敏的血小板被单核巨噬细胞系统过度破坏,导致血小板减少;另外,病人体内细胞毒性 T 细胞也可直接破坏血小板;自身抗体损伤巨核细胞或抑制巨核细胞释放血小板,导致血小板生成不足,从而出现一系列临床表现。

【护理评估】

(一)健康史

详细询问病人出血的主要表现形式、发生缓急、主要部位与范围;有无明确诱因,发病前有无病毒感染史;有无内脏出血及其严重程度;女性病人应评估月经情况,有无月经量过多;有无诱发颅内出血的危险因素及颅内出血的早期表现。

(二)身体状况

1. 出血的表现 成人多起病隐匿,常表现为反复的皮肤黏膜出血如瘀点、紫癜、瘀斑及外伤后止血不易等,鼻出血、牙龈出血、月经过多亦很常见。严重内脏出血较少见。病人病情可因感染等而突然加重,出现严重的皮肤黏膜及内脏出血,也可因情绪激动、高热、高血压等诱发致命的颅内出血。部分病人仅有血小板减少而无出血症状。

2. 乏力 部分病人有明显的乏力症状。

3. 其他 出血过多或长期月经过多,可出现不同程度的失血性贫血。一般无肝、脾、淋巴结肿大。

(三)心理-社会状况

出血量大者易出现紧张、恐惧心理;慢性出血易反复发作,病人出现烦躁易怒、抑郁、悲观等心理反应。

(四)实验室检查及其他检查

1. 血象 主要为血小板计数减少,严重出血者可有血红蛋白减少,白细胞计数及分类多正常。

2. 骨髓象 主要表现为巨核细胞成熟障碍。巨核细胞数量增加或正常,幼稚型或颗粒型增多,成熟巨核细胞减少;红细胞系、粒细胞系、单核细胞系正常。

3. 其他 可有血小板自身抗体阳性、束臂试验阳性、出血时间延长、血块收缩不良等。

(五)治疗原则及主要措施

ITP 的治疗应个体化,治疗原则是防止创伤,减少血小板的破坏,支持治疗及止血。

1. 糖皮质激素 是治疗本病的首选药物,可减少血小板抗体生成、抑制血小板破坏、降低毛细血管的通透性、刺激骨髓造血及促进血小板向外周的释放。常用泼尼松每千克体重 1.0mg/d,分次或顿服,用药至血小板接近正常后开始减量,1 个月内尽快减至最小维持量(≤15mg/d)。病情严重者可用大量地塞米松或甲泼尼龙短期静脉滴注,待病情好转后改为口服。一般用药后数日即可改善出血症状,但停药过早易复发。

2. 二线治疗 可用于糖皮质激素依赖或无效的成人 ITP 病人。常用方法为药物治疗和脾切除。目前临床上药物多采用口服重组人血小板生成素(rhTPO)、利妥昔单抗、血小板生成素受体激动药(TPO-RA)治疗,其他药物包括长春新碱、环磷酰胺、硫唑嘌呤、吗替麦考酚酯等。当药物治疗失败时,可根据病人年龄和全身情况,考虑脾切除。术后并发症主要有栓塞、出血和感染等,一般不作为首选治疗措施。

3. 急重症处理 对血小板低于 $10×10^9$/L、出血严重而广泛者、疑有或已发生颅内出血者、分娩者、脾切除术前或其他需紧急手术的病人,应进行紧急处理,主要的治疗措施有输注血小板、静脉输注丙种球蛋白、大剂量甲泼尼龙、使用促血小板生成药物等。

【常见护理诊断 / 合作性问题】

1. 组织完整性受损 与血小板减少有关。

2. 恐惧 与害怕出血不止、危及生命有关。

3. 潜在并发症:颅内出血。

【护理目标】

1. 减少或避免出血。

2. 恐惧感减轻或消失。

3. 未发生颅内出血,或颅内出血能被及时发现并处理。

【护理措施】

(一)一般护理

1. 休息与活动 减少活动,避免创伤,血小板低于 $20×10^9$/L 时要严格卧床休息,防止外伤。

2. 饮食护理 依病情选用流质、半流质少渣饮食,应补充足够的蛋白质和维生素。避免便秘和剧烈咳嗽,以免诱发内脏出血。

(二)病情观察

主要观察出血的部位及范围,有无颅内出血的发生,血小板计数改变。治疗中应观察有无药物不良反应的出现。

(三)对症护理

急性出血或发作期病人应卧床休息,避免过早过多起床活动,加重出血;消化道出血病人,按消化道出血的饮食要求给予指导,出血严重者,建立静脉通路,遵医嘱静脉补液,做好配血与输血的各项护理。

(四)用药护理

1. 糖皮质激素 长期使用糖皮质激素能引起身体外形变化、胃肠道反应、出血、感染、骨质疏松、高血压等,嘱病人餐后服药,监测血压、粪便颜色、骨密度等,预防各种感染。

2. 免疫抑制剂 使用长春新碱可引起骨髓造血功能抑制、末梢神经炎,应定期检查血象及骨髓象;使用环磷酰胺时,嘱病人多饮水,每日饮水量大于 2 000ml,避免出血性膀胱炎,密切观察尿量及颜色;使用免疫抑制剂和大剂量免疫球蛋白时,易出现恶心、头痛、寒战及发热,应减慢输液速度,保护局部血管,预防和及时处理静脉炎。

3. 输血的护理 遵医嘱输血小板时应做好相应护理。血小板取回后应尽快输入,输注前要认真核对相关信息,密切观察有无输血反应。

（五）心理护理

介绍本病的相关知识及药物治疗时可能出现的不良反应,使其能正确认识疾病,避免病人恐惧和情绪紧张。

（六）健康指导

1. 疾病知识指导 指导病人及家属了解本病的病因和主要表现,避免使用能引起血小板减少或加重出血的药物。

2. 生活指导 注意休息与营养,增强体质,注意保暖,预防感染发生。

3. 用药指导 指导病人正确使用糖皮质激素和免疫抑制剂,按医嘱用药,不可自行减量或停药,监测不良反应,定期门诊复查,出现皮肤黏膜出血及时就医。

【护理评价】

1. 出血是否减轻。

2. 恐惧感是否减轻或消失。

3. 是否发生颅内出血;或发生颅内出血能否被及时发现并处理。

二、过敏性紫癜

过敏性紫癜(allergic purpura)是一种常见的血管变态反应性疾病,因机体对某些物质过敏而产生变态反应,导致毛细血管脆性和通透性增加,引起血液外渗,病人出现皮肤瘀点、紫癜和某些脏器出血,同时伴有血管神经性水肿和荨麻疹等过敏表现。本病多为自限性,好发于儿童及青少年,男性略多于女性,春秋季节发病较多。

【病因及发病机制】

（一）病因

1. 感染 可由细菌、病毒及寄生虫等感染所致,为最常见的病因和疾病复发原因。细菌感染中以溶血性链球菌感染最多见,病毒则可由风疹、麻疹、水痘病毒等感染引起,寄生虫感染多见钩虫、蛔虫等。

2. 药物 包括抗生素(青霉素、链霉素、氯霉素等)、解热镇痛药(水杨酸类、吲哚美辛、保泰松等)、磺胺类、异烟肼、巴比妥类等。

3. 食物 主要是鱼、虾、蟹、蛋、牛奶等异体蛋白致机体过敏。

4. 其他 如昆虫叮咬、花粉吸入、疫苗接种、寒冷、精神因素等。

（二）发病机制

尚不十分明确,目前认为是免疫介导的一种全身性小血管炎。上述致敏因素可使敏感体质者产生速发型变态反应或免疫复合物型变态反应,发生广泛的毛细血管炎和小动脉炎,损害小血管,使血管壁通透性和脆性增加,导致一系列出血表现,可累及皮肤、黏膜、胃肠道、关节及肾脏。

【护理评估】

（一）健康史

详细询问病人出血的主要表现形式、发生缓急、主要部位及范围;有无明确诱因;有无内脏出血及其严重程度;有无食物或药物过敏史。

（二）身体状况

多为急性起病,病人发病前 1~3 周有低热、全身不适、乏力或上呼吸道感染等前驱症状,随之出现典型的临床表现。根据受累部位及临床表现的不同,可分为下列 5 种类型:

1. 单纯型（紫癜型） 为临床最常见的类型。主要表现为皮肤瘀点、紫癜,多局限于四肢及臀部,躯干部极少累及。紫癜常成批反复出现、对称分布,可同时伴发皮肤水肿、荨麻疹。紫癜大小不等,初呈深红色,按之不褪色,可融合成片,数日内渐变成紫色、黄褐色,经 1~2 周后逐渐消退。

2. 腹型 约见于 1/3 的病人。除皮肤紫癜外，主要表现为脐周或下腹部阵发性绞痛或持续性钝痛，可伴有恶心、呕吐、腹泻、便血。发作时可有腹部压痛、肠鸣音亢进，幼儿可诱发肠套叠，易误诊为外科急腹症。

3. 关节型 多见于青年病人，以关节肿胀、疼痛和功能障碍为主，多累及膝、踝、肘、腕等大关节，呈游走性，反复发作。关节症状一般在数月内消失，不留关节畸形。

4. 肾型 为本病最严重的临床类型。常在紫癜发生 1~2 周后出现血尿、蛋白尿和管型尿，可伴有水肿、高血压和肾功能不全的表现。病情多在数周内恢复，少数病人可发展为慢性肾炎或肾病综合征。

5. 混合型 具备两种以上类型的临床表现。

6. 其他 少数病人可出现视神经萎缩、虹膜炎、视网膜出血及水肿、中枢神经系统受累的表现。

（三）心理 - 社会状况

反复出血，尤其是大出血，病人出现焦虑、恐惧等心理反应；腹型、肾型病人，因病情复杂或长期慢性出血，不易根治，病人易产生抑郁、悲观等心理反应。

（四）实验室检查及其他检查

1. 血液检查 血小板计数、出血时间、凝血时间正常，白细胞计数正常或增多。

2. 尿液检查 肾型病人可有血尿、蛋白尿或管型尿。

3. 其他 半数病人束臂试验阳性；消化道出血者粪便隐血试验可呈阳性；肾活组织检查有助于肾型紫癜的临床诊断、病情预后判断及指导治疗。

（五）治疗原则及主要措施

1. 病因治疗 寻找并消除变应原，如积极控制感染，停用可能引起过敏的药物和食物。

2. 抗组胺类药物 一般轻症病例可选用异丙嗪、氯苯那敏、苯海拉明、氯雷他定、特非那定等口服，也可选用 10% 葡萄糖酸钙静脉注射。

3. 糖皮质激素 常用泼尼松口服，症状缓解后逐渐减量。重症病人可用甲泼尼龙或地塞米松静脉滴注，待症状减轻后改为口服，疗程一般不超过 30d，肾型者可酌情延长。

4. 免疫抑制剂 对上述治疗效果不佳或反复发作者，可试用硫唑嘌呤、环磷酰胺等免疫抑制剂治疗。

5. 对症治疗 腹痛较重者可用阿托品或山莨菪碱等解痉剂；关节痛者可酌情使用镇痛药；频繁腹泻有脱水者应补充水、电解质及维生素；上消化道出血者应禁食、抑酸与止血，必要时输血。

【常见护理诊断 / 合作性问题】

1. 组织完整性受损 与血管壁通透性和脆性增加有关。

2. 疼痛：腹痛、关节痛 与腹型紫癜和关节型紫癜有关。

3. 潜在并发症：慢性肾炎、肾病综合征。

【护理目标】

1. 减少或避免出血。

2. 疼痛减轻或消失。

3. 未发生并发症，或并发症能被及时发现并处理。

【护理措施】

（一）一般护理

1. 休息与活动 急性出血或发作期应卧床休息，对关节肿痛明显者，应注意置受累关节于合适位置，保护患病部位，尽量减少活动，以减轻疼痛、避免外伤。

2. 饮食护理 合理饮食，避免使用容易引起过敏的异体蛋白食物；发作期应根据病情选择清淡、易消化、少刺激的饮食。

(二) 病情观察

主要观察紫癜的部位及范围，有无消化道症状、关节表现和肾脏受累，在治疗中应观察有无药物不良反应的出现。

(三) 对症护理

1. 出血的预防及护理 血小板低者可输单采血小板悬液，保持血小板计数 $>20×10^9$/L；严重贫血可吸氧，输注浓缩红细胞，维持 Hb >80g/L，但出现白细胞淤滞症时则不宜立即输注红细胞，以免进一步加重血液黏稠度。

2. 腹痛与关节痛的护理 协助病人采取舒适体位；关节肿痛者应注意局部关节的制动与保暖；疼痛明显者遵医嘱使用解痉剂或消炎镇痛药物。

(四) 用药护理

应用糖皮质激素和免疫抑制剂的护理请参阅本节"原发免疫性血小板减少症"。

(五) 健康指导

1. 疾病知识指导 向病人介绍本病的相关知识，使其正确认识疾病。避免应用能引起过敏的药物，预防和控制感染。

2. 生活指导 注意休息和保暖，避免劳累、情绪波动及精神刺激；避免花粉吸入，防止昆虫叮咬，避免进食易致敏的食物。

3. 用药指导 指导病人正确使用糖皮质激素和免疫抑制剂，按医嘱用药，不可自行减量或停药，监测不良反应，定期门诊复查。

【护理评价】

1. 出血症状是否减轻或缓解。

2. 疼痛是否减轻或消失。

3. 有无颅内出血发生；或发生颅内出血能否被及时发现并处理。

三、血友病

血友病(hemophilia)是一组遗传性凝血因子缺乏所引起的出血性疾病，主要包括血友病 A 和血友病 B，以血友病 A 较为常见。血友病以阳性家族史、幼年发病、自发或轻微外伤后出血不止、血肿形成及关节腔出血为特征。

【病因及发病机制】

血友病 A 和血友病 B 是典型的性染色体(X 染色体)连锁隐性遗传性疾病，存在一定的遗传规律(图 6-2)。血友病 A 又称遗传性 FⅧ缺乏症，血友病 B 又称遗传性 FⅨ缺乏症。当遗传或突变而出现缺陷时，机体不能合成足量的 FⅧ或 FⅨ，造成内源性途径凝血障碍及出血倾向。

【护理评估】

(一) 健康史

询问病人起病年龄、是否有染色体隐性遗传家族史；对于有家族史的病人，询问是否做婚前或产前检查及血友病遗传史的咨询。

(二) 身体状况

血友病的临床表现取决于其类型及相关凝血因子缺乏的程度，主要表现为出血及出血所致的压迫症状。

1. 出血 出血是血友病病人最主要的临床表现，血友病 A 出血较重，血友病 B 较轻。其特征为：

(1) 幼年起病，伴随终生。

(2) 自发性或轻微损伤(如碰撞、针刺或注射、运动性扭伤、拔牙等小手术)即出血不止，出现局部延迟性、缓慢而持久性渗血，急性大出血极为罕见。

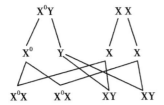
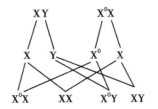

血友病A/B男性患者与正常女性结婚　　正常男子与血友病A/B女性携带者结婚

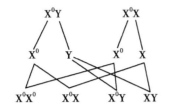
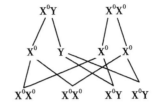

血友病A/B男性患者与女性携带者结婚　　血友病A/B男性患者与女性患者结婚

图 6-2 血友病 A、B 遗传规律示意图

（3）**出血部位**：常表现为软组织或深部肌肉内血肿；负重关节如膝、踝关节等反复出血甚为突出，最终可致血友病性关节炎，表现为关节肿胀、僵硬、畸形，同时伴有骨质疏松、关节骨化及肌肉萎缩。

2. 压迫症状及体征 血肿压迫周围神经，可有局部疼痛、麻木；压迫呼吸道，可致呼吸困难，甚至窒息；压迫输尿管，可引起排尿障碍。

（三）心理 - 社会状况

由于关节等部位出血、不适，影响学习、工作及社交活动，病人产生烦躁、易怒等心理反应。由于治疗难度大、费用高及预后不良，病人及家属易产生严重的精神和经济负担。

（四）实验室检查及其他检查

1. 筛查试验 血小板计数及功能正常；出血时间、凝血酶原时间正常，活化部分凝血活酶时间（APTT）延长，但不能鉴定血友病的类型。

2. 确诊试验 F Ⅷ活性测定（F Ⅷ：C）辅以 F Ⅷ：Ag 测定和 F Ⅸ活性测定（F Ⅸ：C）辅以 F Ⅸ：Ag 测定可以确定血友病 A 和血友病 B。按血浆 F Ⅷ：C 的活性，可将血友病 A 分为 3 型：①轻型：F Ⅷ：C 的活性 6%~30%。②中型：F Ⅷ：C 的活性 1%~5%。③重型：F Ⅷ：C 的活性低于 1%。

3. 基因诊断试验 主要用于携带者和产前诊断。目前常用的方法有 DNA 印迹法、限制性内切酶片段长度多态性检测等。

（五）治疗原则及主要措施

1. 局部出血的处理 深部组织出血应避免活动，早期采用加压冷敷或绷带压迫止血；关节出血可抬高和固定患肢；肌肉出血常为自限性，不主张进行血肿穿刺，以免感染。局部血肿消失后可适当活动。

2. 替代疗法 补充缺失的凝血因子，是防治血友病出血的重要措施。常用制剂有基因重组的纯化 F Ⅷ、F Ⅷ浓缩剂、冷沉淀物、基因重组的纯化 F Ⅸ、F Ⅸ浓缩剂、凝血酶原复合物、新鲜冷冻血浆等。

3. 其他治疗 去氨加压素是一种半合成的抗利尿激素类似物，有促进内皮细胞等释放凝血因子的作用，可用于轻型血友病 A 的治疗；达那唑、糖皮质激素、抗纤溶药物均有止血作用。其他治疗还包括家庭治疗、外科治疗及基因治疗等。

【 常见护理诊断 / 合作性问题 】

1. 有出血的危险 与凝血因子缺乏有关。

2. 有废用综合征的危险　与反复多次关节腔出血有关。

3. 恐惧　与担心出血不止危及生命有关。

4. 潜在并发症: 颅内出血。

【护理目标】

1. 减少或避免出血。

2. 避免或延缓废用综合征的发生。

3. 减轻或消除恐惧心理。

4. 未发生颅内出血，或颅内出血能被及时发现并处理。

【护理措施】

（一）一般护理

病人可适度活动，避免过度负重或进行剧烈的接触性运动；急性出血应卧床休息。

（二）病情观察

主要观察出血的部位及范围，定期监测血压、脉搏，观察病人有无呕血、咯血等内脏出血的征象，及时发现颅内出血等急重症表现；观察有无关节畸形、局部有无压痛、关节活动功能有无异常，并判断其程度；在治疗中应观察有无药物不良反应的出现。

（三）对症护理

1. 出血的预防及护理　尽量避免或减少各种注射或穿刺，在注射或穿刺完毕后延长按压时间；尽量避免手术治疗，必须手术时，应根据手术大小调节补充凝血因子的用量；不使用静脉留置针，以免针刺点出血；避免使用阿司匹林等降低凝血功能的药物，以免增加出血的频率和严重度。

2. 关节的护理　关节腔积血导致关节不能正常活动时，协助病人采取舒适体位，局部制动并保持肢体于功能位；肿胀未完全消退、肌肉力量未恢复之前切勿使患肢负重。关节腔出血控制后，帮助病人进行主动或被动关节活动，向病人及家属说明功能锻炼的目的是防止关节挛缩、强直、肌肉萎缩和功能丧失，与病人一起制订活动计划，使其主动配合。

（四）用药护理

1. 正确输注各种凝血因子　做好常规血液制品检查、核对，避免异型输血；凝血因子取回后，应立即输注；使用冷冻血浆或冷沉淀者，输入前应将血制品置于37℃温水的水箱中解冻、融化；输注过程中密切观察输血反应。配合医生做好治疗前后凝血因子水平检测的标本采集及送检工作。

2. 去氨加压素应用的护理　静脉输入速度过快可出现心率加快、血压升高、颜面潮红、尿量减少、头痛等不良反应，应密切观察，遵医嘱处理。

（五）心理护理

加强与病人和家属的沟通，做好解释和疏导，如解释出血的原因、减轻或避免加重出血的方法、目前治疗与护理的措施及其配合要求，动员家属及其他社会力量给予病人适当的心理支持，增强病人战胜疾病的信心。

（六）健康指导

1. 疾病预防指导　目前本病无根治方法，因此预防非常重要。减少血友病发病率的最重要措施是建立遗传咨询，严格婚前检查和加强产前诊断。对于有家族史的病人，更需加强遗传咨询，已婚者应避免生育，减少本病的遗传；女性血友病基因携带者应进行产前诊断，明确胎儿是否为血友病患儿，决定是否终止妊娠。

2. 疾病知识指导　向病人介绍本病的有关知识，说明本病为遗传性疾病，需终身治疗，并做好出血的预防，使其正确认识疾病，积极配合治疗和康复。

3. 生活指导　指导病人进行日常的、适度的运动，如游泳、散步、骑自行车等；避免剧烈的对抗运动，如足球、篮球、拳击等，不穿硬底鞋或赤脚走路；使用刀、剪、锯等工具时应戴手套。注意口腔卫生,预防龋齿,避免拔牙;不食带骨、带刺以及油炸的食物,避免刺伤消化道黏膜。

4.出血紧急救助指导　教给病人及家属出血的急救处理方法,有出血时及时就医。病人外出远行时,应携带写明血友病的病历卡,以备意外时可得到及时救助。

【护理评价】

1.出血是否减轻或缓解。

2.废用综合征是否延缓或避免发生。

3.恐惧感是否减轻或消失。

4.有无颅内出血发生;发生颅内出血能否被及时发现并处理。

(车　莹)

第四节　白血病病人的护理

学习目标

1.掌握白血病病人的身体状况、常用化疗药物毒副作用及处理。

2.熟悉中枢神经系统白血病的概念、急性白血病骨髓象及治疗原则。

3.了解白血病的分类、分型和常见原因。

4.学会运用护理程序对白血病病人实施整体护理。

5.具备为白血病病人进行健康指导的能力;具备关心、爱护、尊重病人的职业素养及人文关怀精神。

情景导入

病人,男性,18岁。在学校上完晚自习回宿舍的途中淋雨后,出现打喷嚏、流鼻涕,自己觉得是着凉"感冒",服用1包感冒冲剂后入睡。当天晚上出现高热,T 39.5℃,连续2d持续高热,伴头晕、全身骨骼疼痛。实验室检查:白细胞 120×10^9/L,血小板 60×10^9/L,血红蛋白68g/L。外周血中可见明显原始及早幼粒细胞。骨髓增生极度活跃,以粒细胞为主,原始及早幼粒细胞 >30%。

请思考:

1.病人目前存在的护理诊断/合作性问题有哪些?

2.假如你是这位病人的责任护士,当病人获悉病情后忧心忡忡,甚至绝望时,你应该如何给予病人心理上的支持?

白血病(leukemia)是一类原因未明的造血干细胞恶性克隆性疾病,其克隆中的异常细胞(即白血病细胞)增殖失控、分化障碍、凋亡受阻,而停滞在细胞发育的不同阶段,在骨髓和其他造血组织中白血病细胞大量增生累积,抑制正常造血并浸润其他器官和组织。

据2022年全球恶性肿瘤统计报告显示,我国白血病发病率约为4.5/10万,接近于其他亚洲国家,但低于欧美国家,以急性白血病多见,男性发病率高于女性,各年龄组均可发病。我国恶性肿瘤所致的死亡率中,白血病居第10位。

【分类和分型】

1.根据白血病细胞分化成熟程度和自然病程分类　①急性白血病(acute leukemia,AL):起病急,病情发展迅速,骨髓及外周血中以异常的原始及幼稚细胞为主,自然病程仅数月。②慢性白血病（chronic leukemia，CL）：起病缓慢，病情进展慢，骨髓及外周血中以异常的较成熟细胞为主。自然病程在 1 年以上。

2. FAB 分型（法、美、英白血病协作组，简称 FAB） 将急性白血病分为急性淋巴细胞白血病（acute lymphoblastic leukemia，ALL）和急性髓系白血病（acute myeloid leukemia，AML）两类。ALL 按原始和幼淋巴细胞的大小及形态分为 L_1、L_2 和 L_3 3 个亚型；AML 分为 M_0 至 M_7 8 个亚型，其中，M_3 型为急性早幼粒细胞白血病。慢性白血病分为慢性淋巴细胞白血病（chronic lymphocytic leukemia，CLL）、慢性髓系白血病（chronic myelogenous leukemia，CML）（慢粒）及少见类型的白血病（如幼淋巴细胞白血病、毛细胞白血病）等。

白血病 FAB 分型

3. 按白细胞计数分类 多数病人白细胞计数增高，超过 $10 \times 10^9/L$，称为白细胞增多性白血病；若超过 $100 \times 10^9/L$，称为高白细胞性白血病；部分病人白细胞计数在正常水平或减少，称为白细胞不增多性白血病。

一、急性白血病

急性白血病是造血干细胞的恶性克隆性疾病，发病时骨髓中异常的原始细胞及幼稚细胞（白血病细胞）大量增殖并抑制正常造血，广泛浸润肝、脾、淋巴结等各种器官。临床表现为贫血、发热、出血和组织器官的浸润等征象。

【病因及发病机制】

（一）病因

白血病的病因迄今未明确，据国内外研究报道，可能与下列因素有关：

1. 生物因素 主要包括病毒感染及自身免疫功能异常。目前已经证实，成人 T 细胞白血病是由 C 型逆转录病毒人类 T 淋巴细胞病毒 I 型（human T lymphotropic virus-I，HTLV-I）引起的，该病毒在某些理化因素的诱发下可直接致病。此外，EB 病毒、HIV 病毒与淋巴系统恶性肿瘤相关。某些自身免疫性疾病，因其免疫功能异常而致白血病的危险度增加。

2. 物理因素 X 线、γ 射线等电离辐射致白血病已被肯定。日本广岛和长崎原子弹爆炸后的幸存者，其白血病发病率明显高于普通人群。

3. 化学因素 多种化学物质或药物可诱发白血病，如苯及其衍生物、氯霉素、保泰松、烷化剂及细胞毒性药物等。

4. 遗传因素 有染色体异常的遗传性疾病，如 21-三体综合征、先天性再生障碍性贫血等较易发生白血病。

5. 其他 某些血液病最终可能发展为白血病，如骨髓增生异常综合征、淋巴瘤、多发性骨髓瘤等。

（二）发病机制

白血病发病机制复杂，上述各种因素均可促发遗传基因突变或染色体畸变，而使白血病细胞形成，联合机体免疫功能缺陷，不能识别及消灭恶性细胞，使其得以繁殖而导致白血病的发生。

【护理评估】

（一）健康史

详细询问病人有无反复的病毒感染史；是否接触过放射性物质或化学毒物，如苯、油漆、橡胶、染料或亚硝胺类物质；是否用过诱发本病的药物，如氯霉素、保泰松、抗肿瘤药物；是否患有其他血液系统疾病；了解病人职业、工作与居住环境及家族史。

（二）身体状况

起病缓急不一，急性起病者常表现为高热或有明显出血倾向；缓慢起病者则多表现为日趋明显的面色苍白、疲乏或轻度出血。部分病人因月经过多或拔牙后出血难止而就医时被发现。

1. **发热**　半数病人早期出现发热,发热的原因与病人成熟粒细胞缺乏、免疫功能低下及肿瘤性发热等有关。感染常见部位是口腔黏膜、牙龈、咽峡、肺部及肛周皮肤等,严重时导致菌血症或败血症。

2. **出血**　多数病人有出血表现,其主要原因是正常血小板减少。出血程度不同,部位遍及全身,常见皮肤瘀点、瘀斑、鼻出血、牙龈出血、女性病人月经过多或持续阴道出血。病情严重时可发生颅内出血而导致死亡。尤其 M_3 易并发弥散性血管内凝血(DIC)而出现全身广泛性出血,是急性白血病亚型中出血倾向最明显的一种。

3. **贫血**　是急性白血病的早期表现,随病情发展而进行性加重,其主要原因是正常红细胞生成减少。

4. **白血病细胞增殖浸润表现**

(1) **骨骼和关节疼痛**:四肢骨骼、关节疼痛,尤其胸骨下端局部压痛,提示骨髓腔内白血病细胞过度增生。

(2) **肝、脾及淋巴结肿大**:白血病细胞浸润多发生在肝、脾及淋巴结,肝、脾轻度至中度肿大,淋巴结肿大以 ALL 较多见。

(3) **中枢神经系统白血病**(central nervous system leukemia, CNSL):多数化疗药物难以通过血脑屏障,不能有效杀灭隐藏在中枢神经系统的白血病细胞,因而引起 CNSL,成为白血病髓外复发的主要根源。CNSL 可发生在疾病的各个时期,常发生在治疗后缓解期,以 ALL 最常见,儿童病人尤甚,轻者表现为头痛、头晕,重者可有呕吐、视物模糊、颈强直,甚至抽搐、昏迷。

(4) **其他**

①皮肤:表现为蓝灰色斑丘疹或皮肤粒细胞肉瘤,局部皮肤隆起变硬呈紫蓝色皮肤结节。②口腔:牙龈增生、肿胀。③眼部:部分 AML 伴粒细胞肉瘤(绿色瘤),累及眼眶骨膜,引起眼球突出、复视或失明。④睾丸:表现为无痛性肿大,多为一侧,多见于 ALL 化疗缓解后的幼儿及青年,是仅次于 CNSL 的白血病髓外复发的部位。⑤其他组织器官,如肺、心、消化道、泌尿生殖系统等均可受累。

(三)心理-社会状况

病人在明确诊断后感到异常恐惧,难以接受;治疗效果不佳时,表现为忧心忡忡、悲观、愤怒和绝望;因病房限制探视,使病人感到孤独;化疗药物不良反应所引起的身体极度不适,使病人拒绝或恐惧治疗。评估家庭主要成员对疾病的认识及其对病人的态度,家庭经济状况,亲友、工作单位及医疗保障系统的支持等。

(四)实验室检查及其他检查

1. **血常规检查**　白细胞增多,或白细胞计数正常或减低。血涂片分类检查可见数量不等的原始细胞及幼稚细胞;正细胞性贫血;早期血小板轻度减少或正常,晚期明显减少。

2. **骨髓细胞学检查**　是诊断急性白血病的必检项目和确诊的主要依据,对临床分型、指导治疗、估计预后等具有重大意义。多数病人骨髓增生明显活跃或极度活跃,主要细胞为白血病原始细胞和幼稚细胞,FAB 分型将原始细胞大于骨髓有核细胞的 30% 以上定义为急性白血病,WHO 分型标准 20% 以上诊断急性白血病,目前以 WHO 标准为主。正常粒细胞系、红细胞系及巨核细胞系均显著减少。

3. **其他**　细胞化学检查、免疫学检查、染色体检查和基因检测等,对白血病的诊断、分型、治疗和预后有意义。此外,病人血清尿酸浓度及尿液中尿酸排泄均增加,化疗期间显著,是由于大量白血病细胞被破坏所致。

(五)治疗原则及主要措施

近年来,急性白血病的治疗已有显著进展,特别是联合化疗及造血干细胞移植。

1. 一般治疗　重症者卧床休息,将病人安置在隔离病室或无菌层流室进行治疗,防治感染,积极控制出血及纠正贫血。

(1)高白细胞血症的紧急处理:当循环血液中白细胞数极度增高(>200×10⁹/L)时,发生白细胞淤滞症,表现为呼吸窘迫、头晕、反应迟钝、言语不清、颅内出血及阴茎异常勃起等。可使用单采清除过高的白细胞,同时给予水化和化疗。

(2)高尿酸性肾病的防治:由于白血病细胞大量破坏,化疗时更甚,血清及尿液中的尿酸浓度明显增高,产生尿酸结晶,引起肾小管阻塞而发生高尿酸性肾病。化疗期间,鼓励病人多饮水,每天饮水量宜达 3 000ml 以上,以利于尿酸和化疗药物降解产物的稀释和排泄,减少对泌尿系统的化学刺激;遵医嘱口服别嘌醇,抑制尿酸形成;静脉输入 5% 碳酸氢钠,碱化尿液;在化疗给药前后遵医嘱给予利尿药,及时稀释并排泄降解的药物。

2. 化学药物治疗　是目前白血病治疗最主要的方法,也是造血干细胞移植的基础。

(1)化疗阶段:分为诱导缓解和缓解后治疗两个阶段。

1)诱导缓解:主要方法是联合化疗。目标是使病人迅速获得完全缓解(complete remission,CR),即白血病的症状、体征消失,血象基本正常,骨髓幼稚细胞低于5%。

2)缓解后治疗:主要方法为化疗和造血干细胞移植。由于急性白血病病人达到完全缓解后,体内仍残留一定数量的白血病细胞,须继续应用化疗药物,消灭残留的白血病细胞,达到长期无病生存乃至彻底治愈的目标。

(2)化疗药物:常用有植物碱类、抗代谢类、激素类、烷化剂、抗生素类、酶类、肿瘤细胞诱导分化剂和酪氨酸激酶抑制剂等(表6-3);急性白血病常用诱导联合化疗方案(表6-4)。

表6-3　常用抗白血病药物

种类	药名	缩写	主要不良反应
植物碱类	长春新碱	VCR	末梢神经炎、共济失调
	高三尖杉酯碱	HHT	骨髓抑制、心脏损害、消化道反应、低血压
	依托泊苷	VP-16	骨髓抑制、消化道反应、脱发、过敏反应
抗代谢类	6-巯基嘌呤	6-MP	骨髓抑制、消化道反应、肝损害
	氟达拉滨	FLU	骨髓抑制、神经毒性、自身免疫现象
	阿糖胞苷	Ara-C	骨髓抑制、消化道反应、肝损害、高尿酸血症
	羟基脲	HU	骨髓抑制、消化道反应
	甲氨蝶呤	MTX	骨髓抑制、口腔及胃肠道黏膜溃疡、肝损害
激素类	泼尼松	P	库欣综合征、高血压、糖尿病
烷化剂	环磷酰胺	CTX	骨髓抑制、消化道反应、出血性膀胱炎
	白消安	BUS	骨髓抑制、皮肤色素沉着、精液缺乏、停经
	苯丁酸氮芥	CLB	骨髓抑制、免疫抑制
蒽环类抗生素	柔红霉素	DNR	骨髓抑制、心脏损害、消化道反应
	表柔比星	ADM	骨髓抑制、心脏损害、消化道反应
	去甲氧柔红霉素	IDA	骨髓抑制、心脏损害、消化道反应
	阿克拉霉素	ACLA	骨髓抑制、心脏损害、消化道反应
酶类	L-门冬酰胺酶	L-ASP	肝损害、高尿酸血症、过敏反应
细胞分化诱导剂	维A酸	ATRA	皮肤黏膜干燥、消化道反应、头晕、关节痛、肝损害
	三氧化二砷	ATO	疲劳、肝脏转氨酶异常、可逆性高血糖

种类	药名	缩写	主要不良反应
酪氨酸激酶抑制剂	伊马替尼	IM	骨髓抑制、消化道反应、肌痉挛、肌肉骨骼疼痛、水肿、头痛、头晕
	达沙替尼		体液潴留、消化道反应、头痛、皮疹、呼吸困难、肌肉骨骼疼痛、出血、感染、咳嗽等

表 6-4　急性白血病常用诱导联合化疗方案

类型	诱导联合化疗方案
ALL	DVLP 方案：柔红霉素、长春新碱、门冬酰胺酶、地塞米松
AML（除 M₃）	DA/IA（标准方案）：柔红霉素、阿糖胞苷或去甲氧柔红霉素、阿糖胞苷 HA 方案：高三尖杉酯碱、阿糖胞苷 HAD 方案：高三尖杉酯碱、阿糖胞苷、柔红霉素 HAA 方案：高三尖杉酯碱、阿糖胞苷、阿克拉霉素 DAE 方案：柔红霉素、阿糖胞苷、依托泊苷
M₃	双诱导方案：维 A 酸、三氧化二砷 维 A 酸、三氧化二砷、蒽环类

3. 中枢神经系统白血病的防治　早期强化全身治疗和鞘内注射甲氨蝶呤或阿糖胞苷等化疗药物，可预防白血病复发。

4. 造血干细胞移植　异基因移植先用放疗、化疗和免疫抑制剂等，尽量将病人体内的白血病细胞全部杀灭，充分抑制病人的免疫功能，然后植入正常人的造血干细胞，使病人恢复正常的造血及免疫功能。近年来，临床用异基因造血干细胞移植，部分病人无病生存时间明显延长。

二、慢性粒细胞白血病

慢性粒细胞白血病（慢粒）是一种发生在多能造血干细胞的恶性克隆性疾病，表现为外周血中粒细胞显著增多且不成熟，在受累细胞系中，可找到 Ph 染色体和 / 或 *BCR-ABL* 融合基因。病情发展缓慢，表现为发热、贫血、脾大等，自然病程分为慢性期、加速期、急变期。

【病因及发病机制】

慢粒有较明确的致病因素，即大剂量的放射线照射。大部分慢粒病人中可发现有 Ph 染色体，产生 *BCR-ABL* 融合基因，转录成融合 mRNA，编码生成具有很强酪氨酸蛋白激酶活性的融合蛋白 p210，抑制细胞凋亡，使细胞生长增殖过度。

【护理评估】

（一）健康史

请参阅本节"急性白血病的护理"。

（二）身体状况

起病缓慢，症状多为非特异性，逐渐加重，按其自然病程分为慢性期、加速期及急变期。

1. 慢性期　早期无自觉症状，持续数年。常以乏力、消瘦、低热、多汗或盗汗等代谢亢进为表现。以巨脾为最显著体征，可达脐平面，甚至可伸入盆腔，质地坚实、平滑，无压痛。但如发生脾梗死，则压痛明显。部分病人可有胸骨中下段压痛。

2. 加速期及急变期　加速期主要表现为原因不明的高热、虚弱、体重下降，脾脏迅速肿大，骨、关节痛以及逐渐出现贫血、出血。对原来有效药物变成无效，此期从几个月至数年。急变期表现与急性白血病相似，多数为急粒变，少数为急淋变。其预后极差，多在数月内死亡。

（三）心理 - 社会状况

了解病人对疾病的认识及有无恐惧、预感性悲哀等心理反应；评估家庭及社会支持程度，尤其是家庭主要成员对疾病的认识、对病人的态度及家庭经济情况等。

（四）实验室检查及其他检查

1. 血常规检查 慢性期白细胞计数常高于 $20 \times 10^9/L$，部分病人超过 $100 \times 10^9/L$；各阶段中性粒细胞均增多，以中幼和晚幼、杆状核粒细胞为主，原始细胞 $<10\%$，嗜酸、嗜碱性粒细胞增多；血红蛋白早期正常，血小板计数正常或增多，晚期血红蛋白及血小板明显下降。

2. 骨髓象检查 骨髓增生明显或极度活跃，以粒细胞为主，中幼粒、晚幼粒细胞明显增多，粒红比例明显增高；慢性期原粒细胞 $<10\%$，急变期明显增高达 $30\%\sim50\%$ 或更高；嗜酸、嗜碱性粒细胞增多；红细胞系相对减少；巨核细胞系正常或增多，晚期减少。

3. 染色体检查及其他检查 95% 以上慢粒病人发现 Ph 染色体；少数病人 Ph 染色体呈阴性。血清及尿中尿酸浓度增高，中性粒细胞碱性磷酸酶活性减低或呈阴性反应。

（五）治疗原则及主要措施

CML 治疗原则为着重于慢性期治疗，避免疾病转化，力争细胞遗传学和分子生物学水平的缓解。一旦进入加速期和急变期，按急性白血病治疗，但缓解率低，预后不良。

1. 分子靶向治疗 酪氨酸激酶抑制剂（tyrosine kinase inhibitor, TKI）已成为 CML 的首选治疗。代表药物有伊马替尼、尼洛替尼或达沙替尼。

2. 异基因造血干细胞移植 曾作为 CML 的根治性标准治疗，但目前地位已显著下降，仅用于 TKI 耐药、不耐受以及进展期的 CML 病人。

3. 其他 羟基脲为细胞周期特异性化疗药，起效快，但持续时间短，用药后 2~3d 白细胞数下降，停药后回升；早期皮下注射 α- 干扰素，联合小剂量阿糖胞苷，病人可有一定程度缓解。此外，还可用白消安、环磷酰胺等药物联合化疗。

【常见护理诊断/合作性问题】

1. 有出血的危险 与血小板过低致皮肤、黏膜等部位出血有关。

2. 活动耐力下降 与白血病引起贫血、化疗药物副作用等有关。

3. 恐惧 与白血病治疗效果差、死亡率高有关。

4. 有感染的危险 与正常粒细胞减少、免疫力低下有关。

5. 疼痛：骨关节疼痛、腹痛 与白血病引起骨骼、关节受累、脾大、脾梗死及脾破裂有关。

6. 潜在并发症：化疗药物的不良反应、高尿酸性肾病等。

【护理目标】

1. 出血减少或未发生出血。

2. 活动耐力逐渐恢复。

3. 恐惧减轻或消失。

4. 未发生感染，或发生后能得到及时处理。

5. 未发生疼痛，或发生后能采取有效措施。

6. 未发生化疗药物的不良反应及高尿酸性肾病等潜在并发症，或并发症能被及时发现并处理。

【护理措施】

（一）一般护理

1. 休息与活动 病情轻或缓解期病人适当休息；体力差者，以休息为主，适当离床活动，逐渐增加活动时间或活动次数；病情较重者，应绝对卧床休息。保证每天睡眠 7~9h。

2. 环境 保持病室安静，光线柔和，减少探视；操作应相对集中，动作轻巧，防止过多干扰病人。

3. 饮食护理 给予高热量、高蛋白质、富含维生素、适量纤维素、清淡易消化饮食，以半流质饮食为主,少量多餐。尽可能满足病人的饮食习惯或对食物的要求,增加食欲,保证足够营养,以保证顺利进行化疗。必要时,遵医嘱给予止吐药物。鼓励病人多饮水,化疗期间饮水量 3 000ml/d 以上,预防尿酸性肾病。脾区胀痛者,指导病人进食宜少量多餐以减轻腹胀。

(二) 病情观察

密切观察生命体征,口腔、鼻腔、皮肤有无出血,有无咽喉、肺部感染和贫血加重及颅内出血征兆;询问病人进食情况及有无恶心、呕吐,疲乏无力感有无改善;监测尿量、血常规、血尿酸和骨髓象变化,发现异常,及时报告医生,并协助处理。发现脾大者,每天测量病人脾脏的大小并做好记录。注意脾区有无压痛,观察有无脾破裂或脾栓塞的表现。化疗期间定期检查白细胞计数、血尿酸及尿常规等,注意观察有无少尿、血尿或腰痛发生。一旦发生,立即通知医生。

(三) 对症护理

1. 缓解脾胀痛 置病人于安静、舒适的环境中,尽量卧床休息,慢粒病人脾大显著,为减轻不适感,嘱病人取左侧卧位;进食宜少量多餐,以减轻腹胀;尽量避免弯腰和外力碰撞腹部,以免脾破裂。

2. 防治感染 减少人员流动;粒细胞缺乏者(中性粒细胞绝对值≤0.5×10^9/L),采取保护性隔离,置病人于单人病房或无菌层流室;严格执行消毒隔离制度和无菌技术操作。若病人出现感染征象,协助医生做好血液、咽部、粪便、尿液或伤口分泌物的培养,遵医嘱应用抗生素。

3. 出血及贫血的护理 请参阅本章第一节"血液系统疾病常见症状或体征的护理"。

(四) 用药护理

1. 静脉炎及组织坏死的防护 长期大剂量输入化疗药物或反复静脉穿刺易引起静脉炎及周围组织炎症,表现为局部血管出现红色条索状改变,甚至血管闭塞;若注射时出现药液外渗,还会引起局部组织坏死。

ER 6-5

白血病-静脉炎及组织坏死的防护

(1)**合理选择静脉**:最好采用中心静脉置管,如外周穿刺中心静脉导管、植入式静脉输液港。如果应用外周浅表静脉,应选择有弹性且粗直的大血管。

(2)**预防静脉炎及组织坏死**:输入刺激性药物前后,要用生理盐水冲管,以减轻药物对局部血管的刺激;输入刺激性药物前,一定要证实针头在血管内;联合化疗时,先输对血管刺激性小的药物,再输刺激性大、发疱性药物。

(3)**发疱性化疗药物外渗的紧急处理**:一旦药物外渗,立即停止药物输入,边退针边回抽静脉通路中的残余药液,后拔针;评估肿胀范围及外渗液体量,确认外渗边界并标记,观察渗区局部皮肤颜色、温度、感觉、关节活动和外渗远端组织的血运情况;遵医嘱使用相应的解毒药和治疗药物,并给予利多卡因局部封闭治疗,大部分化疗药物外渗可冷敷,但植物碱类化疗药物外渗可给予干热敷;其局部血管禁止静脉注射,抬高患肢,避免患侧卧位,勿压患处,做好记录。

(4)**化学性静脉炎的处理**:发生静脉炎的局部血管禁止静脉注射,避免患侧卧位,勿压患处。使用多磺酸黏多糖乳膏等药物外涂,鼓励病人多做肢体活动,必要时使用红外线理疗以促进血液循环。

知识拓展

发疱性化疗药物

发疱性化疗药物指浸润到皮下可导致组织严重糜烂及坏死的药物。一旦有外渗,短时间内可发生红、肿、热、痛,甚至组织坏死,也可导致皮肤和组织永久性溃烂,如抗生素类(柔红霉素、丝裂霉素、放线菌素 D 等)、植物碱类(长春新碱、长春地辛等)、烷化剂(氮芥、苯达莫司汀)、紫杉烷类(多西他赛、紫杉醇、白蛋白结合紫杉醇)等。该药物在应用过程中,一旦外渗需紧急处理。

2. 骨髓抑制的防护　化疗药物在杀伤白血病细胞的同时，也损害正常细胞。在化疗过程中，定期查血象，必要时行骨髓象检查，观察疗效及骨髓受抑制情况，一旦发生骨髓抑制，加强贫血、感染和出血的预防、观察和护理，并遵医嘱用药。

3. 消化道反应的防护　某些化疗药物引起恶心、呕吐、食欲缺乏等消化道症状。

（1）**饮食原则**：给予高热量、高蛋白、清淡易消化饮食，避免进食高糖、高脂、产气过多和辛辣刺激性食物；避免饭后立即平卧。

（2）**进餐环境**：为病人提供安静、舒适、通风良好的休息与进餐环境，避免不良刺激。

（3）**进餐时间**：避免化疗前后 2h 内进食，建议病人在胃肠道症状最轻的时间进餐，出现恶心及呕吐时，暂缓或停止进食；及时清除呕吐物，保持口腔清洁；在停止呕吐后，指导病人深呼吸和有意识吞咽，以减轻恶心症状。必要时，遵医嘱在治疗前 1h 给予止吐药物。

4. 脱发护理　化疗前向病人说明化疗的必要性及化疗可能导致的脱发现象，但绝大多数病人在化疗结束后，头发会再生，使病人有充分的心理准备；指导病人戴假发或帽子，鼓励病人参与正常的社交活动。

5. 口腔溃疡的防护　减少口腔溃疡面感染的概率，促进溃疡愈合。

（1）**漱口液含漱**：可选用生理盐水、1%~3% 过氧化氢溶液、1%~4% 碳酸氢钠溶液、制霉菌素溶液或 1:2 000 的氯己定溶液。每次含漱 15~20min，每天至少 3 次。

（2）**促进溃疡面愈合的用药**：三餐后及睡前用漱口液含漱后，可选用外用重组人表皮生长因子或赛霉安散涂于溃疡处，涂药后 2~3h 后方可进食或饮水。此外，生理盐水 500ml 加注射用亚叶酸钙 0.3g 溶解后含漱可预防大剂量甲氨蝶呤化疗引起的口腔溃疡效果显著。

6. 尿酸性肾病的防护　鼓励病人化疗期间多饮水，饮水量 3 000ml/d 以上，以利于尿酸和化疗药物降解产物的稀释和排泄；遵医嘱口服别嘌醇，抑制尿酸形成；静脉输入 5% 碳酸氢钠，碱化尿液。

7. 其他　①长春新碱能引起末梢神经炎、手足麻木感，停药后可逐渐消失。②柔红霉素、多柔比星、高三尖杉酯碱类药物可引起心肌及心脏传导损害，要缓慢静脉滴注；用药前、中、后应监测病人心率、心律及血压，复查心电图，一旦出现心脏毒性反应，立即报告医生，并配合处理。③环磷酰胺引起脱发及出血性膀胱炎，有血尿者必须停药。④门冬酰胺酶可引起过敏反应，用药前应皮试。⑤维 A 酸治疗 M_3，可引起维 A 酸综合征，治疗期间密切观察病情，以便及时发现、有效处理。

（五）心理护理

耐心倾听病人的诉说，鼓励病人表达内心的悲伤情绪，指导其进行自我心理调节，如采用娱乐疗法、放松疗法及转移注意力等；向病人介绍成功病例，或组织病友进行沟通与交流，使其尽量保持积极、稳定的情绪状态；寻求病人家属、亲友及社会的支持，为其创造一个安静、舒适、愉悦、宽松的环境，以利于疾病康复。

（六）健康指导

1. 疾病知识指导　向病人及家属讲解疾病知识，积极配合治疗，争取在早期达到完全缓解，缓解后体内仍然存在白血病细胞，应长期坚持治疗；定期复查血象及骨髓象，密切观察病情变化，出现原因不明的发热、骨痛、贫血、出血加重及脾脏迅速肿大，应立即就诊，及早治疗；指导病人避免接触对造血系统有损害的理化因素（如电离辐射、含苯物质等）以及避免使用保泰松、氯霉素等药物。

2. 用药指导　指导病人坚持巩固强化治疗，以延长疾病的缓解期和生存期。指导其遵医嘱服药，观察药物的不良反应，定期监测血象、肝肾功能等。

3. 日常生活指导　养成良好的生活方式，保证休息和营养。注意个人卫生，避免去人多拥挤的场所；常检查口腔、咽部及肛周有无感染；坚持饭后漱口，指导病人掌握漱口液含漱方法及局部溃疡用药方法。用软毛牙刷刷牙，勿用牙签剔牙，勿用手挖鼻孔，避免创伤。化疗间歇期，鼓励病人做力所能及的家务，以增强自信心。

【护理评价】

1. 出血症状是否减轻或消失。

2. 活动耐力是否恢复。

3. 恐惧感是否减轻或消失。

4. 是否发生感染；发生感染能否被及时发现并得到处理。

5. 疼痛症状是否减轻或消失。

6. 是否发生化疗药物的不良反应及高尿酸性肾病等潜在并发症；发生后能否被及时发现并处理。

（车 莹）

思考题

1. 病人，女性，19 岁。头晕、乏力、活动后心悸、气促 2 个月。平素偏食，月经量多。身体评估：贫血貌，皮肤黏膜无黄染、无出血点，全身浅表淋巴结无肿大，胸骨无压痛；双肺听诊无异常，HR 90 次 /min，心律齐，心尖部可听到 2/6 级收缩期吹风样杂音，无传导；腹软，肝、脾未触及；指甲薄、扁，呈反甲。血象：血红蛋白浓度 72g/L，红细胞计数 2.8×10^{12}/L，网织红细胞比例为 1.8%，白细胞计数 4.2×10^{9}/L，中性粒细胞比例为 60%，淋巴细胞比例为 40%，血小板计数 162×10^{9}/L。血清铁蛋白 10μg/L。骨髓象：骨髓增生活跃，各阶段比例、形态正常，成熟红细胞大小不等，部分成熟红细胞中心淡染区扩大，巨核系正常。

请思考：

(1) 该病人属于何种贫血性疾病？

(2) 主要治疗措施有哪些？

(3) 如何对该病人进行健康指导？

2. 病人，女性，29 岁。因反复发热 1 个月入院。曾用头孢菌素类药物治疗，体温下降后又回升。身体评估：T 39℃，P 98 次 /min，R 22 次 /min，BP 155/90mmHg；贫血貌，未见皮下出血点，全身浅表淋巴结未触及，胸骨下端明显压痛，肝、脾均肋下 2cm，无压痛，未见其他明显异常。实验室检查：白细胞 110×10^{9}/L，血小板 70×10^{9}/L，血红蛋白 58g/L。外周血中可见明显原始及早幼粒细胞。骨髓增生极度活跃，以粒细胞为主，原始及早幼粒细胞＞40%，粒红比例明显增高，成熟中性粒细胞绝对值为 0.3×10^{9}/L。

思考题
思路解析　　练习题

请思考：

(1) 初步的疾病诊断可能是什么？

(2) 应采取哪些护理措施对病人进行护理？

内分泌与代谢性疾病主要包括内分泌系统疾病、营养障碍性疾病和代谢性疾病。内分泌系统疾病是指发生于内分泌腺的病变,包括垂体、甲状腺、肾上腺等疾病,如腺垂体功能减退症、甲状腺功能亢进症、库欣综合征;营养障碍性疾病是营养物质不足、过剩或失调引起的,如肥胖症、血脂异常;代谢性疾病是指机体新陈代谢过程中某一环节障碍引起的疾病,如糖尿病、高尿酸血症及痛风。内分泌与代谢性疾病种类繁多,很多为多发病、常见病,随着人们生活方式和生活水平的改变,某些代谢性疾病如糖尿病已成为威胁人类健康的世界性公共卫生问题。随着医学科学的发展,近年来形成了多学科联合治疗内分泌与代谢性疾病的新局面。

内分泌系统是由内分泌腺和分布于人体各组织的激素分泌细胞(或细胞团)以及它们所分泌的激素组成。内分泌腺主要包括下丘脑、垂体、甲状腺、甲状旁腺、肾上腺、性腺和胰岛。激素分泌细胞(或细胞团)主要分布在心血管、胃肠、肾上腺髓质、脂肪组织、脑等部位。

下丘脑是重要的内分泌腺体,分泌的激素包括促甲状腺激素释放素(thyrotropin releasing hormone,TRH)、促性腺激素释放素(gonadotropin releasing hormone,GnRH)、促肾上腺皮质激素释放素(corticotropin releasing hormone,CRH)、生长激素释放素(growth hormone releasing hormone,GHRH)、催乳素释放因子(prolactin releasing factor,PRF)和催乳素释放抑制因子(prolactin release inhibiting factor,PIF)。下丘脑分泌的激素主要作用是促进腺垂体相应促激素的合成和分泌,调节腺垂体的分泌活动。

垂体分为腺垂体(前叶)和神经垂体(后叶)两部分。腺垂体分泌促甲状腺激素(thyrotropin,thyroid stimulating hormone,TSH)、促肾上腺皮质激素(adrenocorticotropic hormone,ACTH)和促性腺激素(gonadotropic hormone,GnH),促进相应靶腺合成和分泌激素;分泌生长激素(growth hormone,GH),促进物质代谢和生长发育;分泌催乳素(prolactin,PRL),促进乳腺组织发育及乳汁分泌。神经垂体储存和释放抗利尿激素(antidiuretic hormone,ADH)和催产素(oxytocin,OT),前者具有促进肾远曲小管和集合管对水分的重吸收作用,后者具有促进哺乳期乳汁的排出、刺激子宫收缩和轻度抗利尿作用。

甲状腺是人体最大的内分泌腺体,其生理功能为合成和分泌甲状腺素,主要为四碘甲状腺原氨酸(tetraiodothyronine,T_4)及三碘甲状腺原氨酸(triiodothyronine,T_3),主要作用是促进物质与能量代谢及生长和发育过程。甲状腺滤泡旁 C 细胞分泌降钙素(calcitonin,CT),抑制骨钙的再吸收,降低血钙。

肾上腺皮质分泌糖皮质激素(主要为皮质醇)、盐皮质激素(主要为醛固酮)及性激素。皮质醇参与物质代谢、水盐代谢和应激反应,并有抑制免疫功能、抗炎、抗过敏、抗病毒和抗休克作用。醛固酮促进肾远曲小管和集合管对钠、水的重吸收和排钾,是调节体内水盐代谢的重要激素。肾上腺分泌的性激素主要是雄激素,也有少量雌激素,具有促进蛋白质合成及骨骺愈合的作用。肾上腺髓质分泌肾上腺素和去甲肾上腺素。前者作用于 α 和 β 肾上腺素能受体,使皮肤、黏膜、肾血管收缩(α 受体占优势);使骨骼肌动脉和冠状动脉扩张(β 受体占优势),改善心肌供血,提高心肌兴奋性,扩张支气管平滑肌,参与体内物质代谢。后者作用于 α 肾上腺素能受体,强烈收缩血管,升高血压。两者共同参与机体的应激反应。

胰岛是分布在胰腺各处的细胞团，由α细胞、β细胞、D细胞和PP细胞等内分泌细胞组成，分别产生胰高血糖素、胰岛素、生长抑素和胰多肽。胰岛素的作用是促进葡萄糖的摄取、利用和转化，使血糖降低，促进糖转化为脂肪，加强脂肪储存，减少脂肪分解和增强蛋白质合成，是促进合成代谢、调节血糖稳定的主要激素。胰高血糖素通过促进肝糖原分解和糖异生使血糖升高，并可激活脂肪酶，促进脂肪分解，加强脂肪酸氧化，使血中酮体生成增多。

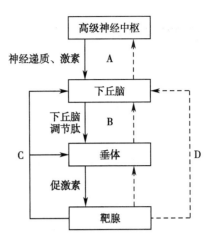

图 7-1　下丘脑 - 垂体 - 靶腺轴的调控模式图
实线表示兴奋；虚线表示抑制；A. 超短反馈；B. 短反馈；C. 正反馈；D. 长负反馈。

内分泌系统的主要功能是在神经支配和物质代谢反馈调节基础上释放激素，性腺、肾上腺、甲状腺等激素合成依赖于下丘脑 - 垂体 - 靶腺轴的调控（图 7-1），下丘脑和垂体监测循环内激素的浓度，通过分泌促激素来控制内分泌腺激素的产生，从而调节体内代谢过程、脏器功能、生长发育、运动、生殖和衰老等生命活动。

内分泌腺所分泌的激素，可通过血液传递（内分泌），也可通过细胞外液局部或邻近传递（旁分泌），乃至所分泌的物质直接作用于自身细胞（自分泌），更有细胞内的化学物直接作用在自身细胞称为胞内分泌。激素要在细胞发挥作用，须有识别微量活性激素的细胞膜受体或细胞核内受体。肽类激素、胺类激素、细胞因子、前列腺素等主要作用于细胞膜受体，其作用机制大致分为四种，分别通过磷酸化和非磷酸化途径介导生物反应（图 7-2）。类固醇激素、甲状腺激素、活性维生素 D、维生素 A 等作用于细胞核内受体，与特异性受体结合后，致受体变构，并与靶基因 DNA 结合部位结合致基因活化（或抑制）合成特定蛋白质和酶，表达其生物学活性。神经、激素及酶等的调节失常，可引起各种代谢性疾病。

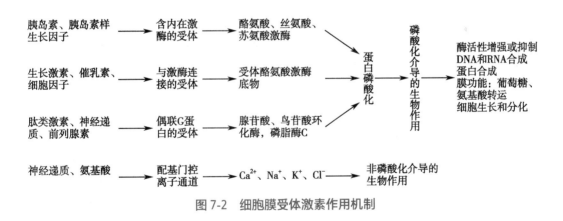

图 7-2　细胞膜受体激素作用机制

第一节　内分泌与代谢系统疾病常见症状或体征的护理

学习目标

1. 掌握内分泌与代谢系统疾病病人常见症状体征的护理评估要点及常见护理诊断/合作性问题。

2.熟悉内分泌与代谢系统疾病常见症状体征的概念。

3.了解身体外形改变、生殖发育及性功能异常的护理目标和护理评价。

4.能应用护理程序为身体外形改变、生殖发育及性功能异常病人实施整体护理。

5.具备爱伤观念和同理心,能站在病人的角度思考问题。

情景导入

病人,女性,32岁。因双侧颈部增粗5个月,加重伴呼吸困难10d入院。病人5个月前发现颈部增粗,1个月前自觉明显增粗,10d前感到憋气。病人28岁结婚,丈夫身体健康,产后2个月,母乳喂养,婴儿发育无异常。身体评估:T 36.5℃,P 80次/min,R 18次/min,BP 120/75mmHg。双侧甲状腺Ⅱ度肿大、质软、无触痛,全身浅表淋巴结未扪及肿大。

请思考:

1.作为护士,为实施整体护理,还需要收集病人哪些方面的资料?请结合病史资料写出完整的护理评估内容。

2.请列出病人现存的主要护理诊断/合作性问题。

3.病人为青年女性,经过治疗后出现复发,为此家属及本人很焦虑,护士应如何为其提供心理护理与支持?

一、身体外形改变

身体外形改变多与垂体疾病、甲状腺疾病、甲状旁腺疾病、肾上腺疾病或部分代谢性疾病有关,包括毛发质地、分布的改变,如多毛、毛发脱落或毛发稀疏;皮肤色素沉着,成人手足增粗变大或面容变得粗陋,眼球突出,颈部增粗等。

【护理评估】

（一）健康史

评估病人引起身体外形改变的原因,发生改变的时间,有无伴随症状。如肥胖是原发性(遗传、饮食、精神和心理、年龄、生理等因素引起)还是继发性(内分泌疾病、药物等因素引起),发生肥胖的年龄,病人治疗及用药情况。身体外形改变是否导致病人心理障碍,有无焦虑、自卑、抑郁等心理变化。

（二）身体状况

1.身体外形改变特点

(1)**身材过高与矮小**:身材矮小见于侏儒症病人;身材过高见于肢端肥大症、巨人症病人。

(2)**肥胖与体重过低**:BMI≥28kg/m² 为肥胖,可分为单纯性肥胖和继发性肥胖。前者多与遗传、环境、生活方式、脂肪代谢等有关;后者常见于下丘脑疾病、Cushing综合征、胰岛素瘤、2型糖尿病(肥胖型)、甲状腺功能减退症、代谢综合征等。BMI<18.5kg/m² 为体重过低,常见于甲状腺功能亢进症、1型与2型糖尿病(非肥胖型)、肾上腺皮质功能减退症、嗜铬细胞瘤、内分泌腺的恶性肿瘤等。

(3)**毛发改变**:全身性多毛见于先天性肾上腺皮质增生、Cushing病等。影响毛发脱落的激素主要为糖皮质激素,睾丸功能减退、肾上腺皮质和卵巢功能减退、甲状腺功能减退等均可引起毛发脱落。

(4)**面容变化**:眼球突出、满月脸、皮肤粗糙、颈部增粗等。

(5)**皮肤黏膜色素沉着**:由于表皮基底层的黑色素增多,以致皮肤色泽加深称为色素沉着。肾上腺皮质疾病病人可表现为皮肤、黏膜色素沉着，尤以摩擦处、掌纹、乳晕、瘢痕处明显。伴全身性色素沉着的内分泌疾病有原发性肾上腺皮质功能减退症、先天性肾上腺皮质增生症、异位 ACTH 综合征和 ACTH 依赖性 Cushing 综合征。

（6）**皮肤紫纹和痤疮**：紫纹是 Cushing 综合征的特征之一。病理性痤疮见于 Cushing 综合征、先天性肾上腺皮质增生症等。

2. 评估要点　评估病人体型的胖瘦、高矮，毛发的浓密、稀疏，有无满月脸、皮肤紫纹、痤疮和色素沉着等，有无突眼。甲状腺是否肿大，其大小是否对称、质地及表面有无结节、有无压痛和震颤、听诊有无血管杂音。评估病人的全身情况，如生命体征和营养状况等有无改变。

（三）心理 - 社会状况

由于病人身体外形改变，影响人际交往和社交活动；疾病需要长期治疗，费用昂贵，甚至无法治愈，病人容易产生焦虑、自卑、抑郁等心理反应。评估病人对疾病的认知程度，是否给日常生活和工作带来影响，给家庭增加精神与经济压力，以及家庭对病人的支持状况等。

（四）实验室检查及其他检查

包括垂体功能、甲状腺功能、甲状旁腺功能和肾上腺皮质功能有无异常，胰岛素水平是否变化等。

【常见护理诊断 / 合作性问题】

体象障碍　与疾病引起身体外形改变等因素有关。

【护理目标】

1. 逐渐适应身体外形的变化。

2. 身体外形改变逐渐减轻、恢复。

【护理措施】

（一）提供心理支持

评估病人对其身体变化的感觉及认知，多与其接触和交流，鼓励病人表达其感受，交谈时语言要温和，耐心倾听。讲解疾病相关知识，给病人提供有关疾病的资料和患有相同疾病并已治疗成功病人的资料，向病人说明身体外形的改变是疾病发生、发展过程的表现，只要积极配合检查和治疗，部分改变可恢复正常。使其明确治疗效果、病情转归，消除紧张情绪，树立自信心。如甲状腺肿大的病人通过药物或手术治疗后颈部增粗的情况可好转，身体外观可得到改善；肥胖病人，进行饮食调理、热量控制、加强运动和行为疗法等体重可下降，部分病人可恢复正常体重。注意病人的心理状态和行为，预防自杀行为的发生。必要时安排心理医生给予心理疏导。

（二）指导病人恰当修饰

恰当的修饰可以增加心理舒适和美感。指导病人改善自身形象，如甲亢突眼的病人外出可戴深色眼镜，以保护眼睛免受刺激；肥胖、侏儒和巨人症病人可指导其选择合身的衣服；毛发稀疏的病人外出可戴帽子等。

（三）建立良好的家庭互动关系

鼓励家属主动与病人沟通，互相表达内心的感受，促进家人之间的联系。鼓励家属主动参与对病人的护理，以减轻病人内心的抑郁感。

（四）促进病人社会交往

鼓励病人加入社区中的支持团体，帮助其增强社交技巧，改善社交状况。教育周围人群勿歧视病人，避免伤害其自尊。

【护理评价】

能否接受身体外形改变的事实，是否积极配合治疗，身体外形是否逐渐恢复。

二、生殖发育及性功能异常

生殖发育及性功能异常包括生殖器官发育迟缓或过早，性欲亢进、减退或丧失；女性月经紊乱、溢乳、闭经或不孕；男性勃起功能障碍（erectile dysfunction，ED）或乳房发育。

【护理评估】

（一）健康史

评估病人性功能异常的发生过程，主要症状，性欲改变情况，女病人的月经及生育史，有无不育、早产、流产、死胎、巨大儿等，男病人有无勃起功能障碍。性功能异常对病人心理的影响，有无焦虑、抑郁、自卑等。

（二）身体状况

1. 生殖发育及性功能异常的特点 下丘脑综合征者，出现性欲减退或亢进，女性月经失调，男性阳痿不育；儿童期的腺垂体生长激素（GH）缺乏或性激素分泌不足可导致病人青春期性器官仍不发育，性征缺如，男性生殖器小，与幼儿相似，睾丸细小；女性表现为原发性闭经，乳房不发育。青春期前开始的性激素或促性腺激素分泌过早、过多则为性早熟。

2. 评估要点 有无皮肤干燥、粗糙，毛发脱落、稀疏或增多，女性闭经溢乳，男性乳房发育；外生殖器的发育是否正常，有无畸形。

（三）心理 - 社会状况

由于病人性功能异常影响性生活和生育，疾病需要长期治疗，效果不一定理想，易引起病人焦虑、自尊心受伤、夫妻不和等；评估病人有无焦虑、抑郁、悲观等心理反应，是否对治疗充满信心；评估家属对疾病的认知、对病人的态度以及对病人的支持状况等。

（四）实验室检查及其他检查

测定性激素水平有无异常。

【常见护理诊断 / 合作性问题】

1. 有生长比例失调的危险 与内分泌功能紊乱有关。

2. 性功能障碍 与内分泌功能紊乱有关。

【护理目标】

1. 对生长发育及性功能异常有正确的认识。

2. 生殖发育及性功能逐渐恢复。

【护理措施】

（一）环境与心理支持

提供隐蔽的环境和恰当的时间，鼓励病人描述目前的性功能、性生活型态、性活动，使病人以开放的态度讨论问题。接受病人讨论性问题时所呈现的焦虑，对病人表示理解、支持。

（二）健康指导

给病人讲解所患疾病及用药治疗对性功能的影响，使病人积极配合治疗。鼓励病人与配偶交流彼此的感受，并一起参加性健康教育及阅读有关性教育的材料。女性病人若有性交疼痛，可建议使用润滑剂。为病人提供可能的信息咨询服务，如专业医师、心理咨询师、性咨询门诊等。

【护理评价】

1. 是否知晓其生殖发育及性功能异常与疾病本身有关，能否正确对待相关问题。

2. 生殖发育及性功能是否逐渐恢复。

（刘　涛）

第二节 腺垂体功能减退症病人的护理

学习目标

1. 掌握腺垂体功能减退症病人的身体状况、治疗及常见护理诊断/合作性问题。
2. 熟悉腺垂体功能减退性危象的诱因。
3. 了解腺垂体功能减退症的病因及发病机制。
4. 能应用护理程序为腺垂体功能减退症病人实施整体护理。
5. 具备团队协作意识，能配合医生正确处理垂体危象。

情景导入

病人，女性，29岁。顺产分娩时出现胎盘残留，导致产后大出血，出现面色苍白、肢端冰冷及昏迷，给予输血、补液扩容等对症治疗后，意识恢复正常，经救治治愈后出院。哺乳期间无母乳分泌，月经未再恢复，并出现肢体乏力、腰背酸痛、怕冷，伴食欲缺乏，之后逐渐发现眉毛、腋毛及阴毛出现不同程度的脱落，伴有乳房缩小。遂来院就诊。

请思考：
1. 为明确诊断，该病人还需要做哪些辅助检查？
2. 病人住院期间，护士应着重观察病人哪些变化？
3. 列出该病人目前存在的主要护理诊断/合作性问题及主要护理措施。

腺垂体功能减退症是指各种病因损伤下丘脑、下丘脑-垂体通路、垂体而导致一种或多种腺垂体激素分泌不足的临床综合征。其临床表现复杂多变，视损伤程度、病因、发展速度而定，但补充所缺乏的激素后症状可迅速缓解。成人腺垂体功能减退症又称西蒙病（Simmond disease）。围产期女性因产后腺垂体缺血性坏死所致者称希恩综合征（Sheehan syndrome）。儿童期发生腺垂体功能减退可因生长发育障碍而致垂体性矮小症。

【病因及发病机制】

由垂体本身病变引起者为原发性腺垂体功能减退症；由调节腺垂体的下丘脑以上神经病变或垂体门静脉系统障碍引起者，称继发性腺垂体功能减退症。先天发育不全、垂体及邻近组织肿瘤和垂体缺血性坏死等因素均可引起原发性或继发性腺垂体功能减退症。

1. 先天发育不全 基因缺陷或基因突变导致腺垂体激素合成障碍或无生物活性激素产生。如垂体先天发育缺陷、漏斗部缺失、*Prop-1*基因突变等，常伴有生长激素、催乳素、促甲状腺激素缺乏。

2. 垂体及邻近组织肿瘤 垂体瘤是成人腺垂体功能减退症最常见的病因。若垂体瘤突然出血、增大，压迫正常垂体组织和邻近神经组织，呈现急症危象，称为垂体卒中。颅咽管瘤、脑膜瘤、下丘脑或视交叉的胶质瘤、错构瘤等也可压迫垂体而引起功能减退。

3. 垂体缺血性坏死 常发生于围产期大出血（前置胎盘、胎盘滞留）、产褥感染、羊水栓塞或感染性休克。妊娠期腺垂体生理性增生肥大，代谢旺盛，分娩时达高峰，对供血不足和缺氧特别敏感。分娩时若发生大出血、休克、反射性血管痉挛、栓塞，可致垂体缺血坏死。少数可能与产后败血症、弥散性血管内凝血有关。肝素化垂体出血和体外循环、糖尿病血管病变使垂体供血障碍也可致垂体缺血性坏死。

4. 其他 感染、创伤、手术、放射损伤、空泡蝶鞍、颞动脉炎、海绵窦血栓、自身免疫性垂体炎、长期使用大剂量糖皮质激素、铁过载等均可导致腺垂体激素缺乏。垂体柄中间部的轴索若受累会引起尿崩症。

【护理评估】

（一）健康史

询问病人有无家族遗传史，有无下丘脑、垂体部位肿瘤史，有无分娩时大出血病史，有无脑膜炎、脑炎等感染病史，有无白血病、淋巴瘤等全身性疾病史，有无颅脑创伤、手术史及鼻咽部或蝶鞍区放射治疗史等。

（二）身体状况

起病方式及临床表现视病因、腺垂体破坏程度与功能状况而定。通常腺垂体组织破坏 50% 以上出现垂体功能减退症状，破坏 75% 以上症状明显，破坏 95% 以上症状严重。最早表现为卵泡刺激素（follicle stimulating hormone，FSH）、黄体生成素（luteinizing hormone，LH）和 GH 缺乏，随后可伴有 TSH、ACTH 缺乏。垂体瘤除有腺垂体功能减退症状外，还有头痛、视力障碍、视神经盘水肿等压迫症状；下丘脑肿瘤有肥胖、嗜食、尿崩等症状；希恩综合征多表现为全垂体功能减退，但无占位病变表现。

1. LH、FSH 缺乏　性腺功能减退为腺垂体功能减退症病人最常见的表现。女性病人多有产后大出血、休克、昏迷病史，特征性表现为乳腺萎缩、闭经与不孕。男性病人表现为胡须少、性欲减退、阳痿等。男女均易发生骨质疏松、毛发脱落，尤以阴毛、腋毛脱落明显。

2. GH 不足综合征　GH 分泌减少，儿童期表现为生长停滞，成人期表现为肌肉质量减少和力量减弱、耐力下降、向心性肥胖、注意力和记忆力受损、血脂异常、早发动脉粥样硬化和骨质疏松等。因症状无特异性，常被忽视。

3. TSH 分泌不足　导致中枢性甲状腺功能减退，其表现与原发性甲状腺功能减退症相似，但程度较轻，通常无甲状腺肿大，常有畏寒、皮肤干燥等，严重者出现黏液性水肿。

4. ACTH 缺乏　可导致继发性肾上腺皮质功能减退，病人常有乏力、厌食、恶心、呕吐、体重减轻、血压降低，重者出现低血糖等。与原发性慢性肾上腺皮质功能减退症临床表现（有皮肤色素加深）不同的是，本病病人因黑色素细胞刺激素（melanocyte stimulating hormone，MSH）减少，出现皮肤色素减退、面色苍白、乳晕浅淡等。

5. 垂体功能减退性危象　简称垂体危象。在全垂体功能减退症基础上，各种应激（感染、腹泻、呕吐、饥饿、寒冷、手术、外伤等）、麻醉及使用镇静药、安眠药、降血糖药应用等均可诱发垂体危象。临床表现不一，可呈现高热型（体温 > 40℃）、低温型（体温 < 30℃）、低血糖型、低血压循环衰竭型、水中毒型和混合型，可伴有精神异常、谵妄、恶心、呕吐、昏迷等症状。

（三）心理 - 社会状况

腺垂体功能减退症需终身药物治疗，身体外形改变、性功能障碍给家庭和病人带来痛苦和精神压力，病人常有精神紧张、焦虑、抑郁等不良情绪。评估病人的精神和心理变化，对日常生活、学习、工作和家庭的影响，对疾病的认知程度，以及家庭对病人的支持状况等。

（四）实验室检查及其他检查

1. 性腺功能测定　女性血雌二醇水平降低，男性血睾酮水平降低或正常低值。

2. 甲状腺功能测定　血清总甲状腺素（TT$_4$）或血清游离甲状腺素（FT$_4$）均降低，而血清总三碘甲状腺原氨酸（TT$_3$）或血清游离三碘甲状腺原氨酸（FT$_3$）正常或降低。

3. 腺垂体激素测定　如 FSH、LH、TSH、ACTH、PRL、GH 等水平有不同程度降低。

4. 肾上腺皮质功能测定　24h 尿 17- 羟皮质类固醇及游离皮质醇排出量减少，血浆皮质醇浓度降低。

5. 其他　GnRH、TRH、CRH 等兴奋试验，可测定垂体储备功能，有助于确定病变部位；X 线、

CT、MRI 检查,可了解病变部位、大小、性质及对邻近组织的影响。

(五)治疗原则及主要措施

采用病因和激素替代治疗,病情可获得明显好转。积极救治垂体危象。

1. 病因治疗 ①垂体肿瘤:根据病情采取手术、放疗或化疗。②鞍区占位性病变:须解除压迫和破坏作用,缓解颅内高压症状。③产妇出血、休克而引起缺血性垂体坏死:关键在于预防,加强产妇围产期的监护。④继发性垂体性矮小症:针对原发病治疗。

2. 激素替代治疗 采用相应靶腺激素替代治疗,需长期甚至终身维持治疗。所有替代治疗宜口服给药,对同时有 ACTH 和 TSH 缺乏者,治疗过程中应先补充糖皮质激素,再补充甲状腺激素,以免诱发肾上腺危象。

(1)**糖皮质激素**:最为重要,应先于甲状腺激素的补充。首选氢化可的松,剂量应个体化,最大不超过 30mg/d,应模仿生理分泌服用,如上午 8 时服全日量的 2/3,下午 2 时服 1/3。随病情调节剂量,如有感染等应激时,应加大剂量。

(2)**甲状腺激素**:须从小剂量开始,缓慢递增至生理剂量。剂量应控制在左甲状腺激素 50~200μg/d 或干甲状腺片 40~120mg/d 的范围内,以免加重肾上腺皮质负担。对年老、心脏功能欠佳者,应避免甲状腺激素过量诱发心绞痛。对同时有肾上腺皮质功能减退者慎用。长期超生理剂量会导致骨质疏松,增加骨折和房颤的风险,须定期监测血清 FT_3、FT_4,调整用药剂量。

(3)**性激素**:育龄期妇女,病情较轻者需采用人工月经周期治疗,可维持第二性征和性功能。必要时可用人绝经期促性腺激素(human menopausal gonadotropin,HMG)或人绒毛膜促性腺激素(human chorionic gonadotropin,HCG)以促进生育。男性病人可用丙酸睾酮,促进第二性征发育,改善性功能,增强体力。

(4)**生长激素**:补充生长激素可改善病人肌肉无力、血脂异常、低血糖等,提高病人的生活质量。但 GH 长期替代治疗在增加肿瘤发生和复发方面的疑虑仍未消除,应用价值有待进一步评价。

3. 垂体危象治疗

(1)**补液**:低血糖、失水者立即静脉注射 50% 葡萄糖 40~80ml,继之以 5% 葡萄糖氯化钠溶液静脉滴注。

(2)**补充激素**:为解除急性肾上腺功能减退危象,在补充的 5% 葡萄糖氯化钠溶液中加入氢化可的 200~300mg/d 或地塞米松 5~10mg/d,静脉注射或肌内注射,亦可加入液体内静脉滴注。水中毒者,可口服泼尼松 10~25mg 或可的松 50~100mg 或氢化可的松 40~80mg,以后每 6h 1 次。不能口服者用氢化可的松 50~200mg(地塞米松 1~5mg),加入 50% 葡萄糖溶液 40ml 缓慢静脉注射。

(3)**纠正循环衰竭和抗感染**:有周围循环衰竭者,按休克原则治疗。感染致败血症者积极抗感染治疗。

(4)**恢复体温**:低体温与甲状腺功能减退有关,可用电热毯使体温逐渐回升至 35℃以上,并在使用肾上腺皮质激素后给予小剂量甲状腺激素。高热者,给予物理降温,并及时去除诱发因素,慎用药物降温。

(5)**禁用或慎用药物**:禁用或慎用吗啡麻醉药、巴比妥安眠药、氯丙嗪中枢神经抑制剂及各种降血糖药物,防止诱发昏迷。

【常见护理诊断/合作性问题】

1. 活动耐力下降 与肾上腺皮质功能和甲状腺功能减退有关。

2. 营养失调:低于机体需要量 与食欲缺乏、恶心、呕吐有关。

3. 性功能障碍 与促性腺激素分泌不足有关。

4. 体象障碍 与腺垂体功能减退所致身体外观改变有关。

5. 焦虑 与内分泌紊乱所致的身心失调有关。

6. 潜在并发症：垂体危象、感染等。

【护理目标】

1. 活动耐力增强。

2. 营养失调纠正。

3. 性功能障碍减轻或恢复。

4. 体象障碍改善。

5. 焦虑减轻或消失。

6. 未发生并发症，或并发症能被及时发现并处理。

【护理措施】

（一）一般护理

1. 休息与活动　保持生活规律，避免过度劳累，症状轻者可低强度活动，有明显头晕、乏力及胃肠道症状者应卧床休息；血压过低时变换体位宜缓慢，以免发生晕厥；精神失常或意识模糊者，加强安全防护。

2. 饮食护理　摄入高热量、高蛋白与富含多种维生素的食物，适量补充钠盐。不宜过度饮水，以免加重低钠血症。鼓励进食高纤维食物，如蔬菜、水果、粗粮、豆制品，预防便秘。

3. 避免应激　预防感冒及各种感染，避免劳累、精神刺激，注意冬季保暖。

（二）病情观察

1. 一般状态　观察精神症状、活动能力，询问有无疲劳感。监测呼吸、体温、脉搏、血压，注意低体温、脉缓、低血压。了解有无食欲缺乏，饮食量变化，有无便秘。监测体重，了解营养状态。观察低血糖症状，监测液体出入量。

2. 肿瘤压迫症状　观察有无肿瘤压迫症状如头痛、恶心、呕吐、痉挛、视力障碍、视野缩小。

3. 垂体危象及昏迷　警惕和避免垂体危象的诱因及急性肾上腺皮质功能不全的症状如急剧脱水、电解质紊乱、低血压、低血糖、神志不清、谵妄、虚脱等。

（三）用药护理

告知病人激素需长期替代治疗，应按医嘱定量、定时服药，不可私自停药或加减用量，强调终身服药的必要性及随意停药的危险性。指导氢化可的松的正确服用方法，应符合皮质醇生理性分泌规律。慎用或禁用中枢神经抑制药、麻醉药和降血糖药，防止昏迷。

（四）垂体危象护理

1. 监护　安置病人于重症监护室，给予心电监护。密切观察生命体征、氧饱和度、意识状态。保持尿路通畅，准确记录24h液体出入量。

2. 保持呼吸道通畅　昏迷病人取平卧位、头偏向一侧。3~4L/min持续给氧。备好吸引器、气管切开包，必要时吸痰。

3. 遵医嘱用药迅速建立静脉通路　迅速建立两条静脉通路。遵医嘱补液、抗休克并给予氢化可的松、抗生素等治疗。出现低血糖时，及时给予50%葡萄糖溶液快速静脉输注。

4. 保暖或降温　低体温者，加强保暖措施。高热者，以物理降温为主，避免使用解热镇痛药。

5. 预防感染　全面检查有无皮肤黏膜（特别是会阴部及肛门周围）隐匿的感染灶。防止尿路感染，做好口腔护理和皮肤护理。遵医嘱给予有效的抗生素以迅速控制感染的发生。

（五）心理护理

由于腺垂体功能减退为终身疾病，常出现男女性征、器官功能衰退及体貌改变等表现，使病人家庭生活、社会交往受到影响，心理负担加重，常出现焦虑、自卑、悲观、抑郁等心理问题。应重视病人的情绪变化，多倾听、多解释，给予精神安慰和心理支持，告知病人本病为终身性疾病，坚持按医嘱正确服药可以控制症状，以消除其思想顾虑，安定情绪，鼓励病人参与正常的社会交往，提高适应能力；鼓励家属主动与病人沟通，互相表达内心的感受，减轻病人的抑郁感，主动参与病人的护理，促进家庭和谐。

（六）健康指导

1. 疾病知识指导 讲解腺垂体功能减退症为终身性疾病，需长期药物替代治疗。指导病人识别垂体危象的征兆，若有感染、发热、外伤、腹泻、呕吐、头疼等情况发生时，应立即就医；外出时随身携带识别卡，以防意外发生。

2. 生活指导 指导病人进食高热量、高蛋白、高维生素，易消化的饮食，少量多餐，适量钠盐，以保证能量和营养需求，增强机体抵抗力；保持情绪稳定，注意生活规律，避免过度劳累；冬天注意保暖，更换体位时动作应缓慢，以免发生晕厥；平时注意皮肤的清洁，预防外伤，少到公共场所，减少感染发生。

3. 用药与病情监测指导 指导病人认识所服药物的名称、剂量、用法及不良反应，如肾上腺糖皮质激素过量易致欣快感、失眠；服甲状腺激素应注意心率、心律、体温、体重变化等。告知病人必须严格遵医嘱按时按量服用药物，不得随意增减药物。指导病人识别垂体危象的征兆，若出现应立即就医。激素替代治疗者，要定期随访以了解替代剂量是否合适，调整至合适剂量后，每6~12个月复诊1次。

【护理评价】

1. 活动耐力有无增强。
2. 营养失调是否纠正。
3. 性功能障碍有无减轻或恢复。
4. 体象障碍有无改善。
5. 焦虑是否减轻或消失。
6. 有无并发症发生；或并发症能否被及时发现并处理。

（刘 涛）

第三节 甲状腺功能亢进症病人的护理

学习目标

1. 掌握甲状腺功能亢进症的身体状况、甲亢危象的诱因和甲状腺功能亢进症的治疗。
2. 熟悉甲状腺功能亢进症的治疗原则。
3. 了解甲状腺功能亢进症的病因及发病机制、实验室检查及其他检查。
4. 学会应用护理程序为甲状腺功能亢进症病人实施整体护理。
5. 具备为甲状腺功能亢进症病人进行健康指导的能力。
6. 培养学习者热情、主动的工作意识，具备良好的敬业精神和职业道德。

情景导入

病人，女性，37岁。于2019年2月开始感疲乏无力、夜间失眠、怕热多汗、易饥多食。2周后出现低热、眼球突出，经医院门诊多项检查，诊断为"甲状腺功能亢进症"。予以硫脲类药物治疗，症状渐趋好转。同年6月24日因家庭纠纷与爱人争吵后情绪不佳，次日出现恶心呕吐、烦躁不安、心动过速、发热、大汗，即来医院就诊。身体评估：T 39.3℃，P 150次/min，R 24次/min，BP 155/100mmHg，神志清楚、急性病容，巩膜无黄染，皮肤黏膜无出血点，浅表淋巴结未触及肿大。颈软，甲状腺肿大，眼球突出。两肺无异常。心律规整，无病理性杂音。腹部、神经系统检查无异常。

请思考：

1. 为明确诊断，该病人还需要做哪些检查？

2. 目前该病人出现了什么征象？对此征象，护士应如何进行救治护理？

甲状腺毒症（thyrotoxicosis）指血液循环中甲状腺激素（TH）过多，引起以神经、循环、消化等系统兴奋性增高和代谢亢进为主要表现的一组临床综合征。根据甲状腺的功能状态，甲状腺毒症可分为甲状腺功能亢进类型和非甲状腺功能亢进类型，常见原因见表 7-1。甲状腺功能亢进症（hyperthyroidism）简称甲亢，是甲状腺本身产生甲状腺激素过多所致的甲状腺毒症，病因包括毒性弥漫性甲状腺肿（Graves disease，GD）、毒性结节性甲状腺肿和甲状腺自主高功能腺瘤（Plummer disease）等。我国临床甲亢的患病率为 0.8%，其中 80% 以上是由 Graves 病引起的。本节重点阐述 Graves 病。

表 7-1　甲状腺毒症的常见原因

甲状腺功能亢进症	非甲状腺功能亢进症
1. 毒性弥漫性甲状腺肿（Graves 病）	1. 亚急性甲状腺炎
2. 多毒性结节性甲状腺肿	2. 无痛性甲状腺炎（silent thyroiditis）
3. 甲状腺自主高功能腺瘤（plummer disease）	3. 桥本甲状腺炎
4. 碘致甲状腺功能亢进症（碘甲亢，IIH）	4. 产后甲状腺炎（postpartum thyroiditis，PPT）
5. 桥本甲状腺毒症（Hashitoxicosis）	5. 外源甲状腺激素替代
6. 新生儿甲状腺功能亢进症	6. 异位甲状腺激素产生（卵巢甲状腺肿等）
7. 垂体 TSH 腺瘤	

Graves 病又称毒性弥漫性甲状腺肿或 Parry 病或 Basedow 病。本病于 1825 年由 Parry 首次报告，1835 年和 1840 年分别由 Robert Graves 和 von Basedow 详细报告而命名。女性高发，男女比例为 1:4~1:6，高发年龄为 20~50 岁。

【病因及发病机制】

Graves 病的发病机制未明，目前公认是遗传因素和环境因素共同作用的自身免疫性甲状腺疾病。

1. 遗传因素　Graves 病有显著的遗传倾向，部分病人有家族史。单卵孪生子的发病一致率是 30%~35%，双卵孪生子则是 2%~5%。Graves 病还是一个复杂的多基因疾病，目前发现与 HLA、CTLA4、PTPN22、CD40、IL-2R、FCRL3、Tg 和 TSHR 等基因多态性有关。

2. 免疫因素　本病以遗传易感性为背景，在感染、精神创伤等因素作用下诱发体内免疫功能紊乱。主要特征是病人血清中存在甲状腺细胞 TSH 受体的特异性自身抗体，称为 TSH 受体抗体（thyrotropin receptor antibody，TRAb）。TRAb 又分为甲状腺刺激性抗体（thyroid stimulating antibody，TSAb）和甲状腺刺激阻断性抗体（thyroid stimulation-blocking antibody，TSBAb），它们都可与 TSH 受体结合，但却产生相反的效应：① TSAb 与 TSH 竞争性地结合于 TSH 受体，激活腺苷酸环化酶信号系统，导致甲状腺滤泡上皮细胞增生，产生过量的甲状腺激素；母体的 TSAb 也可以通过胎盘，导致胎儿或新生儿发生甲亢。② TSBAb 阻断 TSH 与 TSH 受体的结合，引起甲状腺功能减退症。Graves 病两个抗体的滴度可以相互变化，占优势的抗体决定其甲状腺功能。Graves 病可以自发性发展为甲减，TSBAb 的产生占优势是原因之一。此外，50%~90% 的 Graves 病病人还存在过氧化物酶抗体、甲状腺球蛋白抗体等甲状腺的其他自身抗体。

3. 环境因素　感染、碘摄入量、环境毒素等，都对本病的发生和发展有影响。Graves 眼（眶）病的发病危险因素还包括吸烟、药物（如干扰素、锂剂）、^{131}I 和局部创伤等。

【护理评估】

（一）健康史

详细询问病人患病的起始时间、主要症状及其特点，如有无疲乏无力、怕热、多汗、低热、多食、消瘦、急躁易怒、排便次数增多，有无心悸、胸闷、气促等。询问有无甲亢危象征兆，如高热、大汗、心动过速、烦躁不安、谵妄、呼吸急促、恶心、呕吐、腹泻等。了解有无家族史，有无感染、口服过量 TH 制剂、严重精神创伤等诱发因素。询问患病后检查和治疗经过，目前用药情况和病情控制情况等。对育龄妇女要询问病人的月经、生育史。

（二）身体状况

多数起病缓慢，少数在感染或精神创伤等应激后急性起病。典型表现有高代谢综合征等甲状腺毒症表现、甲状腺肿及眼征。老年和小儿病人表现多不典型。

1. 甲状腺毒症表现

（1）**高代谢综合征**：由于 TH 分泌增多导致交感神经兴奋性增高和新陈代谢加速，病人常有疲乏无力、多汗、怕热、低热（危象时可有高热），糖耐量异常或糖尿病加重，负氮平衡，体重下降，尿钙、磷等排出量增高等。

（2）**神经精神症状**：多言好动、紧张失眠、焦虑烦躁、易激动、易怒、注意涣散、记忆力减退、腱反射活跃等，伸舌或双手向前平举时有细微震颤。

（3）**心血管系统**：心悸、持续性心动过速，睡眠和休息时有所降低但仍高于正常。甲状腺毒症可增强心脏对儿茶酚胺的敏感性，导致外周血管扩张，使心排血量增加等，引起甲状腺毒症心脏病（甲亢性心脏病），主要表现为心房颤动等室上性心律失常、心脏增大、心力衰竭、心绞痛、心肌梗死。其心力衰竭分为两种类型：一类是由心动过速和心排血量增加导致的心力衰竭，又称为"高排血量型心力衰竭"，多见于年轻病人，常随着甲亢的控制，心力衰竭得以恢复；另一类是诱发和加重已有或潜在的缺血性心脏病而发生的心力衰竭，属于心脏泵衰竭，多见于老年病人。收缩压增高、舒张压下降和脉压增大也为甲亢的特征性表现。

（4）**消化系统**：多出现食欲亢进，肠蠕动加快，腹泻，排便次数增多。可出现肝大，肝功能异常，转氨酶升高，偶伴黄疸。

（5）**肌肉与骨骼系统**：主要表现为甲状腺毒症性周期性瘫痪，多见于亚洲青年男性，发病诱因包括运动、高糖饮食、饱餐、注射胰岛素等，病变主要累及下肢，常伴有低钾血症。甲亢也可影响骨骼脱钙而发生骨质疏松。

（6）**生殖系统**：女性常有月经稀少，周期延长，甚至闭经。男性可出现勃起功能障碍，偶见乳腺发育。

（7）**造血系统**：外周血淋巴细胞比例增加，单核细胞增加，白细胞总数减少。血小板寿命缩短，可伴发血小板减少症。

（8）**皮肤、毛发及肢端表现**：皮肤温暖湿润，颜面潮红。部分病人色素减退，出现毛发脱落、白癜风或斑秃。少数伴杵状指、软组织肿胀，指（趾）甲和甲床分离。胫前黏液性水肿为 Graves 病的特异性皮肤损害，见于少数 Graves 病病人，白种人多见。

（9）**甲状腺危象（甲亢危象）**：是甲状腺毒症急性加重的一个综合征，发生原因可能与短时间内大量甲状腺激素释放入血有关。本病多发生于甲亢较重而未予治疗或治疗不充分的病人。

1）常见诱因：①应激状态，如感染、手术、放射性碘治疗、精神刺激、过度劳累、急性创伤等。②严重躯体疾病，如心力衰竭、低血糖症、败血症、脑卒中、急腹症等。③口服过量 TH 制剂。④甲状腺手术准备不充分或术中过度挤压甲状腺等。

2）典型表现：原有甲亢症状加重、高热（常在 39℃ 以上）、大汗、心动过速（140 次/min 以上）、恶心、呕吐、腹痛腹泻、烦躁不安、谵妄，严重病人可有心衰、休克及昏迷等。死亡率在 20% 以上，死亡原因多为高热虚脱，心力衰竭，肺水肿，严重水、电解质代谢紊乱等。

2. 甲状腺肿　多数病人有不同程度的甲状腺肿大，常为弥漫性、对称性肿大，质地中等、无压痛，随吞咽上下移动。肿大程度与甲亢病情轻重无明显关系。甲状腺血流增多，可触及震颤、闻及血管杂音，为 Graves 病的特异性体征。

3. 眼部表现　Graves 病的眼部表现分为两类。

（1）一类为单纯性突眼，病因与甲状腺毒症所致的交感神经兴奋性增高以及甲状腺激素的 β 肾上腺能样作用致眼球外肌、上睑提肌张力增高有关。单纯性突眼表现为：①轻度突眼，突眼度在 18mm 以内。②瞬目减少或凝视（Stellwag 征），眼神炯炯发亮。③上眼睑挛缩，眼裂增宽（Dalrymple 征）。④上眼睑移动滞缓（von Graefe 征），双眼向下看时，上眼睑不能随眼球下落，显现白色巩膜。⑤向上看时，前额皮肤不能皱起（Joffroy 征）；⑥两眼内聚减退或不能（Mobius 征），两眼看近物时，眼球辐辏不良。

（2）另一类为浸润性突眼，即 Graves 眼病。其眼球明显突出，超过眼球突度参考值上限的 3mm 以上（中国人群突眼度：女性 16mm，男性 18.6mm）。

（三）心理 - 社会状况

评估病人患病后对日常生活的影响，是否有睡眠、活动量及活动耐力的改变。甲亢病人因神经过敏、急躁易怒、身体外形改变等，易与家人或同事发生争执，导致人际关系紧张。因此，应注意评估病人有无焦虑、多疑等心理变化。注意病人及家属对疾病知识的了解程度，病人所在社区的医疗保健服务情况等。

（四）实验室检查及其他检查

1. 促甲状腺激素（TSH）**测定**　血清 TSH 浓度的变化是反映甲状腺功能最敏感的指标。目前敏感 TSH（sTSH）测定成为筛查甲亢的第一线指标，甲亢时 sTSH 通常 <0.1mU/L。

2. 血清甲状腺激素测定

（1）**血清总甲状腺素**（TT_4）：该指标稳定、重复性好，是诊断甲亢的主要指标之一。TT_4 测定的是结合于蛋白的激素，受甲状腺结合球蛋白（TBG）等结合蛋白量和结合力变化的影响。

（2）**血清总三碘甲状腺原氨酸**（TT_3）：大多数情况下，甲亢时血清 TT_3 和 TT_4，同时升高。TT_3 增高可以先于 TT_4 出现。T_3 型甲状腺毒症时仅有 TT_3 增高，常见于老年病人。

（3）**血清游离甲状腺激素**：包括游离甲状腺素（FT_4）与游离三碘甲状腺原氨酸（FT_3）。FT_3、FT_4 不受血中 TBG 影响，是临床诊断甲亢的主要指标。但血中 FT_3、FT_4 含量甚微，测定的稳定性不如 TT_3、TT_4。

3. 甲状腺 ^{131}I 摄取率　为诊断甲亢的传统方法，不能反映病情严重程度与治疗中的病情变化，目前已被激素测定技术所替代。甲亢时摄取率表现为总摄取量增加，摄取高峰前移。本方法现主要用于甲状腺毒症病因的鉴别。

4. TSH 受体抗体（TRAb）**检测**　是鉴别甲亢病因、诊断 Graves 病的重要指标之一。新诊断的 Graves 病病人血中 TRAb 阳性检出率可达 98%，有早期诊断意义，可判断病情活动、复发，还可作为治疗停药的重要指标。

5. 甲状腺刺激抗体（thyroid stimulating antibody，TSAb）**检测**　是鉴别甲亢病因、诊断 Graves 病的重要指标之一，未经治疗的 Graves 病病人血中 TSAb 阳性检出率可达 85%~100%。与 TRAb 相比，TSAb 不仅反映了这种抗体与 TSH 的受体结合，而且还反映了这种抗体对甲状腺细胞的刺激功能。

6. 彩色多普勒甲状腺血流的半定量测定　甲亢引起的甲状腺毒症血流信号增强，呈片状分布，可区别于甲状腺炎症破坏引起的甲状腺毒症的影像。

7. 眼部 CT 和 MRI 检查　可排除其他原因所致的突眼，评估眼球外肌受累情况。

8. 甲状腺放射性核素扫描 主要用于甲亢的鉴别诊断。

(五) 治疗原则及主要措施

目前尚无法针对 Graves 病进行病因治疗。主要采用的治疗方法有抗甲状腺药物（antithyroid drugs，ATD）、放射碘及手术治疗 3 种方法。

1. 甲亢的治疗

（1）抗甲状腺药物

1) 适应证：①轻度、中度病情病人。②甲状腺轻、中度肿大。③孕妇、高龄或由于其他严重疾病不宜手术者。④手术前或 ^{131}I 治疗前的准备。⑤手术后复发且不宜行 ^{131}I 治疗者。⑥中至重度活动的 Graves 眼病病人。

2) 常用药物：常用的 ATD 分为硫脲类和咪唑类两类。硫脲类有甲硫氧嘧啶（methylthiouracil，MTU）及丙硫氧嘧啶（propylthiouracil，PTU）等；咪唑类有甲巯咪唑（methimazole，MMI）和卡比马唑（carbimazole，CMZ）等。我国普遍使用 PTU 和 MMI。其主要作用机制相同，通过抑制甲状腺内过氧化物酶及碘离子转化为新生态碘或活性碘，从而抑制 TH 的合成。PTU 可抑制外周组织 T_4 转变为 T_3，严重病例或甲状腺危象可作为首选。

3) 治疗方案与疗程：治疗方案分初治期、减量期及维持期。以 MMI 为例：①初治期，MMI 10~30mg/d，每天 1 次口服，每 4 周复查甲状腺激素水平，至症状缓解或血 TH 恢复正常时减量。②减量期，每 2~4 周减量 1 次，每次减量 5~10mg，每 4 周复查甲状腺功能，待 TSH 正常后再减至最小维持量。③维持期，5~10mg/d 或更少，维持 12~18 个月，每 2 个月复查血 TH。必要时可在停药前将维持量减半。疗程中除非有较严重反应，一般不宜中断，疗程不能少于 1 年。

（2）其他药物治疗

1) 复方碘口服溶液：仅用于术前准备和甲状腺危象。

2) β受体拮抗药：可作为 ATD 初治期的辅助治疗，能较快控制甲亢的临床症状。可用于治疗前后及甲状腺危象时，也可与碘剂合用于术前准备。

（3）^{131}I 治疗：甲状腺摄取 ^{131}I 后释放 β射线，破坏甲状腺滤泡上皮而减少 TH 的分泌。因 β射线在组织内的射程仅有 2mm，所以电离辐射仅局限于甲状腺局部，不会累及邻近组织。此法简单、经济，治疗有效率达 95%，临床治愈率达 85% 以上，复发率小于 1%，现已是欧美国家治疗成人甲亢的首选方法。

1) 适应证：①甲状腺肿大Ⅱ度以上。②对 ATD 过敏。③ATD 治疗或手术治疗后复发。④甲亢合并心脏病。⑤甲亢伴白细胞减少、血小板减少或全血细胞减少。⑥甲亢合并肝、肾等脏器功能损害。⑦拒绝手术或有手术禁忌证。⑧浸润性突眼。

2) 禁忌证：妊娠和哺乳期禁止放射碘治疗。

3) 并发症：①甲状腺功能减退，是 ^{131}I 治疗甲亢后的主要并发症，与电离辐射损伤和继发自身免疫损伤有关，需用 TH 替代治疗。②放射性甲状腺炎，发生在 ^{131}I 治疗后 7~10d。③甲状腺危象，主要发生于未控制的甲亢重症病人。④浸润性突眼恶化，^{131}I 治疗前 1 个月开始应用糖皮质激素有一定预防作用。

（4）手术治疗：甲状腺次全切除术的治愈率可达 70% 以上，复发率为 8%。术后可引起多种并发症，主要为甲状旁腺功能减退和喉返神经损伤，发生率为 2%~10%。

2. 甲状腺危象的防治 避免和去除诱因，积极治疗甲亢是预防甲状腺危象的关键，尤其是防治感染和做好充分的术前准备工作。一旦发生需积极抢救。

（1）抑制 TH 合成：首选 PTU，首次剂量 500~1 000mg，口服或胃管注入；以后每 4h 给予 PTU 250mg，待症状缓解后改用一般治疗剂量。

（2）抑制 TH 释放：服 PTU 1 小时后再加用复方碘口服溶液 5 滴（0.25ml 或者 250mg），每 6h 1 次，或碘化钠 0.5~1.0g 加入 5% 葡萄糖盐水中静脉滴注 12~24 小时，以后视病情逐渐减量，一般使用 3~7d 停药。

（3）**β 受体拮抗药**：普萘洛尔 60~80mg/d，每 4h 口服 1 次，或 1mg 经稀释后缓慢静脉注射。普萘洛尔有阻断甲状腺素对心脏的刺激和抑制外周组织 T_4 转换为 T_3 的作用。

（4）**糖皮质激素**：氢化可的松静脉滴注，首次 300mg，以后每次 100mg，每 8h 1 次，防止和纠正肾上腺皮质功能减退。

（5）**降低和清除血浆 TH**：上述治疗效果不满意时，可选用血液透析、腹膜透析或血浆置换等措施，迅速降低血浆 TH 浓度。

（6）**支持治疗**：监测心、脑、肾功能；纠正水、电解质和酸碱平衡紊乱；降温、给氧、防治感染；积极治疗各种并发症。

3. Graves 眼病（GO）的治疗　治疗方法视病情程度而异，有效控制甲亢是治疗 GO 的关键。

（1）**轻度活动性 GO**：病程一般呈自限性，以控制甲亢和一般治疗为主。可选择 ATD、^{131}I 和手术任何一种方法；一般治疗措施包括戒烟，低盐饮食，眼部保护如戴有色眼镜、人工泪液、睡眠时使用盐水纱布或眼罩，高枕卧位等。

（2）**中度和重度活动性 GO**：治疗甲亢时可选择 MMI 或手术治疗。其他特殊治疗主要包括：①糖皮质激素。泼尼松 40~80mg/d，分次口服，持续 2~4 周，随后每 2~4 周减量至 2.5~10mg/d，持续治疗 3~12 个月。②眶放射治疗。对近期的软组织炎症和眼肌功能障碍效果较好，与糖皮质激素联合使用可以增加疗效，有效率达 60%，一般不单独使用。③眶减压手术。糖皮质激素和球后外照射无效，角膜感染或溃疡、压迫导致的视网膜和视神经改变可能导致失明时，需行眶减压手术，目的是切除球后纤维脂肪组织，增加眶容积，可引起术后复视或加重术前复视。GO 稳定期可以做眼科矫正手术。

【常见护理诊断／合作性问题】

1. 营养失调：低于机体需要量　与基础代谢率增高导致代谢需求大于摄入有关。

2. 活动耐力下降　与蛋白质分解增加、甲状腺毒性心脏病、肌无力等有关。

3. 应对无效　与性格及情绪改变有关。

4. 组织完整性受损　与浸润性突眼有关。

5. 潜在并发症：甲状腺危象。

【护理目标】

1. 能恢复并保持正常体重。

2. 能逐步增加活动量，活动时无明显不适。

3. 能恢复并保持足够的应对能力。

4. 能切实执行保护眼睛的措施，无感染发生，角膜无损伤。

5. 能积极避免可诱发甲状腺危象的因素，发生甲状腺危象能得到及时救治。

【护理措施】

（一）一般护理

1. 休息与活动　保证充足睡眠，活动时不疲劳为度；病情重、伴心力衰竭或严重感染时，应严格卧床休息；需戒烟，避免二手烟。

2. 环境　保持环境安静，避免噪声和强光刺激，相对集中时间进行治疗、护理。甲亢病人因怕热多汗，应安排通风良好的环境，室温维持在 20℃左右。

3. 饮食护理　应给予高热量、高蛋白、高维生素及矿物质丰富的饮食。鼓励病人多饮水，每天饮水 2 000~3 000ml 以补充出汗、腹泻、呼吸加快等所丢失的水分，但并发心脏疾病者应避免大量饮水，以防止因血容量增加而加重心力衰竭和水肿。禁止摄入刺激性的食物及饮料，如浓茶、咖啡等，以免引起病人精神兴奋。减少食物中粗纤维的摄入，以减少排便次数。避免进食含碘丰富的食物,应食用无碘盐,忌食海带、海鱼、紫菜等,慎食卷心菜、甘蓝等易致甲状腺肿的食物。

4. 眼部护理　睡觉或休息时高枕卧位,双眼覆盖生理盐水湿纱布;外出时戴深色眼镜或眼罩;突眼严重、眼睑不能闭合者,遵医嘱使用利尿药,白天用眼药水,夜间睡眠时用眼药膏等。

(二)病情观察

观察病人精神神志状态,注意体温、呼吸、脉搏、血压、体重变化情况,注意手指震颤、恶心、呕吐、腹泻等临床表现情况,了解突眼保护情况及用药情况。警惕甲状腺危象发生,一旦发生,立即报告医生并协助处理。

(三)用药护理

1. 抗甲状腺药物　指导病人遵医嘱用药,不可自行减量或停药,并密切观察药物的不良反应。最严重不良反应为粒细胞缺乏症,一般发生在治疗后的 2~3 个月内,老年人较易发生,应定期检查血象;当白细胞低于 $3 \times 10^9/L$ 或中性粒细胞低于 $1.5 \times 10^9/L$ 时,应停药,并遵医嘱给予促白细胞生成的药物。最常见不良反应为过敏反应,可表现为斑丘疹、皮肤瘙痒等,一般不需停药也可消失。

2. 普萘洛尔　用药过程中须注意观察心率,以防心动过缓。

3. 放射性 ^{131}I 治疗的护理指导　接受放射性核素治疗的病人,在治疗前后 1 个月内避免服用含碘的药物和食物。治疗后第 1 周避免触摸甲状腺,避免精神刺激和预防感染。个别重症病例,如治疗前准备不充分,可发生甲状腺危象。故需严密观察病情,如有发热、心动过速、大量出汗、精神过度兴奋等,应及时与医生联系,并做好抢救准备。病人应定期返院,追踪观察治疗效果。

(四)甲状腺危象护理

1. 避免诱因　指导病人自我心理调适,避免感染、精神刺激、创伤等诱发因素。

2. 病情监测　观察生命体征、意识变化,若原有甲亢症状加重,并出现发热(T>39℃)、严重乏力、烦躁、多汗、心悸、心率 >140 次/min、食欲缺乏、恶心、呕吐、腹泻、脱水等,应警惕甲状腺危象发生,立即报告医生并协助处理。

3. 紧急处理配合　①立即吸氧,绝对卧床休息,呼吸困难时取半卧位,立即给予氧气吸入。②及时准确给药:迅速建立静脉通路,遵医嘱使用 PTU、复方碘溶液、β 受体拮抗药、氢化可的松等药物。严格掌握碘剂的剂量,并观察中毒或过敏反应。准备好抢救药物,如镇静药、血管活性药物、强心药等。③密切观察病情:定时测生命体征,记录 24h 液体出入量,观察神志变化。

4. 对症护理　高热者行冰敷或乙醇擦浴等物理降温和/或药物降温,禁用乙酰水杨酸类退热药。躁动不安者使用床栏加以保护。昏迷者加强皮肤、口腔护理,定时翻身,预防压疮、肺炎的发生。腹泻严重者应注意肛周护理,预防肛周感染。

(五)心理护理

鼓励病人表达内心感受,理解和同情病人,建立互信关系。与病人共同探讨控制情绪和减轻压力的方法,指导和帮助病人正确处理生活中的突发事件。为病人提供有利于改善情绪的环境,如保持居室安静和轻松的气氛;避免提供兴奋、刺激的消息,以减轻病人激动、易怒的精神症状。鼓励病人参加团体活动,以免因社交障碍产生焦虑。病人病情稳定转入社区后,社区护士继续给予心理指导,以保证甲亢病人情绪护理的延续性,促进病人康复。

(六)健康指导

1. 疾病知识指导　指导病人注意加强自我保护,上衣领宜宽松,避免压迫甲状腺,严禁用手挤压甲状腺以免甲状腺素分泌过多加重病情。鼓励病人保持身心愉快,避免精神刺激或过度劳累,建立和谐的人际关系和良好的社会支持系统。

2. 用药指导与病情监测　服用抗甲状腺药物的最初 3 个月,每周查血象 1 次,每隔 1~2 个月做甲状腺功能测定,每天清晨起床前自测脉搏,定期测量体重。脉搏减慢、体重增加是治疗有效的标志。若出现高热、恶心、呕吐、不明原因腹泻、突眼加重等,应警惕甲状腺危象的可能,及时就诊。

3. 生育指导　对有生育需求的女性病人，应告知其妊娠可加重甲亢，宜治愈后再妊娠。对妊娠期甲亢病人，应指导其避免各种可能对母亲及胎儿造成影响的因素，宜选用抗甲状腺药物治疗，禁用 ^{131}I 治疗，慎用普萘洛尔，加强胎儿监测。产后如需继续服药，应在哺乳后服用，服药 3h 后再行哺乳。

4. 社区 - 家庭支持　指导病人出院后到所属社区卫生服务中心建档，充分利用社区卫生资源，接受社区延续性护理服务。社区护士应对甲亢病人定期进行家访，给予相应的健康指导。

【护理评价】

1. 体重是否恢复至正常范围并保持稳定。

2. 日常活动是否能耐受，生活是否能自理，活动耐力是否增加。

3. 情绪和行为改变的原因是否能解释，生活突发事件是否能正确处理。

4. 是否能采取各项保护眼睛的措施，无结膜炎、角膜炎等并发症出现。

5. 未发生甲状腺危象时是否能积极避免诱发因素，发生甲状腺危象时是否能及时发现和处理。

知识拓展

人体碘摄入量与碘营养状态的评价指标

甲状腺合成人体生理所需的甲状腺激素，每天对碘的基础需要量是 60μg。要消除碘缺乏病的症状，每天需要补充碘 100μg。WHO 提出的碘推荐摄入量为：6 岁以下儿童 90μg/d，6~12 岁 120μg/d，12 岁以上及成人 150μg/d，妊娠及哺乳期妇女增加到 250μg/d。2017 年发布的《中国居民膳食营养素参考摄入量》推荐碘摄入量为：1~10 岁 90μg/d，11~13 岁 110μg/d，14 岁以上 120μg/d，孕妇及乳母分别为 230μg/d 和 240μg/d。

（吴林秀）

第四节　库欣综合征病人的护理

学习目标

1. 掌握库欣综合征病人的身体状况和护理措施。

2. 了解库欣综合征的病因、实验室检查及其他检查、治疗措施。

3. 学会应用护理程序为库欣综合征病人实施整体护理。

4. 能够为库欣综合征病人进行健康指导。

5. 具备良好的沟通能力与团队合作意识，责任心强、严谨细致。

情景导入

病人，女性，28 岁。因肥胖、下肢水肿来院就诊。身体评估：神志清楚，BP 175/105mmHg，满月脸，有痤疮，向心性肥胖，皮肤菲薄，腹壁有宽大紫纹，下肢胫前轻度凹陷性水肿。该病人 1 年前确诊为系统性红斑狼疮，给予糖皮质激素治疗。

请思考：

1. 该病人出现满月脸、向心性肥胖等表现与什么疾病有关？

2. 针对病人目前的情况，护士应采取哪些护理措施？

库欣综合征（Cushing syndrome）又称皮质醇增多症，是一组因下丘脑-垂体-肾上腺轴调控失常，引起肾上腺分泌过多的糖皮质激素（主要是皮质醇）所致病症的总称。临床表现主要由于皮质醇分泌过多，引起代谢紊乱和多器官功能障碍，以及对感染抵抗力降低所致，表现为满月脸、向心性肥胖、多血质外貌、皮肤紫纹、痤疮等，伴有高血压和骨质疏松等。库欣综合征多见于女性，男女比例为1:3~1:8，其中20~45岁者约占2/3。

【病因及发病机制】

1. ACTH依赖性库欣综合征 ①Cushing病，是最常见的临床类型，约占70%，即垂体ACTH分泌过多，伴肾上腺皮质增生，多为垂体微腺瘤所致。②异位ACTH综合征，指垂体以外的肿瘤分泌大量ACTH，刺激肾上腺皮质增生，分泌过量的皮质醇引起，最多见的病因是肺癌，其次是胸腺及胰腺肿瘤。

2. ACTH非依赖性库欣综合征 ①肾上腺皮质腺瘤，约占10%。②肾上腺皮质癌，约占6%，进展快，病情重。③不依赖ACTH的双侧肾上腺小结节性增生。④不依赖ACTH的双侧肾上腺大结节性增生等。

3. 其他类型库欣综合征 医源性库欣综合征、应激性库欣综合征和糖皮质激素受体病等。

【护理评估】

（一）健康史

询问病人是否曾患垂体疾病；有无其他部位的肿瘤，如肺癌、胰腺癌及胸腺癌等；了解病人有无糖皮质激素类药物服用史等。

（二）身体状况

库欣综合征临床表现形式多样，典型表现如下：

1. 外形改变 多为轻度到中度肥胖，呈向心性分布。典型病人面圆而呈暗红色，出现特征性满月脸、水牛背和悬垂腹，四肢则显得相对瘦小。

2. 皮肤表现 皮肤菲薄，皮下毛细血管清晰可见，血管脆性增加，轻微损伤可引起瘀斑。下腹部两侧、大腿外侧、臀部等处，可出现紫红色条纹。手、脚、指（趾）、肛周常出现真菌感染。异位ACTH综合征和较重者，皮肤色素明显加深。

库欣综合征病人外形改变

3. 心血管表现 约80%病人出现高血压，常伴有动脉硬化。长期高血压可致左心室肥大、心力衰竭和脑血管意外。病人由于凝血功能异常、脂肪代谢紊乱，易发生动静脉血栓。

4. 全身及神经系统表现 全身肌肉可有萎缩、肌无力，下蹲后起立困难。常出现不同程度的精神及情绪变化，如情绪不稳定、烦躁、失眠；严重者出现精神失常，如偏执狂等。

5. 感染 长期皮质醇分泌增多会抑制机体的免疫功能，易发生各种感染，以肺部感染最为见。严重者可发展为蜂窝织炎、菌血症、败血症。因皮质醇增多，抑制发热等机体防御反应，炎症反应往往不显著，发热不明显，易漏诊造成严重后果。

6. 性功能异常 由于皮质醇抑制垂体促性腺激素及肾上腺雄激素分泌过多，女性病人可出现痤疮、多毛，月经减少、不规则或闭经等，若出现明显男性化表现提示肾上腺皮质癌。男性病人则出现性欲减退、睾丸变软、阴茎缩小等。

7. 代谢障碍 大量皮质醇加强肝糖原异生，抑制外周组织对葡萄糖的酵解和利用，拮抗胰岛素作用，引起葡萄糖耐量减低，使血糖升高，部分病人出现继发性糖尿病（类固醇性糖尿病）。有些病人因钠潴留而出现轻度水肿。肾上腺皮质癌和异位ACTH综合征者，有明显低钾低氯性碱中毒，低血钾加重病人乏力。病程久者出现骨质疏松，病人有明显的骨痛、脊椎压缩畸形、身材变矮，可出现佝偻病和骨折。儿童生长发育受抑制。

（三）心理-社会状况

病人常因身体外形和身体功能改变而产生体象障碍，对健康、生活、工作失去信心，影响人际交往和社交活动,出现焦虑、自卑、抑郁等心理变化,甚至出现绝望厌世和自杀倾向等。评估病人及家属对该病的认知及掌握健康教育知识的程度,以及家属对病人的支持情况等。

(四)实验室检查及其他检查

1. 皮质醇测定 血浆皮质醇水平增高且昼夜节律消失,表现为早晨水平正常或轻度升高,下午4时或晚上12时下降不明显。午夜血皮质醇若大于207nmol/L(7.5μg/dl),诊断库欣综合征的敏感性和特异性大于96%。24h尿17-羟皮质类固醇多明显高于正常。

2. 地塞米松抑制试验 ①小剂量地塞米松抑制试验:尿17-羟皮质类固醇不能降至对照值的50%以下,或尿游离皮质类固醇不能降至55nmol/24h以下者,表示不能被抑制。各型库欣综合征均不能被小剂量地塞米松抑制,是库欣综合征的定性诊断试验。②大剂量地塞米松抑制试验:尿17-羟皮质类固醇或尿游离皮质类固醇降至对照值的50%以下,表示被抑制,考虑为垂体性库欣病;不能被抑制者,可能为原发性肾上腺皮质肿瘤或异位ACTH综合征。

3. ACTH兴奋试验 垂体性库欣病和异位ACTH综合征者常有反应,原发性肾上腺皮质肿瘤者多数无反应。

4. 影像学检查 肾上腺B超检查、CT检查,垂体部位MRI检查等,可明确病变部位。

知识拓展

双侧岩下窦静脉采血是判断ACTH来源的金标准

对于Cushing病病人,分泌ACTH的垂体瘤引流静脉,即岩下窦静脉中ACTH浓度较高,与外周静脉中的ACTH浓度可形成梯度,而异位ACTH综合征病人的岩下窦静脉和外周静脉的ACTH浓度梯度不明显。利用这一特点,双侧岩下窦静脉采血的建立,成为区别Cushing病和异位ACTH综合征的金标准。因垂体ACTH腺瘤表面可表达促肾上腺皮质激素释放激素受体和血管升压素2型受体,在双侧岩下窦静脉采血中使用促肾上腺皮质激素释放激素或醋酸去氨加压素激发,可进一步提高其区别Cushing病和异位ACTH综合征的灵敏度(97%~100%)和特异性(100%)。国内多采用醋酸去氨加压素进行激发试验。

(五)治疗原则及主要措施

采取病因治疗。在病因治疗前,对病情严重者应对症治疗。

1. Cushing病 目前有手术、放疗、药物3种方法。其中经蝶窦切除垂体微腺瘤,为治疗本病的首选方法。病情较轻或儿童病例,可行垂体放疗,在放疗奏效前使用药物治疗。

2. 肾上腺肿瘤 肾上腺腺瘤行手术摘除,可获根治;肾上腺皮质癌尽早手术治疗,晚期者用肾上腺皮质激素合成阻滞药物治疗,如米托坦(双氯苯二氯乙烷)、美替拉酮等。

3. 不依赖ACTH小结节性或大结节性双侧肾上腺增生 做双侧肾上腺切除术,术后用激素替代治疗。

4. 异位ACTH综合征 切除原发肿瘤,若不能根治,使用肾上腺皮质激素合成阻滞药。

【常见护理诊断/合作性问题】

1. 体象障碍 与库欣综合征引起身体外观改变有关。

2. 体液过多 与皮质醇增多引起水钠潴留有关。

3. 有感染的危险 与皮质醇增多导致机体免疫力下降有关。

4. 潜在并发症:骨折。

【护理目标】

1. 正确认识并接受体形的变化,逐渐恢复正常体重。

2. 水肿消退。

3. 未发生感染,或感染能被及时发现并处理。

4. 未发生骨折,或骨折能被及时发现并处理。

【护理措施】

（一）一般护理

1. 休息与活动 平卧时适当抬高双下肢,有利于静脉回流,避免水肿加重。久病出现骨质疏松,适当限制运动,做好安全防护及防止因跌倒或碰撞引起骨折。关节痛或腰背疼痛者,必要时使用助行器辅助运动。

2. 饮食护理 进食低钠、高钾、高蛋白、低碳水化合物、低热量的食物,预防和控制水肿、低钾血症和高血糖,出现糖尿病症状时,严格执行糖尿病饮食。多食柑橘类、枇杷、香蕉、南瓜等含钾高的食物。鼓励摄取富含钙及维生素 D 的食物,如牛奶、虾皮、坚果、紫菜等预防骨质疏松。

（二）病情观察

1. 监测体温变化,定期进行血常规检查,观察有无感染征象。

2. 监测病人水肿情况,观察每日体重及 24h 液体出入量有无变化。

3. 监测电解质和心电图变化,观察有无恶心、呕吐、腹胀、乏力、心律失常等低钾血症表现;监测空腹血糖或糖耐量试验的结果,观察有无进食量增多和糖尿病表现。

4. 观察病人有无关节痛、腰背痛等,判断有无骨折发生。

（三）用药护理

水肿严重时,遵医嘱给予利尿药,观察水肿消退情况及不良反应,并及时处理。使用肾上腺皮质激素合成阻滞药治疗时,注意观察药物疗效,判断有无不良反应,如食欲缺乏、恶心、呕吐、乏力、嗜睡等;部分药物对肝脏损害较大,应定期检测肝功能。

（四）对症护理

1. 预防感染 当病人抵抗力下降时,易发生各种感染。①保持病室及床单位整洁,病室温度、湿度适宜。②严格执行无菌操作,尽量减少侵入性治疗措施。③指导病人和家属预防感染,如防寒保暖、避免到公共场所。

2. 预防外伤 为减少安全隐患,移去不必要的家具或摆设,浴室铺防滑脚垫。骨质疏松和骨痛病人,避免过度劳累及剧烈运动,变换体位时动作轻柔。

3. 皮肤与口腔护理 协助病人做好个人卫生,避免皮肤擦伤和感染。长期卧床者应定期翻身,预防压疮。必要时做好口腔护理。

（五）心理护理

了解病人的性格特征及社会家庭支持情况,当病人情绪变化时,及时与病人沟通,给予安慰和心理疏导。鼓励病人说出身体外观改变的感受,解释并消除其顾虑,坚定治疗信心。病情稳定后,根据病人的特点,提出合理、规律的生活方式,使其情绪乐观、心态平和。教会病人通过兴趣爱好等方式,进行自我心理调节和自我防护,参加力所能及的活动,增强其自信心和自尊感。指导病人家属给予病人有效的心理和情感支持。

（六）健康指导

1. 疾病知识指导 告知病人疾病基本知识,指导病人及家属日常生活中预防感染的方法,防止外伤、骨折等各种导致病情加重或诱发并发症的因素,定期门诊复查。

2. 用药指导 指导病人学会正确使用药物,观察药物疗效和不良反应。当用激素替代治疗时,详细交代药物用法和注意事项,尤其是药物过量及不足的症状和体征,告诚病人不能随意减量或停用,如发现虚弱、发热、头晕、恶心、呕吐等应立即就诊。

【护理评价】

1. 能否正确认识并接受体形的变化，体重是否逐渐恢复正常。

2. 水肿是否消退。

3. 有无继发感染发生；发生继发感染能否被及时发现并处理。

4. 有无骨折发生；发生骨折能否被及时发现并处理。

（刘 涛）

第五节 糖尿病病人的护理

学习目标

1. 掌握糖尿病病人的身体状况评估及护理措施。

2. 熟悉糖尿病的病因、诊断要点和治疗原则。

3. 了解糖尿病分型与发病机制。

4. 学会应用护理程序为糖尿病病人实施整体护理。

5. 能熟练为糖尿病病人进行健康指导。

6. 具备良好的敬业精神和职业道德。

情景导入

病人，男性，42岁。因口干、多饮、多尿1年入院。身体评估：T 36.5℃，P 80次/min，R 20次/min，BP 130/70mmHg。体型肥胖，双肺呼吸音清，无干湿啰音，心界不大，心律规整，无杂音，测空腹血糖8.0mmol/L。

请思考：

1. 该病人可能的疾病诊断是什么？需做哪些检查进一步确诊？

2. 如何为该病人进行健康指导？

糖尿病（diabetes mellitus，DM）是一组由多病因引起以慢性高血糖为特征的代谢性疾病，是由于胰岛素分泌和/或利用缺陷所引起。长期碳水化合物以及脂肪、蛋白质代谢紊乱可引起多系统损害，导致眼、肾、神经、心脏、血管等组织器官慢性进行性病变、功能减退及衰竭；病情严重或应激时可发生急性严重代谢紊乱，如糖尿病酮症酸中毒（diabetic ketoacidosis，DKA）、高渗高血糖综合征（hyperosmolar hyperglycemic syndrome，HHS）。

糖尿病是常见病、多发病，是严重威胁人类健康的世界性公共卫生问题。近年来，随着全球人口老龄化、生活方式的改变及肥胖人群的增多，糖尿病患病率、发病率急剧上升。严重影响病人健康，给个人、家庭和社会带来沉重负担。儿童和青少年T2DM的患病率呈上升趋势，已成为影响超重和肥胖儿童的关键健康问题。

【糖尿病分型】

根据病因学可将糖尿病分为4种类型：1型糖尿病（type 1 diabetes mellitus，T1DM）、2型糖尿病（type 1 diabetes mellitus，T2DM）、其他特殊类型糖尿病和妊娠糖尿病。其中，临床上以T2DM最多见，占90%~95%。T1DM较少见，我国占比<5%。其他特殊类型糖尿病的病因学相对明确，与基因缺陷及药物所致有关。而妊娠糖尿病指的是妊娠期间发生的糖代谢异常，不包括孕前已诊断糖尿病的病人（称为糖尿病合并妊娠）。

【病因及发病机制】

糖尿病的病因和发病机制极为复杂,至今尚未完全阐明,可归纳为遗传因素和环境因素两大类。

1.1 型糖尿病(T1DM) 绝大多数 T1DM 为自身免疫性疾病,遗传和环境因素共同参与其发病过程。某些外界因素作用于有遗传易感性的个体,激活一系列自身免疫反应,引起胰岛 β 细胞破坏和功能衰竭,体内胰岛素分泌不足且进行性加重,最终导致糖尿病。一般来说,T1DM 的发生发展常经历遗传易感期、启动自身免疫反应、出现免疫异常、β 细胞数目减少、临床糖尿病 5 个阶段。

2.2 型糖尿病(T2DM) 由遗传因素与环境因素共同作用而形成。常见的环境因素包括年龄增长、不良生活方式、营养过剩、体力活动不足、化学毒物等。由遗传因素和环境因素共同作用下所引起的肥胖,尤其是中心型肥胖,与胰岛素抵抗和 T2DM 的发生密切相关。T2DM 的自然病程包括胰岛素抵抗和 β 细胞功能缺陷、糖调节受损以及临床糖尿病 3 个阶段。其中外周组织的胰岛素抵抗和 β 细胞功能缺陷导致的不同程度胰岛素缺乏是 T2DM 发病的两个主要环节,并与冠心病、高血压、血脂异常、中心型肥胖等有关。病情进一步发展引起糖调节受损,表现为糖耐量降低(impaired glucose tolerance,IGT)和空腹血糖受损(impaired fasting glucose,IFG),最终导致糖尿病。

【护理评估】

(一)健康史

询问病人有无糖尿病家族史、病毒感染史等相关因素,了解其生活方式、饮食习惯;询问女性病人妊娠次数、新生儿出生体重、身高等;询问病人起病时间、主要症状及其特点;了解其诊治经过,目前用药和病情控制情况等。对病程长者要注意询问病人有无心悸、胸闷及心前区不适感,有无肢体发凉、麻木或疼痛和间歇性跛行,有无视物模糊,有无排尿异常及外阴瘙痒等。对糖尿病原有症状加重,伴食欲缺乏、恶心、呕吐、头痛、嗜睡、烦躁者,应警惕酮症酸中毒的发生,注意询问有无相关诱发因素。

(二)身体状况

1.代谢紊乱症状群

(1)多尿、多饮、多食和体重减轻:血糖升高后因渗透性利尿引起多尿,继而口渴多饮;外周组织对葡萄糖利用障碍,脂肪分解增多,蛋白质代谢负平衡,渐见乏力、消瘦,儿童生长发育受阻;病人常有易饥、多食。故糖尿病的临床表现常被描述为"三多一少"。

(2)皮肤瘙痒:高血糖及末梢神经病变引起皮肤干燥和感觉异常,病人出现皮肤瘙痒,尤其外阴瘙痒。

2.并发症

(1)糖尿病急性并发症

1)糖尿病酮症酸中毒:为最常见的糖尿病急症,是胰岛素不足和拮抗胰岛素激素过多引起的严重代谢紊乱综合征,临床上以高血糖、酮症和酸中毒为主要表现。

①发病机制:糖尿病代谢紊乱加重时,脂肪动员和分解加速,脂肪酸在肝脏经 β 氧化产生大量 β- 羟丁酸、乙酰乙酸和丙酮,三者统称为酮体。早期血酮升高称为酮血症,尿中酮体排出增多称为酮尿症,临床上统称为酮症。酮体中 β- 羟丁酸和乙酰乙酸为酸性代谢产物,会消耗体内储备碱,引起酮症酸中毒。病情进一步发展,病人出现神志障碍,称 DKA 昏迷。

②诱因:T1DM 有自发 DKA 的倾向,T2DM 在一定诱因作用下亦可发生。最常见的诱因为感染,其他诱因包括胰岛素治疗中断或不适当减量、各种应激、酗酒以及某些药物(如糖皮质激素)等。

③临床表现:早期主要表现为"三多一少"症状加重;酸中毒失代偿后出现疲乏、食欲缺乏、恶心呕吐、多尿、口干、头痛、嗜睡、呼气深快伴烂苹果味(丙酮);后期严重失水,病人尿量减少、眼眶下陷、皮肤黏膜干燥、血压下降、心率加快,四肢厥冷;晚期表现为不同程度意识障碍、昏迷。血糖一般为 16.7~33.3mmol/L。

2）高渗高血糖综合征：临床以严重高血糖、高血浆渗透压、脱水为特点，无明显酮症，病人可有不同程度的意识障碍。主要见于老年T2DM病人，超过2/3病人原来无糖尿病病史。

①诱因为引起血糖增高和脱水的因素：包括急性感染、外伤、手术、脑血管意外等应激状态，使用糖皮质激素、利尿药、甘露醇等药物，水摄入不足或失水等。少数病人在病程早期因误诊而输入大量葡萄糖溶液或因口渴而摄入大量含糖饮料可诱发或加重病情。

②临床表现：起病缓慢，早期表现为多尿、多饮，食欲缺乏。随病程进展逐渐出现严重脱水和神经精神症状，病人反应迟钝、烦躁或淡漠、嗜睡，逐渐陷入昏迷，晚期尿少甚至尿闭，与糖尿病酮症酸中毒相比，失水更严重，神经精神症状更突出。血糖一般为33.3~66.8mmol/L。

（2）感染性疾病：糖尿病容易并发各种感染，血糖控制差者更易发生也更严重。疖、痈等皮肤化脓性感染可反复发生，有时可引起脓毒血症。皮肤真菌感染如足癣、体癣也常见。肾盂肾炎和膀胱炎多见于女性病人，容易反复发作，严重者可发生肾及肾周脓肿、肾乳头坏死。真菌性阴道炎常见于女性病人，多为白念珠菌感染所致，疖、痈等皮肤化脓性感染多见。可导致败血症及脓毒血症。糖尿病合并肺结核的发生率显著增高。

（3）慢性并发症：可累及全身各重要器官，可单独出现或以不同组合同时或先后出现。

1）糖尿病大血管病变：是糖尿病最严重和突出的并发症，患病率比非糖尿病人群高，发病年龄较轻，病情进展快。主要表现为动脉粥样硬化，侵犯主动脉、冠状动脉、脑动脉、下肢动脉等，引起冠心病、缺血性或出血性脑血管病、高血压、下肢血管病变等。

2）糖尿病微血管病变：微血管是指微小动脉和微小静脉之间，直径在100μm以下的毛细血管及微血管网，是糖尿病的特异性并发症，其典型改变是微血管基膜增厚和微循环障碍。主要危险因素包括糖尿病病程长、血糖控制不良、高血压、血脂异常、吸烟、胰岛素抵抗、遗传等。病变可累及全身各组织器官，其中以糖尿病肾病和视网膜病变尤为重要。

①糖尿病肾病（diabetic nephropathy，DN）：常见于病史超过10年者，主要引起肾小球病变，是慢性肾脏病（CKD）的一种重要类型，常导致终末期肾衰竭，也是T1DM的主要死因，对T2DM而言严重性仅次于心、脑血管疾病。

②糖尿病视网膜病变（diabetic retinopathy，DR）：多见于病程超过10年者，是失明的主要原因之一。

③其他：糖尿病心脏微血管病变和心肌代谢紊乱可引起心肌广泛灶性坏死，称糖尿病心肌病，可诱发心力衰竭、心律失常、心源性休克和猝死。

3）糖尿病神经病变（diabetic neuropathy）：病变可累及神经系统任何一部分，以周围神经病变最常见。糖尿病周围神经病变最常见的类型是远端对称性多发性神经病变，典型表现呈手套或袜套式对称分布，下肢较上肢严重。病人常先出现肢端麻木、烧灼、针刺感或踩棉花等异常感觉，有时伴痛觉过敏；随后有肢体疼痛，呈隐痛、刺痛，夜间及寒冷季节加重；后期感觉丧失，累及运动神经，可有手足小肌群萎缩，出现感觉性共济失调及神经性关节病。糖尿病自主神经病变也较常见，可累及心血管、消化、呼吸、泌尿生殖等系统。临床表现为直立性低血压、晕厥、无痛性心肌梗死、心搏骤停或猝死、吞咽困难、呃逆、上腹饱胀、胃排空延迟、腹泻或便秘等胃肠功能紊乱，以及尿潴留、尿失禁、阳痿、月经紊乱、瞳孔改变等。

4）糖尿病足（diabetic foot，DF）：是指与下肢远端神经异常和不同程度的周围血管病变相关的足部感染、溃疡和/或深层组织破坏，是糖尿病最严重和治疗费用最高的慢性并发症之一，是糖尿病非外伤性截肢的最主要原因。其基本发病因素是神经病变、血管病变和感染。常见诱因有：皮肤破溃、水疱破裂、烫伤、冻伤、碰撞伤、修脚损伤及新鞋磨破伤等。轻者主要临床表现为足部畸形、胖胀、皮肤干燥和发凉、酸麻、疼痛等，重者可出现足部溃疡与坏疽。临床常用Wagner分级法对DF严重程度进行分级。

3. 低血糖症　非糖尿病病人低血糖的诊断标准为＜2.8mmol/L，接受药物治疗的糖尿病病人的诊断标准为≤3.9mmol/L。糖尿病病人常伴自主神经功能障碍，影响机体的调节反馈，导致低血糖的风险增加，尤其是老年糖尿病病人。

(1) **诱因**：包括使用外源性胰岛素或胰岛素促泌剂、未按时进食或进食过少、运动量增加、乙醇摄入尤其是空腹饮酒、胰岛素瘤、胃肠外营养治疗等。

(2) **临床表现**：主要为交感神经兴奋症状（如饥饿感、流汗、焦虑不安、感觉异常、心悸、震颤、面色苍白、心率加快、脉压增大、腿软、周身乏力等）和中枢神经症状（初期为精神不集中，思维和语言迟钝、头晕、嗜睡、视物不清、步态不稳，后可有幻觉、躁动、易怒、性格改变、认知障碍，严重时发生抽搐、昏迷）。持续6h以上的严重低血糖常导致永久性脑损伤。

（三）心理-社会状况

糖尿病为终身性疾病，漫长的病程、严格的饮食控制及多器官、多组织结构功能障碍易使病人产生焦虑、抑郁等心理反应，对治疗缺乏信心，治疗依从性较差。评估病人对疾病的了解程度，有无焦虑，恐惧等，家属对本病的认识程度和态度，以及病人所在社区的医疗保健服务情况等。

（四）实验室检查及其他检查

1. 尿糖测定　尿糖阳性是诊断糖尿病的重要线索，但尿糖阳性只提示血糖值超过肾糖阈（约10mmol/L），尿糖阴性不能排除糖尿病可能。

2. 血糖测定　血糖测定的方法有静脉血浆葡萄糖测定、毛细血管血葡萄糖测定和24h动态血糖测定3种。前者用于诊断糖尿病，后两种仅用于糖尿病的监测。24h动态血糖测定可以提供全面、连续、可靠的全天血糖信息，发现不易被传统监测方法所测得的高血糖和低血糖。

3. 口服葡萄糖耐量试验（oral glucose tolerance test，OGTT）　当血糖高于正常范围而又未达到糖尿病诊断标准时，须进行OGTT。试验方法：OGTT应在无摄入任何热量8h后，清晨空腹进行，成人口服75g无水葡萄糖，溶于250~300ml饮用水中，5min内饮完，测定空腹及开始饮葡萄糖水后2h静脉血浆葡萄糖。儿童服糖量按每千克体重1.75g计算，总量≤75g。试验前3d每日摄入碳水化合物至少150g，试验前3~7d停用利尿药、避孕药等可能影响结果的药物。

4. 糖化血红蛋白A1（glycosylated hemoglobin A1，HbA1）**测定和糖化血浆白蛋白**（glycated albumin，GA）**测定**　HbA1是葡萄糖或其他糖类与血红蛋白发生催化反应的产物，其量与血糖浓度呈正相关。HbA1有a、b、c三种，以HbA1c最为主要，正常人HbA1占血红蛋白总量的4%~6%，可反映病人近8~12周平均血糖水平。血浆蛋白（主要为白蛋白）也可与葡萄糖发生糖化反应而形成果糖胺（fructosamine，FA），其形成的量也与血糖浓度和持续时间相关，正常值为1.7~2.8mmol/L。由于白蛋白在血中半衰期为19d，故FA反映病人近2~3周内平均血糖水平，为糖尿病病人近期病情监测的指标。

5. 胰岛素β细胞功能检查　主要包括胰岛素释放试验和C肽释放试验，可反映基础和葡萄糖介导的胰岛素释放功能。胰岛素测定受血清中胰岛素抗体和外源性胰岛素干扰，C肽测定则不受影响。

6. 其他　①并发症的检查：急性严重代谢紊乱时的酮体、电解质、酸碱平衡检查，心、肝、肾、脑、眼科、口腔以及神经系统的各项辅助检查等。②有关病因和发病机制的检查：谷氨酸脱羧酸抗体、胰岛细胞抗体、胰岛素抗体等检测，胰岛素敏感性检测，基因分析等。

（五）诊断要点

典型病例根据"三多一少"症状，各种急、慢性并发症，结合实验室检查结果可诊断。轻症及无症状者主要依据静脉血浆葡萄糖检测结果追溯本病。应注意单纯空腹血糖正常并不能排除患糖尿病的可能性，应加测餐后血糖或进行OGTT。

糖尿病诊断标准 目前我国采用国际上通用 WHO 糖尿病专家委员会（1999）提出的诊断和分类标准（表7-2、表7-3）。

表 7-2 糖尿病诊断标准

单位：mmol/L

诊断标准	静脉血浆葡萄糖水平
①典型糖尿病症状（多饮、多尿、多食、体重下降）+ 随机血糖检测	≥11.1
或加上	
②空腹血糖检测（FPG）	≥7.0
或加上	
③ OGTT2 小时血糖检测（2hPG）	≥11.1

注：若无典型"三多一少"的症状，需再测一次予证实，诊断才能成立；随机血糖不能用于诊断 IFG 或 IGT；资料来源：WHO 糖尿病专家委员会报告，1999 年。

表 7-3 糖尿病状态分类

单位：mmol/L

糖代谢分类	空腹血糖（FPG）	糖负荷后 2h 血糖（2hPPG）
正常血糖（NGR）	<6.1	<7.8
空腹血糖受损（IFG）	6.1~<7.0	<7.8
糖耐量减低（IGT）	<7.0	7.8~<11.1
糖尿病（DM）	≥7.0	≥11.1

注：2003 年 11 月 WHO 糖尿病专家委员会建议将 IFG 的界限值修订为 5.6~6.9mmol/L；资料来源：WHO 糖尿病专家委员会报告，1999 年。

（六）治疗原则及主要措施

强调早期、长期、综合、治疗目标及治疗方法个体化的原则。综合治疗包括糖尿病健康教育、医学营养治疗、运动治疗、病情监测、药物治疗和心理治疗 6 个方面，以及降糖、降压、调脂和改变不良生活习惯等措施。治疗目标是通过纠正病人不良的生活方式和代谢紊乱，防止急性并发症的发生和降低慢性并发症的风险，提高病人生活质量，降低病死率。近年来，糖尿病的控制已经从传统意义上的治疗转变为以病人为中心的团队式管理。

1. 健康教育 是重要的基础管理措施，是决定糖尿病管理成败的关键。每位糖尿病病人均应接受全面糖尿病教育，充分认识糖尿病并掌握自我管理技能。

2. 医学营养治疗 是所有糖尿病治疗的基础，预防和控制糖尿病必不可少的措施，也是年长者、肥胖型、少症状轻型病人的主要治疗措施，重症和 T1DM 病人更应严格执行。目的是帮助病人制订营养计划和形成良好的饮食习惯，维持理想体重，保证未成年人的正常生长发育，纠正已发生的代谢紊乱，使血糖、血脂达到或接近正常水平，减少动脉粥样硬化性心血管疾病的危险因素，减缓 β 细胞功能障碍的进展。

3. 运动治疗 在糖尿病的管理中占重要地位，尤其对肥胖的 T2DM 病人，运动可增加胰岛素敏感性，有助于控制血糖和体重。应在医师指导下开展有规律的合适运动，循序渐进，并长期坚持。

4. 病情监测 包括血糖监测、其他心血管疾病危险因素和并发症的监测。血糖监测基本指标包括空腹血糖、餐后血糖和 HbA1c。对于糖尿病前期和糖尿病的人群，评估并治疗其他心血管疾病危险因素。病人每次就诊时均应测量血压；每年至少 1 次全面了解血脂以及心、肾、神经、眼底等情况,尽早给予相应处理。

5.药物治疗 包括口服药物和注射制剂两大类。在饮食和运动不能使血糖控制达标时应及时应用降血糖药物治疗。

(1)**口服降血糖药**:分为促胰岛素分泌药[磺脲类、格列奈类和二肽基肽酶-4抑制剂(DPP-4抑制剂)]、增加胰岛素敏感性药物(双胍类和噻唑烷二酮类)、α-葡萄糖苷酶抑制剂和钠-葡萄糖共转运蛋白2(SGLT-2)抑制剂。常用口服降血糖药的作用机制及适应证见表7-4。

表7-4 常用口服降血糖药的作用机制及适应证

药物分类	代表药物	作用机制	适应证
磺脲类	格列本脲、格列吡嗪、格列齐特、格列喹酮、格列美脲	刺激胰岛β细胞分泌胰岛素	新诊断的T2DM非肥胖病人、通过饮食和运动控制血糖不理想时
格列奈类	瑞格列奈、那格列奈、米格列奈	刺激胰岛素的早时相分泌而降低餐后血糖	T2DM早期餐后高血糖阶段或以餐后高血糖为主的老年病人
DPP-4抑制剂	西格列汀、沙格列汀、利格列汀、阿格列汀、维格列汀	抑制DPP-4活性而减少胰高血糖素样多肽-1(GLP-1)的失活,提高内源性GLP-1水平	T2DM
双胍类	二甲双胍	抑制肝葡萄糖输出、改善外周组织对胰岛素的敏感性、增加对葡萄糖的摄取和利用而降低血糖	T2DM病人控制高血糖的一线药物和药物联合使用中的基本用药
噻唑烷二酮类	罗格列酮、吡格列酮	增强靶组织对胰岛素作用的敏感性而降低血糖	T2DM,尤其是肥胖、胰岛素抵抗明显者
α-葡萄糖苷酶抑制剂	阿卡波糖、伏格列波糖、米格列醇	抑制α-葡萄糖苷酶从而延缓碳水化合物的吸收,降低餐后高血糖	适用于以碳水化合物为主要食物成分或空腹血糖正常而餐后血糖明显升高的病人;T1DM病人餐后血糖控制不佳者
SGLT-2抑制剂	达格列净、坎格列净、恩格列净等	抑制肾脏对葡萄糖的重吸收,降低肾糖阈,促进尿糖的排出	T2DM

(2)**胰岛素治疗**:控制高血糖的重要和有效手段。

1)适应证:① T1DM。②各种严重的糖尿病急性或慢性并发症。③手术、妊娠和分娩。④新发病且与T1DM鉴别困难的消瘦糖尿病病人。⑤新诊断的T2DM伴有明显高血糖,或在病程中无明显诱因体重显著下降者。⑥T2DM β细胞功能明显减退者。⑦某些特殊类型糖尿病。

2)制剂类型:胰岛素制剂一般为皮下或静脉注射。按作用快慢和维持时间长短可分为短效、中效、长效和预混胰岛素;根据来源不同又可分为动物胰岛素、人胰岛素和胰岛素类似物,其中胰岛素类似物分为速效、长效和预混胰岛素类似物。

6.减重手术治疗 2016年,国际糖尿病组织将减重手术纳入T2DM的临床治疗路径。目前,手术治疗肥胖伴T2DM在我国人群中的有效性和安全性尚有待评估。

7.胰腺和胰岛细胞移植 可解除对胰岛素的依赖,改善生活质量。治疗对象目前尚局限于伴终末期肾病的T1DM或严重代谢紊乱者。

8.糖尿病急、慢性并发症的治疗

(1)**DKA的治疗**:①补液是抢救DKA的首要和关键措施。输液的基本原则为"先快后慢,先盐后糖",补液量和速度取决于失水程度。如病人无心力衰竭,开始时补液速度应快,在1~2h内输入生理盐水1 000~2 000ml,前4h输入所计算失水量1/3的液体,24h输液总量应包括已失水量和部分继续失水量。②小剂量胰岛素治疗，按 0.1U/（kg·h）的短效胰岛素加入生理盐水中持续静脉滴入或泵入，当血糖降至 13.9mmol/L 时，改输 5% 葡萄糖溶液加短效胰岛素静脉滴注，需复查血糖。③纠正电解质及酸碱平衡失调。④防治诱因和处理并发症。

（2）**HHS 的治疗**：治疗基本同 DKA。严重失水时，24h 补液量可达到 6 000~10 000ml。治疗开始时用生理盐水，当血糖降至 16.7mmol/L 时，即可改用 5% 葡萄糖溶液加入短效胰岛素控制血糖。密切观察病人意识状态，及早发现和处理脑水肿。

（3）**低血糖的治疗**：一旦确定病人发生低血糖，应尽快补充糖分，解除脑细胞缺糖症状。意识清楚者口服 15~20g 糖类食品，意识障碍者给予 50% 葡萄糖 20~40ml 静脉注射或胰高血糖素 0.5~1.0mg 肌内注射，15min 监测血糖 1 次，根据血糖结果调整治疗方案。

（4）**糖尿病足的治疗**：严格控制血糖、血压、血脂，改善全身营养状况和纠正水肿，进行彻底清创、引流等创面处理，选择有效的抗生素治疗。

（5）**其他糖尿病慢性并发症的治疗**：定期进行各种慢性并发症的筛查，以便早期诊断处理。积极控制血糖、血压、血脂，抗血小板治疗，调整生活方式，控制体重和戒烟等。

【常见护理诊断 / 合作性问题】

1. **营养失调**：低于或高于机体需要量 与胰岛素分泌或作用缺陷有关。

2. **有感染的危险** 与高血糖、脂代谢紊乱、营养不良、微循环障碍等有关。

3. **潜在并发症**：糖尿病足、DKA、HHS、低血糖症等。

4. **活动耐力下降** 与严重代谢紊乱、蛋白质分解增加有关。

5. **知识缺乏**：缺乏糖尿病的预防和自我管理知识。

【护理目标】

1. 体重恢复正常并保持稳定，血糖、血脂正常或维持理想水平。

2. 未发生感染或发生时能够被及时发现并处理。

3. 未发生并发症，或并发症能被及时发现并处理。

4. 活动耐力逐渐增加。

5. 能复述糖尿病的预防和自我管理知识。

【护理措施】

（一）一般护理

1. **饮食护理** 总原则为控制总热量、平衡膳食、定时定量、合理餐次分配、限盐限酒，维持理想的体重。

（1）**制订总热量**：根据病人性别、年龄、理想体重[理想体重（kg）= 身高（cm）－ 105]、工作性质、生活习惯等计算每天所需总热量。成人每日每千克理想体重所需的总热量见表 7-5。儿童、孕妇、哺乳期妇女、营养不良和消瘦、伴有消耗性疾病者每日每公斤体重酌情增加 5kcal，肥胖者酌情减少 5kcal，使体重逐渐恢复至理想体重的 ±5%。

（2）**食物组成**：保证碳水化合物的摄入，膳食中碳水化合物供给量应占总热量的 50%~60%，成年病人每日主食摄入量为 250~400g，肥胖者酌情可控制在 200~250g。肾功能正常者蛋白质摄入量应占总热量的 15%~20%，其中优质蛋白比例超过 1/3，以保证必需氨基酸的供给。每日脂肪摄入量占总热量的 25%~30%，其中饱和脂肪酸摄入量小于总能量的 10%，胆固醇摄入量 <300mg/d。多食富含膳食纤维的食物，膳食纤维的摄入量为 25~30g/d。

（3）**主食分配**：根据病人生活习惯、病情和配合药物治疗安排，养成定时定量的习惯。按三餐分为 1/5、2/5、2/5 或 1/3、1/3、1/3。

（4）**血糖指数和血糖负荷**：糖尿病病人提倡食用血糖生成指数（glycemic index, GI）低的食物，包括燕麦、大麦、大豆、小扁豆、裸麦面包、苹果、柑橘、牛奶、酸奶等。

（5）**其他注意事项**：超重者忌吃油炸食物，少食动物内脏、蟹黄、鱼籽等高胆固醇食物；戒烟限酒；限制食盐摄入，每天＜6g；严格限制各种甜食，如糖果、甜点、饼干及各种含糖饮料等；补充维生素和微量营养素；每周定期测量体重1次，根据体重增减结果适当调整饮食方案。

表7-5　成人每日每千克理想体重所需的总热量

单位：kJ

休息状态	轻体力劳动	中体力劳动	重体力劳动
104~125	125~146	146~167	＞167

2. 运动护理　①运动方式：有氧运动为主，如快走、骑自行车、做广播操、练太极拳等。最佳运动时间是餐后1h（以进食开始计时）。如无禁忌证，每周最好进行2~3次抗阻运动。若有心、脑血管疾病或严重微血管病变者，应按具体情况选择运动方式。②运动量：合适的运动强度为活动时病人心率达到个体60%最大耗氧量（心率＝170－年龄）。运动时间为每周至少150min，每次30~40min。肥胖病人可适当增加活动次数。用胰岛素或口服降血糖药者最好每天定时活动。③注意事项：运动前评估糖尿病的控制情况。不宜在空腹时进行运动，防止低血糖发生。运动中需注意补充水分，若出现胸闷、胸痛、视物模糊等应立即停止运动，并及时处理。运动禁忌证包括空腹血糖＞16.7mmol/L、反复低血糖或血糖波动大、发生DKA等急性并发症、合并急性感染、增生型视网膜病变、严重肾病、严重心脑血管疾病等。

（二）病情观察

1. 监控血糖、血脂、血压、体重　观察生活方式干预及降血糖药物的疗效，将血糖、血脂、血压、体重控制在理想范围，减少糖尿病并发症发生的风险。

2. 监测低血糖反应　观察病人有无心慌、出汗、手抖、饥饿感、视物模糊等低血糖症状，尤其是服用胰岛素促泌剂和注射胰岛素的病人。老年病人常因自主神经功能紊乱致低血糖症状不明显，应加强血糖监测。

3. 监控急性并发症　观察糖尿病原有症状有无加重，是否出现食欲缺乏、恶心、呕吐、头痛、烦躁、嗜睡等症状。严密观察和记录病人的生命体征、意识、24h液体出入量等。定时监测电解质、酮体和渗透压等变化。

4. 观察慢性并发症　病程长者，观察有无胸闷、心前区不适、肢体麻木发凉、间歇性跛行、视物模糊等症状。

（三）用药护理

1. 口服用药的护理　常用口服降血糖药的护理措施见表7-6。

表7-6　常用口服降血糖药的护理措施

分类	常见不良反应	护理措施
磺脲类	最常见而重要的不良反应为低血糖反应，其余可见体重增加、皮肤过敏反应、消化道反应	普通片剂早餐前半小时服用，缓释片、控释片和格列苯脲早餐前立即服用
格列奈类	低血糖和体重增加	瑞格列奈餐前15min服用，那格列奈餐前10min服用，米格列奈餐前5min内服用
DPP-4抑制剂	可能出现头痛、超敏反应、转氨酶升高、上呼吸道感染、胰腺炎、关节痛等，多可耐受	服药时间不受进餐时间的影响
双胍类	主要为消化道反应；最严重的为乳酸性酸中毒；其余可见皮肤过敏反应、低血糖反应、Vit B_{12}缺乏等	餐中或餐后服药，应从小剂量开始。

分类	常见不良反应	护理措施
噻唑烷二酮类	主要为体重增加和水肿	空腹或进餐时服用
α-葡萄糖苷酶抑制剂	常见为胃肠道反应,如腹胀、排气增多或腹泻	与第一口淀粉类食物同时嚼服
SGLT-2抑制剂	可能出现生殖泌尿道感染,多数轻到中度;部分可能增加截肢风险和骨折风险	服药时间不受进餐时间的影响

2. 使用胰岛素的护理

（1）注射途径：包括静脉注射和皮下注射两种。注射工具主要有胰岛素专用注射器、胰岛素笔和胰岛素泵3种。临床常用胰岛素和胰岛素类似物制剂的特点见表7-7。

表7-7　临床常用胰岛素和胰岛素类似物制剂的特点（皮下注射）

胰岛素制剂	起效时间	峰值时间	作用持续时间
胰岛素			
短效胰岛素（RI）	15~60min	2~4h	5~8h
中效胰岛素（NPH）	2.5~3h	5~7h	13~16h
长效胰岛素（PZI）	3~4h	8~10h	长达20h
预混胰岛素（HI 30R, HI 70/30）	30min	2~12h	14~24h
预混胰岛素（50R）	30min	2~3h	10~24h
胰岛素类似物			
速效胰岛素类似物（门冬胰岛素）	10~15min	1~2h	4~6h
速效胰岛素类似物（赖脯胰岛素）	10~15min	1~1.5h	4~5h
速效胰岛素类似物（谷赖胰岛素）	10~15min	1~1.5h	3~5h
长效胰岛素类似物（甘精胰岛素）	2~3h	无峰	长达30h
长效胰岛素类似物（地特胰岛素）	3~4h	3~14h	长达24h
长效胰岛素类似物（德谷胰岛素）	1h	无峰	长达42h
预混胰岛素类似物（预混门冬胰岛素30）	10~20min	1~4h	14~24h
预混胰岛素类似物（预混门冬胰岛素50）	10~20min	1~4h	14~24h
预混胰岛素类似物（预混赖脯胰岛素25）	15min	30~70min	16~24h
预混胰岛素类似物（预混赖脯胰岛素50）	15min	30~70min	16~24h

（2）使用胰岛素的注意事项

1）准确用药：熟悉各种胰岛素的名称、剂型及作用特点。准确执行医嘱,按时注射。

2）保存：未开封的胰岛素放于冰箱2~8℃冷藏保存,正在使用的胰岛素在常温下（不超过25~30℃）可使用28~30d,不需要放入冰箱,但应避免过冷、过热、太阳直晒、剧烈晃动等,否则可因蛋白质凝固变性而失效。

3）部位的选择与轮换：适合皮下注射的部位是上臂外侧、臀部外上侧、大腿外侧、腹部等。胰岛素吸收最快的部位为腹部,其次分别为上臂、大腿、臀部。注射部位要经常轮换,长期注射同一部位可能引起局部皮下脂肪萎缩或增生、局部硬结。尽量每天同一时间在同一部位注射,并进行腹部、上臂、大腿和臀部的"大轮换";在同一部位注射时,也需要进行"小轮换",与每次注射点相距1cm以上,且选择无硬结、脂肪增生或萎缩的部位。

4)监测血糖及预防感染:每天监测血糖2~4次,严格无菌操作,针头一次性使用。

(3)使用胰岛素泵的注意事项

1)准确用药:适用的胰岛素为速效胰岛素类似物或短效人胰岛素。

2)植入部位的选择与轮换:植入前,应评估植入部位,选择部位依次为腹部、上臂、大腿外侧、后腰、臀部,避开腹中线、瘢痕、皮下硬结、腰带位置、妊娠纹和脐周5cm以内。新的植入部位至少离最近的一次植入部位2~3cm以上。

3)常见问题处理:当胰岛素泵出现蜂鸣或震动的报警,应立即查找原因并处理。

(4)胰岛素不良反应的观察及处理:低血糖反应,发生低血糖的病人按照低血糖进行相应治疗和护理;过敏反应,更换胰岛素制剂、使用抗组胺药和糖皮质激素以及脱敏疗法等;注射部位皮下脂肪萎缩或增生,采用多点、多部位皮下注射和针头一次性使用可预防其发生;轻度水肿和视物模糊,可自行缓解。

(四)常见并发症的护理

1. 糖尿病酮症酸中毒、高渗高血糖综合征的护理　①预防措施:定期监测血糖,应激状况时每天监测。合理用药,不要随意减量或停用药物。保证充足的水分摄入,特别是发生呕吐、腹泻、严重感染时。②病情监测:严密观察和记录病人的生命体征、意识、瞳孔、24h液体出入量等。遵医嘱定时监测电解质、酮体和渗透压等的变化。③急救配合与护理:立即开放两条静脉通路,准确执行医嘱,确保液体和胰岛素的输入;绝对卧床休息,注意保暖,给予持续低流量吸氧;加强生活护理,特别注意皮肤、口腔护理,预防压疮和继发性感染;昏迷者按昏迷常规护理。

2. 感染护理　做好皮肤护理,保持皮肤的清洁。注意保暖,避免与肺炎、肺结核等病人接触,预防上呼吸道感染。勤用温水清洗外阴部并擦干,防止和减少瘙痒和湿疹的发生。如无禁忌,鼓励病人多喝水,勤排尿,预防尿路感染。

3. 糖尿病足的护理　①评估病人有无足溃疡的危险因素:既往有足溃疡史或截肢史;有神经病变的症状或体征和/或缺血性血管病变的体征;足部皮肤暗红、发紫,温度明显降低,水肿,趾甲异常,胼胝,皮肤干燥,足趾间皮肤糜烂,严重的足、关节畸形;其他如视力下降、膝、髋或脊柱关节炎,合并肾脏病变,鞋袜不合适,赤足行走;个人因素如老年人或独居生活、拒绝治疗和护理等。②足部观察与检查:每天检查双足1次,了解足部有无感觉减退、麻木、刺痛感;观察足部皮肤有无颜色、温度改变及足部动脉搏动情况;注意检查趾甲、趾间、足底部皮肤有无胼胝、鸡眼、甲沟炎、甲癣,是否发生红肿、青紫、水疱、溃疡、坏死等。定期做足部保护性感觉的测试,及时了解足部感觉功能。常用尼龙单丝测验。必要时可行多普勒超声踝肱动脉比值检查、感觉阈值测定、经皮氧分压检查、血管造影等。③保持足部清洁:每天清洗足部1次,不超过10min,水温低于37℃。④预防外伤:不要赤脚走路,应选择轻巧柔软、透气性好、前端宽大、圆头、有带或鞋袢的鞋子,鞋底要平、厚。⑤促进肢体血液循环,如步行和腿部运动;⑥积极控制血糖,说服病人戒烟。

4. 低血糖反应的护理　①加强预防:告知病人和家属不能随意更改降血糖药物及其剂量。活动量增加时,要减少胰岛素的用量并及时加餐。②症状观察和血糖监测:观察病人有无低血糖表现,老年病人常有自主神经功能紊乱而导致低血糖症状不明显,除应加强血糖监测外,对病人血糖不宜控制过严。做好血糖监测及记录,以便及时调整胰岛素或降血糖药用量。③急救护理:一旦确定病人发生低血糖,应尽快按低血糖处理流程急救。同时了解低血糖发生的诱因,给予健康指导,以避免再次发生。

(五)心理护理

重视病人的心理健康状态,良好的心理状态有助于糖尿病的控制,提高病人的生活质量。在病情变化或存在不良心理社会因素影响时，及时开展心理评估，为存在抑郁、焦虑情绪的病人提供必要的心理咨询和治疗服务。

（六）健康指导

1. 疾病预防指导　开展糖尿病社区预防，筛查出糖尿病前期人群，并进行干预性健康指导，倡导合理膳食、控制体重、适量运动、限盐、控烟、限酒、心理平衡的健康生活方式。30~40 岁以上人群健康体检或因各种疾病、手术住院时应常规排除糖尿病。

2. 疾病知识指导　采取多种健康教育方法，让病人和家属了解糖尿病相关知识，提高病人对治疗的依从性。教导病人外出时随身携带识别卡，以便发生紧急情况时及时处理。

3. 病情监测指导　指导病人每 3~6 个月复查 HbA1c。血脂异常者每 1~2 个月监测 1 次，如无异常每 6~12 个月监测 1 次。每年全面体检 1~2 次，以尽早防治慢性并发症。指导病人学习和掌握监测血糖、血压、体重指数的方法，了解糖尿病的控制目标（表 7-8）。

4. 用药与自我护理指导　①告知病人口服降血糖药及胰岛素的名称、剂量、给药时间和方法，教会其观察药物疗效和不良反应。使用胰岛素者，应教会病人或家属掌握正确的注射方法，开始治疗后还需进行随访。②指导病人掌握饮食、运动治疗具体实施及调整的原则和方法，生活应规律，戒烟酒，注意个人卫生。③指导病人及家属掌握糖尿病常见急、慢性并发症的预防和护理知识。④指导病人保持良好的心理状态，树立战胜疾病的信心。

表 7-8　中国 T2DM 的控制目标（2020 年版）

检测指标	目标值
血糖	空腹 4.4~7.0mmol/L 非空腹 <10.0mmol/L
HbA1c	<7.0%
血压	<130/80mmHg
总胆固醇	<4.5mmol/L
高密度脂蛋白胆固醇（high-density lipoprotein，HDL-C）	男性 >1.0mmol/L 女性 >1.3mmol/L
甘油三酯	<1.7mmol/L
低密度脂蛋白胆固醇（low-density lipoprotein，LDL-C）	未合并动脉粥样硬化性心血管疾病（arteriosclerotic cerebral vascular disease，ASCVD）<2.6mmol/L 合并 ASCVD <1.8mmol/L
体重指数	<24.0kg/m²

【护理评价】

1. 体重是否恢复正常并保持稳定，血糖、血脂是否正常或维持在理想水平。

2. 是否采取有效措施预防感染发生。

3. 有无并发症；发生并发症能否被及时发现并处理。

4. 活动耐力是否改善。

5. 能否复述糖尿病的预防和自我管理知识。

（吴林秀）

第六节　痛风病人的护理

痛风（gout）是慢性嘌呤代谢紊乱和/或尿酸排泄障碍所致的一组异质性代谢性疾病。其临床特点为高尿酸血症、反复发作的痛风性关节炎、痛风石、间质性肾炎，严重者呈关节畸形及功能障碍，常伴有尿酸性尿路结石。

痛风遍布于世界各地，发病率有地区及种族之间的差别，5%~25%的病人有痛风家族史。痛风患病率随年龄增长而增加，男性40岁以上人群多见，女性多在更年期后发病；发病高峰在40~50岁，其中男性占95%以上。发病前有漫长的高尿酸血症病史，5%~15%高尿酸血症者会发生痛风。近年来随着经济迅速发展，人们的饮食结构发生变化，肥胖率及慢性病率上升，痛风的初始发病年龄逐渐年轻化，我国地区成年人痛风人群已高达3%~4%。

【病因及发病机制】

痛风可分为原发性、继发性和特发性3类。原发性痛风是先天性的，由遗传因素和环境因素共同致病，绝大多数为尿酸排泄障碍，具有一定的家族易感性。继发性痛风主要由于肾脏疾病、药物、肿瘤化疗或放疗等所致。特发性痛风是原因未知的痛风。临床以原发性痛风占绝大多数。

1. 高尿酸血症形成　高尿酸血症为痛风的生化学标志。尿酸是嘌呤代谢的终产物，主要来自细胞代谢分解的核酸、其他嘌呤类化合物及食物中嘌呤经酶作用分解而来，其中内源性嘌呤代谢紊乱比外源性更重要，人体总尿酸的80%主要来自内源性。导致高尿酸血症的原因：①尿酸排泄减少或障碍：是引起高尿酸血症的主要因素，包括肾小球尿酸滤过减少、肾小管重吸收增多、肾小管尿酸分泌下降及尿酸盐结晶在泌尿系统的沉积等，其中以肾小管尿酸分泌减少最为重要。②尿酸生成增多：在嘌呤代谢过程中，均有酶参与各环节的调控，当嘌呤核苷酸代谢酶缺陷或功能异常时，引起嘌呤合成增加而导致尿酸水平升高。

2. 痛风的发生　仅有5%~15%高尿酸血症者发展为痛风。当血尿酸浓度过高或在酸性环境下，尿酸可析出结晶，沉积在骨关节、肾脏和皮下组织等，造成组织病理学改变，导致痛风性关节炎、痛风石和痛风性肾病等。急性关节炎是由于尿酸盐结晶沉积引起的急性炎症反应。长期尿酸盐结晶沉积形成的异物结节即痛风石。痛风性肾病也是痛风特征性病理变化之一。

【护理评估】

（一）健康史

了解病人的年龄、性别；询问病人是否患有高血压、高脂血症、肾病、糖尿病及血液病；有无痛风家族史；有无不良生活习惯及过度活动或疲劳等；有无手术、感染；有无进食高嘌呤食物等。

（二）身体状况

1. 无症状期　仅有血尿酸波动性或持续性增高。无症状期长达数年至数十年才出现症状，有些可终身不出现症状。

2. 急性关节炎期及间歇期　常有以下特点：①多在午夜或清晨突然起病，关节剧痛；数小时内受累关节出现红、肿、热、痛和功能障碍。②单侧第一跖趾关节最常见。③发作呈自限性，多于 2 周内自行缓解。④可伴高尿酸血症，但部分急性发作时血尿酸水平正常。⑤关节液或痛风石中发现尿酸盐结晶。⑥秋水仙碱可迅速缓解症状。⑦可伴有发热等。饮酒、劳累、关节受伤、手术、感染、寒冷、摄入高蛋白高嘌呤食物等为常见的发病诱因。间歇期是指两次痛风发作之间的无症状期。

3. 痛风石及慢性关节炎期　痛风石是痛风的特征性临床表现，典型部位在耳郭，也常见于关节周围以及鹰嘴、跟腱、髌骨滑囊等处。外观为大小不一的、隆起的黄白色赘生物，表面菲薄，破溃后排出白色粉状或糊状物。慢性关节炎多见于未规范治疗的病人，受累关节非对称性不规则肿胀、疼痛，关节内大量沉积的痛风石可造成关节骨质破坏。

4. 肾脏病变期　主要表现在以下 3 方面：①痛风性肾病　起病隐匿，临床表现为尿浓缩功能下降，出现夜尿增多、低比重尿、低分子蛋白尿、白细胞尿、轻度血尿及管型等。晚期可出现肾功能不全及高血压、水肿、贫血等。②尿酸性肾石病　可从无明显症状至肾绞痛、血尿、排尿困难、肾积水、肾盂肾炎或肾周围炎等表现不等。纯尿酸结石能被 X 线透过而不显影。③急性肾衰竭　大量尿酸盐结晶堵塞肾小管、肾盂甚至输尿管，病人突然出现少尿甚至无尿，可发展为急性肾衰竭。

5. 眼部病变　肥胖痛风病人常反复发生睑缘炎，在眼睑皮下组织中发生痛风石。部分病人可出现反复发作性结膜炎、角膜炎与巩膜炎。

（三）心理-社会状况

由于疼痛而影响进食和睡眠，疾病反复长期发作导致关节畸形和功能障碍、肾功能损害，病人思想负担重，容易出现情绪低落、焦虑、抑郁等心理反应。评估病人及家属对疾病的认识、治疗信心及饮食知识的掌握，以及家属对病人的支持情况等。

（四）实验室检查及其他检查

1. 血尿酸测定　成年男性血尿酸值为 $208\sim416\mu mol/L$（$3.5\sim7.0mg/dl$），女性为 $149\sim358\mu mol/L$（$2.5\sim6.0mg/dl$），绝经后接近于男性。血尿酸存在较大波动，应反复监测。

2. 尿尿酸测定　正常限制嘌呤饮食 5d 后，每日尿酸排出量超过 3.57mmol（600mg），可认为尿酸生成增多。

3. 关节液或痛风石内容物检查　偏振光显微镜下可见针形尿酸盐结晶。

4. 影像学检查　超声检查、X 线检查、CT 检查、MRI 检查、关节镜检查等均有助于发现骨、关节等相关病变或尿酸性尿路结石影。

（五）诊断要点

男性或绝经后女性血尿酸 $>420\mu mol/L$，绝经前女性 $>350\mu mol/L$ 则可确定为高尿酸血症。中老年男性如出现特征性关节炎表现、尿路结石或肾绞痛发作，伴有高尿酸血症应考虑痛风，关节液穿刺或痛风石活检证实为尿酸盐结晶可作出诊断。急性关节炎期诊断有困难者，秋水仙碱试验性治疗有诊断意义。

（六）治疗原则及主要措施

痛风防治目的：①控制高尿酸血症，预防尿酸盐沉积。②迅速控制急性关节炎发作。③防止尿酸结石形成和肾功能损害。

1. 非药物治疗 痛风病人应遵循下述原则：①戒酒。②减少高嘌呤食物摄入。③防止剧烈运动或突然受凉。④减少富含果糖的饮料摄入。⑤大量饮水（每日 2 000ml 以上）。⑥控制体重。⑦增加新鲜蔬菜摄入。⑧规律饮食和作息。⑨规律运动。⑩禁烟。

2. 药物治疗

（1）急性痛风关节炎的治疗：秋水仙碱、非甾体抗炎药（NSAID）和糖皮质激素是急性痛风性关节炎治疗的一线药物，应尽早使用。急性发作期不进行降尿酸治疗，但已服用降尿酸药物者不需停用，以免引起血尿酸波动，导致发作时间延长或再次发作。①非甾体抗炎药：可有效缓解急性痛风关节炎症状。常用药物：吲哚美辛、双氯芬酸、依托考昔等。②秋水仙碱：小剂量秋水仙碱（1.5mg/d）有效，且不良反应少，在 48h 内使用效果更好。③糖皮质激素：用于非甾体抗炎药、秋水仙碱治疗无效或禁用、肾功能不全者。

（2）发作间歇期和慢性期的处理：对急性痛风关节炎频繁发作（>2 次 / 年），有慢性痛风关节炎或痛风石的病人，应行降尿酸治疗。治疗目标是血尿酸 <6mg/dl 并终身保持。对于有痛风石、慢性关节炎、痛风频繁发作者，治疗目标是血尿酸 <5mg/dl，但不应低于 3mg/dl。

目前降尿酸药物主要有抑制尿酸生成、促进尿酸排泄药物两类。单一药物疗效不好、血尿酸明显升高、痛风石大量形成时可合用两类降尿酸药物。其他药物有碱性药物和尿酸氧化酶等。①抑制尿酸合成药物：抑制黄嘌呤氧化酶，阻断次黄嘌呤、黄嘌呤转化为尿酸，从而降低血尿酸水平。常用药物有别嘌醇、非布司他等。②促进尿酸排泄的药物：抑制尿酸经肾小管重吸收，增加尿酸排泄，降低血尿酸。主要用于尿酸排泄减少型、对别嘌醇过敏或疗效不佳者；有尿酸性结石者不宜使用。用药期间应碱化尿液并保持尿量。常用药物有苯溴马隆、丙磺舒等。

降尿酸治疗初期预防性使用小剂量秋水仙碱（0.5~1mg/d）3~6 个月，可减少降尿酸过程中出现的痛风急性发作。

（3）伴发疾病的治疗：痛风常伴发代谢综合征中的一种或数种，如高血压、高脂血症、肥胖症、2 型糖尿病等，应积极治疗。

【常见护理诊断 / 合作性问题】

1. 疼痛：关节痛 与尿酸盐结晶沉积在关节引起炎症反应有关。

2. 躯体移动障碍 与关节受累、关节畸形有关。

3. 知识缺乏：缺乏与高尿酸血症和痛风有关的饮食知识。

【护理目标】

1. 疼痛程度减轻或消失。

2. 关节功能得到恢复。

3. 能够复述痛风相关饮食的知识。

【护理措施】

（一）一般护理

1. 休息与活动 根据病情合理安排休息与活动。急性关节炎期，应卧床休息，病床上安放支架支托盖被，抬高患肢，避免受累关节负重，减少患部受压。关节肿痛缓解 72h 后，方可下床活动。

2. 饮食护理 饮食原则为控制总热量的摄入、限制高嘌呤食物、促进尿酸排出、调节饮食结构。①严格控制总热量，尤其是肥胖病人，总热量限制在 5 040~6 300kJ/d（1 200~1 500kcal/d），蛋白控制在 1g/（kg·d），尽量避免进食蔗糖等。②避免进食高嘌呤和高蛋白食物，常见的高嘌呤食物有动物内脏、海产品、豆类、浓肉汤、酵母粉、蘑菇、浓茶等。③指导进食碱性食物，如牛奶、鸡蛋、马铃薯、各类蔬菜、柑橘类水果等，使尿液的 pH 在 7.0 或以上，减少尿酸盐结晶的沉积。④鼓励多饮水，保证液体摄入总量达 2 500~3 000ml/d，尿量达 2 000ml 以上，增加尿酸排泄，防止结石形成；在睡前或夜间适量饮水，防止尿液浓缩。⑤饮食宜清淡、易消化，忌辛辣和刺激性食物，严禁饮酒。

（二）病情观察

①观察疼痛的部位、性质及间隔时间，有无午夜因剧痛而醒。②受累关节有无红、肿、热、痛和功能障碍表现。③观察诱发因素，如过度疲劳、紧张、潮湿、寒冷、饮酒、饱餐、脚扭伤等。④观察痛风石的部位、相应症状及局部皮肤变化等。⑤观察病人的体温变化，有无发热等。⑥监测尿酸变化。

（三）对症护理

1. 减轻疼痛　手、腕或肘关节受累时，用夹板固定制动，给予冰敷或 25% 硫酸镁湿敷受累关节，以减轻关节肿胀和疼痛。

2. 皮肤护理　注意保护痛风石局部菲薄皮肤处，保持清洁，避免摩擦、损伤，防止溃疡发生。

（四）用药护理

指导病人正确用药，观察药物疗效，及时处理不良反应。①使用别嘌醇者除有皮疹、药物热、胃肠道反应外，还有转氨酶升高、骨髓抑制等不良反应；肾功能不全者，宜减半量应用。②苯溴马隆可有胃肠道症状、皮疹、肾绞痛、粒细胞减少等，罕见严重的肝毒性。使用期间，嘱病人多饮水，口服碳酸氢钠等碱性药。③对磺胺过敏者禁用丙磺舒。④秋水仙碱一般口服，但常有胃肠道反应。若病人一开始口服即出现恶心、呕吐、水样腹泻等严重胃肠道反应，应立即停药。⑤应用非甾体抗炎药时，注意观察有无消化性溃疡及出血，警惕心血管系统不良反应。活动性消化性溃疡禁用，伴肾功能不全者慎用。⑥使用糖皮质激素时，应观察其疗效，密切注意有无症状的"反跳"现象。

（五）心理护理

及时与病人沟通，给予精神安慰和心理疏导，讲述治疗成功病例，以鼓励和开导病人，帮助病人勇敢面对生活，增强治疗的信心；鼓励家属给予病人情感支持，指导病人在家属的帮助下，从事力所能及的活动或工作。

（六）健康指导

1. 疾病知识指导　告知病人及家属高尿酸血症和痛风是终身性疾病，但经积极有效治疗，病人可以正常生活和工作。告知病人该病的诱发因素和治疗方法，指导病人定期自我检查耳轮及手足关节处是否有痛风石，定期复查血尿酸，病情变化时应及时就诊等。

2. 生活指导　指导病人保持心情愉快，生活要有规律，保证充足睡眠。肥胖者应减轻体重。指导病人严格控制饮食，避免进食高嘌呤和高蛋白食物，禁饮酒，每天饮水 2 000ml 以上，促进尿酸排出。

3. 运动指导　鼓励病人适度运动，掌握保护关节的技巧及注意事项。如运动后疼痛超过 1~2h，应暂停运动；尽量使用大肌群完成运动，能用肩部负重不用手提，能用手臂负重不要用手指；轻、重工作交替完成，不用同一肌群持续长时间超重工作；经常改变姿势，保持受累关节舒适；若局部发热和肿胀，尽可能避免活动该关节。

【护理评价】

1. 疼痛是否减轻或消失。

2. 关节功能是否恢复。

3. 能否复述与痛风相关的饮食知识。

（吴林秀）

1. 病人，女性，28 岁。因心悸、怕热多汗、食欲亢进、烦躁易怒 6 个月余，体重下降 5kg 来院就诊。身体评估：T 37.1℃，P 99 次/min，眼球突出，睑裂增宽，双侧甲状腺弥漫性对称性肿大。实验室检查：TT_3，TT_4 水平升高，甲状腺 ^{131}I 摄取率增加，摄取高峰前移。

请思考：

(1) 该病人可能的疾病诊断是什么？为明确诊断，还需做何检查？

(2) 该病人目前主要的护理诊断/合作性问题是什么？相应的护理措施有哪些？

(3) 该病人特别关心此病与备孕、妊娠和产后哺乳的关系，如何对其进行相关生育指导？

2. 病人，男性，48 岁。3 个月前无明显诱因出现口渴、多饮、多尿，伴食欲缺乏、泡沫尿，未予重视。2d 前因急性上呼吸道感染后出现恶心、呕吐，口渴、食欲缺乏加重，伴头痛、四肢乏力，呼吸加快，呼气有烂苹果味，皮肤干燥。随机血糖 18.7mmol/L，BMI 26.7kg/m^2。既往体健。

ER 7-4　思考题思路解析

ER 7-5　练习题

请思考：

(1) 该病人目前主要的护理诊断/合作性问题有哪些？

(2) 应采取哪些护理措施？

第八章 ｜ 风湿性疾病病人的护理

教学课件

思维导图

风湿性疾病（rheumatic diseases）简称风湿病，是一组累及骨与关节及其周围软组织（如肌肉、肌腱、滑膜、滑囊、韧带和软骨等）及其他相关组织和器官的慢性疾病。随着社会发展、卫生水平的提高和生活方式的改变，风湿病的疾病谱也发生了显著变化，骨关节炎、痛风性关节炎的发病率呈上升趋势。

风湿病包含 10 大类 100 余种疾病，病因多种多样，发病机制复杂多样，但多数与自身免疫反应密切相关。

> **知识拓展**
>
> ### 风湿病的范畴和分类
>
> （1）弥漫性结缔组织病：类风湿关节炎、系统性红斑狼疮等。
> （2）脊柱关节炎：强直性脊柱炎、肠病性关节炎等。
> （3）退行性病变：（原发性、继发性）骨关节炎。
> （4）遗传、代谢和内分泌疾病相关的风湿病：Marfan 综合征、痛风、肢端肥大症等。
> （5）感染相关风湿病：反应性关节炎、风湿热等。
> （6）肿瘤相关风湿病：原发或继发性肿瘤，如滑膜肉瘤、转移性肿瘤等。
> （7）神经血管疾病：神经性关节病、压迫性神经病变等。
> （8）骨与软骨病变：骨质疏松、骨软化、骨炎等。
> （9）非关节风湿病：关节周围病变（滑囊炎、肌腱病等）、椎间盘病变等。
> （10）其他有关节症状的疾病：周期性风湿病、间歇性关节积液等。

其中，弥漫性结缔组织病（diffuse connective tissue disease，DCTD）简称结缔组织病，该类疾病具有共同特征：①常有发热、关节痛、特异性或非特异性皮疹。②多系统或多器官受累。③抗核抗体和/或多种自身抗体阳性。④发病机制多为自身抗体或免疫复合物介导的或免疫失调所致的炎症反应和组织损害。⑤应用糖皮质激素和免疫抑制剂有效。⑥病程迁延，缓解和发作交替。本章重点学习系统性红斑狼疮和类风湿关节炎。

第一节 风湿性疾病常见症状或体征的护理

> **学习目标**
>
> 1. 掌握风湿性疾病病人常见症状体征、常见护理诊断/合作性问题及护理措施。
> 2. 熟悉风湿性疾病常见症状体征的实验室检查及其他检查特点。
> 3. 学会运用护理程序对病人实施整体护理。
> 4. 具备高度责任心，为风湿病病人提供优质护理的服务理念。

一、关节疼痛和肿胀

关节疼痛是关节受累最常见的首发症状，往往也是风湿病病人就诊的主要原因。疼痛的关节可有肿胀和压痛，多为关节腔积液或滑膜增生所致。

【护理评估】

（一）健康史

询问病人疼痛的诱因、起病特点、发病年龄，是缓慢发生还是急骤发作，是游走性还是固定性，是多关节还是单关节，有无明确诱发因素或缓解因素，有无关节畸形和功能障碍，是否伴随其他症状，既往有无特殊用药史。

（二）身体状况

1.关节肿痛特点 常见疾病关节炎的特点见表8-1。

表8-1 常见疾病关节炎的特点

项目	类风湿关节炎	强直性脊柱炎	骨关节炎	痛风	系统性红斑狼疮
起病方式	缓	缓	缓	急骤	不定
常见部位	PIP、MCP、腕	膝、髋、踝	膝、腰、DIP	第一MTP关节	手关节或其他
疼痛特点	持续,休息后加重	休息后加重,活动后减轻	活动后加重	剧烈,夜间重	不定
肿胀特点	软组织为主	软组织为主	骨性肥大	红、肿、热	软组织为主
关节变形	常见	外周关节少见,中轴关节常见	可见	少见	多无
受累关节	对称性多关节炎	不对称下肢大关节炎	少关节炎	负重关节	反复发作

注：PIP(近端指间关节)，MCP(掌指关节)，DIP(远端指间关节)，MTP(跖趾关节)；少关节炎(累及3个或3个以下的关节)。

2.评估要点 评估病人的营养状况、生命体征、关节肿胀程度，受累关节有无压痛、触痛、活动受限及畸形，局部皮肤有无温度升高等。

（三）心理-社会状况

病人因反复、持续关节疼痛、肿胀而影响日常生活，容易因治疗信心不足而出现焦虑、抑郁等不良心理状态。评估病人家属是否提供足够情感支持和治疗支持，病人及家属是否掌握相关健康知识等。

（四）实验室检查及其他检查

自身抗体的测定，滑液检查，关节X线检查等，以明确导致关节疼痛的原因、病变严重程度，是否处于活动期及预后等。

【常见护理诊断/合作性问题】

1.疼痛:慢性关节疼痛 与局部炎性反应有关。

2.焦虑 与疼痛反复发作、病情迁延不愈有关。

【护理目标】

1.能正确应用减轻疼痛的技术和方法，关节疼痛减轻或消失。

2.焦虑程度减轻，病人生理和心理的舒适感有所增加。

【护理措施】

（一）一般护理

1.休息与体位 急性期伴发热等症状时，应鼓励病人卧床休息；帮助病人采取舒适体位，尽可能保持关节的功能位置，必要时给予石膏托、小夹板固定，并避免疼痛部位受压。避免病人因长期卧床引起肌力下降、关节挛缩、压力性损伤、骨质疏松、心肺耐力降低等，必要时指导病人进行适当运动。

2. 环境 保持适宜的环境，避免嘈杂、吵闹或过于寂静，以免因感觉超负荷或感觉剥夺而加重疼痛感。

（二）病情观察

观察受累关节的数量、部位、肿胀及疼痛程度等，关节活动范围有无受限、有无关节畸形。观察病人治疗效果，病人的精神状态是否稳定。

（三）用药护理

遵医嘱使用非甾体抗炎药等药物对症治疗，告知病人用药的时间、剂量等，观察药物疗效及有无出现不良反应。

（四）非药物止痛措施

合理应用非药物止痛措施：如松弛术、皮肤刺激疗法（冷敷、热敷、加压、震动等）、转移注意力，根据病情使用蜡疗、水疗、磁疗、超短波、红外线等物理治疗方法，也可按摩肌肉、活动关节以防治肌肉挛缩和关节活动障碍。

（五）心理护理

鼓励病人说出自身感受，分析原因，评估其焦虑程度，指导病人出现焦虑时应采取积极的应对措施。劝导家属对病人多给予关心、理解和心理支持。介绍成功案例及临床治疗进展，鼓励病人树立战胜疾病的信心。

（六）健康指导

指导病人采取心理、行为疗法来缓解疼痛，避免依赖药物止痛。

【护理评价】

1. 关节疼痛是否减轻或消失。

2. 焦虑是否减轻，能否配合治疗和护理。

二、关节僵硬与活动受限

关节僵硬以晨僵明显，晨僵是指病人早晨起床后（或日间长时间静止不动后）自觉关节及周围组织的僵硬感。晨僵常作为观察滑膜关节炎的活动性指标之一，由于受主观性影响，一般晨僵持续1h以上者意义较大。早期关节活动受限主要由关节肿胀、疼痛引起，晚期则主要由于关节骨质破坏、纤维骨质粘连和关节半脱位等引起，甚至导致关节功能丧失。

【护理评估】

（一）健康史

询问关节僵硬与活动受限发生的时间、部位、持续时间、缓解方式，活动受限是突发的还是渐进的，关节僵硬对病人生活的影响，病人曾采用减轻僵硬的措施及其效果等。

（二）身体状况

1. 关节僵硬和活动受限特点 ①类风湿关节炎：晨僵持续数小时；②系统性红斑狼疮：持续时间较短。

2. 评估要点 病人的全身状态，僵硬关节的分布、活动受限的程度，有无关节畸形和功能障碍，病人肌力情况，局部皮肤有无发红、苍白、发绀等。

（三）心理 - 社会状况

病人因活动和自理能力受限而影响日常生活和工作，甚至担心丧失生活自理能力和社会工作能力，容易产生悲观、焦虑、抑郁等不良心理。评估病人及家属是否掌握相关健康知识，评估家属及社会对病人的支持程度等。

（四）实验室检查及其他检查

自身抗体的测定、关节X线检查、关节镜检查等。

【常见护理诊断/合作性问题】

躯体移动障碍 与关节疼痛、僵硬以及关节、肌肉功能障碍有关。

【护理目标】

关节僵硬和活动受限的程度减轻，最大程度保持日常生活活动和工作能力。

【护理措施】

（一）一般护理

1. **休息与活动** 夜间睡眠时注意对病变关节的保暖，预防晨僵。关节肿痛时，限制活动。急性期后，鼓励病人坚持每天定时进行被动或主动的全关节活动及功能锻炼。

2. **生活护理** 根据病人活动受限的程度，将常用物品放在病人健侧伸手可及之处，协助病人洗漱、进食、如厕及个人卫生等；保证病人足够的液体入量，多食膳食纤维，预防便秘。

（二）病情观察

观察关节活动功能情况，观察病人生活自理能力程度，观察药物疗效及有无不良反应，监测病人液体出入量和营养状况。

（三）预防并发症

1. **保持肢体功能** 定期进行肢体按摩以防肌肉萎缩，注意保护肢体功能，如用枕头、沙袋或夹板保持足背屈曲以防止足下垂。

2. **防止损伤** 协助病人定时翻身，适当使用气垫等抗压力器材，以预防压力性损伤；加强活动期间保护，防止受伤。

3. **防止感染** 鼓励卧床病人有效咳嗽和深呼吸，防止肺部感染。

（四）心理护理

加强与病人及家属的沟通交流，了解其心理状态；介绍成功病例，帮助病人树立治疗信心，积极配合治疗与护理。

（五）健康指导

指导并帮助关节畸形病人使用辅助工具，注意正确的使用方法及各种注意事项，避免发生安全损伤。

【护理评价】

关节僵硬及活动受限是否减轻或缓解。

三、皮肤损害

风湿病常见的皮肤损害表现为皮疹、红斑、水肿、溃疡及皮下结节等，多由血管炎性反应引起。部分病人受寒冷或紧张的刺激后，肢端细动脉痉挛，使手指（足趾）皮肤相继出现苍白、变紫、变红，伴局部发冷、感觉异常和疼痛，称雷诺现象。

【护理评估】

（一）健康史

询问病人皮肤损害的起始时间、演变特点、分布特征等，有无日光过敏、口眼干燥、胸痛等伴随症状。若疑有雷诺现象，还需询问其诱因、发作频率、持续时间和范围等。

（二）身体状况

1. **皮肤损害特点** 常见疾病皮肤损害的特点见表8-2。

2. **评估要点** 病人的生命体征，皮损的起始时间、部位与形态、演变特点、形态与面积等，有无指（趾）端和肢体的溃疡，肢体末梢的颜色和温度，皮肤有无苍白、发绀等，有无甲床淤点或淤斑。

表8-2 常见疾病皮肤损害的特点

疾病	皮肤损害
系统性红斑狼疮	特征性改变为鼻梁和双侧颧颊部呈蝶形分布的水肿性红斑,其他损害包括光过敏、甲周红斑和指(趾)甲远端弧形斑、指(趾)腹红斑、盘状红斑、紫癜、结节性红斑、网状青斑和雷诺现象等
风湿热	四肢近端和躯干出现淡红色环形红斑,中央苍白,时隐时现,数小时或1~2d消退
成人 Still 病	四肢近端、颈部和躯干的橘红色斑疹或斑丘疹,也可为荨麻疹、结节性红斑、紫癜,皮疹多在高热时出现,热退消失,呈一过性
皮肌炎	眶周红色或紫红色斑疹,逐渐向前额、颧颊、耳前、颈背和上胸部 V 字区等扩展

(三)心理-社会状况

病人因皮肤损害而影响其生活及社交,容易产生敏感、多疑、焦虑、抑郁等不良心理。评估家属对病人在治疗上和情感上的支持程度等。

(四)实验室检查及其他检查

应进行原发疾病的相关检查,尤其是免疫学检查、皮肤狼疮带试验、肌活检等,以协助明确诊断。

【常见护理诊断/合作性问题】

皮肤完整性受损 与血管炎性反应及应用免疫抑制剂等因素有关。

【护理目标】

能掌握皮肤自我护理的方法,受损皮肤面积缩小或修复。

【护理措施】

(一)一般护理

1.饮食护理 鼓励病人摄入足够的蛋白质、维生素和水分,维持正氮平衡,以满足组织修复的需要。避免吸烟、饮咖啡等,以免交感神经兴奋引起病变小血管痉挛,加重组织缺血、缺氧。

2.注意保暖 寒冷天气注意保暖,避免皮肤在寒冷空气中暴露时间过长,尤其注意保持肢体末梢的温度,勿用冷水洗手、洗脚。

(二)病情观察

观察皮肤损害情况及局部有无感染,观察肢体末梢有无发冷、感觉异常等。

(三)皮肤护理

应进行常规的皮肤护理、预防压力性损伤,另外还应注意:①保持皮肤清洁干燥,每天用温水冲洗或擦洗,忌用碱性肥皂。②有皮疹、红斑或光敏感者,指导病人外出时采取遮阳措施,避免阳光直接照射皮肤,忌日光浴。③皮疹或红斑处避免涂抹各种化妆品或护肤品,遵医嘱局部使用药物性软膏。④若皮损局部溃疡合并感染,遵医嘱使用抗生素治疗,并做好局部清创换药处理。⑤避免接触刺激性物品,如各种烫发或染发剂、定型发胶、农药等。

(四)用药护理

遵医嘱给予糖皮质激素和其他药物,应告知病人用药的时间、剂量和要求等,观察药物疗效并及时发现与处理不良反应。

(五)心理护理

及时与病人进行沟通,鼓励病人表达自己的感受;鼓励脱发者戴假发,维护自尊心。指导家属增进对疾病的认识,劝导家属给病人足够的情感支持。

(六)健康指导

指导病人做好皮肤自我防护,指导病人遵医嘱用药,并坚持随访。

【护理评价】

皮肤损害面积是否缩小或修复。

(陈 刚)

第二节 系统性红斑狼疮病人的护理

情景导入

病人，女性，20岁，高考结束后去海边旅游，回来后出现面部对称性红斑，伴双膝、腕、手指之间关节酸痛1个月，近1周出现低热，自服抗生素无效，遂来医院就诊。

请思考：

1. 该病人皮疹的原因可能是什么？
2. 该病人存在的主要护理诊断/合作性问题是什么？

系统性红斑狼疮（systemic lupus erythematosus，SLE）是一种以致病性自身抗体和免疫复合物形成并介导器官、组织损伤的自身免疫病，临床上常存在多系统受累表现，血清中存在以抗核抗体为代表的多种自身抗体。SLE的患病率因人群而异，全球平均患病率为（12~39）/10万，我国患病率为（30.13~70.41）/10万，以女性多见，尤其是20~40岁的育龄期女性。

【病因及发病机制】

（一）病因

1. 遗传因素 家系调查资料显示SLE病人第1代亲属中患SLE者8倍于无SLE病人家庭，单卵双胎患SLE者5~10倍于异卵双胎。多年研究已证明SLE是多基因相关疾病，SLE的发病是很多易感基因异常的叠加效应。然而，现已发现的SLE相关基因也只能解释约15%的遗传可能性。

2. 环境因素 紫外线照射可诱发或加重SLE病人病情。药物性狼疮与药物的乙酰化水平和剂量有关，可诱发SLE的高危类药物主要有普鲁卡因胺、肼屈嗪等。多种病毒感染尤其是EB病毒、细小病毒B_{19}等可能与SLE发病相关。

3. 雌激素 女性患病率明显高于男性，在更年期前成年女性与男性患病率比为9∶1，儿童及老人为3∶1。妊娠可诱发SLE活动，尤其妊娠早期和产后6个月内。

（二）发病机制

目前认为主要是外来抗原（如病原体、药物等）引起人体B细胞活化。易感者因免疫耐受减弱，B细胞通过交叉反应与模拟自身组织组成成分的外来抗原相结合，并将抗原提呈给T细胞，使之活化，在T细胞活化刺激下，B细胞产生大量不同类型的自身抗体，造成大量组织损伤。

1. 致病性自身抗体 ①以IgG型为主，如抗DNA抗体可与肾组织直接结合导致肾小球损伤。②抗血小板抗体及抗红细胞抗体导致血小板和红细胞破坏。③抗SSA抗体经胎盘进入胎儿心脏引起新生儿心脏传导阻滞。④抗磷脂抗体引起抗磷脂综合征（血栓形成、血小板减少、习惯性自发性流产）。⑤抗核糖体RNP（rRNP）抗体与神经精神狼疮相关。

2. 致病性免疫复合物 免疫复合物由自身抗体和相应自身抗原相结合而成，能够沉积在组织造成组织损伤。

3. T 细胞和 NK 细胞功能失调 T 细胞亚群比例和功能失调，相关的细胞因子表达紊乱，进而激活 B 细胞；NK 细胞活性降低，对 B 细胞功能抑制作用减弱；B 细胞过度增殖和异常活化，自发产生自身抗体。

【护理评估】

（一）健康史

询问病人起病情况及发病特点，是否存在与本病有关的诱发因素如病毒感染、紫外线照射、妊娠、药物使用等，女性病人是否有月经紊乱、流产、胎儿发育异常等病史，病人的家族史、个人生活史等。

（二）身体状况

SLE 的临床表现复杂多样。多数起病隐匿，开始仅累及 1~2 个系统，表现为轻度的关节炎、皮疹、隐匿性肾炎等。随着疾病的进展，多数病人逐渐出现多系统损害。SLE 的自然病程多表现为病情的加重与缓解交替。

1. 全身表现 发热是 SLE 常见的全身症状，约占 90%，以低中度热多见，疾病恶化时常有高热，伴畏寒、头痛等。

2. 皮肤和黏膜 80%~85% 的 SLE 病人有各种皮肤表现，多无明显瘙痒。颧颊部蝶形水肿性红斑是 SLE 特征性改变。口腔及鼻黏膜无痛性溃疡和脱发常提示疾病活动。

系统性红斑狼疮病人的皮肤损害

3. 肌肉关节 90% 以上病人有关节症状，常见于指、腕、膝关节，但一般不引起骨质破坏。10% 的病人因关节周围肌腱受损而出现 Jaccoud 关节病，其特点为可恢复的非侵蚀性关节半脱位，可维持正常关节功能。可以出现肌痛和肌无力，5%~10% 出现肌炎。

4. 肾脏 肾损害是 SLE 病人最常见和最严重的内脏损害，主要表现为肾炎或肾病综合征。肾活检显示几乎所有 SLE 均有肾脏病理学改变。

5. 心血管系统 心包炎最多见，可有心包积液。心肌炎亦常见，常与心包炎合并发生。心肌损害时可有气促、心前区不适、心律失常，严重者可发生心力衰竭导致死亡。可有心内膜炎，当心内膜炎波及二尖瓣时，可出现疣状心内膜炎（Libman-Sack 心内膜炎），病理有瓣膜赘生物，心前区常听到收缩期杂音，赘生物脱落可引起栓塞。可有冠状动脉受累，表现为心绞痛和心电图 ST-T 改变，甚至出现急性心肌梗死。

6. 呼吸系统 胸膜炎最常见，有时可合并胸腔积液。也可表现为间质性肺炎，出现急性、亚急性的磨玻璃样和慢性期的纤维化改变，表现为活动后气促、干咳、低氧血症，肺功能检查常显示弥散功能下降。少数病人可发生肺栓塞，引起肺梗死，并可导致肺动脉高压，预后不良。

7. 神经系统 神经精神狼疮（neuropsychiatric lupus，NP-SLE）又称"狼疮脑病"，中枢神经系统和周围神经系统均可累及，表现为各种各样的神经、精神症状。精神症状主要为情绪变化和精神分裂症样改变，经系统治疗能减轻。神经症状主要为癫痫样发作，发生在 SLE 活动期或发病前数年。中枢神经系统病变包括癫痫、狼疮性头痛、脑血管病变、无菌性脑膜炎、脱髓鞘综合征、脊髓病等，周围神经系统受累可表现为吉兰 - 巴雷综合征、自主神经病、重症肌无力、脑神经病变、神经丛病及多发性神经病等。腰椎穿刺脑脊液检查以及磁共振等影像学检查对诊断有帮助。

8. 消化系统 表现为食欲缺乏、恶心、呕吐、腹痛、腹泻、便血等，多为胃肠道血管发生血管炎所致。SLE 病人常有肝脏病变，表现为肝大、黄疸和肝功能异常。少数病人可发生胰腺炎、肠坏死、肠梗阻等，往往提示 SLE 活动。

9. 血液和淋巴系统 贫血常见，多为正细胞正色素性贫血。可出现白细胞减少、血小板减少。部分病人有局部或全身淋巴结肿大，一般无压痛，质较软，多见于颈部和腋下，少数病人有脾大。

10. 其他　SLE 活动期可出现抗磷脂抗体综合征，约 30% 病人有继发性干燥综合征并存，唾液腺和泪腺功能不全，约 15% 病人有眼底病变。

（三）心理 - 社会状况

病人多为年轻女性，由于疾病导致外貌改变或身体痛苦，影响其日常生活，容易产生自卑、焦虑、抑郁、绝望等不良心理。评估病人及家属对疾病的认识程度及对保健知识的掌握程度，家属、社会对病人的支持程度等。

（四）实验室检查及其他检查

1. 一般检查　活动期病人血常规常有红细胞减少，可发生溶血性贫血，白细胞和血小板往往亦降低，尿常规常出现蛋白尿、血尿，血沉可明显加快。

2. 免疫学检查

（1）**自身抗体检查**：①抗核抗体（ANA），几乎见于所有的 SLE 病人，由于特异性低，阳性结果并不能作为 SLE 与其他结缔组织病的鉴别。②抗双链 DNA（dsDNA）抗体，是诊断 SLE 的特异性抗体，多出现在活动期，其滴度与疾病活动性密切相关。若稳定期病人抗 dsDNA 滴度增高，提示复发风险较高。③抗可提取核抗原（ENA）抗体谱，抗 Sm 抗体是诊断 SLE 的标记抗体，特异性 99%，但敏感性仅 25%，与病情活动及脏器损害无相关性；抗 RNP 抗体往往与 SLE 的雷诺现象和肺动脉高压有关；抗 SSA（Ro）抗体与光过敏、血管炎、新生儿狼疮等有关；抗 SSB（La）抗体与抗 SSA 相关联，与继发性干燥综合征有关；抗 rRNP 抗体往往提示有 NP-SLE 或其他重要内脏损害。

（2）**补体**：目前常用总补体（CH50）、C3、C4 的检测。补体低下，尤其是 C3 低下常提示有 SLE 活动。

3. 肾穿刺活组织检查　对狼疮肾炎的诊断、治疗和预后判断均有价值。

（五）治疗原则及主要措施

目前尚不能根治，治疗要个体化，经合理治疗后可以达到长期缓解。肾上腺皮质激素加免疫抑制剂是本病的主要治疗方案。治疗原则是急性期积极使用药物诱导缓解，尽快控制病情活动；病情缓解后调整用药，使其保持缓解状态，保护重要脏器功能并减少药物副作用。

1. 糖皮质激素　具有抗炎和免疫抑制作用，是目前治疗 SLE 的首选药，其使用剂量和给药途径取决于脏器受累的程度，如病情允许，以低于 10mg/d 泼尼松的小剂量长期维持。

2. 免疫抑制剂　有重要脏器受累的 SLE 病人，诱导缓解期一般选用环磷酰胺或吗替麦考酚酯，如无明显副作用，建议至少应用 6 个月。目前认为羟氯喹可抑制免疫系统过度活化，可影响紫外线吸收并阻挡紫外线对皮肤的损害，对于控制皮疹和减轻光敏感效果较好，应作为 SLE 的背景治疗，可在诱导缓解和维持治疗中长期应用。

3. 其他药物　对多脏器损害、激素疗效不明显等重症病例，可大剂量静脉输注免疫球蛋白、血液净化等。生物制剂如贝利尤单抗、利妥昔单抗也逐渐应用于 SLE 的治疗。

【常见护理诊断 / 合作性问题】

1. 皮肤完整性受损　与疾病所致的血管炎性反应等因素有关。

2. 疼痛：慢性关节疼痛　与自身免疫反应有关。

3. 焦虑　与病情反复发作、迁延不愈、外貌改变等有关。

4. 潜在并发症：慢性肾衰竭。

【护理目标】

1. 皮肤黏膜受损减轻或修复。

2. 关节疼痛减轻或消失。

3. 焦虑感减轻，能配合治疗和护理。

4. 未发生慢性肾衰竭，或慢性肾衰竭能被及时发现并处理。

【护理措施】

（一）一般护理

1. 休息与活动 急性活动期，应卧床休息，保护脏器功能，预防并发症发生；缓解期，鼓励病人逐渐增加活动量，适当参与社会活动和日常工作，避免劳累。

2. 饮食护理 鼓励进食高蛋白和高维生素饮食，少食多餐，宜软食，忌食烟熏及辛辣等刺激性食物，忌食芹菜、无花果、香菜等含补骨脂的食物。肾功能不全者，应给予低盐、优质低蛋白饮食，限制水钠摄入；意识障碍者，应给予鼻饲流质饮食，必要时遵医嘱给予静脉补充营养。

3. 口腔护理 注意保持口腔清洁。有口腔黏膜破损时，每天晨起、睡前和进餐前后用漱口液漱口；有口腔溃疡者在漱口后用冰硼散或锡类散涂敷溃疡面以促进愈合。

4. 皮肤护理 注意保持皮肤清洁干燥，指导病人外出时采取遮阳措施以避免阳光直接照射皮肤，避免接触刺激性物品，皮损处避免涂用各种化妆品和护肤品。

（二）病情观察

监测生命体征，观察水肿的程度、尿量、尿色、尿液检查结果的变化，监测血清电解质、肾功能的改变。

（三）用药护理

遵医嘱用药，应向病人及家属说明药物可能出现的不良反应并做好监测。长期大剂量使用糖皮质激素可引起医源性肾上腺皮质功能亢进（表现为满月脸、水牛背、皮肤变薄、多毛、低血钾、高血压、糖尿病等），诱发或加重感染，诱发或加剧消化性溃疡、骨质疏松、肌肉萎缩、股骨头无菌性缺血坏死等；长期用药者若突然停药或减量过快，可引起医源性肾上腺皮质功能不全（表现为恶心、呕吐、乏力、低血压和休克等），或"反跳现象"（原有症状的复发或恶化）等，应强调按医嘱用药的必要性，不能自行停药或减量过快。使用吗替麦考酚酯可能出现胃肠道反应、骨髓抑制、感染等不良反应；使用羟氯喹可能出现视网膜病变、胃肠道反应、神经系统症状等不良反应，应定期检查眼底。对肢端血管痉挛引起皮肤苍白、疼痛者，可遵医嘱使用硝酸甘油膏等药物，以扩张血管，改善微循环，缓解症状。

（四）心理护理

主动与病人沟通，鼓励病人说出自己的感受，耐心解答病人的提问，帮助其转换角色。用成功案例鼓励病人树立乐观情绪，建立信心，鼓励家属给予病人情感支持。

（五）健康指导

1. 疾病知识指导 向病人及家属解释本病若能及时正确有效治疗，病情可以长期缓解。指导病人坚持严格按医嘱治疗，不可擅自改变药物剂量或突然停药，并向病人详细介绍所用药物的名称、剂量、给药时间和方法等，教会病人观察药物疗效和不良反应。指导家属给予病人精神支持和生活照护，以维持其良好的心理状态，树立乐观情绪。在疾病缓解期，病人可参加社会活动和日常工作，但要注意劳逸结合，避免过度劳累。

2. 自我防护指导 指导病人避免一切可能诱发或加重病情的因素，如日晒、妊娠、分娩、口服避孕药及手术等。为避免日晒刺激，外出时可戴宽边帽子，穿长袖衣及长裤。非缓解期的 SLE 女性病人容易出现流产、早产和死胎，故应避孕。病情处于缓解期达半年以上者，没有中枢神经系统、肾脏或其他脏器严重损害，口服泼尼松剂量低于 15mg/d 的病人，一般能安全地妊娠，并分娩出正常婴儿。大多数免疫抑制剂在妊娠前 3 个月至妊娠期使用均可能影响胎儿的生长发育，故必须停用半年以上方能妊娠。应用免疫抑制剂及大剂量激素者产后避免哺乳。

3. 接种疫苗指导 指导病人尽可能在疾病稳定时接种疫苗。应接种灭活疫苗，避免使用减毒活疫苗。推荐 SLE 病人接种流感疫苗、肺炎链球菌疫苗；高风险 SLE 病人接种甲肝、乙肝和带状疱疹疫苗；推荐 SLE 病人根据普通人群指南进行人乳头瘤病毒（HPV）疫苗接种。

SLE 围妊娠期病人的管理

对 SLE 育龄期女性，若病情稳定至少 6 个月，无重要脏器损害，停用可能致畸的药物至足够安全时间，可考虑妊娠（2B）；如果计划妊娠，备孕前应向风湿免疫科、妇产科医生进行生育咨询并进行相应评估（1B）；对妊娠的 SLE 病人，应密切监测 SLE 疾病活动度及胎儿生长发育情况（1C）；若无禁忌，推荐妊娠期全程服用羟氯喹（1B），如出现疾病活动，可考虑使用激素及硫唑嘌呤等控制病情（2C）。

注：该文献使用 GRADE 方法对证据体和推荐意见进行分级，证据质量分为高（A）、中（B）、低（C）、极低（D）四个等级，推荐强度分为强（1）、弱（2）两个等级；

资料来源：《2020 中国系统性红斑狼疮诊疗指南》。

【护理评价】

1. 皮肤黏膜损害是否减轻或修复。
2. 关节疼痛是否减轻或消失。
3. 能否接受患病的事实，主动配合治疗与护理。
4. 慢性肾衰竭能否被及时发现并得到处理。

（陈 刚）

第三节 类风湿关节炎病人的护理

学习目标

1. 掌握类风湿关节炎病人的症状体征、护理诊断和护理措施。
2. 熟悉类风湿关节炎的治疗要点。
3. 了解类风湿关节炎的发病机制。
4. 学会运用护理程序对类风湿关节炎病人实施整体护理。
5. 具有高度责任心，为类风湿关节炎病人提供优质护理的服务理念。

情景导入

病人，女性，55 岁，因"多关节肿痛 3 年，加重伴反复低热 6 个月"就诊。病人于 3 年前无明显诱因先后出现双手多个近端指间关节、双腕关节肿痛。间断服用"镇痛药"及偏方后症状无明显好转。近 2 年来自己触及左肘部皮下结节，约蚕豆大小，不易活动，无触痛。近 6 个月来无明显诱因下多个关节肿痛加重，伴明显活动受限，同时出现反复低热，每次持续 1~2 个月。自觉易疲劳，步行时间稍长可出现"气促"。

请思考：

1. 该病人关节炎的特点是什么？
2. 该病人是否存在关节外的表现？

类风湿关节炎（rheumatoid arthritis，RA）是一种以侵蚀性、对称性多关节炎为主要表现的慢性、全身性自身免疫性疾病。基本病理改变为关节滑膜的慢性炎症、血管翳形成，逐渐出现关节软骨和骨质的破坏,最终导致关节畸形和功能丧失,是造成人类丧失劳动力和致残的主要原因之一。早期诊断、早期治疗至关重要。80%发病于35~50岁,女性病人2~3倍于男性。

【病因及发病机制】

(一)病因

1. 遗传因素 RA一级亲属患病概率为11%,同卵双生子共患病率为21%~32%,高于异卵双生子(9%),提示遗传因素在RA发病中的作用。

2. 环境因素 目前未证实有导致本病的直接感染因子,但认为一些感染可能通过激活淋巴细胞,分泌致炎因子,产生自身抗体,影响RA的发病和病情进展,感染因子的某些成分也可通过分子模拟导致自身免疫反应。吸烟引发肺部慢性炎症,诱导抗瓜氨酸肽自身抗体的产生,与RA病情进展有关。

(二)发病机制

免疫紊乱是RA主要的发病机制。RA是在易感基因的基础上,由环境因素如感染、吸烟等启动了T细胞活化和自身免疫反应,导致炎性细胞因子、自身抗体、氧自由基大量增多,产生全身系统性炎症和关节组织的炎症损伤、滑膜增生、骨和软骨结构破坏。

【护理评估】

(一)健康史

询问病人起病情况及发病特点,有无感染史,有无关节损伤和疼痛史,有无关节以外的表现,有无营养不良和过度劳累,有无不良心理状况,有无家族史等。

(二)身体状况

RA的临床表现个体差异大,多为慢性起病,可伴有乏力、低热等全身症状。

1. 关节表现 典型病人表现为对称性、多关节和外周关节炎症。以近端指间关节、掌指关节、腕关节及跖趾关节最常见,其次为肘、肩、踝、膝、颈、颞颌关节及髋关节。

(1)**晨僵**:95%以上的RA病人可出现晨僵。受累关节因炎症所致的充血水肿和渗液,使关节肿胀、僵硬、疼痛,不能握紧拳头或持重物,活动后可减轻。晨僵时间长短是反映关节滑膜炎症严重程度的一个指标。

(2)**关节痛与压痛**:关节痛往往是最早的症状,初期可以是单一关节或呈游走性多关节肿痛,呈对称性、持续性,但时轻时重,可伴有压痛,受累关节的皮肤可出现褐色色素沉着。

(3)**关节肿胀**:凡受累关节均可肿胀,多因关节腔积液、滑膜增生和软组织水肿所致。常见部位为腕、掌指关节、近端指间关节、膝关节等,多呈对称性,其中指间关节呈梭形肿胀是RA的特征。

(4)**关节畸形**:多见于较晚期病人。常见关节畸形有尺侧腕伸肌萎缩导致指掌尺侧偏移、近端指间关节严重屈曲、远端指间关节过伸呈"纽扣花"样畸形,近端指间关节过伸、远端指间关节屈曲呈"天鹅颈"样畸形,掌指关节脱位,肘、膝、踝关节强直畸形等。重症者关节呈纤维性或骨性强直而失去关节功能,致使病人日常生活不能自理。

类风湿关节炎
关节畸形

(5)**特殊关节受累**:颈椎关节受累,表现为颈痛、活动受限;肩、髋关节受累,因其周围有较多肌腱等软组织包围,故很难发现关节肿胀,常出现局部疼痛和活动受限,髋关节受累往往表现为臀部及下腰部疼痛;颞颌关节受累,表现为讲话或咀嚼时疼痛加重,严重者张口受限。

(6)**功能障碍**:关节肿痛、结构破坏和畸形都会引起关节的活动障碍。

2. 关节外表现

(1)**类风湿结节**:是本病较常见的关节外表现,可见于20%~30%的病人,常提示病情活动。结节易发生在关节隆突及经常受压部位,如肘关节鹰嘴突附近、跟腱

类风湿结节

等，一般直径为 0.2~3cm，质硬，无压痛，对称性分布。结节还常见于心包、胸膜、心、肺、脑等组织。

（2）**类风湿血管炎**：皮肤表现各异，包括瘀点、紫癜、网状青斑、指甲下或指端出现梗死，严重者下肢出现深大溃疡。需积极应用免疫抑制剂治疗。

（3）**其他**：可出现心包炎、心肌炎、心内膜炎等心脏受累表现，可出现间质性肺炎、胸膜炎、类风湿尘肺等肺部受累表现，可有正中神经在腕关节受压而出现腕管综合征、胫后神经在踝关节受压而出现跗管综合征，可有 Felty 综合征（RA 病人伴脾大、中性粒细胞减少），可有继发干燥综合征所致的干眼症等。

（三）心理 - 社会状况

病人因病情反复发作而影响日常生活和工作，尤其是当出现关节畸形和功能障碍时，降低生活质量，容易失去对治疗和生活的信心，可产生悲观、颓丧等不良心理。评估病人及家属对疾病的认知，评估家属对病人治疗的经济支持和情感支持等。

（四）实验室检查及其他检查

1. **一般检查**　轻至中度贫血，活动期病人可有血小板增多、血沉（ESR）增快、C 反应蛋白（CRP）增高。

2. **自身抗体检查**　RA 病人中类风湿因子（rheumatoid factor, RF）阳性率为 75%~80%，但 RF 并非 RA 的特异性抗体，RF 阴性亦不能排除 RA 的诊断。抗环瓜氨酸肽（CCP）抗体诊断 RA 的敏感性和特异性均很高，且与疾病预后相关。

3. **关节滑液检查**　目前尚不能通过滑液检查来确诊 RA。正常关节腔内的滑液不超过 3.5ml。可通过关节腔穿刺获取关节滑液，关节滑液的白细胞计数有助于鉴别非炎性（白细胞往往在 2×10^9/L 以下）、炎症性（一般白细胞超过 3×10^9/L 以上，中性粒细胞达 50% 以上）和化脓性（外观脓性且白细胞更高）。RA 滑液的常规和生化检查表现为炎性，病原学检查为阴性。

4. **关节影像学检查**　双手、腕关节以及其他受累关节的 X 线片有助于 RA 诊断、关节病变分期、监测病情演变。早期可见关节周围软组织肿胀影，关节附近骨质疏松（Ⅰ期）；进而关节间隙变窄（Ⅱ期）；关节面出现虫蚀样改变（Ⅲ期）；晚期可见关节半脱位和关节破坏后的纤维性和骨性强直（Ⅳ期）。关节 MRI 对早期诊断极有意义，可显示关节软组织病变、滑膜水肿、增生和血管翳形成，以及骨髓水肿等。高频超声能够反映滑膜增生情况。

（五）治疗原则及主要措施

目前尚不能根治。治疗的主要目标是达到临床缓解（没有明显的炎症活动症状和体征）或低疾病活动度。

1. **药物治疗**

（1）**非甾体抗炎药**：通过抑制环氧合酶，从而抑制花生四烯酸转化为前列腺素，起到抗炎、解热、镇痛的效果，但不能控制原发病的病情进展。非甾体抗炎药是缓解关节炎症状的常用药物，应与改善病情的抗风湿药联合使用，不应联合使用两种及以上非甾体抗炎药。

（2）**改善病情的抗风湿药**：如甲氨蝶呤、环磷酰胺、硫唑嘌呤、羟氯喹等，具有改善病情和延缓病情进展的作用，可防止和延缓特别是 RA 的关节骨结构破坏，一经确诊即应早期使用，但该类药物起效时间较慢，需 1~6 个月，病情缓解后宜长期维持。视病情可单用也可联合使用两种及以上改善病情的抗风湿药。一般首选甲氨蝶呤，该药也是联合治疗的基本药物，通常 4~6 周起效，疗程至少半年。其他常用药物还有来氟米特、羟氯喹、柳氮磺吡啶等。

（3）**生物类改善病情的抗风湿药**：目前使用最普遍的是 TNF-α 拮抗剂（如英夫利西单抗、阿达木单抗等）和 IL-6 拮抗剂（如托珠单抗）。如最初抗风湿药方案治疗未能达标，或存在有预后不良因素时应考虑加用生物制剂。

（4）**糖皮质激素**：使用原则是小剂量、短疗程，使用糖皮质激素必须同时应用改善病情的抗风湿药。低至中等剂量的糖皮质激素与改善病情的抗风湿药联合应用在初始治疗阶段对控制病情有益，当临床条件允许时应尽快递减用量至停用。使用糖皮质激素病人应注意补充钙剂和维生素 D，避免骨质疏松。

（5）植物制剂：如雷公藤总苷、白芍总苷、青藤碱等，对缓解关节症状有较好作用，应注意雷公藤总苷致性腺抑制、骨髓抑制、肝损伤等不良反应。

2. 外科治疗　主要包括滑膜切除术和人工关节置换术，滑膜切除术后应使用改善病情的抗风湿药以控制滑膜再次增生。

【常见护理诊断 / 合作性问题】

1. 疼痛：慢性关节疼痛　与关节炎性反应有关。

2. 有废用综合征的危险　与关节疼痛、畸形引起功能障碍有关。

3. 悲伤　与疾病久治不愈、关节可能致残而影响生活质量有关。

【护理目标】

1. 关节疼痛程度减轻或消失。

2. 能正确进行关节功能锻炼，具有较好生活自理能力。

3. 悲伤感减轻，能配合治疗和护理。

【护理措施】

（一）一般护理

急性活动期，应卧床休息，保护关节功能，避免脏器受损，但不宜绝对卧床。

（二）病情观察

观察关节疼痛的部位、关节肿胀和活动受限的程度，以及对病人生活的影响，观察治疗效果及不良反应，观察有无关节外提示病情严重的症状，如胸闷、心前区疼痛、消化道出血、呼吸困难等。

（三）用药护理

遵医嘱用药，应向病人及家属说明药物可能出现的不良反应并做好不良反应监测。使用非甾体抗炎药较常见不良反应为上腹不适、恶心、呕吐、出血和溃疡等胃肠道反应，应指导病人饭后服药，必要时遵医嘱使用抑制胃酸分泌药、胃黏膜保护药等；长期服用非甾体抗炎药还可引起"镇痛药性肾病"、心血管系统不良反应等；新型选择性 COX-2 抑制剂如塞来昔布等，胃肠道毒性显著降低；舒林酸、萘普生、甲氯芬酸和吡罗昔康等可引起皮疹、荨麻疹、剥脱性皮炎、光敏等皮肤损害。使用改善病情的抗风湿药可能出现胃肠道反应、骨髓抑制、肝损害、脱发等不良反应；使用生物类改善病情的抗风湿药主要副作用为注射部位反应和输液反应，可能增加感染，尤其是结核感染的风险，用药前应筛查结核，除外活动性感染和肿瘤。

知识拓展

妊娠期抗风湿药的应用

病情活动性风险高于药物风险，但妊娠期病人用药，应尽可能避免胎儿受到药物伤害。

（1）非甾体抗炎药：在妊娠早、中期使用相对安全，但增加流产的风险；妊娠后期禁止使用，可能导致胎儿动脉导管早闭和增加分娩大出血的风险。

（2）糖皮质激素：非氟化糖皮质激素（如泼尼松等）只有不到10%的活性药物到达胎儿，故推荐小剂量使用；氟化糖皮质激素（如地塞米松等）不能在胎盘灭活，不宜使用。

（3）其他：羟氯喹可预防病情复发和减少流产，并能降低新生儿狼疮的心脏受累。甲氨蝶呤、环磷酰胺和吗替麦考酚酯具有致畸性，应在妊娠前停药（前二者停药 3 个月，后者停药 6 周可以备孕）；利妥昔单抗可以穿透胎盘到达胎儿，故孕前 6 个月应停用。

（四）关节护理

1. 急性期限制关节活动 保持关节功能位，如肩两侧可顶枕头等物品以防止肩关节外旋，体侧与肘间放置枕头等以维持肩关节外展位；双手掌可握小卷轴以维持指关节伸展；髋关节两侧放置靠垫以防止髋关节外旋；平卧者膝下放置平枕以保持膝关节伸直；足下放置足板并定时给予按摩和被动运动以防止足下垂；每天至少俯卧位 2~3 次，每次半小时，以预防髋关节屈曲挛缩。由于膝、腕、指、趾关节不易做到维持功能位，可每晚睡前使用可塑夹板固定受累关节，晨起拆除，日常梳洗、早餐后再次固定夹板，每天应拆除夹板 2~3 次，并进行局部按摩，适度活动关节后再予固定。

2. 缓解期尽早开始关节功能锻炼 在症状基本控制后，鼓励病人及早下床活动，注意配合日常居家生活活动需要进行锻炼，鼓励病人生活自理。锻炼方式应由易到难，由弱到强，循序渐进，应先使用适当方法减轻关节疼痛，逐渐增加关节活动度，然后做肌力训练，最后加强耐力训练。活动中病人感到短时间疼痛属正常反应，若活动后疼痛持续 2h 以上，则说明活动过量，应调整活动量。

关节活动度的
康复训练

3. 晨僵护理 鼓励病人晨起后用温水浸泡僵硬关节或行温水浴，而后活动关节。夜间睡眠戴弹力手套保暖，可减轻晨僵程度。

（五）心理护理

加强与病人的沟通交流，鼓励病人发挥健肢作用，尽量做到生活自理或参加力所能及的工作，鼓励病人参加集体娱乐活动，劝导家属给予病人支持和鼓励。

（六）健康指导

1. 疾病知识指导 帮助病人及家属了解疾病和治疗方案，避免感染、过劳等诱因。强调休息和功能锻炼的重要性，养成良好的生活方式和习惯。

2. 用药指导 指导病人用药方法和注意事项，遵医嘱用药，切勿自行停药、换药、增减药量。指导病人观察疗效和不良反应，定期检查血、尿常规及肝、肾功能，出现严重不良反应或病情复发时应及早就医。

【护理评价】

1. 关节疼痛程度是否减轻或消失。
2. 是否养成正确的关节功能锻炼习惯。
3. 悲伤感是否减轻，能否积极配合治疗和护理。

（陈　刚）

思考题

病人，女性，30 岁。间歇性发热、食欲缺乏、脱发，伴腕关节、膝关节酸痛 1 年，今晨在海边游泳后发现面部出现紫红斑。身体评估：面颊部有不规则红斑，左膝关节及右腕关节局部红肿、压痛，但无畸形，口腔黏膜可见溃疡。

思考题
思路解析

练习题

请思考：

（1）该病人可能患什么病？

（2）该病人首选的实验室检查及其他检查项目是什么？

（3）护士如何指导该病人进行皮肤护理？

第九章 │ 神经系统疾病病人的护理

神经系统疾病是指神经系统和骨骼肌由于感染、血管病变、变性、肿瘤、外伤、中毒、免疫障碍、遗传、先天发育异常、营养缺陷、代谢障碍等引起的疾病,大多数疾病有明确的病理变化。神经系统疾病起病急、病情重、症状复杂广泛,是导致人类死亡和残障的主要原因之一,严重威胁人类的生命健康。据《中国卫生健康统计年鉴 2022》显示,在我国城市居民主要疾病死因前十位中,脑血管病位居第三,仅次于心脏病和恶性肿瘤。随着现代社会生活方式的变化及环境因素的日益复杂,神经系统疾病的发病率与演变趋势亦展现出显著变化。不仅出现发病年龄年轻化的倾向,还导致了更为广泛的医疗和社会问题,这给医护人员带来了前所未有的挑战。神经系统分为中枢神经系统和周围神经系统。中枢神经系统由脑和脊髓组成,脑又分为大脑、间脑、脑干和小脑。脊髓由含有神经细胞的灰质和含上行传导束、下行传导束的白质组成(图 9-1)。

(1)**大脑**:由大脑半球、基底核和侧脑室组成。两侧大脑半球的功能不完全对称,按功能分为优势半球和非优势半球。优势半球多为左侧,主要在语言、逻辑思维、分析综合及计算功能等方面占优势;非优势半球多为右侧,主要在音乐、美术、综合能力、空间、几何图形和人物面容识别及视觉记忆功能等方面占优势。大脑半球分为额叶、顶叶、颞叶、枕叶、岛叶和边缘系统。额叶受损主要引起随意运动、语言和精神活动方面的障碍,顶叶病变主要产生皮质性感觉障碍、失用和失认,颞叶病变主要引起听觉、语言、记忆及精神活动障碍,枕叶损害主要引起视觉障碍,岛叶损害多引起内脏运动和感觉障碍,边缘系统损害可出现情绪及记忆障碍、行为异常、幻觉、反应迟钝等精神障碍及内脏活动障碍。

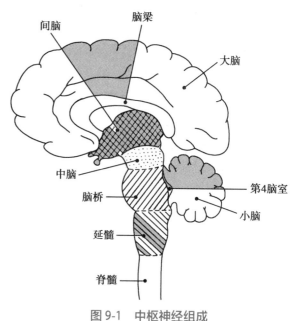

图 9-1　中枢神经组成

(2)**间脑**:间脑位于两侧大脑半球之间,是脑干与大脑半球连接的中继站,其两侧为内囊。丘脑是各种感觉(除嗅觉)传导的皮质下中枢和中继站,丘脑病变主要表现为对侧的感觉缺失和 / 或刺激症状,对侧不自主运动,并可有情感与记忆障碍。下丘脑是调节内脏活动和内分泌活动的皮质下中枢,对体温、摄食、水盐平衡和内分泌活动进行调节,同时也参与情绪活动。

(3)**小脑**:位于颅后窝,由中央的小脑蚓部和两侧的小脑半球构成。小脑主要维持躯体平衡,控制姿势和步态,调节肌张力和协调随意运动的准确性。小脑病变最主要的症状为共济失调。

(4)**脑干**:由中脑、脑桥和延髓组成。脑干网状结构中有许多神经调节中枢,如心血管运动中枢、血压反射中枢、呼吸中枢及呕吐中枢,在维持机体正常生理活动中起着重要的作用。网状结构接受各种信息后传至大脑皮质广泛区域,以维持人的意识清醒,如网状结构受损可出现意识障碍。

脑干病变多出现交叉性瘫痪，即病灶侧脑神经周围性瘫痪和对侧肢体中枢性瘫痪及感觉障碍。

（5）脊髓：位于椎管内，是脑干向下延伸部分。脊髓是神经系统的初级反射中枢，正常的脊髓活动是在大脑的控制下完成的。脊髓发出 31 对脊神经分布到四肢和躯干。脊髓的独特功能为脊髓反射，包括躯体反射（如牵张反射、屈曲反射、浅反射等）和内脏反射（如竖毛反射、膀胱排尿反射、直肠排便反射等）。脊髓损害主要表现为运动障碍、感觉障碍、反射异常及自主神经功能障碍等。

周围神经系统由脑神经及脊神经组成，传递神经冲动，脑神经共有 12 对（图 9-2），采用罗马数字命名；脊神经共有 31 对（图 9-3），其中颈神经 8 对，胸神经 12 对，腰神经 5 对，骶神经 5 对，尾神经 1 对。每对脊神经由后根（感觉根）和前根（运动根）所组成。

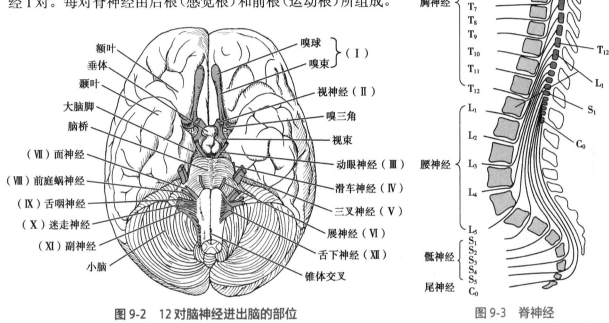

图 9-2　12 对脑神经进出脑的部位

图 9-3　脊神经

脑血液供给系统包括颈内动脉系统和椎基底动脉系统。①颈内动脉系统：又称前循环，供应大脑半球前 2/3 和部分间脑。起自颈总动脉，穿行颈动脉管至海绵窦，进入蛛网膜下腔。颈内动脉的主要分支有眼动脉、后交通动脉、脉络膜前动脉、大脑前动脉及大脑中动脉（其中央支即豆纹动脉行程弯曲，在高血压动脉硬化时易破裂）。②椎基底动脉系统：又称后循环，供应大脑半球后 1/3 及部分间脑、脑干和小脑。两侧椎动脉均由锁骨下动脉经枕骨大孔入颅，在脑桥下缘合成基底动脉。基底动脉主要分支有小脑下前动脉、迷路动脉、脑桥动脉、小脑上动脉及大脑后动脉。③脑底动脉环（Willis 环）：由双侧大脑前动脉、双侧颈内动脉、双侧大脑后动脉、前交通动脉和双侧后交通动脉组成（图 9-4）。两侧大脑前动脉之间由

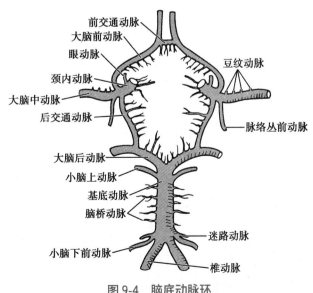

图 9-4　脑底动脉环

前交通动脉相连,两侧颈内动脉或大脑中动脉与大脑后动脉之间由后交通动脉相连,在脑底部形成的环状吻合即脑底动脉环,又称 Willis 环。此环对颈内动脉系统与椎基底动脉系统之间,特别是两侧大脑半球的血液供应具有重要的调节和代偿作用。

成人脑的平均重量约为 1 400g,仅占体重的 2% 左右。成人在安静状态下脑循环总血流量约为 750ml/min,相当于心输出量的 15%;脑的总耗氧量约为 50ml/min,约占全身总耗氧量的 20%。脑组织代谢水平高,其能量消耗几乎全部来源于糖的有氧氧化,脑组织对缺血和缺氧的耐受性较低,在正常体温条件下如果脑血流量完全中断 5~10s 即可导致意识丧失,中断 5~6min 以上将产生不可逆的脑损伤。

正常人脑血流量主要依靠自身调节来维持,平均动脉压在 60~140mmHg 范围内变动时,脑循环的灌注压一般为 80~100mmHg,高血压病人的自身调节上限可达 180~200mmHg。当平均动脉压低于下限时,脑血流量将明显减少,可引起脑功能障碍;若平均动脉压高于上限,脑血流量则明显增加,严重者可出现脑水肿。

第一节　神经系统疾病常见症状或体征的护理

学习目标

1. 掌握神经系统疾病病人常见症状体征的护理评估要点、常见护理诊断/合作性问题及护理措施。
2. 熟悉神经系统疾病常见症状体征的概念。
3. 了解神经系统疾病常见症状体征的实验室检查及其他检查。
4. 学会应用护理程序为头痛、意识障碍、言语障碍、感觉障碍和运动障碍病人实施整体护理。
5. 具备熟练开展神经系统疾病护理评估的能力。

一、头痛

头痛(headache)通常指局限于头颅上半部,包括眉弓、耳轮上缘和枕外隆凸连线以上部位的疼痛,为临床常见症状之一。颅内的血管、神经和脑膜,以及颅外的骨膜、血管、头皮、颈肌、韧带等均为疼痛的敏感结构,这些敏感结构受机械、化学、生物刺激和体内生化改变等影响从而引起头痛。

【护理评估】

(一)健康史

询问有无颅内、外疾病病史,颅内疾病包括颅内感染、血管病变、占位性病变、颅脑外伤等;颅外疾病包括头颅邻近器官或组织病变(五官、颈椎、颈肌)、全身性疾病(发热性疾病、高血压、缺氧、中毒、尿毒症等)、神经症等。了解有无诱发因素,如用力、低头、咳嗽、打喷嚏、饥饿、睡眠不足、噪声、强光、气候变化、女性经前期或经期情绪紧张等。

(二)身体状况

1.头痛的特点

(1)**了解头痛的起病方式、发作频率、发作时间、持续时间及诱发因素**:询问病人头痛起病的急缓,是持续性还是发作性,起始与持续时间,发作频率,激发、加重或缓解的因素。急性头痛可能提示蛛网膜下腔出血、脑出血、脑炎或高血压脑病等;亚急性头痛可能为颅内占位性病变、良性颅内压升高；慢性头痛多为偏头痛、紧张性头痛、鼻窦炎等。低颅内压性头痛常与体位有明显关系，如立位时出现或加重，卧位时减轻或消失。颅内高压引起的头痛经常在凌晨发生，丛集性头痛多在夜间睡眠中发作。周期性发作的头痛应注意了解与季节、气候、饮食、睡眠、情绪、疲劳的关系，女性病人可能与月经周期有关。

（2）**了解头痛的部位、性质和程度**：急性感染性疾病（颅内或颅外）所致的头痛多在整个头部，呈弥漫性；浅在性头痛常见于眼源性、鼻源性及牙源性；深在性头痛多为脑脓肿、脑肿瘤、脑膜炎、脑炎等，疼痛多向病灶同侧的外面放射。应询问病人是全头痛、局部头痛还是部位变换不定的头痛；是搏动性头痛还是胀痛、钻痛、钝痛、触痛、撕裂痛或紧箍痛；是轻微痛还是无法忍受的剧烈疼痛。必要时用疼痛量表评估病人头痛的程度。如偏头痛常描述为双侧颞部的搏动性疼痛；紧张性头痛多表现为双侧枕部或全头部的紧缩性或压迫性疼痛；颅内压增高常表现为持续性的整个头部胀痛，阵发性加剧；蛛网膜下腔出血常表现为突然剧烈头痛；丛集性头痛为一侧眼眶周围发作性剧烈疼痛。

（3）**了解有无先兆及伴发症状**：如头晕、恶心、呕吐、面色苍白或潮红、视物不清、畏光、复视、耳鸣、失语、瘫痪、倦怠、思睡、发热、晕厥或昏迷等。典型偏头痛发作常有视觉先兆和伴有恶心、呕吐、畏光，颅内感染所致头痛常伴高热，高血压脑病及颅内占位病变常伴视神经盘水肿。

2. 评估要点 评估头痛的发生急缓、部位、性质、程度、发生时间与持续时间、诱发加重或缓解的因素；评估生命体征，意识是否清楚、面部有无表情等；瞳孔是否等大等圆，对光反射是否灵敏；头部有无外伤等。

（三）心理-社会状况

病人因头痛可影响日常生活、工作和社交，可能因长期反复头痛而出现恐惧、抑郁或焦虑心理。

（四）实验室检查及其他检查

可进行脑脊液检查、CT或MRI检查以明确病因。

【常见护理诊断/合作性问题】

1. 疼痛：头痛 与颅内外血管舒缩功能障碍或脑器质性病变等因素有关。

2. 焦虑 与头痛不适、失眠、担忧预后有关。

【护理目标】

1. 头痛及伴随症状减轻或消失。

2. 焦虑感减轻，能够配合治疗和护理。

【护理措施】

（一）一般护理

提供安静、舒适、光线柔和的环境，保持室内空气新鲜，维持适宜的温度和湿度；减少可能诱发或加重病人头痛的因素，如情绪紧张、进食某些食物、酗酒、睡眠不足等。

（二）病情观察

密切监测生命体征；检查病人的意识状态、瞳孔大小，眼睑是否下垂，有无脑膜刺激征等。

（三）对症护理

1. 头痛护理 尽量避免可能诱发或加重头痛的因素，如情绪紧张、饮酒、用力动作、过度使用镇痛药物、进食巧克力或奶酪等易诱发头痛的食物等。偏头痛病人采用局部按摩、热水浴、局部热疗、针灸、生物反馈训练等松弛疗法；三叉神经痛病人洗漱、剃须、咀嚼时动作要轻柔，吃软食小口咽；必要时遵医嘱正确使用药物，密切观察药物疗效及不良反应，勿滥用镇痛药物。

2. 颅内压增高的护理 绝对卧床休息，抬高床头 15°~30°，以利于颅内静脉血液回流，减轻脑水肿；避免咳嗽、打喷嚏等以免加重颅内压升高；呕吐时头偏向一侧，以防误吸而窒息；遵医嘱快速静脉输注脱水剂，通过渗透性利尿降低颅内压；若有脑疝的先兆表现应立即通知医生，并配合抢救。

（四）心理护理

做好病情变化的解释工作,适当引导、消除病人的思想顾虑,鼓励病人树立信心,积极配合治疗。鼓励家属关心、陪伴病人,提高病人对疾病的应对能力。

（五）健康指导

告知病人可能诱发或加重头痛的因素,如情绪紧张、睡眠不足、环境嘈杂等;指导病人遵医嘱正确服药,不可滥用镇痛药物,以防产生药物依赖性或药物过度使用性头痛。

【护理评价】

1. 头痛及伴随症状是否减轻或消失。

2. 焦虑感是否减轻,能否配合治疗和护理。

二、意识障碍

意识是指机体对周围环境和自身状态的感知能力,包括觉醒状态和意识内容两个方面。意识障碍(consciousness disorders)主要源于脑干网状结构和大脑损害,可分为觉醒度改变和意识内容改变两方面,前者表现为嗜睡、昏睡和昏迷,后者表现为意识模糊和谵妄等。临床上通过病人的言语反应、针刺激的痛觉反应、瞳孔对光反射、吞咽反射、角膜反射等来判断意识障碍的程度。

【护理评估】

（一）健康史

询问病人有无颅内感染、急性脑血管病、颅内占位、颅脑外伤、癫痫等颅脑病变,有无全身严重感染、休克、内分泌与代谢障碍、心血管疾病、中毒、物理损伤等颅外疾病病史。

（二）身体状况

1. 意识障碍的特点

临床类型:意识障碍分为一过性意识障碍(即晕厥)和持续性意识障碍两种。持续性意识障碍又分为一般类型和特殊类型。

1) 一般类型意识障碍:包括嗜睡、意识模糊、昏睡、昏迷。

①嗜睡:是意识障碍的早期表现,是最轻的意识障碍。病人嗜睡时,能被唤醒,醒后可以交流和配合体检,刺激停止后又入睡。

②意识模糊:其意识障碍的程度较嗜睡深,病人仍能保持基本的反应和简单的精神活动,但对时间、地点、人物的定向能力发生障碍。还有一种以兴奋为主的意识模糊,称为谵妄,表现为知觉障碍、兴奋躁动、语言紊乱等,见于高热期、药物中毒等。

③昏睡:病人处于睡眠状态,用强刺激(如高声呼唤、压迫眶上神经等)才能唤醒,但很快又入睡,答语含糊或答非所问。

④昏迷:是最严重的意识障碍,表现为意识持续的中断或完全丧失。按其程度又分为轻度昏迷、中度昏迷和深度昏迷。轻度昏迷表现为意识完全丧失,对声、光刺激无反应,对疼痛刺激尚可出现痛苦表情和肢体退缩等防御反应。角膜反射、瞳孔对光反射存在,生命体征无明显改变。中度昏迷表现为对外界正常刺激均无反应,自发动作少。对强刺激的防御反射、角膜反射及瞳孔对光反射减弱,大小便潴留或失禁,生命体征发生变化。深度昏迷表现为对外界任何刺激均无反应,全身肌肉松弛,无任何自主运动,眼球固定,瞳孔散大,各种反射消失,大小便失禁,生命体征明显异常。

2) 特殊类型意识障碍:包括去皮质综合征和无动性缄默症。

①去皮质综合征:见于缺氧性脑病、皮质损害较广泛的脑卒中和脑外伤。病人对外界的刺激不能产生有意识的反应,对言语、疼痛刺激无反应。病人能无意识地睁眼闭眼,眼球能活动,瞳孔对光反射、角膜反射存在,四肢肌张力增高,腱反射亢进,病理反射阳性。出现吸吮反射、强握反射,大小便失禁,存在觉醒与睡眠周期。去皮质强直的身体姿势为上肢屈曲,下肢伸直性强直;去

大脑强直则为四肢均伸直性强直。

②无动性缄默症：又称睁眼昏迷，较少见。为脑干上部和丘脑的网状激活系统损害，而大脑半球及其传导通路无损害。病人可以注视检查者和周围的人，貌似觉醒，但缄默不语，不能活动。四肢肌张力低，腱反射消失，肌肉松弛，无病理征，大小便失禁。任何刺激也不能使其真正清醒，存在睡眠觉醒周期。

2.评估要点

(1)检查瞳孔是否等大等圆、对光反射是否灵敏；评估病人有无肢体瘫痪、颅脑外伤；皮肤有无破损、发绀；脑膜刺激征是否为阳性。

(2)评估意识障碍的程度：国际上常用格拉斯哥昏迷量表（Glasgow coma scale，GCS）（表9-1）评价意识障碍的程度，最高得分为15分，最低得分为3分，分数越低意识障碍程度越重。通常在8分以上恢复机会较大，7分以下预后较差，3~5分并伴有脑干反射消失的病人有潜在死亡的危险。

表9-1　格拉斯哥昏迷量表

检查项目	临床表现	评分
A. 睁眼反应	自动睁眼	4
	呼之睁眼	3
	疼痛引起睁眼	2
	不睁眼	1
B. 言语反应	应答正常	5
	应答错误	4
	言语错乱	3
	言语难辨	2
	不语	1
C. 运动反应	能按指令动作	6
	对针痛能定位	5
	对针痛能躲避	4
	刺痛肢体屈曲反应	3
	刺痛肢体过伸反应	2
	无动作	1

(三) 心理 - 社会状况

病人出现急性意识障碍会引发家属的不安及恐惧心理，而慢性意识障碍病人的行为和意识紊乱可能会增添家庭负担，使家属的心态发生改变。

(四) 实验室检查及其他检查

可进行脑电图检查、血糖、血脂、电解质及血常规检查、头部CT和MRI检查以明确病因。

【**常见护理诊断/合作性问题**】

1.意识障碍　与脑组织受损、功能障碍有关。

2.潜在并发症：压力性损伤、感染、营养失调等。

【**护理目标**】

1.意识障碍逐渐减轻或神志清楚。

2.未发生并发症，或并发症能被及时发现并处理。

【护理措施】

（一）一般护理

1. 环境与体位 提供安静、舒适、光线柔和的环境。协助取舒适体位，谵妄躁动者加床栏，防止坠床，必要时使用约束带。保持床单整洁、干燥，定时翻身、叩背，按摩骨突等受压处。

2. 饮食护理 给予高热量、高维生素饮食，补充足够的水分；鼻饲饮食者定时喂食，保证足够的营养供给。注意口腔卫生，不能经口进食者，进行口腔护理 2~3 次 /d。

（二）病情观察

严密观察生命体征及瞳孔变化，准确记录出入量；观察有无呕吐及呕吐物的性状与量，有无消化道出血、压力性损伤、感染、下肢深静脉血栓形成、脑疝等并发症。

（三）对症护理

1. 保持呼吸道通畅 病人取平卧位时，头偏向一侧，防止误吸，肩下垫高，使颈部伸展，防止舌后坠阻塞气道。准备配套的吸痰器，痰多时及时吸痰，做好气管切开及使用呼吸机的准备。

2. 意识功能训练 使用日历、电视、钟表等帮助病人恢复定向力；提供其熟悉的物品，如照片、录音、歌曲等，帮助其恢复记忆力。

（四）心理护理

向病人及家属耐心解释，提供疾病相关的可靠信息；指导家属关心、安慰、陪伴病人，给病人战胜疾病的信心，提高对疾病的应对能力。

（五）健康指导

指导家属做好病人的日常生活护理，教会其方法和注意事项。根据原发疾病特点，进行相关疾病指导，避免加重意识障碍的因素，采取有效措施，积极预防并发症。

【护理评价】

1. 意识障碍是否减轻，神志是否清楚。

2. 有无并发症发生；发生并发症能否被及时发现并处理。

三、言语障碍

言语障碍（speech disorders）分为失语和构音障碍。失语症（aphasia）是指在意识清楚，发音和构音没有障碍的情况下，大脑皮质语言功能区病变导致的言语交流能力障碍，表现为自发谈话、听理解、复述、命名、阅读和书写等六个基本方面能力残缺或丧失。构音障碍（dysarthria）是指与发音相关的中枢神经、周围神经或肌肉疾病导致的言语障碍，病人具有语言交流所必备的语言形成及接受能力，仅表现为口语的声音形成困难，主要为发音困难、发音不清，或发声、音调及语速的异常，严重者完全不能发音。

【护理评估】

（一）健康史

询问病人的职业、文化背景，语言能力改变情况，是否意识清楚、配合检查，有无定向力、注意力、记忆力和计算力等认知功能障碍，有无大脑功能受损、发音器官功能障碍等相关疾病。

（二）身体状况

1. 言语障碍的特点

(1)失语

1) Broca 失语：又称表达性失语或运动性失语，由优势侧额下回后部（Broca 区）病变引起。口语表达障碍是其突出临床表现，病人谈话为非流利型、电报式语言，讲话费力，找词困难，只能讲一两个简单的词，且用词不当。口语理解相对保留，对单词和简单陈述句的理解正常，句式结构复杂时则出现理解困难。复述、命名、阅读和书写能力均有不同程度的损害。

2）Wernicke 失语：又称听觉性失语或感觉性失语，由优势侧颞上回后部（Wernicke 区）病变引起。临床特点为听觉理解严重障碍，病人听觉正常，但不能听懂别人和自己所说的话。口语表达为流利型，语量增多，发音和语调正常，但言语混乱而割裂，缺乏实质词或有意义的词句，难以理解，答非所问。复述障碍与听理解障碍一致，存在不同程度的命名、阅读和书写障碍。

3）传导性失语：一般认为本症是由于外侧裂周围弓状束损害导致 Wernicke 区和 Broca 区之间的联系中断所致。表现为流利型口语，但语言中有大量错词，病人可以感知其错误，在纠正时因口吃表现出语言不流畅，表达短句或句子完整。复述障碍较自发谈话和听理解障碍重，二者损害不成比例是本症的最大特点。命名、阅读和书写能力有不同程度损害。

4）命名性失语：又称遗忘性失语，由优势侧颞中回后部病变引起。主要特点为命名不能，病人不能说出物体的名称，仅能叙述该物体的性质和用途。别人告知该物体的名称时，病人能辨别是否正确。自发谈话为流利型，但缺实质词，赘话和空话多。

5）完全性失语：又称混合性失语，是最严重的一种失语类型。病人所有语言功能均严重障碍或几乎完全丧失，仅限于刻板语言，听理解严重缺陷，命名、复述、阅读和书写均不能。

（2）**构音障碍**：上运动神经元损害可有对侧中枢性面瘫和舌瘫，表现为辅音部分不清晰；咽喉部肌肉和声带麻痹，表现为说话带鼻音、声音嘶哑和言语缓慢；基底核病变表现为说话缓慢而含糊，声调低沉，发音单调，音节颤抖样融合，言语断节及口吃样重复；小脑病变表现为构音含糊，音节缓慢拖长，声音强弱不等，言语不连贯；下运动神经元损害导致受累肌肉张力过低或消失，出现弛缓性构音障碍，表现为发音费力和声音强弱不等；肌肉病变时，构音障碍表现类似下运动神经元损害。

2. 评估要点　了解病人言语障碍的程度及残存能力、言语障碍的类型和特点；评估病人有无视觉、听觉缺损，是否能自动书写，是否能按照检查者指令完成有目的的动作，面部表情是否改变等。

（三）心理 - 社会状况

病人无法表达自己的需要和情感，交流能力和社交活动受到严重影响，生活质量降低，因而易出现焦虑、烦躁、自卑等心理反应。

（四）实验室检查及其他检查

可进行头部 CT、MRI 检查、新斯的明试验以明确病因。

【常见护理诊断 / 合作性问题】

语言沟通障碍　与大脑语言中枢病变或发音器官的神经肌肉受损有关。

【护理目标】

能够进行有效沟通，表达自己的需要。

【护理措施】

（一）语言康复训练

协助语言训练师共同制订训练计划，由少到多、由易到难、由简单到复杂，耐心指导病人，循序渐进。

1. 肌群运动训练　包括缩唇、叩齿、伸舌、卷舌、鼓腮、吹气等活动。

2. 发音训练　由训练诱发唇音（a、o、u）、唇齿音（b、p、m）、舌音，到反复发单音节音（pa、da、ka）；当能完成单音节发音后，让病人复诵简单句子，如"你—你好—你好吗"等。

3. 复述训练　复述单词和词汇，病人每次复述 3~5 遍，反复训练。可出示与复述内容一致的图片，提示病人。

4. 命名训练　让病人指出常用物品的名称及家人的姓名等。

5. 刺激训练　采用病人熟悉的、有意义的内容进行刺激，要求语速、语调和词汇长短调整合适。多次反复给予刺激，诱导病人应答，且不宜过早纠正错误。

（二）心理护理

鼓励病人克服羞怯心理，大声说话；鼓励家属和朋友多与病人交谈，并耐心、缓慢、清楚地解释每个问题，营造和谐的语言交流环境；鼓励病人采取多种方式向医护人员或家属表达自己的需求，如借助卡片、笔、本、图片、表情或手势等，提供简单有效的双向沟通方式。

（三）健康指导

指导病人放松身心，坚持语言康复训练，循序渐进。当病人进行尝试和取得进步时，及时给予表扬；鼓励家属与病人多交谈，采取适宜方法耐心、缓慢、清楚地进行语言训练，营造良好的语言沟通环境和氛围。

【护理评价】

能否进行有效沟通，正确表达自己的需求。

四、感觉障碍

感觉是指各种形式的刺激作用于人体各种感受器后在人脑中的直接反映。感觉障碍（sensation disorder）指机体对各种形式的刺激（如痛、温度、触、压、位置、振动等）无感知、感知减退或异常的一组综合征。

【护理评估】

（一）健康史

询问病人有无神经系统的感染、血管病变、药物及毒物中毒、脑肿瘤、脑外伤，以及全身代谢障碍性疾病等病史；询问病人有无情绪激动、睡眠不足、过度疲劳、不合作、意识模糊、暗示等诱发因素。

（二）身体状况

1. 感觉障碍的特点

（1）分类：一般躯体感觉包括浅感觉、深感觉和复合感觉，感觉障碍可分为抑制性症状和刺激性症状两大类。

1）抑制性症状：指感觉传导通路受到破坏或功能受到抑制时，出现感觉缺失或感觉减退。在同一部位各种感觉都缺失，为完全性感觉缺失；若在同一部位仅有某种感觉障碍，而其他感觉保存，称为分离性感觉障碍。

2）刺激性症状：指感觉传导通路受刺激或兴奋性增高时出现刺激性症状，常见有：①感觉过敏：轻微刺激引起强烈的感觉，如用针轻刺皮肤引起强烈的疼痛感觉，为检查时的刺激与传导通路上的兴奋性病灶产生的刺激总和所引起。②感觉过度：一个轻微的刺激引起强烈难以耐受的感觉。③感觉异常：指没有任何外界刺激而出现的感觉，如麻木感、痒感、发重感、针刺感、蚁行感、电击感、紧束感、冷热感、肿胀感。④感觉倒错：指热觉刺激引起冷感觉，非疼痛刺激而出现疼痛感觉。⑤疼痛：为临床上最常见的症状，包括局部疼痛、放射性疼痛、灼性神经痛、扩散性疼痛、牵涉性疼痛等。

（2）定位诊断：不同部位的损害产生不同类型的感觉障碍，典型感觉障碍的类型具有特殊的定位诊断价值（图 9-5）。

1）末梢型感觉障碍：表现为"袜套"或"手套型"痛觉，温度觉、触觉减退，见于多发性周围神经病。

2）神经干型感觉障碍：表现为受损害的某一神经干分布区内各种感觉消失或减退，见于尺神经麻痹、腓总神经损伤等。

3）后根型感觉障碍：表现为单侧节段性感觉障碍，常伴有剧烈的神经痛，见于髓外肿瘤、腰椎间盘突出等。

4）脑干型感觉障碍：表现为交叉性感觉障碍，常出现病变同侧的面部和对侧肢体的分离性感觉障碍（痛、温觉缺失而触觉存在），见于延髓外侧或脑桥病变。

5）皮质型感觉障碍：表现为病灶对侧的精细性感觉障碍（实体觉、两点辨别觉、定位觉、图形觉），当表现为病变对侧的一个上肢或一个下肢分布的感觉障碍，称为单肢感觉缺失。见于大脑皮质感觉中枢某一部分病变。

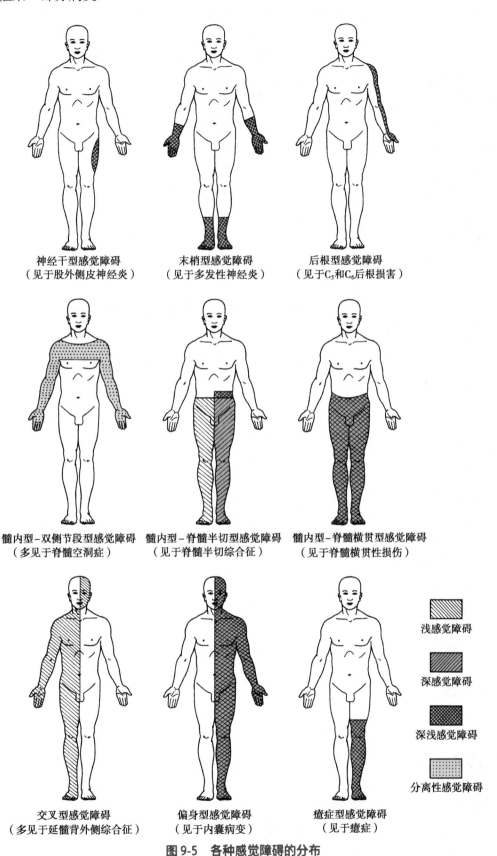

神经干型感觉障碍
（见于股外侧皮神经炎）

末梢型感觉障碍
（见于多发性神经炎）

后根型感觉障碍
（见于C₅和C₆后根损害）

髓内型－双侧节段型感觉障碍
（多见于脊髓空洞症）

髓内型－脊髓半切型感觉障碍
（见于脊髓半切综合征）

髓内型－脊髓横贯型感觉障碍
（见于脊髓横贯性损伤）

浅感觉障碍

深感觉障碍

深浅感觉障碍

分离性感觉障碍

交叉型感觉障碍
（多见于延髓背外侧综合征）

偏身型感觉障碍
（见于内囊病变）

癔症型感觉障碍
（见于癔症）

图9-5　各种感觉障碍的分布

2. 评估要点 了解病人是否有肢体运动障碍及其类型，肌力情况；评估病人感觉障碍的部位、类型、范围及性质；障碍区域的皮肤颜色、毛发分布等。

（三）心理-社会状况

病人因感觉异常而感到紧张、焦虑，甚至恐惧；由于感觉障碍，病人受伤危险性增加，病人及家属易紧张焦虑。

（四）实验室检查及其他检查

可进行肌电图、诱发电位及 MRI 等检查以明确病因。

【常见护理诊断/合作性问题】

1. 感知觉紊乱 与脑、脊髓病变及周围神经受损有关。

2. 有损伤的危险 与神经受损导致感觉障碍有关。

【护理目标】

1. 感觉障碍减轻或逐渐消失。

2. 未发生损伤，或损伤能被及时发现并处理。

【护理措施】

（一）一般护理

保持床单位整洁、干燥，防止感觉障碍的身体部位受压或受到机械性刺激；避免高温或过冷刺激，慎用热水袋或冰袋，肢体保暖需用热水袋时，水温不宜超过 50℃，防止烫伤；对感觉过敏者，尽量避免不必要的刺激。

（二）感知觉训练

进行肢体的拍打、被动运动、按摩、理疗、针灸及各种冷、热、电的刺激等，促进恢复本体感觉。每天用温水擦洗感觉障碍的身体部位，促进血液循环和感觉恢复；被动活动关节时，反复适度地挤压关节，牵拉肌肉、韧带，让病人注视患肢，并认真体会其位置、方向和运动感觉，让病人闭目寻找停滞在不同位置的患肢的不同部位，多次重复直至准确定位。

（三）心理护理

加强与病人的沟通，耐心听取病人对感觉异常的叙述，进行必要的解释，缓解紧张和焦虑情绪，使病人正确面对疾病，积极配合治疗和训练。指导家属关心、陪伴病人，避免不良刺激和伤害病人自尊的言行，使病人逐渐适应角色转变。

（四）健康指导

指导病人坚持做感知觉训练，鼓励家属积极配合练习，循序渐进，建立感知觉训练与日常生活能力训练一体化的理念。

【护理评价】

1. 感觉障碍是否减轻或逐渐消失。

2. 有无损伤发生；发生损伤能否及时被发现并处理。

五、运动障碍

运动障碍（movement disorders）指运动系统的任何部位受损所导致的骨骼肌活动异常，可分为瘫痪、不自主运动及共济失调等。

【护理评估】

（一）健康史

询问病人既往有无脑和脊髓的占位性病变、感染、中毒，有无脑血管病、脑先天畸形、周围神经炎、Jackson 癫痫、偏头痛、高血压脑病、低血糖等病史；评估病人的肌肉容积、肌张力和肌力情况，以及是否存在不自主运动或共济失调。

（二）身体状况

1.运动障碍的特点

（1）瘫痪

1）瘫痪的分类：瘫痪是个体随意运动功能的减低或丧失。通常分为上运动神经元性瘫痪（也称中枢性瘫痪）和下运动神经元性瘫痪（也称周围性瘫痪）。上、下运动神经元性瘫痪的区别见表9-2。

表9-2　上、下运动神经元性瘫痪的鉴别

临床检查	上运动神经元性瘫痪	下运动神经元性瘫痪
瘫痪分布	整个肢体为主	肌群为主
肌张力	增高，呈痉挛性瘫痪	减低，呈弛缓性麻痹
腱反射	增强	减低或消失
病理反射	阳性	阴性
肌萎缩	无或轻度失用性萎缩	明显
肌束颤动	无	可能有
皮肤营养障碍	多无	常有
肌电图	神经传导速度正常，无失神经电位	神经传导速度异常，有失神经电位

2）瘫痪的分布表现形式（图9-6）：①单瘫，单个肢体的运动不能或运动无力，多为一个上肢或一个下肢。病变部位在大脑半球、脊髓前角细胞、周围神经或肌肉等。②偏瘫，一侧面部和肢体瘫痪，常伴有瘫痪侧肌张力增高、腱反射亢进和病理征阳性等体征。多见于一侧大脑半球病变，如内囊出血、大脑半球肿瘤、脑梗死等。③交叉性瘫痪，同侧下运动神经元脑神经瘫痪和对侧上、下肢的上运动神经元瘫痪。常见于一侧脑干病变。④截瘫，双下肢瘫痪称截瘫。多见于脊髓胸腰段的炎症、外伤、肿瘤等引起的脊髓横贯性损害。⑤四肢瘫痪，四肢不能运动或肌力减退。见于高颈段脊髓病变（如外伤、肿瘤、炎症等）和周围神经病变（如吉兰 - 巴雷综合征）。

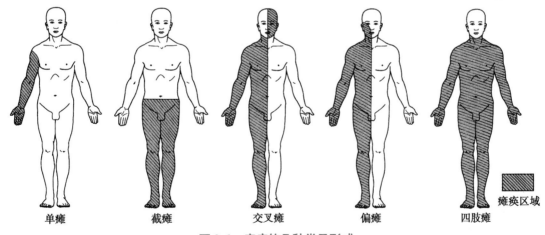

瘫痪区域

单瘫　　　截瘫　　　交叉瘫　　　偏瘫　　　四肢瘫

图9-6　瘫痪的几种常见形式

（2）**不自主运动**：指病人在意识清楚的情况下，出现的不受主观控制的无目的的异常运动，主要包括震颤、舞蹈、手足徐动、扭转痉挛、投掷动作等。所有不自主运动的症状均随睡眠而消失。

（3）**共济失调**：指小脑、本体感觉以及前庭功能障碍导致的运动笨拙和不协调，累及躯干、四肢和咽喉肌时可引起身体平衡、姿势、步态及言语障碍。

2. 评估要点

（1）了解病人的肌容积、肌张力、肌力分级情况（表9-3）；观察共济运动和不自主运动；评估病人的姿势、步态，以及营养状态和皮肤情况等。

表 9-3　肌力的分级

分级	临床表现
0级	完全瘫痪，肌肉无收缩
1级	肌肉可轻微收缩，但不能产生动作
2级	肢体能在床面水平移动，但不能抵抗自身重力抬起
3级	肢体能抵抗重力离开床面，但不能抵抗阻力
4级	肢体能做抗阻力动作，但未达到正常
5级	正常肌力

（2）日常生活活动（activities of daily living, ADL）能力：是指人们为了维持生存及适应生存环境，每天必须反复进行的最基本、最具有共性的活动，包括运动、自理、交流及家务活动等。目前广泛使用巴塞尔（Barthel）指数评定（表9-4）。Barthel 指数总分 100 分，61~99 分为轻度功能障碍，日常生活基本自理或少部分需要他人帮助；41~60 分为中度功能障碍，日常生活大部分需要他人帮助；40 分及以下为重度功能障碍，日常生活完全需要他人照护。

表 9-4　Barthel 指数评定内容及计分法

单位：分

ADL 项目	自理	稍依赖	较大依赖	完全依赖
进食	10	5	0	0
洗澡	5	0	0	0
修饰（洗脸、洗头、刷牙、刮脸）	5	0	0	0
穿衣	10	5	0	0
控制大便	10	5	0	0
控制小便	10	5	0	0
如厕	10	5	0	0
床椅转移	15	10	5	0
行走（平地45m）	15	10	5	0
上下楼梯	10	5	0	0

（三）心理-社会状况

病人生活不能自理，生活质量降低，容易出现烦躁、自卑、消极悲观的心理反应，应评估病人的心理支持和社会支持情况。

（四）实验室检查及其他检查

可进行 CT、MRI 检查、肌电图、血液生化检查、神经肌肉活检以明确病因。

【常见护理诊断/合作性问题】

1. 躯体移动障碍　与运动神经元受损引起瘫痪有关。

2. 有失用综合征的危险　与肢体瘫痪、僵硬、长期卧床/体位不当或异常运动模式有关。

【护理目标】

1. 日常生活自理能力能够逐步提高。

2. 不发生肢体瘫痪、僵硬、肌肉挛缩畸形等并发症。

【护理措施】

（一）一般护理

1. 生活护理 协助病人洗漱、进食、如厕、穿脱衣服等；保持床单位整洁、干燥；定时翻身、叩背；饭后漱口，保持口腔清洁；早晚用温水擦洗全身，促进患肢血液循环和舒适感；指导病人学会使用便器，保持大小便通畅和会阴部清洁。

2. 安全护理 将日常用品和呼叫器置于病人健侧手可及处，方便随时取用；设置保护性床栏，确保病人安全；走廊、厕所等处安装扶手，方便病人起坐、扶行；保持地面平整、干燥，注意防滑；肌力下降者避免自行打开水或用热水瓶倒水，防止发生烫伤；步态不稳者，选用合适的辅助工具或有家属陪伴，防止受伤。

（二）病情观察

监测病人运动和感觉障碍的平面是否上升；观察病人的皮肤有无破损；警惕发生并发症。

（三）康复训练

告知病人及家属早期康复的重要性、训练内容与开始的时间。早期康复有助于抑制和减轻肢体痉挛姿势的出现与发展，能预防并发症、促进康复、减轻致残程度和提高生活质量。一般认为，缺血性脑卒中病人只要意识清楚，生命体征平稳，病情不再发展后48h即可进行；多数脑出血病人可在病后10~14d开始康复训练；其他疾病所致运动障碍的康复应尽早进行，只要不妨碍治疗，康复训练开展得越早，功能康复的可能性就越大，预后也就越好。

1. 早期康复护理

（1）重视患侧刺激：通常患侧的体表感觉、视觉和听觉减少，加强患侧刺激可以对抗其感觉丧失，避免忽略患侧身体和患侧空间。房间的布置应尽可能地使患侧在白天自然地接受更多的刺激，如床头柜、电视机应置于患侧；所有护理工作如帮助病人洗漱、进食、测血压、脉搏等都应在患侧进行；家属与病人交谈时也应握住患侧手，引导偏瘫病人头转向患侧；避免手的损伤，尽量不在患肢静脉输液；慎用热水袋热敷等。

（2）保持良好的肢体位置：正确的卧位姿势可以减轻患肢的痉挛、水肿，增加舒适感。病人宜取平卧位，尽量避免半卧位和不舒适的体位。协助病人保持良肢位，使肢体处于功能位，避免让手处于抗重力的姿势，勿在足部放置坚硬的物体。不同的体位均使用数个不同大小和形状的软枕支持，避免被褥过重或与身体贴合太紧。指导病人进行主动运动或被动运动。

（3）正确的体位变换（翻身）：翻身是抑制痉挛和减少患侧受压最具治疗意义的活动。偏瘫、截瘫病人每2~3h翻身1次。①患侧卧位：是所有体位中最重要的体位，协助病人肩关节向前伸展并外旋，肘关节伸展，前臂旋前，手掌向上放在最高处，患腿伸展、膝关节轻度屈曲。②仰卧位：为过渡性体位，因受颈牵张性反射和迷路反射的影响，异常反射活动增强，应尽可能少用。③健侧卧位：患肩前屈，手平放于枕头上，伸肘，下肢患侧膝、髋屈曲，髋稍内旋。

（4）床上运动训练：根据病人的年龄、性别、体能、疾病性质及严重程度，选择合适的运动方式、持续时间、运动频率和训练进程。瘫痪病人肌力训练应从助力活动开始，鼓励主动活动，逐步训练抗阻力活动。当肌力小于2级时，一般选择助力活动；当肌力达到3级时，训练患肢独立完成全范围关节活动；肌力达到4级时，应给予渐进抗阻训练。正确的运动训练有助于缓解痉挛和改善已形成的异常运动模式。

2. 恢复期运动训练 主要包括转移动作训练、坐位训练、站立训练、步行和实用步行训练、平衡共济训练、日常生活活动训练等。上肢功能训练一般采用运动疗法和作业疗法相结合，下肢功能训练主要以改善步态为主。具体方法有踝关节选择性背屈和跖屈运动、患侧下肢负重及平衡能力训练等。运动训练应在康复师指导下由易到难，循序渐进，持之以恒。

3. 综合康复治疗　根据病情，指导病人合理选用针灸、理疗、按摩等辅助治疗，以促进运动功能的恢复。

（四）心理护理

关心、尊重病人，多与病人交流，鼓励病人表达自己的感受；为病人提供疾病、治疗及预后的相关信息；鼓励病人正确对待疾病，保持积极心态，正确对待康复训练，鼓励病人克服困难，增强自我照顾的能力与信心。

（五）健康指导

向病人及家属介绍原发病的基本知识，建立健康的生活方式，保证营养均衡，避免诱发因素。指导病人坚持肢体康复训练，注意防止跌倒、坠床和烫伤，每天用温水擦浴 2~3 次，促进血液循环和感觉恢复，提高睡眠质量。

【护理评价】

1. 日常生活自理能力是否逐步提高。

2. 有无并发症发生；发生并发症能否被及时发现并处理。

（雷　宁）

第二节　吉兰-巴雷综合征病人的护理

学习目标

1. 掌握吉兰-巴雷综合征病人的身体状况和护理措施。
2. 熟悉吉兰-巴雷综合征的临床特点和实验室检查特点。
3. 了解吉兰-巴雷综合征的病因和治疗原则。
4. 学会应用护理程序为吉兰-巴雷综合征病人实施整体护理。
5. 具备良好的职业道德和专业基础，能正确地为吉兰-巴雷综合征病人进行健康指导。

情景导入

病人男性，45 岁，咽痛、咳嗽、发热 1 周，进行性呼吸困难，伴四肢无力、末端感觉下降 1d。身体评估：四肢末梢呈"手套、袜套样"感觉异常。实验室检查：脑脊液检查显示：蛋白-细胞分离（白细胞计数 $6 \times 10^6/L$，蛋白定量 1 148mg/L）。初步诊断为：急性炎症性脱髓鞘性多发性神经病。

请思考：

1. 该病人目前存在哪些护理诊断/合作性问题？
2. 针对该病人目前情况，主要的护理措施有哪些？

吉兰-巴雷综合征（Guillain-Barrés syndrome，GBS）又称格林-巴利综合征，是一类免疫介导的急性炎性周围神经病，主要损害多数脊神经根和周围神经，也常累及脑神经。通常急性起病，多在 2 周左右达高峰，常有脑脊液蛋白-细胞分离现象，多呈单时相自限性病程，静脉注射免疫球蛋白和血浆置换治疗有效。本病发病率（0.4~2.5）/10 万，包括多种亚型，以急性炎性脱髓鞘性多发神经根神经病（acute inflammatory demyelinating polyneuropathy，AIDP）最常见，本节重点学习此型。

【病因及发病机制】

本病病因及发病机制不清，大部分流行病学资料提示发病可能与感染空肠弯曲菌有关，感染者主要以腹泻为前驱症状，常在腹泻停止后发病。此外，GBS可能与巨细胞病毒、EB病毒（Epstein-Barr virus，EBV）、水痘-带状疱疹病毒、肺炎支原体、乙型肝炎病毒、HIV感染等相关。另外，白血病、淋巴瘤、器官移植后使用免疫抑制剂或病人有系统性红斑狼疮、桥本甲状腺炎等自身免疫病常合并GBS。分子模拟学说认为病原体某些组分与周围神经某些成分的结构相同，机体免疫系统发生识别错误，引起自身免疫性细胞和自身抗体对正常的周围神经组分进行免疫攻击，导致周围神经脱髓鞘。

【护理评估】

（一）健康史

多数病人病前有病原体感染史、自身免疫病病史或免疫抑制剂的长期用药史，询问病人1~3周前有无呼吸道或消化道感染的症状或预防接种史，了解既往健康状况。

（二）身体状况

大约50%的病人在2周左右症状最重，90%在4周内病情停止进展。病程1~2个月，大多数病人开始恢复，预后良好。肌肉萎缩严重者，需1~2年才恢复，可留有不同程度后遗症。

1. 弛缓性瘫痪　首发症状多为肢体对称性弛缓性无力，自远端渐向近端发展或自近端向远端加重，常由双下肢开始逐渐累及躯干肌、脑神经，严重病例可累及肋间肌和膈肌致呼吸肌麻痹。四肢腱反射常减弱，少数正常或活跃。

2. 感觉障碍　发病时多有肢体感觉异常，如烧灼感、麻木、刺痛和不适感等，可先于或与运动症状同时出现。感觉减退或缺失相对较轻，呈"手套、袜套样"分布。少数病人肌肉可有压痛，尤其以腓肠肌压痛较常见。

3. 脑神经损害　以双侧周围性面瘫最常见，部分病人以脑神经损害为首发症状就诊。延髓麻痹以儿童多见。

4. 自主神经功能紊乱　表现为多汗、皮肤潮红、手足肿胀及营养障碍；病情严重者可出现心动过速、直立性低血压等。

（三）心理-社会状况

因疾病突发且病情进展迅速，伴随肢体运动障碍、皮肤感觉异常等症状，病人常感到情绪紧张、焦虑不安；当病情加重，出现呼吸困难、吞咽障碍时，病人常感到极端恐惧、悲观失望。

（四）实验室检查及其他检查

1. 脑脊液检查　典型的脑脊液改变为细胞计数正常，蛋白质含量明显增高（因神经根的广泛炎症反应所致），称蛋白-细胞分离现象，为本病的重要特征，通常在发病后第2~4周最为明显。

2. 血清学检查　部分病人血抗神经节苷脂抗体阳性，阳性率高于脑脊液检查。

3. 神经电生理　可见F波传导速度减慢或出现率下降，提示周围神经存在脱髓鞘病变。

（五）治疗原则及主要措施

治疗目的是通过抗感染和抑制免疫反应，消除致病因子对神经的损害，促进神经再生，预防呼吸肌麻痹等并发症。

1. 免疫治疗

（1）**血浆置换**（plasma exchange，PE）：可迅速降低血浆中抗体和其他炎症因子，有条件者应尽早应用。每次置换量为每千克体重30~50ml，依据病情轻重在1~2周内进行3~5次。禁忌证包括严重感染、心律失常、心功能不全和凝血功能障碍等。GBS发病7d内使用PE疗效较好，但在发病30d内PE治疗仍然有效。

（2）**免疫球蛋白静脉注射**（intravenous immunoglobulin，IVIG）：可与大量抗体竞争性阻止抗原与淋巴细胞表面抗原受体结合，达到治疗作用。在出现呼吸肌麻痹前尽早应用免疫球蛋白静脉滴注治疗，可获得与血浆置换治疗相接近的效果。PE和IVIG联合治疗并不增加疗效，IVIG后使用PE可能导致输入的免疫球蛋白被清除，故推荐单一使用。成人剂量每千克体重400mg/d，连用5d。免疫球蛋白过敏或先天性免疫球蛋白 A 缺乏者禁用。

(3)糖皮质激素：目前国内外指南对不推荐糖皮质激素用于 GBS 的治疗尚未达成共识。但对于无条件进行 IVIG 和 PE 治疗或发病早期重症病人，可用甲泼尼龙 500mg/d，静脉滴注，连用 5d 后逐渐减量，或用地塞米松 10mg/d 静脉滴注，7~10d 为 1 个疗程。

2. 辅助呼吸　呼吸肌麻痹是 GBS 的主要危险症状，呼吸肌麻痹的抢救是增加本病治愈率、降低病死率的关键。因此，当肺活量下降至正常的 25%~30%、血氧饱和度降低、动脉氧分压低于 70mmHg 时，应及时进行气管插管、气管切开和人工辅助呼吸。

3. 其他治疗　考虑有胃肠道空肠弯曲菌感染者，可用大环内酯类药物治疗。可选用 B 族维生素，如维生素 B_1、维生素 B_6、维生素 B_{12} 等营养神经。病情稳定后可早期进行神经功能康复锻炼，包括主动或被动运动、理疗、针灸及按摩等，预防失用性肌萎缩和关节挛缩。

【常见护理诊断 / 合作性问题】

1. 躯体移动障碍　与四肢肌肉进行性瘫痪有关。

2. 低效性呼吸型态　与呼吸肌麻痹有关。

3. 吞咽障碍　与脑神经受损所致延髓麻痹，咀嚼肌无力及气管切开等有关。

4. 恐惧　与呼吸困难、濒死感或害怕气管切开等有关。

5. 潜在并发症：深静脉血栓形成、营养失调等。

【护理目标】

1. 肢体运动功能逐渐恢复正常。

2. 呼吸频率、节律逐渐恢复至正常范围。

3. 吞咽运动功能逐渐恢复正常。

4. 情绪平稳，能够配合治疗和护理。

5. 未发生并发症，或并发症能被及时发现并处理。

【护理措施】

(一)一般护理

1. 休息与活动　提供安静、舒适、光线柔和的环境。协助卧床病人取舒适卧位，定时为其翻身、叩背、按摩，协助其进行瘫痪肢体的被动活动，预防并发症。指导病人学会和配合使用便器，取放便器时动作轻柔，以免损伤皮肤。

2. 饮食护理　给予高热量、高维生素、高蛋白、易消化饮食，补充足够的水分。吞咽困难和气管切开、呼吸机辅助呼吸者应及时给予鼻饲饮食，以保证机体足够的营养供给，维持水、电解质平衡，进食时及进食后 30min 宜抬高床头，防止发生食物反流导致误吸。

(二)病情观察

1. 动态监测生命体征，观察吞咽情况、运动障碍和感觉障碍的程度和分布。必要时给予重症监护，密切观察意识、血压、脉搏、呼吸、动脉血氧饱和度及情绪变化。

2. 严密观察呼吸的频率、节律、深度等；询问病人有无胸闷、气促、呼吸费力等症状，以及咳嗽是否有力，咳痰是否顺利等。注意观察病人有无烦躁不安、出汗、皮肤黏膜发绀等缺氧表现，监测动脉血氧分压和血氧饱和度。机械通气者，需监测呼吸机参数及呼吸功能改善效果、呼吸道分泌物特点，有无机械通气相关并发症等。

(三)用药护理

遵医嘱使用免疫球蛋白，注意观察不良反应，如出现发热、面红等，应立即报告医生，减慢输液速度；遵医嘱行血浆置换，因血流动力学改变可造成血压变化、心律失常等，使用中心导管可能引发气胸和出血、败血症等，需严密监测。某些镇静安眠类药物可产生呼吸抑制，应谨慎使用，以免掩盖或加重病情。

（四）对症护理

1. 保持呼吸道通畅 呼吸困难者，指导其半坐卧位，鼓励深呼吸和有效咳嗽，协助其翻身、叩背或体位引流，及时清除口、鼻腔和呼吸道分泌物，必要时吸痰。

2. 氧疗 对呼吸困难者，持续低流量给氧，保持输氧管道的通畅和氧气的湿化。当病人动脉血氧饱和度下降时应遵医嘱加大氧流量。

3. 准备抢救用物 床头常规备吸引器、气管切开包及机械通气设备，便于随时抢救。

4. 预防并发症 重症病人因瘫痪、气管切开和机械通气，卧床时间较长，机体抵抗力低下，易发生肺部感染、压疮、营养失调，还可导致下肢静脉血栓形成、肢体挛缩和失用性肌萎缩、便秘、尿潴留等并发症。应指导和协助病人翻身、叩背、活动肢体、按摩腹部，使瘫痪肢体保持功能位，早期做好关节的主动运动和被动运动训练，必要时穿弹力长袜、灌肠、导尿等。

5. 机械通气 当病人出现呼吸困难或血氧饱和度下降时，应立即配合医生进行气管插管或气管切开行机械通气，维持正常的呼吸功能。

（五）心理护理

本病起病急，进展快，病人意识清楚，常因对自己的现状无能为力，对疾病的相关知识缺乏了解，易产生悲观绝望心理，护士应与病人及家属多沟通交流，进行疾病相关知识的健康宣教，及时了解病人的心理状态，鼓励病人增强战胜疾病的信心，积极配合治疗。

（六）健康指导

1. 疾病知识指导 指导病人及家属了解本病的病因、进展、常见并发症及预后；指导病人保持情绪稳定和健康心态；加强营养，增强体质和机体抵抗力，避免淋雨、受凉、疲劳和创伤等诱因，防止复发。

2. 日常生活指导 指导病人保持床单位整洁、干燥，向病人及家属解释翻身、叩背的重要性，每天用温水擦拭1~2次，以促进肢体血液循环，提高睡眠质量。运动障碍者，注意防止跌倒，确保安全。

3. 病情监测指导 教会病人及家属监测生命体征，注意观察吞咽、运动及感觉方面的病情发展，当病人出现咳嗽、咳痰、发热、呼吸困难、烦躁、胃部不适、腹痛、柏油样大便及肢体肿胀疼痛等症状时，应及时就诊。

4. 康复指导 指导病人及家属掌握与本病相关的知识及自我护理方法，使病人及家属认识到肢体功能锻炼的重要性，学会观察肢体运动功能和感觉障碍的恢复情况，共同制订肢体功能锻炼计划，及早进行肢体功能锻炼；病人在运动锻炼过程中应有家人陪同，防止跌倒、受伤。家属应理解和关心病人，督促病人坚持运动锻炼，以争取早日康复。

【护理评价】

1. 肢体运动功能是否逐渐恢复正常。

2. 呼吸频率、节律是否逐渐恢复至正常范围。

3. 吞咽运动功能是否恢复正常。

4. 情绪是否平稳，能否配合治疗和护理。

5. 有无并发症发生；发生并发症能否被及时发现并处理。

（满丽冰）

第三节　急性脑血管疾病病人的护理

> **学习目标**
>
> 1. 掌握脑血管疾病的预防、危险因素；常见脑血管疾病病人的护理诊断、护理措施及健康指导。

2.熟悉常见脑血管疾病的临床表现、诊断要点和救治原则；脑卒中常见并发症的观察。

3.了解护理脑血管疾病病人的基本常识。

4.学会应用护理程序为急性脑血管疾病病人实施整体护理。

5.具备责任意识和团队协作精神，能制订合理的护理措施并进行健康指导。

情景导入

病人，男性，52岁。因"反复发作性右上肢无力3d，加重伴言语不清4h"入院。3d前病人无明显诱因发作性出现右侧上肢无力，每次持续6~7min后即完全恢复正常。今晨起发现，右侧肢体无力，不能行走，说话困难，家人发现后急诊入院。身体评估：BP 170/100mmHg，神志清楚，不能用口语表述交流，右侧鼻唇沟浅，口角低垂，口角明显牵向左侧，伸舌时舌尖偏向右侧。右侧上肢肌力2级，下肢肌力3级，右侧偏身痛温觉迟钝，右侧巴宾斯基征阳性。入院30min后脑CT报告未见异常。病人既往有高血压、冠心病、糖尿病病史。

请思考：

1.根据病人目前的病情，其存在的主要护理诊断/合作性问题是什么？

2.针对该病人的病情，护理措施有哪些？

一、概述

脑血管疾病（cerebral vascular diseases，CVD）是脑血管病变导致脑功能障碍的一类疾病的总称，包括血管腔闭塞或狭窄、血管破裂、血管畸形、血管壁损伤或通透性发生改变等各种脑血管病变（不包括血流动力学异常）引发的局限性或弥漫性功能障碍。急性脑血管病以突然发病、迅速出现局限性或弥漫性脑功能缺损为共同临床特征，是一组器质性脑损伤导致的脑血管疾病，又称脑卒中，包括缺血性脑卒中和出血性脑卒中。

脑血管疾病是危害中老年人身体健康和生命的主要疾病之一，与心脏病、恶性肿瘤构成人类三大致死疾病。脑血管疾病发病的地理分布呈北高南低、东高西低的特征，随着人口老龄化的加剧，其造成的危害日趋严重。卒中是致残和致死的主要疾病之一，具有高发病率、高致残率、高死亡率、高复发率、高经济负担五大特点；2019年我国缺血性卒中患病率为1 700/10万（年龄标化患病率1 256/10万），出血性卒中患病率306/10万（年龄标化患病率215/10万）。

【分类】

依据脑血管疾病的病因和发病机制、病变血管、病变部位及临床表现等因素，《中国脑血管疾病分类（2015）》将我国脑血管疾病分成了13大类（表9-5）。

表9-5 中国脑血管疾病分类（2015）

一、缺血性脑血管病	四、高血压脑病
1.短暂性脑缺血发作	五、颅内动脉瘤
2.脑梗死（急性缺血性脑卒中）	六、颅内血管畸形
3.脑动脉盗血综合征	七、脑血管炎
4.慢性脑缺血	八、其他脑血管疾病
二、出血性脑血管病	九、颅内静脉系统血栓形成
1.蛛网膜下腔出血	十、无急性局灶性神经功能缺损症状的脑血管病
2.脑出血	十一、脑卒中后遗症
3.其他颅内出血	十二、血管性认知障碍
三、头颈部动脉粥样硬化、狭窄或闭塞（未导致脑梗死）	十三、脑卒中后情感障碍

【病因及危险因素】

（一）病因

1. 血管壁病变 以高血压性动脉硬化和动脉粥样硬化所致的血管损害最常见，其次为动脉炎（结核、梅毒、结缔组织疾病和钩端螺旋体等原因所致）、先天性血管病（动脉瘤、血管畸形和先天性狭窄等）、血管损伤（外伤、颅脑手术、插入导管、穿刺等），以及药物、毒物、恶性肿瘤等所致的血管病等。

2. 心脏病和血流动力学改变 如高血压、低血压或血压急骤波动、心功能障碍、传导阻滞、风湿性或非风湿性瓣膜病、心肌病及心律失常（特别是心房颤动）等。

3. 血液成分和血液流变学改变 各种原因所致的高黏滞血症，如高脂血症、糖尿病、脱水、红细胞增多症、高纤维蛋白原血症和白血病等；凝血机制异常，如血小板减少性紫癜、血友病、弥散性血管内凝血等，以及妊娠、产后、术后引起的高凝状态。

4. 其他 空气、脂肪、癌细胞和寄生虫等栓塞，脑血管受压、外伤、痉挛等，部分 CVD 病人的病因不明。

（二）危险因素

1. 不可干预因素 如年龄、性别、性格、种族、家族史、气候。55 岁以后发病率明显增加；男性脑卒中发病率高于女性；家族直系亲属中，有脑卒中史的病人子女患病风险增加；出生体重小于 2 500g 者发病风险是出生体重 4 000g 者的 2 倍以上。

2. 可干预因素 如高血压、糖尿病、心脏病、高血脂、房颤、高同型半胱氨酸血症、吸烟、酗酒、体力活动少、高盐饮食、高脂饮食、超重、感染等。

高血压是脑卒中最重要的危险因素，糖尿病、吸烟、房颤均为重要的危险因素。早期采取干预措施，如控制血压、血糖在正常范围，积极治疗心脏病及房颤，戒烟限酒，建立良好的生活方式等，能够有效减少脑血管疾病的发生。

【预防】

1. 一级预防 指首次脑血管疾病发病的预防，即对有卒中倾向、尚无卒中病史的个体，通过早期改变不健康的生活方式，积极控制各种可控危险因素，达到使脑血管疾病不发生或推迟发生的目的。主要措施包括严格控制血压、血糖，劝导戒烟，调控高脂血症，心房颤动者抗栓治疗，合理饮食和适当运动以控制体重，高风险卒中个体使用小剂量阿司匹林等。

2. 二级预防 指对发生过一次或多次卒中的病人，通过寻找相关危险因素，纠正可干预的危险因素，达到降低卒中复发风险的目的。主要措施为调控可干预的危险因素，如非心源性卒中者给予抗血小板聚集治疗、心源性卒中伴心房颤动者给予抗凝治疗、干预短暂性脑缺血发作等。

3. 三级预防 在疾病发生且造成残疾后，积极进行功能康复训练，同时避免原发病复发。采取现代康复技术与我国传统康复手法（针灸、推拿）相结合的方法，尽量恢复脑卒中致残者的功能。

二、短暂性脑缺血发作

短暂性脑缺血发作（transient ischemic attack，TIA）是由于局部脑或视网膜缺血引起的短暂性神经功能缺损，临床症状一般不超过 1h，最长不超过 24h，且无责任病灶的证据。其临床特点是起病突然，持续时间短，可反复发作，能完全缓解。

【病因及发病机制】

TIA 的病因尚不完全清楚，其发病与动脉粥样硬化、动脉狭窄、心脏病、血液成分改变及血流动力学变化等有关。

1. 微栓塞 微栓子主要来源于颈内动脉系统、动脉硬化性狭窄处的附壁血栓和动脉粥样硬化斑块的脱落、胆固醇结晶等，微栓子引起相应动脉闭塞后出现缺血症状，当栓子破碎或溶解移向远端时,血流恢复、症状消失。

2. 血流动力学改变 在各种原因(如动脉硬化和动脉炎等)所致的颈内动脉或椎-基底动脉系统的动脉严重狭窄的基础上,血压的急剧波动导致原来靠侧支循环维持的脑组织发生一过性缺血。

3. 脑血管狭窄或痉挛 颅内外动脉因粥样硬化导致管腔狭窄,可引起一过性脑供血不足;供应脑部血流的动脉受压或受各种刺激发生痉挛,也可致一过性脑缺血。

4. 其他 脑实质内的血管炎或小灶出血、脑外盗血综合征和颈椎病所致的椎动脉受压等。

【护理评估】

(一)健康史

询问病人有无动脉粥样硬化病史;有无高血压、心脏病、糖尿病、高脂血症、颈椎病、严重贫血等病史;发病前有无血压明显升高、急性血压过低、急剧头部转动和颈部伸屈,以及严重失水等情况。

(二)身体状况

50~70岁中老年人多见,男性多于女性,多伴有脑血管疾病的高危因素。发病突然,迅速出现局限性神经功能或视网膜功能障碍,持续时间短,最长不超过24h,不留后遗症状;血流动力学改变导致的TIA,每次发作临床症状相似或刻板,发作频率通常密集;微栓塞导致的TIA,每次发作临床症状多变,发作频率通常稀疏。

1. 颈内动脉系统表现 临床表现与受累血管分布有关。常见症状有病灶对侧发作性单瘫、偏瘫和面瘫,单肢或偏身麻木;特征性症状有病侧单眼一过性黑矇或失明,对侧偏瘫及感觉障碍,优势半球受累可失语;可能出现的症状有病变对侧同向偏盲。

2. 椎-基底动脉系统表现

(1)**常见症状**:一过性黑矇、眩晕、恶心、呕吐、平衡障碍、复视。

(2)**特征性症状**:①跌倒发作,表现为转头或仰头时,双下肢无力而跌倒,常可很快自行站立,无意识丧失。②短暂性全面遗忘症,表现为发作时出现短时间记忆丧失,对时间、地点定向障碍,但对话、书写和计算能力正常,无意识障碍,持续数分钟或数小时。③双眼视力障碍发作:双侧大脑后动脉距状支缺血导致枕叶视皮质受累,引起暂时性皮质盲。还可能出现吞咽障碍、构音不清、共济失调(小脑缺血)及交叉性瘫痪(脑干缺血)等。

(三)心理-社会状况

病人因突然发病或症状反复发作,担心出现严重后遗症而产生紧张、焦虑和恐惧心理;部分病人因对疾病缺乏认识而麻痹大意,易发展为更严重的疾病。

(四)实验室检查及其他检查

1. 影像学检查 MRA可见颅内动脉狭窄,DSA可明确颅内外动脉的狭窄程度;发作时弥散加权MRI和PET可见片状缺血区。

2. 其他检查 血常规、血脂、凝血功能、血糖、心电图、超声心动图、同型半胱氨酸等检查,有助于发现病因。

(五)治疗原则及主要措施

大多数TIA病人就诊时临床症状已消失,故诊断主要依靠病史。中老年病人突然出现局灶性脑功能损害症状,符合颈内动脉或椎-基底动脉系统及其分支缺血表现,并在短时间内症状完全恢复,应高度怀疑为TIA。TIA是卒中的高危因素,需积极进行治疗。其治疗原则是消除病因、减少及预防复发、保护脑功能。

1. 病因治疗 预防TIA复发的关键。明确病因者,针对病因治疗,如有效控制高血压、糖尿病、高脂血症等。颈动脉有明显动脉粥样硬化斑块、无创性血管成像显示狭窄超过70%或血管造影显示狭窄超过50%,或血栓形成影响脑内供血且反复发作者行介入治疗等。

2. 药物治疗 ①抗血小板聚集剂:非心源性栓塞的TIA推荐抗血小板治疗,减少微栓子发生,预防复发。常用阿司匹林、氯吡格雷等。②抗凝药物：心源性栓塞 TIA 一般推荐抗凝治疗。对频繁发作的 TIA，特别是颈内动脉系统 TIA 起预防作用，常用肝素、华法林、利伐沙班、达比加群等。③脑保护治疗：增加血流量，改善循环，防止血管痉挛，常用尼莫地平和盐酸氟桂利嗪等。④中医中药：如丹参、川芎、红花等单方或复方制剂，以及血管扩张药、扩容药物等。

三、脑梗死

脑梗死（cerebral infarction，CI）又称缺血性脑卒中（cerebral ischemic stroke，CIS），是指由于脑部血液供应障碍，导致局部脑组织缺血、缺氧性坏死，迅速出现相应神经功能缺损的一类临床综合征，占脑卒中的 70%~80%。临床常见脑血栓形成和脑栓塞。

脑血栓形成（cerebral thrombosis，CT）是指脑动脉的主干或分支，因动脉粥样硬化及各种动脉炎等血管病变，导致血管管腔狭窄或闭塞，进而形成血栓，造成脑局部供血区血流中断，发生脑组织缺血、缺氧，软化坏死而出现的相应的神经症状和体征。是脑梗死中最常见的临床类型，约占全部脑梗死的 60%。

脑栓塞（cerebral embolism）指由于异常的物质（固体、液体、气体）沿血液循环进入脑动脉或供应脑的颈部动脉，导致血流阻塞，从而引起相应供血区的脑组织缺血坏死及脑功能障碍。

【病因及发病机制】

脑动脉粥样硬化是脑血栓形成的最常见和基本的病因，脑动脉粥样硬化主要发生在管径 500μm 以上的动脉，并随着年龄增长而加重，高龄、高血压、高脂血症、糖尿病、吸烟等是其重要的危险因素；年轻发病者以各种原因的脑动脉炎为多见；其他如颅内外夹层动脉瘤、真性红细胞增多症等亦可引起疾病发生。其病理改变主要是血栓形成后，血流受阻或完全中断，若侧支循环不能代偿供血，受累血管供应区的脑组织则出现缺血、水肿、软化、坏死。经数周后坏死组织被吸收。

脑栓塞的栓子来源可分为心源性、非心源性和来源不明性三大类。心源性栓子是脑栓塞的最常见原因，风湿性心脏病二尖瓣狭窄伴心房颤动时极易发生脑栓塞，其他还有非瓣膜性心房颤动、心肌梗死、亚急性感染性心内膜炎等；非心源性栓子脑栓塞发生率很低，气体栓塞可发生于胸外科手术、潜水或高空飞行、气胸、气腹、颈静脉或硬脊膜外静脉损伤等情况，脂肪栓塞见于长骨骨折、长骨手术等。

【护理评估】

（一）健康史

询问病人起病的时间、方式，有无明显的前驱症状和伴发症状，如头晕、头痛，一侧肢体无力或瘫痪；了解病人有无颈动脉狭窄、高血压、糖尿病、高脂血症及 TIA 病史；有无风湿性心脏瓣膜病、感染性心内膜炎等病史；是否长期高盐、高脂肪饮食，有无烟酒嗜好；有无家族脑卒中病史等。

（二）身体状况

1. 脑血栓形成

（1）临床特点：①好发于 50 岁以上的中老年人，有动脉粥样硬化、高血压、高血脂、糖尿病等基础疾病者。②起病缓慢，一般病人有前驱症状，如头晕、头痛、肢体麻木等，部分病人发病前有 TIA 病史。③多数病人在安静休息时或睡眠中发病，次日早晨醒来时发现语言障碍、一侧肢体瘫痪，多数病人意识清楚。病情多在发病后 10h 或 1~2d 达到高峰，症状进行性加重或波动。④神经系统症状主要决定于脑血管闭塞的部位及梗死的范围，常见局灶性神经功能缺损的表现，如失语、瘫痪、感觉障碍、吞咽困难。⑤病情轻者，经治疗可在短期内缓解，不留后遗症；病情重者，进展快，易出现昏迷、颅内压增高等并发症。

（2）临床分型

1）完全型：症状常于 6h 内达到高峰，病情重，表现为一侧肢体完全性瘫痪，甚至昏迷。

2）进展型：症状在48h内逐渐进展或呈阶梯式加重。

3）缓慢进展型：起病2周后仍逐渐发展。

4）可逆性缺血性神经功能缺失：发病后症状较轻，持续24h以上，可于3周内恢复，不留后遗症。

2.脑栓塞　①发生于任何年龄阶段，多见于患风湿性心脏瓣膜病的青壮年，患冠心病及动脉粥样硬化的老年人。②多在活动中突然发病，发病前多无明显诱因和前驱症状。③以偏瘫、失语等局灶定位症状为主，严重者突然昏迷、全身抽搐，常因脑水肿或颅内压增高继发脑疝而死亡。

与脑血栓形成相比，脑栓塞易发生梗死，更易复发和出血，病情波动大。

（三）心理-社会状况

脑梗死常在几小时或几天内出现肢体瘫痪或语言障碍，且恢复时间较长、疗效慢，或留有后遗症，病人和家属难以接受；长期康复治疗则会影响病人的生活和工作，加重其精神和经济负担。应评估病人及照顾者对疾病的认识程度、家庭条件与经济状况、社区就医环境等，以及家属对病人的关心程度和对疾病治疗的支持情况等。

（四）实验室检查及其他检查

1.血液检查　包括血常规、血生化（血脂、血糖、肾功能、电解质）等危险因素检查。

2.CT检查　CT检查是最常用的检查。脑梗死发病24h内一般CT检查不能显示病灶，发病24h后可见低密度灶梗死区。MRI检查可早期显示缺血组织的大小、部位，甚至显示皮质下、脑干和小脑的小梗死灶。

3.脑血管造影（DSA）检查　DSA是脑血管病变检查的金指标，可发现血管狭窄、闭塞及其他血管病变，为脑卒中的血管内治疗提供依据。

ER 9-3

脑梗死CT

4.彩色经颅多普勒超声（TCD）检查　可判断颅内外血管狭窄或闭塞、血管痉挛、侧支循环建立的程度，还可用于监测溶栓。

（五）治疗原则及主要措施

脑卒中病人均应该收入卒中单元治疗。

知识拓展

卒中单元

卒中单元（stroke unit, SU）是指改善住院卒中病人的医疗管理模式，专为卒中病人提供药物治疗、肢体康复、语言训练、心理康复和健康指导等的组织系统。SU将卒中的急救、治疗、护理及康复有机地融为一体，使病人得到及时、规范的诊断和治疗，有效降低病死率和致残率，提高生活质量，缩短住院时间，减少医疗费用，有利于病人出院后的管理和社区治疗与康复。卒中单元的工作人员包括医师、专科护士、物理治疗师、职业治疗师、语言训练师和社会工作者等。

1.脑血栓　应遵循超早期、个体化、整体化的治疗原则。①超早期治疗：发病后立即就诊，力争在治疗时间窗内溶栓治疗（必要时配合使用血管内介入治疗，如桥接、机械取栓、血管成形和支架术等），并降低脑代谢、控制脑水肿以保护脑细胞，挽救缺血半暗带。②个体化治疗：根据病人年龄、缺血性卒中类型、病情程度及基础疾病等采取最适当的治疗。③整体化治疗：采取支持疗法、对症治疗和早期康复治疗；对卒中危险因素如高血压、糖尿病和心脏病等及时采取预防性干预措施，减少复发率和降低病残率。

（1）急性期治疗

1）早期溶栓：是目前最重要的恢复血流措施。发病后6h内，采用溶栓治疗使血管再通，恢复梗死区的血流灌注,减轻脑水肿和神经元损伤,缩小梗死灶。常用的溶栓药物有尿激酶、重组组织型纤溶酶原激活物(recombinant tissue type plasminogen activator,rt-PA)。

2)调整血压:血压调控应遵循个体化、慎重、适度原则。发病 72h 内,通常收缩压≥200mmHg 或舒张压≥110mmHg,或伴有急性冠脉综合征、急性心衰等其他需要治疗的合并症,才可缓慢降压治疗,且最初 24h 内降压一般不应超过原有血压水平的 15%。

3)防治脑水肿:梗死范围大或发病急骤时,会引起脑水肿,加剧脑组织缺血、缺氧,导致脑组织坏死。严重脑水肿和颅内高压是急性重症脑梗死的常见并发症和主要死亡原因。当病人出现高颅内压征象时,常用 20% 甘露醇快速静脉滴注;心、肾功能不全的病人可改用呋塞米静脉注射。

4)控制血糖:急性期血糖升高较常见,当血糖 >10mmol/L 时,应立即予胰岛素治疗,控制血糖在 7.8~10mmol/L;当血糖 <3.3mmol/L 时,给予葡萄糖口服或静脉注射。

5)抗血小板聚集:未溶栓治疗病人发病后 48h 内服用阿司匹林,但不主张在溶栓后 24h 内服用,以免增加出血风险,对阿司匹林不耐受的病人可口服氯吡格雷。

6)抗凝治疗:常用肝素、低分子量肝素和华法林。促进侧支循环,防止缺血性脑卒中复发,防止堵塞远端小血管而继发血栓形成。一般不主张发病后急性期应用。对于长期卧床病人,尤其是合并高凝状态有深静脉血栓形成和肺栓塞趋势者,可应用低分子量肝素预防治疗。房颤病人可遵医嘱使用华法林,或口服新型抗凝药物如利伐沙班等进行治疗。

7)脑保护治疗:常用胞磷胆碱、钙通道阻滞药(尼莫地平)等,采用头部或全身亚低温治疗以降低脑代谢、减轻脑缺血性损伤。

8)高压氧舱治疗:若病人呼吸道分泌物较少、呼吸正常、无抽搐且血压正常,宜尽早配合高压氧舱治疗。

9)中医中药治疗:丹参、三七、银杏叶制剂可降低血小板聚集和血液黏稠度,改善脑循环。

10)血管内介入治疗:包括动脉溶栓、桥接、机械取栓、血管成形和支架术等治疗方式。

11)早期康复:病人神经功能缺失的临床表现不加重,生命体征平稳,即可进行早期康复治疗。

(2)恢复期治疗:原则是综合应用各种康复手段如物理疗法、针灸、语言康复、认知训练、吞咽功能训练等,促进患肢出现随意运动,强化日常生活活动能力训练等。

2.脑栓塞 包括脑栓塞和原发病治疗。

(1)脑栓塞治疗:同脑血栓形成的治疗,包括急性期综合治疗,尽量恢复脑部血液循环,进行物理治疗、康复治疗等。①心源性栓塞:急性期应卧床休息数周,减少再发危险。②感染性栓塞:应用足量有效抗生素,禁溶栓或抗凝治疗,以防感染在颅内扩散。③脂肪栓塞:应用肝素、低分子右旋糖酐、5% NaHCO$_3$ 及脂溶剂等静脉滴注溶解脂肪。④空气栓塞:指导病人采取头低左侧卧位,进行高压氧舱治疗。

（2）**原发病治疗**：心脏瓣膜病的介入治疗和手术治疗，感染性心内膜炎的抗生素治疗，以及控制心律失常等，可消除栓子来源。

（3）**抗凝和抗血小板聚集治疗**：①应用肝素、华法林、阿司匹林，能防止被栓塞的血管发生逆行性血栓形成和预防复发。②当发生出血性梗死时，应立即停用溶栓、抗凝和抗血小板聚集的药物，防止出血加重。

【常见护理诊断／合作性问题】

1. 躯体移动障碍 与肢体麻木、偏瘫或平衡能力降低有关。

2. 言语沟通障碍 与大脑语言中枢功能受损有关。

3. 吞咽障碍 与意识障碍或延髓麻痹有关。

4. 焦虑 与突发症状、机体功能障碍有关。

5. 潜在并发症：颅内压增高、脑疝等。

【护理目标】

1. 日常生活自理能力逐渐恢复。

2. 能采取有效沟通方式表达自己的需要和情感。

3. 吞咽障碍逐渐缓解。

4. 保持乐观情绪，配合治疗和护理。

5. 未发生并发症，或并发症能被及时发现并处理。

【护理措施】

（一）**一般护理**

1. 休息与活动 急性期卧床休息，宜采取平卧位，协助病人做好日常生活护理，如穿衣、洗漱、沐浴、大小便等，保持皮肤清洁、干燥；恢复期病人尽量鼓励其独立完成生活自理活动，鼓励用健侧手进食、洗漱等，增强自我照顾的能力和信心。根据疾病恢复状况适量运动，如散步、踩脚踏车等，以改善心脏功能，增加脑部血流量。

2. 环境与安全 病室通风，保持空气清新，室内温湿度适宜。保持床单位整洁、干燥、无渣屑，防止感觉障碍的肢体受压或皮肤的机械性刺激。如厕、沐浴和外出时应有家人陪伴，避免活动空间有障碍物，地面保持平整、干燥，以防发生跌倒和外伤；卫生间、走廊及楼梯应设置扶手。头部禁用冰袋等冷敷，以免因血管收缩、血流减少而加重病情。感觉障碍肢体避免高温或过冷刺激，热水袋水温不宜超过50℃，以防烫伤；对感觉过敏者，避免不必要的刺激；下肢深感觉障碍者，避免夜间独自行走，以防跌伤。

3. 饮食护理 给予低盐、低脂、低胆固醇、高维生素饮食，多食新鲜蔬菜、水果、谷类、鱼类和豆类；少食多餐，忌辛辣食物，禁烟限酒；如有吞咽困难、呛咳等症状，给予糊状流食或半流食，缓慢进食，必要时给予鼻饲饮食。

（二）**病情观察**

1. TIA 病人 观察眩晕、复视、失明及共济失调等表现；对频繁发作者，观察和记录每次发作的持续时间、间隔时间和伴随症状，观察生命体征、瞳孔、意识状态、视力、肌力等，以及引起有效循环血量下降、低血压的因素。

2. 脑梗死病人 观察生命体征、意识状态、瞳孔、肌张力、腱反射的改变，如再次出现偏瘫或原有症状加重，提示梗死灶扩大或合并颅内出血。观察病人头痛、呕吐、视神经盘水肿及瞳孔变化情况，判断有无脑水肿、颅内压增高征象；观察有无栓子脱落引起其他部位栓塞的表现，如肠系膜上动脉栓塞引起腹痛，下肢动脉栓塞时出现肢体疼痛、功能障碍，一旦发现异常，应及时报告医生，并配合处理。

（三）**用药护理**

1. 溶栓抗凝药物 应遵循病人进入医院到溶栓给药时间≤60min 的原则，快速完成用药前准备,建立单独静脉通路输注溶栓药物,严格控制药物剂量,遵医嘱给药。监测凝血时间、凝血酶原时间,观察皮肤及消化道出血倾向。如果病人出现严重头痛、血压升高、恶心或呕吐,提示并发颅内出血,遵医嘱立即停用溶栓抗凝药物。

2. 扩血管药　尼莫地平等钙通道阻滞药有明显的扩血管作用,易导致病人头部胀痛、颜面部发红、血压降低等,应监测血压、减慢输液速度(<30滴/min)。

3. 低分子右旋糖酐　部分病人用药后可出现发热、皮疹甚至过敏性休克等不良反应,应密切观察。

4. 甘露醇　应选择较粗大的静脉给药,以保证20%甘露醇快速静脉滴注,长期大量应用甘露醇易出现肾功能损害及电解质紊乱等,应监测尿常规和肾功能,注意观察有无头痛、呕吐、意识障碍等低颅内压的表现。

5. 抗血小板药物　此类药物宜长期服用,治疗期间应监测药物疗效、不良反应和血常规。主要不良反应有恶心、腹痛、腹泻、皮疹及白细胞减少。阿司匹林餐后服用;噻氯匹定单独应用或与双嘧达莫联合应用时,在治疗前3个月内,定期检查白细胞计数。

(四) 对症护理

1. 运动障碍和言语沟通障碍的护理　请参阅本章第一节"神经系统疾病常见症状或体征的护理"。

2. 吞咽障碍

(1) 吞咽功能评估:评估病人吞咽功能及营养状态;观察病人能否经口进食及进食类型(固体、半流质、流质)、进食量和进食速度,饮水时有无呛咳。

知识拓展

吞咽障碍及吞咽功能评定方法

吞咽障碍是卒中后严重危及病人生命的症状之一,卒中后吞咽障碍的发生率约为65%。由于吞咽障碍病人在食物通过口咽时无法很好地控制食物的移动,使吞咽功能的安全性和有效性受到影响。因此,推荐在病人开始进食、饮水或接受口服药物治疗前进行吞咽困难筛查,判定病人是否有误吸风险。吞咽障碍筛查主要包括反复唾液吞咽试验、洼田饮水试验(water swallowing test,WST)、染料测试、进食评估问卷调查、多伦多床旁吞咽筛查试验等。如筛查结果显示有或高度怀疑有误吸风险,则需要进行临床吞咽功能评估和/或仪器检查(如吞咽造影检查),以便更直观、准确地评估口腔期、咽期和食管期的吞咽情况。吞咽造影是吞咽障碍诊断的"金标准"。

---

(2) 经口进食的护理:①食物的选择。选择病人喜爱的营养丰富易消化的食物。为防止误吸,便于食物在口腔内移送和吞咽,可通过改变食物性状,使其易于形成食团便于吞咽。②体位选择。能坐起的病人采取坐位进食,头略前屈,不能坐起的病人取仰卧位,将床头抬高30°,头下垫枕使头部前屈。③吞咽方法的选择。空吞咽和吞咽食物交替进行;侧方吞咽指吞咽时头侧向健侧肩部,更适合偏瘫的病人;点头样吞咽指吞咽时配合头前屈、下颌内收如点头样的动作,以加强对气道的保护,利于食物进入食管。

(3) 防止误吸、窒息:进食前应注意休息,以免因疲劳增加误吸的危险;进餐环境要保持安静、舒适;病人进餐时应尽量集中注意力避免讲话,以免发生呛咳和误吸;病人不可用吸管饮水、饮茶;用杯子饮水时,应保持水量在半杯以上,以防病人低头饮水的体位增加误吸的危险;床旁备吸引装置,如果病人呛咳、误吸或呕吐,应立即指导其取头侧位,及时清理口、鼻腔内分泌物和呕吐物,保持呼吸道通畅,预防窒息和吸入性肺炎。

（4）肠内营养的护理：应尽早开始肠内营养，可选择经鼻胃管、经鼻肠管、经皮内镜胃造瘘等喂养途径。卒中病人管饲时应注意每次管饲前用注射器抽吸病人的胃内容物，监测胃残留量，观察有无消化道出血，注意误吸及消化道症状，正在管饲的病人需要吸痰时，应停止喂养，减少误吸及反流。

（五）心理护理

讲解疾病特点，让病人重视和积极预防 TIA。多与脑梗死病人沟通，关心、安慰、尊重病人，鼓励病人采用各种方式表达自身感受，避免任何刺激和伤害病人的言行。耐心解答病人和家属提出的问题，鼓励家属主动参与治疗和护理活动，重视病人情绪变化，为病人提供心理和情感上的支持。

（六）健康指导

1. 疾病知识指导　向病人和家属说明肥胖、吸烟、酗酒等不良生活方式与疾病的关系。TIA 为脑卒中的先兆表现或警示，若未经正确治疗而任其自然发展，约 1/3 病人会发展成为脑卒中；积极治疗高血压、糖尿病、高血脂等原发疾病，去除诱因，是防止脑梗死的重要环节。遵医嘱服用降压、降糖、降脂及抗凝等药物，定期复查，若出现头晕、肢体麻木等症状，应及时就诊。

2. 生活方式指导　①指导病人选择低盐、低脂、足量蛋白质和丰富维生素饮食，限制钠盐和甜食的摄入量，忌食辛辣、油炸食物，忌暴饮暴食，戒烟限酒。②避免长期精神紧张，应劳逸结合，保持心态平衡和情绪稳定，鼓励培养兴趣爱好，参加有益身心的社交活动。③指导病人适当运动，如慢跑、散步，每天 30min，做力所能及的家务劳动等。④告知病人在起床、坐起或低头系鞋带等体位变换时，动作宜缓慢，转头不宜过猛过急，洗澡时间不宜过长，平日外出时需有人陪伴，防止跌倒。

3. 预防复发　脑卒中致残率高，容易复发。指导病人动态监测血压、血糖、血脂变化和心脏功能情况，定期门诊检查。出现头晕、头痛、一侧肢体麻木无力、吐词不清或进食呛咳、发热时，应及时就诊，注重脑梗死三级预防。

4. 康复指导　急性期后尽早开始肢体功能锻炼，在病情平稳的情况下应尽早进行康复治疗。肢体和语言康复训练需要较长时间。因此，需与病人及家属共同制订康复训练计划，并根据康复情况及时调整康复训练方案。如吞咽障碍的康复方法包括唇、舌、颜面肌和颈部屈肌的主动运动和肌力训练；先进食糊状或胶冻状食物，少量多餐，逐步过渡到普通食物；进食时取坐位，颈部稍前屈（易引起咽反射）；软腭冰刺激；咽下食物练习呼气或咳嗽（预防误咽）；构音器官的运动训练（有助于改善吞咽功能）。有条件的医院可建立卒中单元促进康复。

【护理评价】

1. 日常生活自理能力是否逐渐恢复。
2. 能否采取有效沟通方式表达自己的需要。
3. 吞咽障碍是否逐渐缓解。
4. 能否保持乐观情绪，配合治疗和护理。
5. 有无并发症发生；发生并发症能否被及时发现并处理。

四、脑出血

脑出血（intracerebral hemorrhage，ICH）是指原发性非外伤性脑实质内出血。发病率为 45/10 万，占脑卒中的 20%~30%。脑出血发病率低于脑梗死，但致死率、致残率高于脑梗死，急性期病死率为 30%~40%。在脑出血中大脑半球出血约占 4/5，脑干和小脑出血约占 1/5。

【病因及发病机制】

1. 病因　①高血压合并细、小动脉硬化：为脑出血最常见的病因，多数在高血压和动脉硬化并存的情况下发生。②颅内动脉瘤：主要为先天性动脉瘤，少数是动脉硬化性动脉瘤和外伤性动脉瘤。③其他：如脑动静脉畸形、脑动脉炎、脑底异常血管网症（烟雾病）、血液病、抗凝及溶栓治疗、脑肿瘤细胞侵袭血管或肿瘤组织内的新生血管破裂出血。

2. 发病机制 ①血管壁病变在血流冲击下导致脑小动脉形成微动脉瘤，后者在血压剧烈波动时破裂出血。②脑动脉外膜及中层在结构上较其他器官的动脉薄弱，血压升高时血管容易破裂。③基底节区出血占脑出血的70%（以壳核出血最为常见），此区供血的豆纹动脉从大脑中动脉呈直角发出，在原有病变基础上，受到压力较高的血流冲击后容易导致血管破裂。壳核、丘脑出血常累及内囊，并以内囊损害为突出表现，又称内囊区出血。④脑出血后，出血形成的血肿和血肿周围脑组织水肿，引起颅内压升高，使脑组织受压移位，形成脑疝。脑疝是导致病人死亡的直接原因。

【护理评估】

（一）健康史

了解起病的方式、速度及有无明显诱因，如起病前有无头晕、头痛、肢体麻木和口齿不利，是否在情绪激动、兴奋、活动、疲劳、用力排便等情况下发病，有无剧烈头痛、喷射性呕吐、打呵欠、嗜睡或烦躁不安等颅内压增高的表现；了解是否使用抗凝、降压等药物；询问病人既往有无高血压、动脉粥样硬化、血液病和家族脑卒中病史；了解病人性格特点、生活习惯与饮食结构。

（二）身体状况

多见于50岁以上人群，男性稍多于女性，寒冷季节发病率较高，多有高血压病史。前驱症状一般不明显，多在情绪激动或活动中突然发病，病情常于数分钟至数小时内达高峰。发病后血压明显升高。由于颅内压升高，常有头痛、呕吐和不同程度的意识障碍，如嗜睡或昏迷等。由于出血部位和出血量不同，临床表现各异。

1. 基底核区出血

（1）壳核出血：是高血压性脑出血最常见部位，占脑出血的50%~60%，属于基底核区出血。因病变累及内囊，典型者可见三偏征：病灶对侧偏瘫、对侧偏身感觉障碍和双眼对侧同向性偏盲，累及优势半球时可出现失语。出血量少时，症状轻、预后较好；出血量大时，症状重，出现意识障碍和占位效应，也可引起脑疝甚至死亡。

（2）丘脑出血：占脑出血的10%~15%，属于基底核区出血。常有对侧偏瘫、偏身感觉障碍，通常感觉障碍重于运动障碍。深感觉障碍明显，有特征性眼球运动障碍。

2. 脑叶出血 占脑出血的5%~10%，出血以顶叶最为常见，其次为颞叶、枕叶及额叶。临床表现与出血部位有关，如额叶出血可有对侧偏瘫和精神障碍，颞叶出血可有精神症状、对侧上象限盲；枕叶出血可有视野缺损；顶叶出血可有偏身感觉障碍等表现。

3. 脑干出血 约占脑出血的10%，绝大多数为脑桥出血。小量出血无意识障碍，表现为交叉性瘫痪和共济失调性偏瘫，两眼向病灶侧凝视麻痹或核间性眼肌麻痹。大量出血（>5ml）累及双侧被盖部和基底部，破入第四脑室，迅速出现昏迷、双眼瞳孔呈针尖样、呕吐咖啡样胃内容物、中枢性高热、中枢性呼吸障碍、四肢瘫痪和去大脑强直发作等，病情恶化迅速，多数在24~48h内死亡。

4. 小脑出血 约占脑出血的10%，起病突然，数分钟内出现头痛、呕吐、眩晕和共济失调，伴有枕部疼痛。出血量少者，表现为患侧共济失调、眼球震颤和行动不稳等，多无瘫痪；出血量大者，出现昏迷和脑干受压征象，双侧瞳孔针尖样缩小，呼吸不规则等。

5. 脑室出血 占脑出血的3%~5%。常有头痛、呕吐，严重者出现意识障碍（如深昏迷）、脑膜刺激征、针尖样瞳孔、四肢弛缓性瘫痪、去大脑强直、高热、呼吸不规则、脉搏和血压不稳定等。

（三）心理-社会状况

由于急性发病及致残率和死亡率高，病人易产生焦虑、恐惧、绝望等心理反应。评估病人及家属对脑血管疾病的病因、病程、防治及预后的了解程度，能否接受偏瘫、失语的表现；评估家庭环境、经济状况，以及家属对病人的关心和支持程度等。

（四）实验室检查及其他检查

1. CT检查 是诊断脑出血的首选方法，可清晰显示出血部位、出血量大小、血肿形态、是否破入脑室及血肿周围有无低密度水肿带和占位效应等。病灶多呈圆形或卵圆形均匀高密度区，边界清楚。动态CT检查可评价出血进展情况。

2. MRI检查 可发现结构异常，明确脑出血病因，检出脑干和小脑的出血灶，监测脑出血演变过程，比CT更易发现脑血管畸形、肿瘤及血管瘤等病变。

3. 脑脊液检查 一般不需要腰椎穿刺检查，以免诱发脑疝，如需排除颅内感染和蛛网膜下腔出血，则可谨慎进行。脑脊液压力升高，血液破入脑室者脑脊液呈血性。

4. DSA检查 可显示脑血管的位置、形态及分布等，易于发现脑动脉瘤、脑血管畸形及脑底异常血管网病等脑出血的病因。

（五）治疗原则及主要措施

治疗原则为安静卧床、降低颅内压、调整血压、防止继续出血以及防治并发症，降低死亡率、致残率和减少复发。脑出血病情稳定后，宜进行康复治疗。

1. 一般治疗 急性期卧床休息2~4周，保持安静，避免情绪激动和血压升高。保持呼吸道通畅、吸氧，预防肺部感染，积极控制感染，酌情镇静止痛，便秘者选用缓泻剂。

2. 降低颅内压 脑水肿可使颅内压增高，并致脑疝形成，是导致病人死亡的直接原因，控制脑水肿、降低颅内压是急性期处理的重要环节。选用20%甘露醇125~250ml快速静脉滴注，每6~8小时1次，疗程7~10d；病情平稳时，用甘油果糖250ml静脉滴注；呋塞米20~40mg肌内注射或缓慢静脉注射，以起到利尿作用。

3. 调控血压 急性期血压比平时高，因脑出血后颅内压增高，是保证脑组织供血的代偿性反应。当颅内压下降时，血压也随之下降。因此，脑出血急性期一般不用抗高血压药物，以脱水降低颅内压治疗为基础。急性期后，若血压仍持续过高，则应系统应用抗高血压药，恢复期应将血压控制在正常范围。

4. 止血药和凝血药 仅用于并发消化道出血或有凝血障碍时，常用药物有6-氨基己酸、对羧基苄胺等。应激性溃疡导致消化道出血时，可给予西咪替丁、奥美拉唑等静脉输液。

5. 手术治疗 严重脑出血危及生命、内科治疗无效时，采取手术方法，如去骨瓣减压术、小骨窗开颅血肿清除术、经皮钻孔血肿穿刺抽吸术和脑室穿刺引流术等。

6. 亚低温疗法 局部亚低温治疗是脑出血的一种新的辅助治疗方法，可能有一定效果，可在临床中试用。

五、蛛网膜下腔出血

蛛网膜下腔出血（subarachnoid hemorrhage，SAH）是多种病因致脑底部或脑、脊髓表面血管破裂，血液直接流入蛛网膜下腔的急性出血性脑血管病，又称原发性SAH。此外，因脑实质出血、脑室出血、硬膜外或硬膜下血管破裂等，血液穿破脑组织流入蛛网膜下腔者，称为继发性SAH。SAH约占急性脑卒中的10%，各年龄组均可发病，中青壮年常见，女性多于男性。先天性动脉瘤破裂者发病多见于20~40岁的年轻人，50岁以上发病者以动脉硬化多见。

【病因及发病机制】

（一）病因

颅内动脉瘤是最常见的病因，其次是动静脉畸形和高血压性动脉硬化，以及血液病、各种感染所致的脑动脉炎、肿瘤破坏血管、抗凝治疗并发症等。

颅内动脉瘤出血的主要危险因素是重体力劳动、情绪变化、血压突然升高、吸烟、过量饮酒（特别是酗酒）等。

（二）发病机制

1. 脑动脉瘤好发于动脉分叉处，80%位于基底动脉环前部，该处动脉内弹力层的后天获得性变性和肌层的先天性缺陷，在血液涡流的冲击下渐向外突出而形成动脉瘤。当脑动脉硬化时，脑动脉中纤维组织替代了肌层，内弹力层变性断裂和胆固醇沉积于内膜，加上血流冲击，逐渐扩张而形成动脉瘤。

2. 脑血管畸形的血管壁先天性发育不全，血管壁薄弱，容易破裂。

【护理评估】

（一）健康史

询问病人有无先天性颅内动脉瘤、颅内血管畸形以及高血压、动脉粥样硬化等病史；有无血液病、糖尿病、颅内血肿及抗凝治疗史；了解发病前有无突然用力、情绪激动及酗酒等诱因；了解病人既往有无类似发作及诊治情况。

（二）身体状况

1. **一般症状** 表现差异较大，轻者没有明显表现，重者突然昏迷，甚至死亡。以中青年发病居多，起病急骤，数秒或数分钟内发生，多数病人发病前有剧烈运动、过度疲劳、用力排便、情绪激动等明显诱因。

2. **头痛** 典型表现是突发异常剧烈全头痛，头痛不能缓解或呈进行性加重。多伴一过性意识障碍、面色苍白、全身冷汗、恶心、呕吐等症状。少数者出现烦躁、谵妄、幻觉等精神症状，以及眩晕、颈、背及下肢疼痛等。

3. **脑膜刺激征** 脑膜刺激征阳性，是本病最具特征性的体征，以颈强直多见，常于发病后数小时出现，3~4周后消失。老年人或出血量少者，脑膜刺激征不明显。

4. **眼部症状** 约20%者眼底可见玻璃体下片状出血，发病1h内即可出现，是急性颅内压增高和眼静脉回流受阻所致，也提示动脉瘤所在位置。

5. **精神症状** 约25%者出现精神症状，如谵妄、幻觉等，2~3周内自行消失。

6. **并发症**

(1) **再出血**：是蛛网膜下腔出血主要的急性并发症。指病情稳定后再次发生剧烈头痛、呕吐、痫性发作、昏迷，甚至去大脑强直发作，颈强直、克尼格征征加重，CT和脑脊液检查提示新的出血。多因出血破裂口修复尚未完好所致。多见于起病4周内，第2周发生率最高。

(2) **脑血管痉挛**：发生于蛛网膜下腔中血凝块环绕的血管，痉挛严重程度与出血量相关，是死亡和致残的重要原因。其症状取决于病变血管，表现为波动性轻偏瘫或失语。出血后3~5d开始，5~14d为高峰期，2~4周后逐渐减少。

(3) **脑积水**：因蛛网膜下腔和脑室内血凝块堵塞脑脊液循环通路，15%~20%的病人于出血后1周内发生。轻者表现为嗜睡、思维缓慢和近期记忆损害等；重者出现头痛、呕吐、意识障碍等，多因出血被吸收而好转。

(4) **其他**：5%~10%的病人可有癫痫发作，以及低钠血症。

（三）心理-社会状况

发病突然、头部剧烈疼痛、接受损伤性检查及手术治疗等，易使病人产生紧张、焦虑、恐惧等心理反应。

ER 9-5

蛛网膜下腔
出血

（四）实验室检查及其他检查

1. **CT检查** 是确诊蛛网膜下腔出血的首选方法，表现为蛛网膜下腔出现高密度影像。出血早期敏感性高，可检出90%以上的蛛网膜下腔出血。

2. **MRI检查** 出血发病数天后CT检查敏感性降低，MRI发挥较大作用。

3. **脑血管造影**（DSA） 是确诊SHA病因特别是颅内动脉瘤最有价值的检查方法，条件具备、病情许可时,应争取尽早行全脑 DSA 检查,可确定动脉瘤的位置、大小、与载瘤动脉的关系、有无血管痉挛及出血原因,帮助决定治疗方案和判断预后。

颈内动脉 C7 段动脉瘤

4. CT 血管成像(CTA) 主要用于有动脉瘤家族史或破裂先兆者的筛查、动脉瘤病人的随访以及不能进行及时 DSA 检查的替代方法。

5. 脑脊液检查 对确诊 SAH 最具诊断意义和特征性。均匀一致的血性脑脊液是诊断蛛网膜下腔出血的特征性表现。

6. 其他 血常规、凝血常规和肝功能等检查,有助于寻找其他出血原因。

(五)治疗原则及主要措施

急性期治疗原则为防治再出血、脑血管痉挛、脑积水等并发症,降低颅内压,治疗原发病和预防复发。

1. 防治再出血 绝对卧床 4~6 周。调控血压,可选择尼卡地平、拉贝洛尔和艾司洛尔等,防止血压过高导致再出血,同时维持脑灌注量,控制收缩压在 160mmHg 以下。适当使用抗纤溶药物,如 6- 氨基己酸、氨甲苯酸和酚磺乙胺等。根据病情,外科动脉瘤夹闭或血管内治疗是预防蛛网膜下腔再出血的有效方法。

2. 防治脑动脉痉挛 口服或静脉输入尼莫地平,可有效减少蛛网膜下腔出血引发的不良结果。

3. 其他 降低颅内压,轻度急、慢性脑积水者,行药物治疗;内科治疗无效者,可考虑脑室穿刺脑脊液引流术。每次放出少量脑脊液(10~20ml),可以促进血液吸收和缓解头痛,减轻因出血引起的脑膜刺激症状。

4. 手术治疗 血管内介入治疗或动脉瘤夹闭是消除动脉瘤、防治动脉瘤性 SAH 再出血的有效方法。

【**常见护理诊断 / 合作性问题**】

1. 急性意识障碍 与脑出血、脑水肿所致大脑功能受损有关。

2. 疼痛:头痛 与脑水肿、颅内高压、血液刺激脑膜或脑血管痉挛有关。

3. 躯体移动障碍 与肢体麻木、偏瘫或平衡能力降低有关。

4. 言语沟通障碍 与大脑语言中枢功能受损有关。

5. 潜在并发症:脑疝、再出血、上消化道出血等。

【**护理目标**】

1. 意识障碍程度逐渐减轻或意识清楚。

2. 头痛逐渐减轻或消失。

3. 日常生活自理能力能够逐渐恢复。

4. 能够采取有效的沟通方式表达自己的需要。

5. 未发生并发症,或并发症能被及时发现并处理。

【**护理措施**】

(一)一般护理

1. 休息与活动 绝对卧床休息 4~6 周,抬高床头 15°~30°,以减轻脑水肿,发病后 24~48h 内避免搬动重物。协助病人变换体位时,头与躯干保持一致,以免加重出血。瘫痪侧肢体置于功能位,出现面瘫者,取面瘫侧朝上侧卧位,有利于口腔分泌物引流。如症状好转,逐渐抬高床头,进行床上坐位、下床站立和适当活动,循序渐进地增加活动量。

2. 环境与安全 提供安静、安全、舒适的休养环境,限制探视,避免不良的声、光刺激;治疗护理活动集中进行,避免频繁打扰病人。躁动者加保护性床栏,必要时使用约束带。置病人平卧位,头偏向一侧,取下活动性义齿,及时吸痰以清除口腔和鼻腔内分泌物,防止舌根后坠阻塞呼吸道。避免各种引起颅内压增高的因素,如剧烈咳嗽、打喷嚏、屏气、用力排便、大量快速输液等。

3. 饮食护理　急性脑出血发病 24h 内禁食。生命体征平稳、无颅内压增高和严重消化道出血时，给予高蛋白、高维生素、清淡、易消化、营养丰富的流质或半流质饮食，保证安全进食；昏迷或吞咽障碍者，给予鼻饲饮食。进食时及进食后 30min 内抬高床头防止食物反流。保持大便通畅，便秘时给予缓泻剂。

4. 皮肤护理　每天床上擦浴 1~2 次，保持床单位整洁、干燥；有条件者使用气垫床或自动减压床，预防压力性损伤。

（二）病情观察

1. 严密观察病情变化　监测生命体征、意识、瞳孔的变化，并详细记录；观察尿量，记录 24h 液体出入量，定期复查电解质。

2. 警惕并发症　观察头痛的性质、部位、时间、频率、强度等，若再次出现剧烈头痛、烦躁不安、频繁呕吐、意识障碍进行性加重、两侧瞳孔大小不等、血压进行性升高、脉搏减慢、呼吸不规则等症状时，为脑疝先兆表现；若病人呕血、黑便或从胃管内抽出咖啡色或血性液体，伴面色苍白、口唇发绀、皮肤湿冷、烦躁不安、尿量减少、血压下降等表现，考虑上消化道出血或失血性休克，应及时报告医生，并协助处理。

（三）用药护理

1. 甘露醇　不能与电解质溶液等混用，以免发生沉淀；低温出现结晶时，需加温溶解后再用；长期使用易出现肾损害、水电解质紊乱等，注意监测尿量、尿常规、肾功能和电解质的变化，防止低钾血症和肾功能受损；静脉输液过快可致一过性头痛、眩晕，应向病人做好解释。

2. 尼卡地平　可出现皮肤发红、多汗、心动过缓或过速、胃肠不适、血压下降等不良反应，应适当控制输液速度。

3. 6-氨基己酸　持续给药，保持有效血药浓度，观察有无消化道反应、直立性低血压等不良反应。

（四）脑疝护理

脑疝是指颅内疾病（脑水肿、血肿、脓肿、肿瘤等）引起颅内压增高或加剧的一种严重危象，是脑出血最常见的死亡原因。①预防诱因：避免剧烈咳嗽、快速输液、脱水剂滴注速度过慢、烦躁不安、用力排便等诱发因素。②病情观察：严密观察脑疝的先兆表现如剧烈头痛、呕吐、意识改变等，一旦出现，立即报告医生。③配合抢救：保持病人呼吸道通畅，防止舌根后坠和窒息，及时清除呕吐物和口鼻分泌物；迅速给予高流量吸氧，建立静脉通路，遵医嘱快速给予脱水、降颅内压药物，如 20% 甘露醇在 15~30min 内滴完，或静脉注射 50% 高渗葡萄糖。备好气管切开包、脑室穿刺引流包、监护仪、呼吸机和抢救药物等。

（五）心理护理

及时了解病人的心理状态，主动与病人及家属进行沟通，请康复理想者介绍经验，鼓励病人增强生活与接受治疗的信心，积极配合治疗与护理。鼓励家属充分理解病人，给予各方面的支持，减轻病人的心理负担，帮助其树立战胜疾病的信心。

（六）健康指导

1. 疾病知识指导　向病人及家属介绍疾病的相关知识，说明情绪稳定对疾病恢复以及减少复发的重要意义，使病人严格遵医嘱绝对卧床，积极配合治疗与护理。指导家属关心、体贴病人，从精神和物质方面给予病人支持，以减轻病人的焦虑、恐惧等不良心理反应。告知病人和家属再出血的表现，一旦发现异常情况，应及时就诊。

2. 生活指导　指导高血压病人避免发生血压骤然升高的各种因素，建立健康的生活方式，保证充足睡眠，适当运动，避免体力或脑力的过度劳累和突然用力过猛。养成定时排便的习惯，保持大便通畅。女性在 1~2 年内避免妊娠及分娩。

3. 康复指导　教会病人和家属自我护理的方法和康复训练技巧，如向健侧和患侧的翻身训练、桥式运动等肢体功能训练及语言和感觉功能训练的方法；使病人和家属认识到坚持主动或被动康复训练的重要性。

【护理评价】

1. 意识障碍程度是否减轻或意识逐渐清楚。

2. 头痛是否逐渐减轻或消失。

3. 日常生活自理能力是否逐渐恢复。

4. 是否能采取有效的沟通方式表达自己的需要。

5. 有无并发症发生；发生并发症能否被及时发现并处理。

（满丽冰）

第四节　帕金森病病人的护理

学习目标

1. 掌握帕金森病病人的身体状况、护理措施及健康指导。
2. 熟悉帕金森病的临床特征、常用治疗药物。
3. 了解帕金森病的病因与发病机制。
4. 学会应用护理程序为帕金森病病人实施整体护理。
5. 具备良好的敬业精神和职业道德。

情景导入

张某，男性，70 岁。病人 2 年前出现右手不自主震颤，抓握物品时减轻，睡眠时消失，1 年前出现下肢动作不灵活，随之左手及下肢也出现类似症状，全身肌肉发硬，行走时碎步前冲，愈走愈快，呈慌张步态。头颅 MRI 检查正常。初步考虑：帕金森病。

请思考：

1. 针对该病人主要治疗措施是什么？

2. 该病人目前主要的护理诊断 / 合作性问题有哪些？应采取哪些护理措施？

帕金森病（Parkinson's disease，PD）又称震颤麻痹（paralysis agitans），是中老年常见的神经系统变性疾病，以静止性震颤、运动迟缓、肌强直和姿势平衡障碍为临床特征，主要病理改变是黑质多巴胺（DA）能神经元变性和路易小体形成。高血压脑动脉硬化、脑炎、脑外伤、中毒、基底核附近肿瘤以及吩噻嗪类药物等产生的震颤、强直等症状，称为帕金森综合征。

本病多见于中老年人，我国 65 岁以上人群帕金森病的患病率约为 1.7%，患病率随着年龄的增加而升高，男性稍高于女性。

【病因及发病机制】

1. 年龄老化　在活体或尸检中，均证实多巴胺在纹状体含量下降，纹状体的 D_1 和 D_2 受体随年龄增长逐年下降。

2. 环境因素　流行病学调查显示，长期接触杀虫剂、除草剂或某些工业化学品等，是帕金森病发病的危险因素。

3. 遗传因素　本病在家族中呈聚集现象。报道显示，约 10% 的病人有家族史，包括常染色体显性遗传或隐性遗传。

目前认为帕金森病并非单因素所致，而是多因素交互作用下发病，除基因突变外，在环境因素、神经系统老化等因素的共同作用下，通过氧化应激、线粒体功能紊乱、炎性和/或免疫反应、钙稳态失衡、细胞凋亡等机制导致黑质多巴胺能神经元大量变性、丢失，引起发病。

【护理评估】

(一) 健康史

询问病人发病前有无心脑血管疾病、脑外伤、中毒、脑肿瘤等病史；评估生活环境、家族史等特点，疾病随年龄增长有无明显变化，以及用药效果等。

(二) 身体状况

发病年龄平均约 55 岁，多见于 60 岁以后，40 岁以前相对少见。男性略多于女性。隐匿起病，缓慢进展。

1. 运动症状（motor symptoms） 常始于一侧上肢，逐渐累及同侧下肢，再波及对侧上肢及下肢，呈 N 形进展。

(1) **静止性震颤**（static tremor）：常为首发症状，多始于一侧上肢远端，静止位时出现或明显，随意运动时减轻或停止，紧张或激动时加剧，入睡后消失。典型表现是拇指与示指呈"搓丸样"动作。令病人一侧肢体运动如握拳或松拳，可使另一侧肢体震颤更明显。

(2) **肌强直**（rigidity）：被动运动关节时阻力增高，且呈一致性，类似弯曲软铅管的感觉，故称"铅管样强直"；在有静止性震颤的病人中可感到在均匀的阻力中出现断续停顿，如同转动齿轮，称为"齿轮样强直"。颈部躯干、四肢、肌强直可使病人出现特殊的屈曲体姿，表现为头部前倾，躯干俯后，肘关节屈曲，腕关节伸直，前臂内收，髋及膝关节略为弯曲。

(3) **运动迟缓**（bradykinesia）：随意运动减少，动作缓慢、笨拙。早期以手指精细动作如解或扣纽扣、系鞋带等动作缓慢，逐渐发展成全面性随意运动减少、迟钝，晚期因合并肌张力增高，导致起床、翻身均有困难。体检见面容呆板，双眼凝视，瞬目减少，酷似"面具脸"；口、咽、腭肌运动徐缓时，表现为语速变慢，语音低调；书写字体越写越小，呈现"小字征"；做快速重复性动作如拇、示指对指时，表现为运动速度缓慢和幅度变小。

(4) **姿势步态障碍**（postural instability）：在疾病早期，表现为走路时患侧上肢摆臂幅度减小或消失，下肢拖曳。随病情进展，步伐逐渐变小变慢，启动、转弯时步态障碍尤为明显，自坐位、卧位起立时困难。有时行走中全身僵住，不能动弹，称为"冻结现象"。有时起步后，以极小的步伐越走越快，不能及时止步，称为前冲步态或慌张步态。

2. 非运动症状（non-motor symptoms） 可以早于或伴随运动症状而发生。

(1) **感觉障碍**：疾病早期即可出现嗅觉减退或睡眠障碍，中、晚期常有肢体麻木、疼痛，有些病人可伴有不宁腿综合征。

(2) **自主神经功能障碍**：临床常见，如便秘、多汗、溢脂性皮炎（油脂面）等。吞咽活动减少可导致流涎。疾病后期也可出现性功能减退、排尿障碍或直立性低血压。

(3) **精神和认知障碍**：近半数病人有抑郁，并常伴有焦虑。15%~30% 的病人在疾病晚期发生认知障碍、痴呆及幻觉，其中视幻觉最为常见。

(三) 心理 - 社会状况

由于动作迟钝笨拙、表情淡漠、语言断续、流涎，病人往往自卑、脾气暴躁及忧郁，回避人际交往，整日沉默寡言，闷闷不乐；随着病程延长，病情进行性加重，病人逐渐丧失劳动和生活自理能力，产生焦虑、恐惧，甚至绝望心理。本病病程长达数十年，家庭成员身心疲惫，经济负担加重，产生无助感。

(四) 实验室检查及其他检查

1. 血液、唾液、脑脊液检查 常规检查一般无异常，唾液和脑脊液中 α- 突触核蛋白、DJ-1 蛋白含量有改变，少数病人可有基因突变。

2. 嗅觉测试及经颅多普勒超声检查　嗅觉测试可发现早期的嗅觉减退；大多数 PD 病人经颅超声检查，可探测到黑质回声异常增强（单侧回声面积 >20mm²）。

3. 分子影像学检查　PET 或 SPECT 检查在疾病早期甚至亚临床期即能显示异常，有较高的诊断价值。

4. 病理学检查　外周组织，如胃窦部和结肠黏膜、下颌下腺、周围神经等部位，可见 α- 突触核蛋白异常聚积。

（五）治疗原则及主要措施

提倡早诊断早治疗，采取综合治疗措施，包括药物治疗、手术治疗、运动疗法、心理疏导及生活护理，其中药物治疗为首选。

1. 药物治疗　从小剂量开始，逐步缓慢加量直至有效维持；服药期间尽量避免使用维生素 B₆、氯氮平、利血平、氯丙嗪、奋乃静等药物，以免降低药物疗效或导致直立性低血压。

（1）**抗胆碱能药物**：可协助维持纹状体的递质平衡，主要适用于震颤明显的年轻病人，老年病人慎用，闭角型青光眼及前列腺增生病人禁用。常用药物有苯海索（安坦），每次 1~2mg，每天 3 次口服。此外有丙环定、甲磺酸苯扎托品、东莨菪碱、环戊哌丙醇和比哌立登。

（2）**金刚烷胺**：能促进神经末梢释放多巴胺，并阻止其再吸收，对少动、强直、震颤均有改善作用，对改善异动症有帮助。每次 50~100mg，每天 2~3 次口服，末次应在下午 4 时前服用。

（3）**复方左旋多巴**：是治疗帕金森病最基本、最有效的药物。由于多巴胺不能透过血脑屏障进入脑内，对脑部多巴胺缺乏的替代疗法需应用其前体左旋多巴。复方左旋多巴制剂可增强左旋多巴的疗效和减少其外周不良反应。常用药物有苄丝肼左旋多巴、卡比多巴左旋多巴，初始剂量每次 62.5~100mg，每天 2~3 次口服，视症状控制情况，缓慢增加其剂量和服药次数，至疗效满意和不出现不良反应为止，餐前 1h 或餐后 1.5h 服药。

（4）**多巴胺受体**（dopamine, DR）**激动剂**：目前主要推崇非麦角类多巴胺受体激动剂为首选药物，尤其用于早发型病人。因为这类长半衰期制剂能避免对纹状体突触后膜多巴胺受体产生"脉冲"样刺激，可以减少或推迟运动并发症的发生。激动剂均应从小剂量开始，渐增剂量至获得满意疗效而不出现副作用为止。常用药物有普拉克索、罗匹尼罗、吡贝地尔。

（5）**单胺氧化酶 B**（Monoamine Oxidase-B, MAO-B）**抑制剂**：能阻止脑内多巴胺降解，增加多巴胺浓度。与复方左旋多巴制剂合用可增加疗效，改善症状波动，单用有轻度的症状改善作用。常用药物有司来吉兰、雷沙吉兰。

（6）**儿茶酚 - 氧位 - 甲基转移酶**（catechol-Omethyl transferase, COMT）**抑制剂**：常用药物有恩他卡朋、托卡朋。通过抑制左旋多巴在外周的代谢，使血浆左旋多巴浓度保持稳定，并能增加其入脑量。托卡朋还能阻止脑内多巴胺降解，使脑内多巴胺浓度增加。COMT 抑制剂与复方左旋多巴合用，可增强后者的疗效，改善症状。

（7）针对自主神经障碍、认知障碍及精神障碍病人，可使用通便药、抗精神病药物以及胆碱酯酶抑制剂等。

2. 手术及干细胞治疗　药物治疗疗效明显减退，同时又出现异动症的病人可以考虑手术治疗，但手术只是改善症状，不能根治，术后仍需药物治疗。手术方法有立体定向神经核毁损术和脑深部电刺激术（deep brain stimulation, DBS）。目前正在探索采用干细胞移植结合基因治疗的新疗法。

3. 中医、康复及心理治疗　中药、针灸和康复治疗作为辅助手段对改善症状可起到一定的作用。对病人进行肢体运动、语言、进食、走路、日常生活等训练和指导，可改善病人生活质量，减少并发症。心理疏导与疾病教育也是帕金森病的重要综合治疗措施。

【常见护理诊断/合作性问题】

1. 躯体移动障碍 与黑质病变、锥体外系功能障碍所致震颤、肌强直、体位不稳、随意运动异常有关。

2. 言语沟通障碍 与咽喉部、面部肌肉强直,运动减少、减慢有关。

3. 营养失调:低于机体需要量 与吞咽困难、饮食减少和肌强直、震颤所致机体消耗量增加等有关。

4. 自尊低下 与震颤、流涎、面肌强直等身体形象改变和言语障碍、生活依赖他人有关。

5. 潜在并发症:外伤、压力性损伤、感染等。

【护理目标】

1. 生活自理能力逐渐提高。

2. 能采取有效沟通方式表达自己的需要和情感。

3. 营养状况得到改善。

4. 能够调整心态,乐观面对生活。

5. 未发生并发症,或并发症能被及时发现并处理。

【护理措施】

(一)一般护理

1. 日常生活护理 下肢行动不便、起坐困难者,配备高位坐厕、高脚椅、手杖、床铺护栏、室内或走道扶手等辅助设施;保证床的高度适中;将呼叫器置于床边;提供无需系带的鞋子、便于穿脱的衣服、粗柄牙刷、吸水管、固定碗碟的防滑垫、大手柄的餐具等;生活日用品,如茶杯、毛巾、纸巾、便器、手杖等固定放置于病人伸手可及处,以方便取用。

2. 饮食护理

(1)对于中晚期帕金森病病人,应进行吞咽功能评估,了解病人有无吞咽障碍及其程度,正确选择食物种类和进食方式,预防误吸、窒息、吸入性肺炎以及营养失衡的发生,提高病人合理饮食的依从性,促进病人康复。

(2)给予高热量、高维生素、高纤维素、低盐、低脂、适量优质蛋白的易消化饮食,鼓励病人多食新鲜蔬菜、水果,补充水分,保持大便通畅;高蛋白饮食能降低左旋多巴类药物的疗效,故不宜盲目给予过多蛋白质;槟榔为拟胆碱能食物,能降低抗胆碱能药物的疗效,应避免食用。

(3)进食或饮水时抬高床头,让病人保持坐位或半坐位;对于流涎过多的病人可使用吸管吸食流质;对于咀嚼和吞咽功能障碍者应选用稀粥、面片、蒸蛋等精细制作的小块食物或黏稠不易反流的食物,并指导病人少量分次吞咽,避免吃坚硬、滑溜及圆形的食物(如果冻等);对于进食困难、饮水呛咳的病人要及时给予鼻饲。

(4)**营养支持**:根据病情需要给予鼻饲流食、经皮胃管(胃造瘘术)进食或静脉置管(经外周静脉穿刺的中心静脉导管或输液港)胃肠外营养;遵医嘱静脉补充足够的营养,如葡萄糖、电解质、脂肪乳等。

(5)**监测营养**:评估病人饮食和营养状态,注意每天进食量和食品的组成;了解病人的精神状态与体重变化,评估病人的皮肤、尿量及实验室指标变化情况。

3. 安全护理 ①上肢震颤未能控制、日常生活动作笨拙者,谨防烧伤、烫伤,选用不易打碎的不锈钢餐具。②有幻觉、错觉、欣快、抑郁、精神错乱、意识模糊或智能障碍者,应专人陪护,保管好药物,按时服药,每次送药到口。③严格交接班,禁止病人自行使用锐利器械和危险品;智能障碍者,安置在有严密监控的病区,避免发生自伤、坠床、坠楼、走失、伤人等意外。

4. 皮肤护理 因震颤和不自主运动,病人出汗多,易刺激皮肤,有不舒适感,皮肤抵抗力降低,容易导致皮肤破损和继发感染,应保持皮肤清洁。中晚期病人因运动障碍,卧床时间增多,应勤翻身、勤擦洗,每天1~2次,防止局部皮肤受压,改善全身血液循环,预防压疮。

(二)用药护理

1. 严格遵医嘱用药 护士应了解用药原则,常用药物种类及名称、用法、服药注意事项、疗效及不良反应的观察与处理。

2. 疗效观察 服药过程中要仔细观察震颤、肌强直和其他运动功能、语言功能的改善程度,观察病人起坐的速度、步行的姿态、讲话的音调与流利程度、写字、梳头、扣纽扣、系鞋带以及进食动作等,以观察药物疗效。

3. 症状波动的观察 ①"开 - 关现象",指症状在突然缓解(开期,常伴异动症)与加重(关期)两种状态之间波动,一般"关期"表现为严重的帕金森病症状,持续数秒或数分钟后突然转为"开期"。多见于病情严重者。②剂末现象或疗效减退,指每次服药后药物有效作用时间逐渐缩短,表现为症状随血药浓度波动,可适当增加每天服药次数或增加每次服药剂量,或改用缓释剂,或加用雷沙吉兰或恩他卡朋,也可加用多巴胺受体激动药。

4. 药物不良反应及处理 帕金森病常用药物的不良反应及注意事项见表9-6。

表9-6 药物不良反应及注意事项

药物	不良反应	注意事项
多巴丝肼 / 卡左双多巴	恶心、呕吐、便秘、眩晕幻觉、异动症、开 / 关现象等	①需服药数天或数周才见效;②避免嚼碎药片;③出现"开 - 关现象"时最佳服药时间为餐前1h或饭后1.5h;④避免与高蛋白食物一起服用;⑤避免突然停药
普拉克索 / 吡贝地尔	恶心、呕吐、眩晕、疲倦、口干、直立性低血压、嗜睡,幻觉与精神障碍等	①首次服药后应卧床休息;②如有口干舌燥可嚼口香糖或多喝水;③避免开车或操作机械;④有轻微兴奋作用,尽量在上午服药,以免影响睡眠
司来吉兰 / 雷沙吉兰	恶心、呕吐、眩晕、疲倦、做梦、不自主动作等	①有轻微兴奋作用,尽量在上午服药,以免影响睡眠;②消化性溃疡病人慎用
盐酸苯海索(安坦)	恶心、呕吐、眩晕、疲倦、视物模糊、口干、便秘、小便困难等	①不可立即停药,需缓慢减量;②闭角型青光眼及前列腺增生者禁用
盐酸金刚烷胺	下肢网状青斑、踝部水肿、不宁、意识模糊等	①尽量在黄昏前服用,避免失眠;②肾功能不全、癫痫、严重胃溃疡、肝病者慎用;③哺乳期妇女禁用

(三)康复训练

1. 有效沟通训练 与病人沟通过程中,态度和蔼、诚恳,尊重病人,耐心倾听,了解生活需要和情感需要,不可随意打断病人说话。①指导病人进行面肌功能训练,改善面部表情和吞咽困难,协调发音,如指导病人鼓腮、伸舌、噘嘴、龇牙、吹吸等。②言语不清、构音障碍者,指导病人采用手势、纸笔、画板等沟通方式与他人交流。

2. 运动训练 其目的是防止和推迟关节强直与肢体挛缩。与病人和家属共同制订切实可行的训练计划。

(1)**疾病早期**:主要表现为震颤,鼓励病人维持和培养业余爱好,尽量参加有益的社交活动,坚持适当活动和锻炼,如养花、下棋、散步、太极拳、体操等,保持身体和各关节的活动强度与最大活动范围。

(2)**疾病中期**:已出现某些功能障碍或起坐困难的病人应进行有计划、有目的的锻炼,如反复练习起坐动作;做力所能及的家务,如叠被子、扫地,尽量做到生活自理,减缓功能衰退,但避免做超出病人能力的事。

（3）**疾病晚期**：出现显著运动障碍而卧床不起的病人，护士协助病人采取舒适体位，被动活动关节，按摩四肢和背部肌肉，动作轻柔，勿造成疼痛和骨折。

（四）**心理护理**

细心观察病人的心理反应，倾听其心理感受，及时给予正确的信息和引导，使其保持良好心态，接受和适应目前状态，并能设法改善；鼓励病人维持和培养兴趣与爱好，多与他人交往，不要孤立自己；关心、理解家属的处境，减轻其心理压力，尽力帮他们解决困难、走出困境，并鼓励家属关心和体贴病人，为病人创造良好的亲情氛围。

（五）**健康指导**

1. 疾病知识指导　指导病人坚持主动运动，保持关节活动的最大范围；做力所能及的家务劳动，延缓身体功能障碍的发展，提高生活质量。

2. 用药指导　应告知病人及家属适当的药物治疗可以不同程度地减轻症状，但并不能阻断病情发展，而长期的药物治疗可能在后期有导致并发症的风险。应详细告知帕金森病常用药物的名称、剂量、用法及用药注意事项，以保证用药的疗效，知晓用药产生的不良反应。

3. 安全生活指导　避免单独使用煤气、热水器及锐利器械，防止受伤；避免进食带刺的食物和使用易碎的器皿；外出时有人陪伴，精神功能障碍者，其衣服口袋内放置"安全卡片"，写上病人姓名、住址和联系电话，或戴手腕识别牌，以防走失。

4. 照顾者指导　应指导照顾者：①关心体贴病人，协助进食和日常生活的照顾。②督促、协助病人遵医嘱正确服药，防止错服、漏服。③细心观察，积极预防并发症，及时识别病情变化。④当病人出现发热、外伤、骨折、吞咽困难或运动障碍、精神功能障碍加重时，应及时就诊。

【**护理评价**】

1. 生活依赖性是否逐渐减弱。

2. 营养状况是否得到改善。

3. 是否能采取有效沟通方式表达自己的需要和情感。

4. 能否调整心态，乐观面对生活。

5. 有无并发症发生；发生并发症能否被及时发现并处理。

（张桃艳）

第五节　癫痫病人的护理

学习目标

1. 掌握癫痫病人的身体状况、主要护理措施及健康指导。
2. 熟悉癫痫大发作临床表现、癫痫病人治疗原则、癫痫持续状态的处理。
3. 了解癫痫病人脑电图检查的临床意义。
4. 学会应用护理程序为癫痫病人实施整体护理。
5. 具备良好的敬业精神和职业道德。

情景导入

病人，男性，18岁，学生。因癫痫病史5年，加重1周入院。5年前出现发作性意识丧失，全身抽搐，每次持续5~6min后恢复。发作当时面色青紫，有时夜间睡眠中发作，时常伴尿失禁或舌咬伤。服卡马西平控制，1 周前自行停药后，发作频次增加。入院查体及各项检查未发现明显异常，叔父有类似情况发生。

请思考：

1. 该病人目前的主要护理诊断/合作性问题是什么？
2. 此时应采取的主要护理措施有哪些？

癫痫（epilepsy）是多种原因导致的脑部神经元高度同步化异常放电所致的临床综合征，临床表现具有发作性、短暂性、重复性和刻板性的特点。大脑皮质神经元异常放电是各种癫痫发作的病理基础，任何致病因素均可诱发癫痫。根据病变累及大脑部位的不同，临床表现为运动、感觉、意识、行为和自主神经等不同程度的障碍。

流行病学资料显示，癫痫的年发病率为（50~70）/10 万，患病率约为 5‰，我国癫痫病人达 900 万以上，每年有 65 万~70 万新发病例。癫痫可见于各年龄组，青少年和老年是发病的两个高峰阶段。

【分类和定义】

（一）根据病因分类

1. 特发性癫痫 病因不明，未发现脑部有足以引起癫痫发作的结构性损伤或功能异常，可能与遗传因素密切相关，常在某一特定年龄段起病，具有特征性临床及脑电图表现。

2. 症状性癫痫 由各种明确的中枢神经系统结构损伤或功能异常所致，如：脑外伤、脑血管病、脑肿瘤、中枢神经系统感染、寄生虫、药物和毒物等。

3. 隐源性癫痫 临床表现提示症状性癫痫，但现有的检查手段不能发现明确病因，其约占全部癫痫的 60%~70%。

（二）根据癫痫发作形式分类

1981 年国际抗癫痫联盟根据临床和脑电图特点，制订了癫痫发作的分类，沿用至今。该分类将癫痫发作分为部分性发作、全面性发作、不能分类的癫痫发作 3 大类，见表 9-7。

表 9-7 国际抗癫痫联盟（ILAE，1981）癫痫发作分类

1. 部分性发作	（2）强直性发作
（1）单纯部分性发作	（3）阵挛性发作
（2）复杂部分性发作	（4）强直阵挛性发作
（3）部分性发作继发全面性发作	（5）肌阵挛发作
2. 全面性发作	（6）失张力发作
（1）失神发作	3. 不能分类的发作

【发病机制】

迄今未明。不论是何种原因引起的癫痫，其电生理改变是一致的，即发作时大脑神经元出现异常的、过度的同步性放电。不同类型癫痫的发作机制可能与异常放电的传播有关，异常放电局限于某一脑区，表现为局灶性发作；异常放电波及双侧脑部，则出现全面性癫痫；异常放电在边缘系统扩散，引起复杂部分性发作；异常放电传至丘脑神经元被抑制，则出现失神发作。

【影响癫痫发作的因素】

1. 年龄 特发性癫痫与年龄有密切关系，如婴儿痉挛症多在 1 周岁内起病，儿童失神癫痫多在 67 岁时起病，肌阵挛癫痫多在青少年起病。各年龄阶段癫痫的病因也不同。

2. 遗传因素 在特发性和症状性癫痫的近亲中，癫痫的患病率分别为 1%~6% 和 1.5%，高于普通人群。儿童失神发作病人的兄弟姐妹在 5~16 岁期间有 40% 以上出现 3Hz 棘慢波的异常脑电图，但仅 1/4 出现失神发作。有报告显示单卵双胎儿童失神和全面强直-阵挛性发作一致率很高。

3. 睡眠 癫痫发作与睡眠觉醒周期关系密切。全面强直 - 阵挛性发作常发生于晨醒后，婴儿痉挛症多于醒后和睡前发作。

4. 内环境因素改变 睡眠不足、疲劳、饥饿、便秘、饮酒、情绪激动等均可诱发癫痫发作；内分泌失调、电解质紊乱和代谢异常均可影响神经元放电阈值而导致癫痫发作。

【护理评估】

（一）健康史

询问病人有无癫痫家族史；有无脑部先天性疾病、颅脑外伤、颅内感染、脑血管病及脑缺氧等病史；有无儿童期的热性惊厥、中毒（如一氧化碳、药物、食物及金属类中毒）及营养代谢障碍性疾病；是否存在睡眠不足、饥饿、过饱、疲劳、饮酒、便秘、精神刺激、强烈的声光刺激及一过性代谢紊乱等诱发因素；了解首次癫痫发作的时间、诱因及表现，发作频率、诊治经过及用药情况等；女病人应了解其癫痫发作与月经、妊娠的关系。

（二）身体状况

癫痫发作有 2 个主要特征，即共性和个性。

共性特征包括：①发作性，即症状突然发生，持续一段时间后迅速恢复，间歇期正常。②短暂性，即每次发作持续时间为数秒或数分钟，除癫痫持续状态外，很少超过 30min。③重复性，即第一次发作后，经过不同间隔时间会有第二次或更多次的发作。④刻板性，即每次发作的临床表现几乎一样。

个性即不同临床类型癫痫所具有的特征，是一种类型的癫痫区别于另一种类型癫痫的主要依据。癫痫发作的共性和个性是诊断癫痫的重要依据。

1. 部分性发作（partial seizures） 为成人痫性发作最常见的类型，源于大脑半球局部神经元异常放电。

（1）单纯部分性发作（simple partial seizures）：以局部症状为特征，发作时程较短，一般不超过 1min，无意识障碍。分为以下 4 型。

1）部分运动性发作：指局部肢体抽动，多见于一侧口角、眼睑、手指或足趾，也可涉及整个一侧面部或一侧肢体远端，有时表现为言语中断。如发作从一处开始后沿大脑皮质运动区分布顺序缓慢移动，表现为自一侧拇指沿腕部、肘部、肩部、口角、面部逐渐扩展，称为杰克逊（Jackson）癫痫。部分运动性发作后，如遗留暂时性（数分钟至数日）局部肢体瘫痪或无力，称 Todd 麻痹。

2）部分感觉性发作：体觉性发作表现为肢体麻木感和针刺感，多发生在口角、舌、手指或足趾，偶有缓慢扩散犹如杰克逊癫痫。特殊感觉性发作表现为：①视觉性：简单幻视，如闪光。②听觉性：简单幻听，为嗡嗡声。③嗅觉性：焦臭味。④眩晕性：眩晕感、飘浮感、下沉感。特殊感觉性发作均可为复杂部分性发作或全面强直 - 阵挛性发作的先兆。

3）自主神经性发作：表现为自主神经功能障碍，如全身皮肤发红、呕吐、腹痛及烦渴、欲排尿感、出汗等，很少单独出现。发作年龄以青少年为主，临床以胃肠道症状居多。

4）精神性发作：①各种类型记忆障碍：似曾相识、强迫思维等。②情感异常：如无名恐惧、愤怒、忧郁、欣快。③错觉：如视物变大或变小，听声变强或变弱，感觉本人肢体变化等。精神症状虽可单独发作，但常为复杂部分性发作的先兆，有时为继发的全面强直 - 阵挛性发作的先兆。

（2）复杂部分性发作（complex partial seizures，CPS）：占成人痫性发作 50% 以上，称精神运动性发作。起始出现精神症状或特殊感觉症状，随后出现意识障碍、自动症和遗忘症，有时发作开始即为意识障碍。随后病人呈部分性或完全性对环境接触不良，做出一些表面上似有目的的动作，即自动症；病人往往先瞪视不动，然后做出无意识动作，如机械地重复动作，或出现吮吸、咀嚼、舔唇、清喉、搓手、抚面、解扣、脱衣、摸索衣服和挪动桌椅等，甚至游走、奔跑、乘车上船，也可自动言语或叫喊、唱歌等。自动症是在痫性发作期或发作后意识障碍和遗忘状态下发生的行为，发作一般持续数分钟至半小时，甚至长达数小时至数日，事后对其行为不能记忆。

（3）**部分性发作继发泛化**：单纯部分性发作可发展为复杂部分性发作，单纯或复杂部分性发作可发展为全面强直 - 阵挛性发作。

2. 全面性发作（generalized seizures） 伴有意识障碍或以意识障碍为首发症状。

（1）**全面强直 - 阵挛性发作**（generalized tonic clonic seizure，GTCS）：也称大发作，是最常见的发作类型之一，以意识丧失和双侧强直后出现阵挛为主要特征。发作分为 3 期。

1）强直期：表现为全身骨骼肌呈持续性收缩。上睑抬起，眼球上翻或凝视，喉部痉挛，发出叫声；口先强张，而后突闭，可能咬破舌尖；颈部和躯干先屈曲而后反张，上肢先上举后旋再变为内收前旋，下肢自屈曲转变为强烈伸直，强直期持续 10~20s 后进入阵挛期。

2）阵挛期：肌肉交替性收缩与松弛，呈一张一弛交替性抽动，阵挛频率逐渐变慢，松弛时间逐渐延长，本期持续约 30s 至 1min 或更长；最后一次强烈阵挛后，抽搐突然终止，所有肌肉松弛进入发作后期。

以上两期可见心率加快，血压升高，汗液、唾液和支气管分泌物增多，瞳孔扩大等自主神经征象；呼吸暂时中断，皮肤自苍白转为发绀，瞳孔散大，对光反射及深、浅反射消失，病理反射阳性。

3）发作后期：阵挛期以后尚有短暂的强直痉挛，以面肌和咬肌为主，造成牙关紧闭，可发生舌咬伤。本期全身肌肉松弛，括约肌松弛，可发生尿失禁。呼吸首先恢复，心率、血压、瞳孔等恢复正常，肌张力松弛，意识逐渐苏醒，自发作开始至意识恢复历时 5~10min。清醒后常感到头昏、头痛、全身酸痛和疲乏无力，对抽搐全无记忆；多数病人发作后进入昏睡，个别人在完全清醒前有自动症或暴怒、惊恐等情感反应。

（2）**失神发作**（absence seizure）：主要见于儿童或青年。

1）典型失神发作：通常称为小发作。表现为意识短暂丧失（5~10s）和正在进行的动作中断，呼之不应，双眼茫然凝视；伴有简单的自动性动作，如擦鼻、咀嚼、吞咽，或伴失张力，如手中持物坠落，一般不会跌倒。发作后立即清醒，无明显不适，可继续先前活动，醒后对发作全无记忆，每日发作数次至数百次不等。

2）不典型失神发作：发作和恢复均较缓慢，肌张力改变则较明显。

（3）**肌阵挛发作**（myoclonic seizure）：呈突然短暂的快速的某一肌肉或肌群收缩，表现为颜面或肢体肌肉突然的短暂跳动，可单个出现，亦可有规律地反复发生，发作时间短，间隔时间长，一般不伴有意识障碍，清晨欲觉醒或刚入睡时发作较频繁。多为遗传性疾病，见于任何年龄，声、光刺激可诱发。

（4）**阵挛性发作**（clonic seizure）：仅见于婴幼儿，表现为全身重复性阵挛性抽搐伴意识丧失，之前无强直期。

（5）**强直性发作**（tonic seizure）：多见于儿童及少年期，睡眠中发作较多，表现为全身肌肉强烈的强直性肌痉挛，使头、眼和肢体固定在特殊位置，伴有颜面青紫、呼吸暂停和瞳孔散大；躯干强直性发作造成角弓反张，伴短暂意识丧失，一般不跌倒，持续 30s 至 1min 以上，发作后立即清醒；伴有面色苍白、潮红、瞳孔扩大等自主神经症状。

（6）**失张力发作**（atonic seizure）：部分或全身肌肉张力突然降低，造成颈垂、张口、肢体下垂或躯干失张力而跌倒，持续数秒至 1min，可有短暂意识丧失或不明显的意识障碍，发作后立即清醒和站起。

3. 癫痫持续状态（status epilepticus） 又称癫痫状态。指癫痫连续发作之间意识尚未完全恢复又频繁发作，或癫痫发作持续 30min 以上不能自行停止。目前认为，如果病人出现全面强直 - 阵挛性发作持续 5min 以上即应考虑癫痫持续状态。常见原因为突然停用抗癫痫药，或因急性脑病、脑卒中、脑炎、外伤、肿瘤和药物中毒引起；抗癫痫药物治疗不规范、感染、精神紧张、过度疲劳、孕产和饮酒等可诱发。任何类型的癫痫均可出现癫痫持续状态,但通常指全面强直-阵挛性发作持续状态。常伴有高热、脱水、酸中毒,如不及时治疗,继而发生心、肝、肺、肾多器官衰竭死亡。

4. 难治性癫痫 是指频繁的癫痫发作每月至少 4 次,给予适当的抗癫痫药物正规治疗,其药物浓度在有效范围以内,至少观察 2 年仍不能控制,并且影响日常生活,排除进行性中枢神经系统疾病或颅内占位性病变者。

(三) 心理-社会状况

因疾病发作时,出现抽搐、跌伤、尿失禁等有碍形象的表现,病人自尊心受挫而产生自卑感;癫痫反复发作影响生活与工作,病人易对生活丧失信心;如果缺乏家庭及社会支持,易产生绝望心理。

ER 9-8

癫痫发作时
脑电图

(四) 实验室检查及其他检查

1. 脑电图(electroencephalogram, EEG)**检查** 是诊断癫痫最重要的辅助检查方法。典型表现是棘波、尖波、棘慢或尖慢复合波。

2. 神经影像学检查 包括 CT 和 MRI,可确定脑结构异常或者病变,对癫痫及癫痫综合征诊断和分类有帮助,可发现脑部器质性改变、占位性病变、脑萎缩等。

3. 实验室检查 血常规、血糖、血钙、脑脊液、寄生虫等检查,有助于了解病因。

(五) 治疗原则及主要措施

以药物治疗为主,其治疗目标是控制发作或最大限度地减少发作次数;提高病人生活质量,降低药物不良反应。

1. 病因治疗 病因明确者,以病因治疗为主。如手术治疗颅脑肿瘤,药物治疗脑寄生虫感染,纠正低血糖、低钙血症等。

2. 发作时治疗 立即就地平卧;保持呼吸道通畅,吸氧;应用地西泮或苯妥英钠预防再次发作;防治跌伤、骨折、咬伤等并发症。

3. 发作间歇期治疗 服用抗癫痫药物。

(1) **药物治疗一般原则**

①确定是否用药:一般半年内发作 2 次以上者,一经诊断即应用药;首次发作或间隔半年以上发作 1 次者,应在充分告知后根据病人和家属意愿,酌情选择。②单一用药:新发癫痫者,原则上只用一种药物,从小剂量开始,逐渐增加至治疗量。③合理的联合治疗:尽可能单药治疗,必要时合理的联合治疗,提高疗效。④规律用药:控制发作后不宜随意减量或停药,坚持长期服药,以免诱发癫痫持续状态。⑤停药原则:病情完全控制 4~5 年后,根据病人情况逐渐减量,1~1.5 年以上无发作者方可停药。

(2) **常用抗癫痫药物**:药物、适用类型及常见不良反应见表 9-8。

表 9-8 药物、适用类型及常见不良反应

药物	适用类型	不良反应
苯妥英钠(PHT)	GTCS、部分发作、强直性发作	胃肠道症状,毛发增多,齿龈增生,面容粗糙,小脑征,复视,精神症状,皮疹
卡马西平(CBZ)	同上,部分性发作首选	胃肠道症状,小脑征,复视,嗜睡,体重增加,皮疹,再障,肝损害
丙戊酸钠(VPA)	全面性发作,GTCS,合并典型失神发作首选	肥胖,震颤,毛发减少,合并典型踝肿胀,嗜睡,肝损害,多囊卵巢综合征
苯巴比妥(PB)	小儿癫痫首选	嗜睡,小脑征,复视,认知和行为异常,皮疹

4. 癫痫持续状态的治疗

癫痫持续状态的治疗目标为:心肺支持,维持生命体征;迅速终止癫痫发作,减少发作对脑部

神经元的损害;寻找并尽可能去除病因及诱因;处理并发症。

（1）**对症治疗**：保持呼吸道通畅,牙关紧闭者放置牙套;吸氧、吸痰,必要时行气管插管或气管切开;迅速建立静脉通路;予以心电和脑电的监测;关注血气和血液生化指标变化;查找并去除癫痫发作的原因与诱因等。

（2）**控制发作**：迅速终止发作是治疗癫痫持续状态的关键。①地西泮治疗：首先静脉注射地西泮 10~20mg,每分钟不超过 2mg,如有效,再将 60~100mg 地西泮溶于 5% 葡萄糖生理盐水中,于 12h 内缓慢静脉滴注。密切观察有无呼吸和心血管抑制,做好辅助呼吸和应用呼吸兴奋剂的准备。②地西泮加苯妥英钠：用地西泮 10~20mg 静脉注射取得疗效后,再用苯妥英钠加入生理盐水中静脉滴注。部分病人也可以单独使用苯妥英钠。③10% 水合氯醛 20~30ml 加等量植物油保留灌肠,每 8~12 小时 1 次,适合肝功能不全或不宜使用苯妥英钠治疗者。④咪达唑仑具有起效快、使用方便、对血压和呼吸的抑制作用比传统药物小的特点,有望成为治疗难治性癫痫持续状态的标准疗法。

（3）**防治并发症**：脑水肿者用 20% 甘露醇 125ml 快速静脉滴注;应用抗生素控制感染;高热病人予以物理降温;纠正代谢紊乱(如低血糖、低血钠、低血钙、高渗状态等)和酸中毒;加强营养支持治疗。

5. 手术治疗 对药物治疗无效者,考虑外科手术治疗。

【常见护理诊断 / 合作性问题】

1. 有误吸的危险 与癫痫发作时意识障碍、喉头痉挛及气道分泌物增多有关。

2. 有受伤的危险 与癫痫发作时肌肉抽搐和意识障碍有关。

3. 自尊低下 与抽搐、跌伤、尿失禁等有碍自身形象有关。

4. 潜在并发症：脑水肿、酸中毒、水、电解质紊乱。

【护理目标】

1. 呼吸道保持通畅,未发生窒息。

2. 受伤危险降低或不受伤。

3. 能够面对疾病,保持积极生活的态度。

4. 未发生并发症,或并发症能被及时发现并处理。

【护理措施】

（一）一般护理

1. 休息与活动 保证充足睡眠,避免过度劳累。病情允许时,适当参加体力和脑力活动,劳逸结合,做力所能及的事情,保持愉悦心情。若有发作先兆应立即卧床休息。

2. 环境 保持环境安静,温湿度适宜,避免强光、惊吓等刺激,居住环境光线柔和。

3. 饮食护理 给予清淡、富营养、易消化饮食,避免暴饮暴食、辛辣刺激性食物,戒烟酒。保持良好的饮食习惯。

（二）病情观察

严密观察生命体征、神志及瞳孔变化;观察发作类型,发作过程中有无心率加快、血压升高、呼吸减慢或暂停、瞳孔散大、牙关紧闭,有无气道分泌物增多及大小便失禁等表现;观察并记录发作频率、持续时间及意识恢复时间,在意识恢复过程中,有无自动症、头痛、疲乏及行为异常等表现。

（三）发作时护理

1. 防止受伤 出现发作先兆时,立即平卧,或发作时陪伴者迅速抱住病人缓慢就地平放,避免摔伤;取下眼镜和义齿,将手边的柔软物垫在病人头下;将牙垫或厚纱布垫在上下臼齿之间,以防咬伤舌、口唇及颊部,但不可强行塞入。抽搐发作时,适度扶住病人手脚,以防自伤及碰伤,切不可用力按压肢体,以免造成骨折、肌肉撕裂及关节脱位。大小便失禁时,及时处理。少数病人抽搐停止、意识恢复过程中有兴奋躁动,应专人守护,放置保护性床栏,必要时使用约束带。

2. 保持呼吸道通畅 使病人取平卧、头偏向一侧或侧卧位，使呼吸道分泌物由口角流出；解开衣领、衣扣和裤带，以免影响呼吸；防止舌后坠阻塞呼吸道，必要时使用舌钳；吸氧，预防缺氧所致脑水肿，尤其是癫痫持续状态者；准备吸引器、气管切开包等，及时清除口鼻腔分泌物；不可强行喂食、喂水、喂药，防止窒息。

（四）用药护理

1. 癫痫病人需要遵医嘱长期甚至终身用药，少服或漏服药物是诱发癫痫持续状态最重要的危险因素，故应在医生指导下用药、增减剂量或停药；遵医嘱定期复查相关项目，及时发现肝损伤、神经系统损害、智能和行为改变等严重不良反应。

2. 癫痫持续状态 保持呼吸道通畅，遵医嘱缓慢静脉注射地西泮，注意观察疗效及不良反应。如出现呼吸变浅，昏迷加深，血压下降，立即报告医生；连续抽搐者，控制入液量，遵医嘱快速静脉输入脱水剂。

（五）心理护理

帮助病人正确对待疾病，理解病人，耐心倾听，鼓励病人说出自己的内心感受，指导病人做好自我调节，维持良好的心理状态；鼓励病人积极参与各种社交活动，承担力所能及的社会工作；鼓励家属关爱、理解和帮助病人，减轻病人的精神负担，给予病人全身心照顾。

（六）健康指导

1. 疾病知识指导 向病人及家属介绍本病的相关知识，避免过度疲劳、睡眠不足及便秘等诱发因素，介绍发作时家庭紧急护理方法。告知病人禁止从事攀高、游泳、驾驶及带电作业等危险工作或活动，嘱病人随身携带病情诊疗卡，注明姓名、地址、病史及联系电话等，以备癫痫发作时得到及时救治。

2. 用药指导 指导病人及家属遵守用药原则，不可随意增减药物剂量、停药或换药，坚持长期、正规、按时服药，观察药物不良反应，遵医嘱用药。

【护理评价】

1. 呼吸道是否通畅，是否发生窒息。

2. 受伤危险是否降低或不受伤。

3. 是否能面对疾病，保持积极生活的态度。

4. 有无并发症发生；发生并发症能否被及时发现并处理。

（张桃艳）

思考题

1. 病人，男性，67岁。因"左侧肢体无力4h"入院。4h前病人于晨起时出现左侧肢体无力，表现为左上肢不能上抬，左下肢不能站立，伴头痛，呕吐1次，为胃内容物，无胸闷、胸痛、气促等不适。家属遂将其送至医院就诊。自发病以来，病人精神欠佳，未进食，大小便未解。

既往史：高血压病史5年、糖尿病病史3年，未规律诊治。

身体评估：T 36.2℃，R 13次/min，P 94次/min，BP 165/98mmHg，呼之可睁眼，能正确回答问题，言语稍含糊，停止交流后立即入睡。左侧鼻唇沟平坦，口角低垂，口角明显牵向右侧，伸舌时舌尖偏向左侧。左上肢不能上抬，可在床面进行左右平移，左下肢可抬离床面，但不能对抗阻力，左侧偏身痛温觉迟钝，左侧巴宾斯基征阳性。

辅助检查：血糖16.8mmol/L，甘油三酯2.43mmol/L，总胆固醇7.3mmol/L。颅脑CT：右侧大脑半球低密度影。

该病人入院诊断为"脑梗死"。

请思考：

（1）该病人目前主要的护理诊断/合作性问题有哪些？

（2）怎样对病人及家属进行健康指导？

2. 病人，男性，20岁。"癫痫"病史10年，加重5h入院。住院期间突然出现阵发性抽搐，眼球上窜、瞳孔散大、口吐白沫、口唇青紫、舌咬伤、尿失禁，持续约35min，5~10min后再次发作，发作间期意识模糊。发作间期身体评估：T 38℃，P 100次/min，R 20次/min，BP 120/80mmHg，浅昏迷状态，双瞳孔等大等圆，直径约3mm，对光反射灵敏。初步诊断：癫痫持续状态。

思考题
思路解析

练习题

请思考：

（1）为防止癫痫病人发作时发生意外，应采取哪些护理措施？

（2）病人病情稳定后，健康指导的重点有哪些？

[1] 冯丽华,史铁英. 内科护理学 [M]. 4 版. 北京:人民卫生出版社,2018.

[2] 尤黎明,吴瑛. 内科护理学 [M]. 7 版. 北京:人民卫生出版社,2022.

[3] 马秀芬,王婧. 内科护理 [M]. 2 版. 北京:人民卫生出版社,2020.

[4] 万学红,卢雪峰. 诊断学 [M]. 9 版. 北京:人民卫生出版社,2018.

[5] 葛均波,徐永健,王辰. 内科学 [M]. 9 版. 北京:人民卫生出版社,2018.

[6] 张波,桂莉. 急危重症护理学 [M]. 4 版. 北京:人民卫生出版社,2017.

[7] 卢天舒,周丽娟,梁英. 心血管病专科护士培训教程 [M]. 2 版. 北京:科学出版社,2017.

[8] 王吉耀,葛均波,邹和建. 实用内科学 [M]. 16 版. 北京:人民卫生出版社,2022.

[9] 贾建平,陈生弟. 神经病学 [M]. 8 版. 北京:人民卫生出版社,2018.